HYGIÈNE

DE LA DIGESTION.

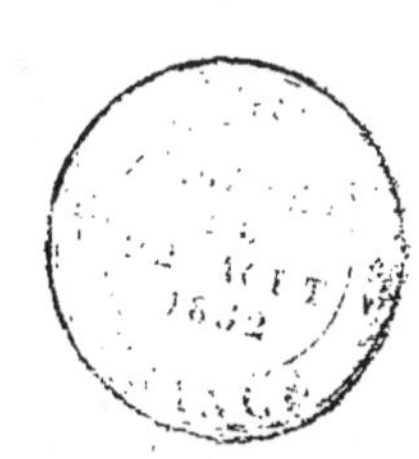

HYGIÈNE

DE

LA DIGESTION,

SUIVIE D'UN NOUVEAU

DICTIONNAIRE DES ALIMENS.

PAR LE Dr PAUL GAUBERT,

DE LA LÉGION D'HONNEUR, ANCIEN MÉDECIN DES BUREAUX DE BIENFAISANCE,
MÉDECIN DU MINISTÈRE DE L'INTÉRIEUR

LIÉGE,

IMPRIMERIE DE J.-G. LARDINOIS, ÉDITEUR,
Rue Sœurs-de-Hasque, N° 11.

1849

INTRODUCTION.

Sous l'influence de la force vitale, principe insaisissable et préexistant aux organes, l'homme se développe dans la forme qui lui est propre, comme se développent, sous la même influence, tous les êtres organisés vivans. La nature du principe vivifiant, les lois immuables d'après lesquelles il dispose des élémens matériels, échappent à nos recherches; mais à quelque degré de développement que nous observions l'homme, nous retrouvons dans les nombreux instrumens qui composent son corps, dans les nombreuses fonctions qui exécutent les mouvemens vitaux, l'empreinte ineffaçable de la force première, et le caractère d'unité qui paraît être son essence. Toutes les fonctions, en effet, dans les limites d'activité qui sont leur état normal, se prêtent un secours mutuel; et, loin qu'il naisse jamais aucun désordre de leur jeu simultané, elles s'enchaînent et se soutiennent l'une l'autre, mieux et plus sûrement que ne font les rouages nombreux de la machine la plus parfaite.

Ce concours, qui assure une solidarité nécessaire entre les fonctions, paraît être, au premier aspect, l'occasion de grandes difficultés dans l'étude et dans le gouvernement de la machine humaine. Il n'en est rien pourtant, et pour l'esprit attentif, les rapports étroits qui lient les fonctions les unes aux autres sont précisément la source la plus féconde de lumières. La vie apparaît à cet esprit comme un raisonnement d'une rigueur inflexible, dont il suffit de saisir un des points pour se le représenter complet. Qu'on me suive avec attention, je ne divague point; je suis au contraire au cœur de mon sujet.

En effet, de la solidarité nécessaire, des rapports étroits et constans entre les fonctions, il résulte que l'activité régulière d'une seule entraîne l'activité régulière des autres, que le désordre d'une seule entraîne le désordre des autres. Dès-lors, étudier le mécanisme de l'une des grandes fonctions, rechercher ses rapports sympathiques, s'appliquer à connaître les conditions de sa régularité, de son action harmonique, c'est s'enquérir de l'homme tout entier; — connaître parfaitement l'une des grandes fonctions, serait connaître l'homme tout entier; mais ceci ne nous est pas permis.

Lorsque, partant de ce point de vue, nous publions *une hygiène de la digestion,* nous ne pouvons nous renfermer, on le comprend bien, dans ce qui touche strictement le *boire et le manger.* Nous voulons présenter la régularisation de tous les appareils, les conditions connues de la santé générale, de la santé complète, par la sage direction de l'une des grandes fonctions. Voilà notre sujet, tout notre sujet. Cette manière indirecte de tracer les règles d'une hygiène générale nous paraît plus pratique que la direction des différentes fonctions, prises une à une. La machine se trouvant dans un état normal, l'étude approfondie d'un de ses rouages en lui-même et dans ses rapports est plus simple et plus facile à retenir que celle de tous les rouages, et les lumières qu'on en tire, éclairent mieux la sage direction de la machine entière.

La justesse de ces idées, sur la manière la plus pratique de tracer les règles de l'hygiène, nous avait dès long-temps frappé, et dès long-temps aussi nous avions conçu la pensée du travail que nous publions aujourd'hui.

Mais dans de tels sujets, d'une vue juste à sa réalisation, il y a loin, nous l'avons senti. Il faut que de nombreuses recherches, de longues méditations viennent se joindre aux lumières de la pratique pour que la conception se produise au dehors.

Puisque l'histoire de l'une des grandes fonctions donne la clef de toutes les autres, pourquoi, nous demandera-t-on, avons-nous choisi la digestion plutôt que la respiration, que la circulation, que la locomotion, que la génération, etc.? — Plusieurs raisons sérieuses ont déterminé notre préférence :

1° Entre les fonctions continues, telles que la circulation ou la nutrition, et les fonctions intermittentes, telles que la digestion ou la locomotion, nous n'avons pu balancer un instant. Les premières s'exécutant sans le concours direct de la volonté, les secondes, au contraire, réclamant ce concours ; l'une des fonctions soumises au moi devait être la base d'une hygiène pratique.

2° De toutes les fonctions intermittentes soumises à la volonté, la digestion, plus qu'aucune autre, attire l'attention d'une manière nécessaire, et les deux besoins de réparation, la faim et la soif, rappellent plusieurs fois chaque jour la nécessité de remplacer les matériaux usés par des matériaux de formation nouvelle. — La moitié des habitans de la terre au moins est occupée de préparer, pour l'autre moitié, les élémens nouveaux de la vie.

3° De tous les excitans naturels de nos fonctions, l'aliment solide, le liquide, est celui dont nous pouvons le mieux choisir la qualité, déterminer la quantité, selon les besoins de chaque jour.

Plusieurs autres raisons tirées du sujet nous ont encore fait préférer l'hygiène de la digestion à celle de toute autre fonction; mais un motif particulier, pris en dehors du sujet, est venu s'ajouter aux motifs précédens, et ne nous a point laissé la liberté du choix.

4° Pour tracer l'hygiène de l'une des grandes fonctions autre que la digestion, nous n'aurions eu de lumières que celles qui se puisent aux sources communes de l'observation. Pour la digestion, il n'en était pas ainsi. Notre expérience personnelle, une expérience longue et douloureuse, notre instinct de vivre guidé et éclairé par quinze années d'observations patientes sur nous-même, nous donnaient une aptitude particulière à enseigner les règles les plus sages de l'hygiène de la digestion. Dans cette tâche difficile, nous avons été soutenu par un vif désir d'être utile à des souffrances que nous connaissions :

Non ignara mali, miseris succurrere disco.

Une vue pratique nous a donc suggéré la pensée de notre travail; en proie pendant dix années à une maladie d'entrailles, nous avons étudié sur nous-même et sur les autres le caractère de la digestion, le rôle de chacun des organes qui y concourent, les nombreuses sympathies qui rattachent l'estomac au long canal que parcourent les alimens, et à tous les autres instrumens de la vie physique ou morale. — Décidé à n'attendre le retour à la santé que des moyens de l'hygiène, nous les avons étudiés un à un ; nous avons recherché pour chaque aliment la nature de la réparation, la qualité et la dose de la stimulation qu'il fournit. — Cette étude a été faite avec l'exactitude d'un homme de science, avec la persévérance d'un malade qui veut se guérir. — Le succès a couronné tant d'efforts; le sentiment de bien-être et de force est revenu dans des organes qui long-temps n'avaient exprimé que la souffrance. — L'*hygiène de la digestion* est pour nous l'accomplissement d'un devoir, d'un vœu suggéré par une bonne pensée. — Nous avons, nous-même et nos malades, trouvé de nouveaux ressorts pour la vie, dans un usage éclairé des alimens; notre but est de mettre les autres à même d'en faire autant. — Peut-être notre œuvre se ressentira-t-elle de quelque minutieuse préoccupation.

Notre livre se divise en trois parties : dans la première nous faisons connaître le mécanisme de la digestion, ses rapports de fonction et de sympathie avec les autres fonctions; dans la seconde nous traçons les règles de l'hygiène de la digestion, telles qu'elles conviennent à chaque climat, à chaque saison, à chaque tempérament, à chaque sexe, aux différens âges, aux professions, enfin aux constitutions maladives; un dictionnaire des alimens forme notre troisième partie. — Dans notre premier chapitre, les dix-sept propositions qui exposent toute la digestion peuvent être lues rapidement. Nous avons fait suivre chacune d'un commentaire approfondi, qui donne l'état le plus avancé de la science : l'on peut le lire ou le passer. — Ce commentaire sera lu pourtant, nous le croyons, car nous nous y sommes appliqué à mettre la science à la portée de tout le monde.

La digestion jusque-là n'a été envisagée qu'en elle-même ; au second chapitre, nous la suivons dans ses rapports sympathiques. Ce chapitre fourmille de faits, à l'occasion des sympathies entre la digestion et l'innervation centrale (pensée et passions) entre la digestion, la respiration, la circulation, la nutrition, les mouvemens volontaires, etc. Le sujet prend ici tout son développement. Quelques pages concises forment un chapitre à part où se résument les règles générales de l'hygiène de la digestion, telles qu'elles résultent des chapitres précédens.

Les deux autres parties de l'ouvrage, plus pratiques, offrent le conseil qui convient à chaque tempérament, à chaque sexe, à chaque âge, à chaque profession, selon les climats et les saisons.

La digestion varie suivant les climats, parce que les besoins de réparation ne peuvent être les mêmes en tout lieu : une température ordinairement humide et froide réclame impérieusement la nourriture chaude, tonique et réparatrice, comme une température chaude à l'excès, exige une nourriture légère et stimulante par les condimens. —

Sous la première, les boissons fermentées, les vins généreux sont des complémens du régime; ils deviennent des poisons redoutables sous la seconde. — Ici nous avons suivi avec soin les différences qui résultent dans le régime du changement des saisons; et comme le passage d'une saison à une autre, l'*entre-saison* est ordinairement l'époque du danger où les écarts du régime amènent les maladies, nous avons précisé de notre mieux pour les *entre-saisons* les conseils appropriés. Ce chapitre montre ce que dans un même pays les différentes expositions, la nature du sol, son élévation, la direction des vents, l'air, les eaux exercent d'influence sur l'effet des différens régimes.

L'hygiène de la digestion varie pour la nature des alimens, pour leur quantité, pour le nombre des repas aux différens âges de la vie; l'enfant nouveau-né, l'enfant de deux ans, l'adolescent, le jeune homme, l'homme fait, le vieillard ont chacun, dans leur régime des règles dont ils ne peuvent s'écarter sans danger. Le passage d'un âge à un autre est dans la vie une époque d'épreuve qui nous a paru digne d'attention. — Nous avons enfin déterminé le fond de tous les régimes pour les différentes professions et pour les constitutions maladives.

L'ouvrage est terminé par un *Dictionnaire des alimens* où nous avons voulu dire en peu de mots ce qu'ils offrent de nutritif, leurs effets comme alimentation chaude ou froide, tonique ou rafraîchissante, ce que nous pensons des boissons : de l'eau, du vin, des liqueurs proprement dites, du café et du thé, etc.

Le sujet n'est point épuisé dans ce livre, il n'y est même

pas traité avec tous les développemens qu'il comporte , nous le sentons bien. Les exigences de la pratique médicale seront pour nous une excuse auprès de nos lecteurs. Que l'*hygiène de la digestion* leur fasse saisir les faits saillans de la vie; qu'elle les porte à réfléchir sur son mécanisme; qu'elle leur offre quelques conseils utiles et de facile application, notre but sera atteint et nos peines récompensées.

HYGIÈNE

DE LA DIGESTION.

PREMIÈRE PARTIE.

CHAPITRE PREMIER.

Fonction digestive.

PROPOSITION PREMIÈRE (1).

La vie s'entretient par le mouvement ; le mouvement use les matériaux de la vie, et nécessite leur réparation.

Nous laissons ici de côté toute recherche, toute supposition sur le principe qui vivifie l'homme et les animaux. Physiologiste, nous saisissons simplement le rapport qui nous frappe entre le mouvement et la vie ; nous

(1) Dix-sept *propositions* exposent le mécanisme de la digestion, et peuvent être parcourues en quelques minutes ; le *commentaire* à la suite de chaque proposition, dont l'objet est de préciser et d'approfondir le sujet, forme, pour ainsi dire, *les pièces à l'appui ;* on le lira avec attention, ou bien on le passera sans le lire : l'auteur devait le donner.

l'exprimons : un animal exécute spontanément sous nos yeux quelque mouvement d'ensemble ou de détail, nous disons qu'il vit; le même animal gît à nos pieds, nous l'observons; l'œil le voit d'abord immobile, la main s'applique à la poitrine, et l'un des deux sens ou tous les deux saisissent quelque mouvement, nous disons que l'animal vit; le même animal, enfin, joint à l'immobilité l'abaissement de la température, la cessation complète, *en apparence*, de respiration et de circulation, mais il persiste dans cet état pendant des semaines et même des mois, perdant de son embonpoint et de son poids; les sens, aidés du raisonnement, reconnaissent le mouvement dans cette mort apparente et nous disons que l'animal vit. Ces trois ordres de mouvement sont de nature différente :

Le premier, qui a pour centre le cerveau et la moelle épinière, suppose les deux autres : c'est le mouvement volontaire.

Le second s'exécute pendant la veille et pendant le sommeil indistinctement; alors que les appareils de relation se reposent, il reste actif, il est en grande partie soumis aux centres nerveux de la vie organique, c'est le mouvement fonctionnel involontaire.

Le troisième, qui existe presque seul pendant l'hiver, à certains degrés du sommeil hibernal, et dans un mode fort ralenti, justifie les deux ordres de sensibilité : c'est le mouvement moléculaire intime, mouvement à l'aide duquel s'accomplissent dans les organes les phénomènes de chimie vivante (1).

Le mouvement dans les animaux est donc à tel point lié pour nous au phénomène de la vie, que nous concluons avec une entière conviction, du mouvement à la vie, et réciproquement de la vie au mouvement.

Pour qu'un animal vive, il faut qu'il se meuve au moins du mouvement intime. La cessation des trois mouvemens signalés est la mort.

L'activité de la vie se mesure par l'activité des trois mouvemens *vitaux*; ses matériaux s'usent avec une intensité proportionnée à la rapidité des mouvemens, et les besoins de réparation sont, par conséquent, soumis aux mouvemens.

Prenez l'homme aux différentes phases de son existence, depuis sa naissance jusqu'à la vieillesse la plus avancée, et voyez combien, aux différens âges, le rapport reste constant *entre la vie et le mouvement; entre le mou-*

(1) La nutrition qui maintient et développe la forme sous l'influence de la force vitale, ainsi que la production de calorique qui accompagne la nutrition, comportent des phénomènes de composition et de décomposition évidents que nous appelons *chimie vivante*. Mais le *comment* de ces phénomènes nous échappe, et nous ne pouvons admettre qu'avec une extrême réserve les inductions de la chimie organique, telle qu'elle existe aujourd'hui.

vement et *l'usure des matériaux de la vie*; entre *l'usure des matériaux de la vie* et *les besoins de réparation !* L'enfant nouveau-né sent à chaque instant, pour ainsi dire, renaître le besoin de réparation ; il dort et tête, c'est toute sa vie; le jeune écolier fait quatre ou cinq repas avec appétit ; le jeune homme change impunément l'heure et le nombre de ses repas : deux ou trois lui suffisent ; l'homme de quarante ans, d'habitudes sédentaires, fait, dans les vingt-quatre heures, un seul repas solide et réparateur ; le vieillard perd par degrés l'énergie digestive et ne peut revenir au régime des âges précédens : ces faits sont sous les yeux de tous; qu'il nous suffise de les signaler.

Quelques autres faits moins connus et, par cela même, plus capables de piquer la curiosité, vont nous montrer que les phénomènes, exposés dans notre première proposition, se lient jusqu'aux limites les plus extrêmes : au plus haut degré de l'activité de la vie et du mouvement nous trouvons des insectes qui dévorent en un jour une quantité d'alimens dont le poids est le double de celui de leur corps (l'homme consomme, en vingt-quatre heures, une quantité d'alimens qui varie, du 12e au 30e de son poids). Au degré le plus bas de l'activité de la vie et du mouvement, des animaux à sang froid, dans un état de mort apparente, vivent dix-huit mois, deux ans et plus sans prendre de nourriture. Mais allez chercher chez ces derniers, les signes de la vie, appréciez l'intensité des mouvemens ! souvent les sens, armés d'instrumens investigateurs, ne peuvent les découvrir. Voulez-vous pénétrer plus avant dans les phénomènes de la vie, admirer leur persistance et saisir une de leurs divisions qui touche l'infini : passez au règne végétal, contemplez cette mousse arrachée depuis soixante ans du lieu qui la portait, et conservée dans un herbier; elle est morte, croyez-vous? Pourtant vous lui donnez de l'humidité, un milieu favorable et, chose merveilleuse ! le mouvement s'y ranime, elle se développe. La force qui conserve la forme, n'avait donc point cessé d'agir un instant et le mouvement persistait.

Nos observations personnelles sur la corrélation des phénomènes de vie, de mouvement et d'usure, ont eu lieu sur des animaux hibernans de nos campagnes. Voici quelques résultats :

Des loirs et des lérots, pesés avant l'assoupissement hibernal et au réveil, ont offert des différences de poids dont l'exiguïté contrastait avec la durée du sommeil. Au bout de trente, de soixante jours, de trois mois presque, l'usure totale des matériaux de la vie variait chez des lérots, entre 5 et 12 grammes, c'est-à-dire que la somme des matériaux internes, employés à maintenir le principe vital était, au maximum, égale en poids à la nourriture d'une journée de juillet.

Quelles avaient été, pendant cet espace de temps, la nature et l'intensité des mouvemens? Les mouvemens du premier ordre (volontaires) avaient cessé complétement ; ceux du deuxième ordre (involontaires) presque insensibles à l'œil avaient été très ralentis ; ceux du troisième ordre avaient persisté, comme le prouvent les pertes de poids et l'amaigrissement au réveil. Dans ces observations, dont je me vois obligé de supprimer tout ce qui ne touche pas à mon sujet, la corrélation a été constante, on le voit, entre la vie et le mouvement, entre le mouvement et l'usure des matériaux de la vie. Les besoins de réparation se sont réveillés par degrés.

Quelques exemples de maladies nerveuses, chez la femme, des états de léthargie, d'insensibilité prolongée, offrent, avec les observations faites sur les hibernans, une analogie éloignée.

J'ai vu, dans ma pratique, une dame qui, sous l'influence d'impressions morales vives, tristes, et long-temps continuées, était atteinte, à des époques irrégulières, d'un assoupissement qui durait de trois à cinq jours. Au début, elle était sombre et abattue, parfois elle tombait brusquement dans l'impossibilité de tout mouvement volontaire; parfois, avec une sensation de froid intérieur, elle éprouvait une répugnance croissante pour tout déplacement. Dans ce dernier cas, elle s'assoupissait par degrés, et l'oreille percevait les sons ; la malade entendait, comprenait encore et ne pouvait déjà plus répondre. L'insensibilité allait croissant, puis la température de la peau s'abaissait, les mouvements du pouls perdaient de leur force et de leur fréquence au point de devenir une oscillation à peine sensible, irrégulière, éloignée ; le cœur ne donnait plus à l'oreille qu'une secousse incertaine, l'immobilité, l'insensibilité arrivaient au plus haut degré. Après un temps plus ou moins prolongé et sur la durée duquel les médicamens les plus actifs ne m'ont jamais paru exercer une grande influence, la malade, par une sorte de résurrection lente, rentrait dans la plénitude de ses mouvemens, et, chose remarquable! les besoins de réparation n'étaient ni pressans, ni fréquens; les pertes étaient à peine sensibles pour l'observateur. (Des soins hygiéniques, en tête desquels je place l'exercice musculaire à dose croissante, les bains toniques et stimulans ont assuré la guérison).

Quelle différence, sous se rapport, entre l'état soporeux dont nous parlons, et les maladies aiguës où tous les mouvemens sont accélérés!

J'ai vu, cette année, une jeune enfant, une petite fille de vingt-cinq jours, rose, grasse et fraîche, le matin à huit heures, réduite le soir à onze heures, à un état de pâleur et de maigreur extrêmes. Sous la double influence d'une accélération du pouls et d'une diarrhée continue, cette petite malade avait perdu, en quatorze heures, près des deux dixièmes de son poids.

PROPOSITION II.

Deux sensations internes distinctes, plus ou moins impérieuses, selon le degré, rappellent à l'homme et aux animaux deux besoins de réparation distincts : la faim, rapportée à l'estomac, réclame les matériaux de réparation solides; la soif, rapportée à l'arrière-bouche, réclame les matériaux liquides.

Le besoin de réparation et le mouvement se rattachent l'un à l'autre; la fréquence et l'intensité du besoin de réparation se lient à la fréquence et à l'intensité du mouvement; nous l'avons vu. Un lien non moins étroit lie les deux sensations de la faim et de la soif au besoin de réparation; est-il faible et naissant, la sensation produite sur le cerveau ne provoque pas même encore un désir, elle réveille simplement le souvenir de l'aliment, mais c'est un souvenir agréable qui surgit plein de charmes, surtout vers la fin des maladies graves. Le mouvement continue et les pertes s'accroissent, le besoin se développe et grandit, en même temps naît l'appétence, l'individu désire les alimens; le désir non satisfait, devient plus vif, c'est l'appétit; — au-delà c'est la faim, ce sont ses impérieuses injonctions, et depuis le point où elle suggère la volonté formelle de réparer les pertes, par une nourriture succulente, jusqu'à ses limites extrêmes où elle inspire de sinistres résolutions, elle entraîne l'organisme dans une succession de souffrances, qui témoignent également, et de l'importance de ses appels et de son influence sur le moral. Les pertes en liquides amènent plus particulièrement le besoin des boissons, et la sensation de la soif se fait sentir comme celle de la faim à des degrés infiniment variés, depuis l'impression fugace et agréable qui rappelle le souvenir des alimens liquides jusqu'aux angoisses les plus douloureuses. La privation des boissons rend plus prompts les effets de l'abstinence : les animaux privés de nourriture et de boisson meurent long-temps avant ceux dont on continue de satisfaire la soif. Ce besoin dans le régime ordinaire de la vie est subordonné à l'abondance des pertes en liquides; plus vif, plus impérieux pendant les chaleurs de l'été, il est moindre dans les autres saisons. La soif est encore relative à la qualité des alimens. Ces derniers sont-ils peu stimulans, abondamment pourvus de sucs aqueux, la soif ne se fait point sentir; elle est dans ce cas satisfaite en même temps que la faim : une dose suffisante d'élémens liquides se trouvant dans les alimens, les boissons deviennent à-peu-près inutiles.

L'habitude de la sobriété limite singulièrement les exigences de la soif : j'ai vu des paysans passer des journées, et même des semaines, sans éprouver ce besoin ; quelques habitans des villes, de vie rangée, régulière, accoutumés à une diète plus végétale qu'animale l'éprouvent aussi rarement et le satisfont à peu de frais. Une nourriture trop stimulante, trop abondante, réveille une soif impérieuse et fait taire le sens admirable qui donne la mesure des besoins. La perversion de l'une des sensations entraîne la perversion de l'autre. La seconde réagit sur la première et ainsi de suite jusqu'au point où la capacité physique des organes est la seule limite des besoins factices.

L'*abstinence*, suffisamment prolongée, amène l'impossibilité de la réparation ; il est une limite au-delà de laquelle, la vie persistant, la mort est pourtant inévitable. Des faits de la plus haute importance, surtout pour la médecine, montrent les conditions et les lois de la mort par la privation des alimens. Nous trouvons dans ces faits une nouvelle confirmation de la proposition première : la durée possible de l'abstinence est subordonnée à l'activité des mouvemens. Les animaux jeunes chez lesquels les mouvemens des deux derniers ordres, plus actifs, amènent des pertes plus promptes, éprouvent des besoins de réparation plus fréquens que les animaux adultes ou vieux de la même espèce, et supportent moins l'abstinence. Les hibernans chez lesquels le ralentissement des mouvemens diminue la somme des pertes, supportent, sans aucune souffrance apparente, l'abstinence prolongée plusieurs mois. Enfin quelques animaux à sang froid y sont soumis impunément pendant des années. Une loi commune à tous, en dehors de la durée de l'abstinence, c'est qu'au-delà d'un certain degré, de nouvelles pertes ne sont plus compatibles avec la vie. Des belles expériences de M. Chossat, nous pouvons conclure que la perte des *quatre dixièmes* de son poids est une limite au-delà de laquelle tout animal trouve une mort inévitable. Ni l'action du calorique ni celle des alimens, combinées ou isolées, ne peuvent la conjurer. Nous appelons toute l'attention des praticiens sur ces effets extrêmes de l'abstinence ; ils montrent combien il est important à la fin des maladies aiguës qui ont amené de grandes pertes, soit à cause de leur durée, soit à cause de l'excessive activité imprimée aux mouvemens vitaux, de saisir le moment où le retour aux alimens peut avoir lieu. Une diète trop long-temps prolongée à cette époque a souvent jeté l'organisme dans un état où tout mouvement de réparation devenait impossible. La mort a saisi le malade véritablement guéri, selon l'expression d'un savant professeur. Nous observons souvent, à la suite des maladies aiguës, une certaine nature de chaleur et de fréquence du pouls que calme rapidement le retour aux alimens. Ces phénomènes résultent de l'abstinence prolongée et conduisent rapidement à l'incapacité digestive. Dans l'état de santé, chez les personnes dont aucun excès n'a dépravé les impressions, la faim et la soif font entendre des appels qu'il faut toujours respecter. Ces deux voix intérieures acquièrent même chez certains individus une telle perfection, un tel développement qu'elles les dirigent dans le choix des alimens et dans la mesure de leur quantité avec une sûreté tout-à-fait surprenante. — J'ai vu cette précision exceptionnelle départie par la providence toute bienfaisante et juste, à la grande simplicité des goûts, à la constante persévérance dans la sobriété ; *pauci quos æquus amavit......* Le grand nombre s'abrutit et se corrompt par une nourriture mal choisie et trop abondante. « La moitié des maladies qui affligent l'humanité, dit notre ami, M. le docteur Descuret, reconnaît pour cause l'intempérance (*Médecine des passions*). » J'ai observé chez les mêmes personnes un instinct de retenue merveilleux par son exactitude ; tandis que les autres arrivaient à la satiété dans la limite d'une à six livres d'alimens inutiles ou nuisibles, elles, au contraire, éprouvaient le dégoût à la première bouchée d'alimens solides, à la première cuillerée de boisson inutile aux besoins du corps. A ce degré de clairvoyance organique, la gourmandise est une vertu, elle est un don du ciel.

La faim nous prend à l'estomac et la soif à la gorge, telle est l'impression commune, telle est aussi l'opinion de la plupart des physiologistes ; ils ont conservé à ces deux sensations le siége que leur avait assigné l'instinct.

Quelques philosophes, quelques physiologistes aussi ont émis dans ces derniers temps une opinion différente ; les philosophes ont fait de l'instinct qui porte l'homme à rechercher les alimens, une faculté primitive du moi que les physiologistes localisateurs (les phrénologistes) placent dans le cerveau et nomment l'*alimentivité*.

Dans l'opinion vulgaire élucidée et développée par les savans, l'estomac est doué de l'instinct qui pousse à rechercher les alimens. « L'estomac, dit »M. Blondlot dans son beau *Traité analytique de la digestion*, est aux »organes de la digestion, ce que le cerveau est à ceux de relation ; c'est »l'organe central des sensations et des volitions internes qui appartiennent »à l'instinct et dont nous n'avons pas connaissance d'une manière directe, »comme le cerveau est celui des sensations et des volitions externes qui »appartiennent à l'intelligence. » C'est, on le voit, le système ancien des deux âmes, des deux puissances qui tiennent sous leur direction l'homme tout entier.

Dans l'opinion plus nouvelle des philosophes, le moi, et dans celle des phrénologistes, le cerveau, se trouvent les centres uniques. Les premiers voient le moi impressionné diversement selon le milieu qui reçoit l'impression ; les seconds attribuent à des parties distinctes du même organe *le cerveau*, les différentes facultés. Dans toutes les hypothèses, des rapports étroits, des sympathies nombreuses sont établis entre les instincts et les facultés de l'intelligence.

Une multitude de faits prouvent d'une manière évidente les rapports sympathiques qui lient le cerveau et l'estomac, mais ils ne disent pas s'il existe deux centres matériels de délibération, ou bien un seul ; ils ne disent pas si la puissance promotrice des instincts existe dans les organes destinés à les satifaire, ou dans un centre commun de perceptions, tant internes qu'externes ; si enfin l'instinct de rechercher et de prendre les alimens est une faculté du cerveau ou de l'estomac. Les partisans de la centralisation, de l'unité souveraine présentent des raisons qui ne me paraissent pas sans valeur :

« Les muscles se contractent et opèrent le mouvement, mais ils n'ont point en eux le principe du mouvement : il suffit de supprimer les communications nerveuses pour voir cesser l'action musculaire. Le système nerveux est le promoteur de la sensibilité et de la contractilité dont les muscles sont les instrumens. De même l'œil reçoit l'impression de la lumière et l'image des corps vient se peindre à sa surface ; mais l'impression de la lumière sur l'œil et la représentation de l'image ne deviennent sensation qu'autant que l'une et l'autre sont perçues par le centre nerveux : l'œil est l'instrument de la vue, comme le muscle du mouvement, mais le principe de l'un et de l'autre se trouve dans le centre nerveux et dans ses dépendances. Il en est du nez et de la bouche tout comme de l'œil, ils sont instrumens de la perception des odeurs et des saveurs, ils reçoivent l'impression des unes et des autres, mais le cerveau seul les perçoit. Dans certaines maladies, dans les préoccupations profondes de l'esprit, l'œil, le nez et la bouche, reçoivent des impressions sans qu'il existe la moindre trace de sensations. » La loi physiologique en vertu de laquelle le cerveau est le centre commun des perceptions diverses, sert de point de départ aux auteurs qui ont placé dans cet organe le siége de l'instinct qui porte les animaux à chercher les alimens et à les choisir (1) ; il y a là idée et par conséquent action cérébrale. Ils attaquent d'ailleurs directement l'opinion qui rapporte la faim à l'estomac : « Souvent l'estomac étant sain, l'appétit est perdu ; d'autres fois, les altérations les plus graves, la désorganisation cancéreuse de l'estomac, ont pu exister avec un appétit plus fort que dans l'état de santé. Si la faim avait son siége dans l'estomac et qu'elle tînt à la vacuité de cet organe, elle devrait toujours diminuer à mesure qu'il se

______

(1) Brochure intitulée : *De l'Alimentivité*, par MM. Ombros et Pentelithe.

remplit d'alimens; et qui n'a observé le contraire? *L'appétit vient souvent en mangeant.* Chez les enfans et chez les jeunes animaux, le désir de manger se manifeste souvent encore après la réplétion complète de ce viscère. Le besoin de manger n'a rien d'absolu, il est relatif à l'activité des autres fonctions cérébrales; plus la vie intellectuelle s'étend, plus la vie animale se rétrécit : On mange peu à Paris; on mange plus à Lyon; on mange sans cesse dans les petites villes. Partout, cependant, l'instinct qui porte à rechercher les alimens est d'une haute influence sur toutes les autres facultés : La table, dit un ancien proverbe grec, est entremetteuse de l'amitié.

»Dans les cas d'abstinence prolongée, certains effets dépendent évidemment de l'appauvrissement du sang. Mais comment expliquer les troubles cérébraux, les désordres de l'intelligence qui dénotent une excitation profonde : quand tous les autres organes sont dans l'affaissement le plus absolu, il y a ordinairement insomnie complète, ou si le sommeil gagne enfin, la faculté qui a pour l'objet le besoin de réparation ne s'endort pas, elle tourmente encore le malheureux par des songes : Soumis par ses geoliers, au supplice de la faim, le baron de Trenck raconte qu'il ne rêvait dans son cachot que repas et banquets somptueux. »

Dans des cas de mort, à la suite d'hydrophobie, la portion du cerveau, siége de la faculté, a été vue enflammée et les membranes correspondantes très-rouges. La rage et ses mouvemens convulsifs, se rapportent à l'affection de la moelle; mais l'hydrophobie ou horreur des boissons, tient à la lésion de l'*alimentivité;* l'instinct de mordre indique l'extension de la maladie aux organes de la destruction. La migraine qui attaque un côté de la tête, ou tous les deux, en serrant les tempes, n'est-elle pas une névralgie intermittente de l'organe de l'alimentivité? Quels sont ses symptômes? L'altération du goût et de l'odorat, les renvois, les nausées, les vomissemens la signalent, que l'estomac soit plein ou vide. Souvent, lorsque la migraine prend à jeun, le malade parvient à l'arrêter brusquement en mangeant. Quel est le mode de traitement de la migraine? On la guérit rarement, c'est un fait certain; cependant, plusieurs médecins citent des guérisons. Par quel moyen? par les frictions d'extrait de belladone au siége même de l'organe de l'alimentivité, aux tempes. La polydypsie (soif insatiable) qui se manifeste surtout chez les hommes adonnés à l'ivrognerie, est une sorte d'hallucination mentale, évidemment sous la dépendance du cerveau; c'est pour ainsi dire dans certains cas, une monomanie. La polyphagie (faim insatiable) est aussi une aberration partielle de la sensibilité cérébrale. On cite encore des faits de médecine nombreux, en faveur de l'opinion qui place dans le cerveau l'instinct qui porte à rechercher les alimens : Une femme, à la suite d'une impression morale vive, est sujette à de violentes douleurs dans les tempes et à une faim insatiable. Une dame, à la suite de migraines vives et fréquentes, perd tout sentiment de faim, ainsi que le goût. Plusieurs individus adonnés à l'ivrognerie et morts d'affections du ventre, ont présenté des érosions des circonvolutions cérébrales affectées à la faculté. L'instinct inné qui porte le petit des mammifères à saisir le mamelon et à exercer la succion, quelques instans après la naissance; le perdreau et le poussin, à chercher et choisir le grain qui doit le nourrir; les animaux adultes, à préférer telle nourriture à telle autre, n'est qu'une manifestation, un mode de la même faculté cérébrale.

« La faim, la soif, les différens appétits sont les expressions de cette faculté; la gloutonnerie et l'ivrognerie en sont un mode exagéré. La faim canine, le pica (disposition qui porte à dévorer les substances non alimentaires), l'anorexie (dégoût des alimens), l'adypsie (dégoût des boissons), la polydypsie et l'hydrophobie sont des perversions, des états maladifs de la faculté, ou mieux de ses organes. » (Ombros et Pentelithe).

Un homme, dont les beaux travaux font autorité en physiologie, M. le professeur Magendie, a déjà réfuté depuis long-temps, l'opinion qui rapporte la faim à tel ou tel état particulier de l'estomac : « La faim résulte, a-t-il dit, comme toutes les autres sensations internes, de l'action du système nerveux; elle n'a d'autre siége que ce système lui-même, et d'autres causes que les lois générales de l'organisation. Ce qui prouve bien la vérité de cette assertion, c'est qu'elle continue quelquefois, quoique l'estomac soit rempli d'alimens; c'est qu'elle peut ne pas se développer, quoique l'estomac soit vide depuis long-temps; enfin, c'est qu'elle est soumise à l'habitude, au point de cesser spontanément, quand l'heure habituelle du repas est passée. »

Nous ajouterons : toutes les raisons pour lesquelles ont fait de l'estomac le centre des instincts, des volitions internes existent également pour les organes qui servent à la satisfaction des autres grands instincts; sous ce rapport, il n'y a pas plus de motifs pour centraliser les instincts à l'estomac, qu'aux organes de la génération, chez la femme, par exemple : il eût convenu, ou d'admettre plusieurs centres instinctifs, ou de n'en admettre aucun en dehors du cerveau. Il n'est pas rare d'ailleurs de rencontrer chez certains individus atteints d'arrêt de développement du cerveau, chez des idiots, une intégrité parfaite de l'estomac, une capacité digestive considérable sans aucune trace de l'instinct qui porte à rechercher et à saisir les alimens : ces malheureux seront en vain auprès des objets les plus propres à exciter la gourmandise, à satisfaire la faim, ils n'étendront pas la main pour les saisir, et si quelque pourvoyeur secourable ne vient en aide à leur insuffisance, en leur introduisant dans la bouche les élémens de réparation, ils mourront de besoin avant d'avoir saisi le rapport, entre le pain qu'ils ont sous la main et le besoin qui les torture. Eh bien! dans l'hypothèse des deux puissances distinctes, des deux centres d'action, des deux âmes, c'est là un fait de tout point inexplicable, en contradiction flagrante même avec le principe; dans la supposition au contraire, où l'animal est une unité, une autocratie, où le cerveau est le centre multiple de toutes les puissances instinctives, sentimentales et intellectuelles, on conçoit que l'arrêt de développement puisse porter sur cette faculté comme sur toutes les autres; alors l'instinct de rechercher les alimens et de les saisir manquant, la faim ne peut être pour l'individu une perception distincte. Passons à de nouvelles preuves : Considérez cet aliéné, il n'a pas pris d'alimens depuis quatre ou cinq jours, il n'en demande pas, il n'en veut pas, il les repousse obstinément. Son estomac est-il malade? non, pas le moins du monde, car si vous le remplissez de force, il digérera sans aucun trouble. Mais alors, que fait donc le second cerveau, le centre des perceptions organiques, pendant ces longues phases d'horreur des alimens qui parfois ne cessent qu'à l'*inanitiation*. Direz-vous qu'il est sous une influence sympathique? Cette supposition porterait déjà une certaine atteinte à sa puissance autocratique; mais elle n'est pas admissible, car il jouit de la faculté incontestée de se débarrasser par le vomissement, des substances qui le gênent ou le rendent malade. Ce second fait des aliénés s'explique facilement dans l'autre hypothèse, la surexcitation, la maladie ont envahi l'organe recteur, et soit qu'il possède dans son ensemble l'instinct qui nous porte à rechercher les alimens, soit que cet instinct se rattache à quelqu'une de ses parties, l'éloignement pour toute nourriture s'explique facilement par son état maladif, l'estomac restant d'ailleurs dans les conditions favorables à la digestion.

Ce n'est pas tout : dans les maladies soporeuses dont nous avons parlé, le centre nerveux de relation ne reçoit de l'estomac aucun appel sensible; voyez comme son action diminue, comme sa voix s'affaiblit à mesure que le cerveau ralentit ses mouvemens et perd de son excitabilité. Que vous semble de cette subordination du phénomène organique au phénomène de relation? Attendez le réveil, elle vous apparaîtra plus saisissante encore. Dans votre hypothèse, l'estomac qui a conscience des pertes et des besoins devrait faire entendre des injonctions pressantes et répétées, car enfin il doit réparer des pertes prolongées, considérables; eh bien! Il n'en est rien. Ses appels sont faibles, il ne reçoit d'abord qu'une petite quantité d'alimens, et sa voix ainsi que son activité ne reviennent intenses que peu-à-peu, et à mesure que le centre nerveux de relation, le cerveau, reprend son intensité d'action. L'observation des états soporeux, léthargiques, montre cette relation constante; il en est de même chez les animaux hibernans; au réveil, ils mangent à peine; ce n'est qu'au bout de sept, huit et dix jours même qu'ils dévorent avec avidité, une quantité considérable de nourriture. Si nous arrêtons notre attention sur les personnes qui nous entourent, et même sur nos animaux domestiques, nous verrons, quoi qu'on ait dit des merveilles de l'instinct chez ces derniers, nous verrons que tel individu est poussé par un instinct énergique à rechercher les alimens, et mange toujours trop; il a faim jusqu'à ce qu'il soit étouffé; que tel autre, avec un appétit vif, s'arrête à temps; que tel ne prend que ce qui lui convient pour la qualité, que tel autre engloutit pêle-mêle et sans discernement organique; qu'enfin, selon son développement, cet instinct possède toutes les nuances, tous les degrés jusqu'au plus aveugle entraînement qui caractérise les instincts animaux en général; ce qui n'aurait pas lieu si l'estomac était le siége d'une sorte d'instinct organique analogue à celui que présentent les chylifères, les organes sécréteurs, etc., dans l'état de santé. Nous ajouterons donc à notre seconde proposition : *les faits précédens portent à croire que l'instinct qui pousse à rechercher les alimens est une faculté cérébrale dont la faim et la soif sont les manifestations extérieures.*

PROPOSITION III.

Les matériaux de réparation solides et liquides ont reçu le nom d'*alimens* : leur caractère distinctif, tiré de leur destination, est de contenir une quantité plus ou moins grande d'élémens propres à réparer les pertes du corps, et qu'ils cèdent, soit immédiatement, ce sont les boissons, soit médiatement, par l'intervention des puissances digestives, ce sont les alimens solides.

Certains animaux (les carnivores) se nourrissent exclusivement de chair, certains autres se nourrissent exclusivement de végétaux, une troisième classe (omnivore), puise ses élémens de réparation dans les végétaux et les animaux. L'homme appartient à cette dernière classe, il se nourrit donc de substances végétales et de substances animales : le règne minéral, si l'on en excepte l'eau, ne lui fournit que des condimens.

Les chairs et les végétaux entrent dans le régime alimentaire des différens peuples dans des proportions infiniment variées, que les climats déterminent; ces proportions varient encore chez un même peuple selon les saisons; dans la même saison, d'un individu à un autre, chez le même peuple, selon les dispositions particulières; enfin, chez le même individu, d'un jour à l'autre, selon mille circonstances de détail plus ou moins appréciables.

La faim et la soif, expression d'un instinct admirable, ne se bornent pas à rappeler à l'homme le besoin de réparation, elles lui indiquent encore les alimens qui lui conviennent : c'est sous la direction de ces sensations que l'habitant du nord a faim de viandes fortes, de végétaux fermentés, qu'il a soif de liqueurs chaudes et fermentées; c'est sous les mêmes influences que l'habitant du midi a faim de végétaux féculens, de fruits acidules et frais, qu'il a soif d'eau limpide et fraîche.

L'Anglais consomme chaque jour plusieurs livres de bœuf ou de mouton, plusieurs litres de vin chaud d'Espagne ou d'eau-de-vie, sans gloutonnerie, simplement pour l'exercice régulier de la digestion.

Dans l'Inde, une poignée de riz bouilli et un verre d'eau suffisent à la nourriture d'un homme pendant vingt-quatre heures. L'Arabe, habitant du désert, parcourt du matin au soir l'immensité de cet espace aride, n'emportant quelquefois, pour toute provision du jour, qu'un petit sac de farine et une petite outre remplie d'eau. Le complément de son équipement, est une coupe en bois, dans laquelle il pétrit quatre ou cinq boulettes de pâte de la grosseur d'une noix, qui, cuites sur un peu de braise ou simplement desséchées au soleil, constituent très souvent toute la nourriture d'une longue journée d'été. Pendant les marches d'automne et d'hiver, les courriers ajoutent à leurs provisions de voyage un peu de viande rôtie, très desséchée qui se conserve long-temps. Dans les pays tempérés comme le nôtre, l'homme bien portant a faim de chair et de végétaux en parties à-peu-près égales, il a soif de boissons d'une chaleur moyenne : Les meilleurs vins de France, ceux de Bourgogne et de Bordeaux sont dans cette catégorie et encore sont-ils le plus souvent étendus d'un tiers ou d'un quart d'eau, pour être ramenés au degré d'excitation compatible avec la santé.

L'influence des saisons modifie de même les sensations de faim et de soif; les températures passagères, les états hygrométriques de l'air leur communiquent encore en se succédant, des nuances aussi nombreuses que variées. Les dispositions individuelles établissent entre les habitans d'un même pays, une différence parfois considérable dans la capacité digestive; et, bien qu'on ait évalué de 2 à 4 kilogrammes la quantité d'alimens, tant liquides que solides, nécessaires à la réparation des pertes de chaque jour, cette moyenne, on le sent bien, n'a rien de rigoureux.

Le Vénitien Cornaro passe les quarante-cinq premières années de sa vie, dans les excès de toute nature; il délabre sa santé par des doses d'alimens, supérieures assurément à la moyenne que nous avons posée; puis, par une réforme soudaine et complète dans les habitudes de sa vie, il rétablit sa santé et vit cinquante-et-un ans en se nourrissant d'une quantité d'alimens qui varie, du début de sa réforme à la fin de la vie, entre deux tiers de kilogramme (750 grammes) et un huitième de kilogramme (125 grammes).

Dans les mêmes conditions de climat, de saison et d'âge, certains hommes mangent et boivent en une journée une masse de nourriture égale en poids à la moitié de leur poids total. Le soldat Hébert, au 2ᵉ cuirassiers, fait aujourd'hui ce tour de force toutes les fois qu'il en trouve l'occasion ; voici l'un de ses menus : 1ᵉʳ *service :* seize gamelles de soupe suffisantes chacune, pour la ration d'un homme, consciencieusement comblées de légumes ; 2ᵉ *service :* un gigot de sept livres, quatre livres de pain ; 3ᵉ *service :* une demi-livre de fromage et deux livres de pain, le tout arrosé de quinze ou seize bouteilles de vin. — Le commandant Mermet et le chirurgien-major du régiment, M. le docteur Pourrial, garantissent l'authenticité du fait qu'ils ont observé plusieurs fois.

Tous les alimens solides, plusieurs alimens liquides contiennent en même temps dans un état de combinaison et de mélange intime des matières propres à réparer les pertes du corps et des matières impropres à cette réparation. Cet état des alimens paraît être une des conditions nécessaires à leurs vertus réparatrices ; il résulte d'expériences souvent répétées, qu'aucun animal ne peut être nourri avec un aliment simple. L'action digestive semble même avoir pour objet principal de dégager des végétaux et des chairs les élémens réparateurs, de les diviser, de les disposer de manière à ce qu'ils puissent être absorbés.

Ces élémens réparateurs connus sous le nom d'alimens simples sont : la *fibrine* qui est la base de la chair des animaux et qui compose en grande partie la portion solide du sang ; l'*albumine* animale à l'état liquide ou concret que nous trouvons isolée dans le blanc d'œuf, dans la portion liquide du sang, et répandue dans presque tous les tissus ; la *caséine,* partie solide du lait ; la *géline,* répandue en proportion très diverses dans toutes les parties des animaux, abondante surtout chez les plus jeunes. La *graisse* qui se rencontre dans tous les organes des animaux et dans beaucoup de plantes ; la *pectine,* principe analogue à la géline, provenant d'un grand nombre de fruits et de racines comestibles, abondant dans le jus de groseille ; le *sucre,* également répandu dans un grand nombre de végétaux ; le *gluten* et l'*albumine végétale ;* la *fécule,* si abondante dans les graines céréales, dans plusieurs racines et tubercules ; la *gomme* enfin, très répandue aussi dans le règne végétal. Réunissez ces principes deux à deux, trois à trois, associez-les à une eau de composition abondante, à des sels terreux, à des élémens ligneux, extractifs, communs ou propres, à des acides, à des résines, etc., et vous formerez toute la série des alimens doués de propriétés réparatrices à des degrés infiniment variés depuis l'alimentation rafraichissante jusqu'à l'alimentation tonique et chaude à l'excès.

Les fruits les moins nourrissans nous présentent la réunion d'une eau de composition abondante, d'un acide, d'un mucilage (mélange de gomme et de tissu ligneux ou glutineux), d'une petite quantité de sucre, et enfin d'un principe particulier qui échappe à l'analyse : ce sont les *groseilles* rouges ou blanches, les *cerises*, le *raisin* dans les années où il ne mûrit pas bien, les *groseilles à maquereau*, les *pommes* et les *poires*, les *pêches*, les *fraises*, les *framboises*, etc. La densité plus ou moins grande de ces fruits, la proportion plus ou moins forte de mucilage et de sucre, les rendent plus ou moins nourrissans.

Diminuez ou supprimez l'acide, augmentez le sucre et le mucilage, vous aurez toute la série des végétaux moins frais et plus nourrissans : la *canne à sucre*, la *betterave*, les *raisins bien mûrs*, les *figues*, les *dattes*, les *prunes*, les *abricots*, etc., tous les fruits, en un mot, que l'on appelle *mucoso-sucrés*. Réunissez à une faible proportion d'eau, la fécule avec ou sans gluten, avec le ligneux ou extérieurement servant d'enveloppe, ou intérieurement servant de parenchyme, des principes extractifs propres, etc., vous aurez toute une série de végétaux précieux par leurs qualités alimentaires, le *blé*, l'*orge*, le *seigle*, l'*avoine*, les *pois*, les *lentilles*, les *fèves*, les *haricots*, les *châtaignes*, les *pommes de terre*, la *moelle du palmier*, etc.; une proportion de sucre se trouve parfois dans les alimens de cette classe.

Un mucilage abondant (gomme et tissus ligneux) des principes sucrés et extractifs, associés à des résines, à des matières colorantes avec une eau de composition abondante, une faible proportion de fécule, forment toute la série des légumes aqueux et relâchans; les *choux*, les *épinards*, les *haricots verts*, les *carottes*, les *navets*, les *salsifis*, les *panais*, les *topinambours*, les *potirons*, les *cardons*, etc., appartiennent à cette classe.

La matière grasse qui est le lien et le point de transition des végétaux aux animaux, existe, ou isolée dans ses réservoirs, ou mêlée entièrement dans tous les tissus des animaux et dans un grand nombre de plantes; elle s'associe à tous les autres alimens simples et aux principes non alimentaires.

Entre les alimens tirés du règne végétal et ceux tirés du règne animal, il existe une notable différence sous le rapport de la composition : les premiers se font remarquer par la quantité des principes inutiles à la réparation, les seconds par la quantité des matières qui nourrissent. Dans le choux, dans l'épinard, l'élément réparateur est, pour ainsi dire, perdu dans une masse de matière parenchymateuse; dans la chair des animaux, une faible proportion de matière extractive et de sels s'associe à des matériaux de réparation abondans; les végétaux féculens sont les seuls qui, sous ce rapport, se rapprochent des tissus animaux, sans en posséder la vertu tonique et stimulante.

La chair (les muscles) qui forme la base de la diète animale contient en abondance la fibrine, l'albumine, la graisse, la géline, tandis que la matière extractive et les sels ne s'y rencontrent que dans de faibles proportions.

Il nous suffit d'avoir signalé, dans un aperçu rapide, le mode de composition des alimens des différentes classes, ainsi que le rapport constant qui existe entre leur structure et leurs qualités réparatrices. Ces points recevront, dans notre *Dictionnaire des alimens*, tous les éclaircissemens désirables.

La plupart des substances dont nous faisons notre nourriture ont besoin de subir quelque préparation avant d'être introduites dans le tube digestif. Cette nécessité est le point de départ de l'art culinaire et de toutes les professions qui s'y rattachent; rendre les mets agréables au goût et de facile digestion, tel est le double but que doit se proposer tout artiste désireux d'être utile et de s'assurer une gloire durable. En dehors de ces conditions, les recettes les plus brillantes ne sont que des macédoines barbares. Tel mets se digère difficilement, tel autre ne se digère pas du tout s'il n'est soumis à l'action du feu. Les végétaux où la fécule domine, par exemple, et qui sont la base essentielle de la nourriture chez plus de la moitié des habitans du globe, ne posséderaient pour l'homme aucune vertu réparatrice s'ils n'étaient soumis à la cuisson. Renfermée dans ce fait unique, la cuisine est déjà un art de première nécessité, mais dont les bornes sont étroites et les ressources insuffisantes. En effet, ce n'est point assez le plus souvent qu'elle dispose l'aliment de manière à ce qu'il puisse produire la réparation des pertes, il faut encore qu'elle lui communique une qualité stimulante. Cette mission de l'art culinaire demande le concours actif des facultés les plus élevées de l'esprit chez l'artiste, car ce n'est que par l'observation, par la méditation qu'il parviendra à combiner, à doser les agens de stimulation.

Mais à quoi bon, va-t-on dire, communiquer à nos alimens des propriétés excitantes, stimulantes? Nous allons le montrer, et, bien que les deux phénomènes de réparation et de stimulation se lient étroitement, nous ferons voir qu'ils sont néanmoins distincts l'un de l'autre.

Reprenons les faits qui se rattachent au besoin de réparation où nous les avons laissés dans la proposition précédente : La faim nous rappelle le besoin de réparation. Nous voulons manger, nous cherchons des alimens ; — est-elle vive? nous sommes sérieux, inquiets, abattus; cependant un potage succulent nous est servi, nous l'attaquons, quelques cuillerées sont à peine parvenues dans l'estomac que déjà notre front se déride, nos forces renaissent. Les pertes sont-elles réparées? nullement ; le besoin de stimulation a été satisfait et le phénomène a été transmis aux centres nerveux par les cordons de communication.

Voulez-vous une autre preuve de la justesse de notre distinction entre les deux besoins de réparation et de stimulation; une preuve aussi de l'importance des degrés dans la stimulation : Répondez à l'appel de la faim, non plus par un bouillon succulent, mais par une masse de riz, par des pommes de terre cuites dans l'eau ; mangez ces alimens sans sel, et le sentiment de bien-être de réparation, si vif, si prompt, si distinct dans l'expérience précédente, sera confus et lent. Les pommes de terres et le riz, cuits à l'eau, produisent pourtant une stimulation, mais elle manque de l'intensité suffisante. Allons au-delà : Dans une ville assiégée, dans un naufrage, des malheureux, passant par tous les degrés de l'*inanitiation*, sont parvenus à l'épuisement; vous voulez les rappeler à la vie, leur rendre des forces : si vous leur donnez une masse d'alimens réparateurs, mais peu stimulans, vous manquez votre but, ils meurent tous, le plus souvent. Mais qu'à cette nourriture vous puissiez substituer un agent de stimulation subtile, quoique moins réparateur, un bouillon léger, une petite quantité de vin, vous les ramènerez à la vie par une sorte de résurrection. Autre fait : Vous avez sous les yeux un malade atteint d'une vive inflammation, il a été saigné cinq à six fois, trop peut-être, soumis à une diète rigoureuse pendant quinze à vingt jours; le mal a perdu de son intensité, la température s'est abaissée, le pouls faible est à peine sensible, tous les phénomènes de la vie se ralentissent, il va mourir. Que lui donnerez-vous pour réparer tant de pertes? Un aliment très réparateur, même très stimulant? La mort n'en sera que plus inévitable. Un bouillon sera trop solide, trop substantiel encore. Une cuillerée d'eau vineuse, de limonade vineuse, suffira et sera nécessaire pour le ranimer : Ce qu'il faut à ce malade, ce n'est point dans le principe de la réparation, c'est de la stimulation qui ranime et suffit pour ranimer les mouvemens de la vie en produisant la chaleur. Combien de malades ont dû leur rétablissement à l'intelligence nette des différences qui séparent les deux besoins, et combien d'autres ont péri faute de cette intelligence.

Si je me bornais à ces faits, bien des personnes n'y verraient que des cas exceptionnels; il faut donc que de nouveaux faits, puisés dans les habitudes de la vie, telle qu'elle est à notre degré de civilisation, viennent donner de l'autorité aux faits précédens.

Tout homme qui se prive de sommeil et se livre aux excès vénériens, arrive à l'épuisement et ne peut refaire ses forces par les alimens les plus réparateurs s'ils ne jouissent en même temps d'une vertu stimulante appropriée. Le travail de l'esprit, poussé à l'excès, comme il arrive chez la plupart des hommes adonnés aux études sérieuses, produit encore l'épuisement, mais dans une nuance différente; ici le besoin de stimulation est à tel point distinct du besoin de réparation que l'un peut être excessif et l'autre à-peu-près nul; les bouillons concentrés et rendus stimulans par la vanille, l'ambre, etc., conviennent au premier état; le café est souvent un spécifique merveilleux pour le second.

Nous disons donc, besoin de stimulation et besoin de réparation sont deux besoins distincts, quoique étroitement liés; réparation et stimulation sont des phénomènes distincts que tout aliment doit produire; nous ajoutons que la stimulation doit être appropriée à l'individu selon le climat qu'il habite, la saison, le tempérament, les dispositions particulières, ou habituelles, ou accidentelles. La connaissance des différens faits relatifs à la dose, aux nuances, aux combinaisons capables de produire la stimulation appropriée, est un art sérieux, nécessaire, profond et de premier ordre : cet art est l'art du cuisinier.

On peut, à ce point de vue, se dispenser de prendre un ton plaisant pour parler de la cuisine; sa connaissance est une science véritable, et sa pratique le premier des arts; un caractère commun à l'art du cuisinier et à l'art médical, c'est que la bonne cuisine, comme la bonne médecine, est celle qui fait vivre. *Carême*, *Plumerey* et d'autres encore, possèdent l'art et la science au plus haut degré. Tout le monde peut donner aux alimens les qualités simples de digestibilité; l'homme de l'art seul leur communique les qualités stimulantes appropriées.

C'est au besoin de stimulation que nous devons rapporter le goût naturel de l'homme pour les boissons fermentées, alcooliques. En dehors de toute impulsion sensuelle vicieuse, l'homme éprouve le besoin de cette nature de boisson, besoin qui varie dans ses nuances, suivant les climats, les saisons, les tempéramens et les dispositions individuelles. L'eau est la première boisson, la moins stimulante; les autres, depuis les boissons simplement acidulées jusqu'aux boissons les plus chaudes par la présence de l'alcool, offrent une variété de degrés presque infinie dans le mode et dans l'intensité de leur action stimulante. Il importe à la santé, à la plénitude de la vie, de déterminer la boisson qui, sous ce rapport, convient à nos besoins : Beaucoup de maladies chroniques ont cédé sous nos yeux par le soin d'approprier aux besoins du malade, cette nature de stimulation.

Les alimens sont, par leur composition, plus ou moins réparateurs, plus ou moins digestibles, plus ou moins stimulans. La chair des animaux adultes, nourrit plus et stimule plus que celle des animaux jeunes ; celle-ci est souvent d'une plus facile digestion. La chair des animaux sauvages est, de toutes, la plus stimulante. La chair est digestible, réparatrice et stimulante à un plus haut dégré que les végétaux. Les végétaux où la fécule domine nourrissent plus que tous les autres ; viennent ensuite les fruits mucoso-sucrés, puis la grande classe d'alimens où un mucilage se réunit à quelques parties féculentes ; enfin ceux qui sont simplement sucrés et acidules, et dont les moins substantiels sont des boissons plutôt que des alimens (les oranges, les citrons, etc.)

Les élémens de réparation (l'albumine, la fibrine, la géline, la graisse, etc., qui composent nos organes) existent-ils tout formés dans les alimens, le travail de la digestion se bornant dans cette supposition, à les en extraire par des procédés de laboratoire ? Oui, disent les chimistes les plus avancés. Non, reprennent les physiologistes. Le travail de la digestion est-il une opération toute vitale, ayant sur les alimens un pouvoir de transformation en vertu duquel il procède de telle alimentation des principes qui ne s'y rencontrent pas tout formés ? Les physiologistes ne doutent pas qu'il en soit ainsi ; les chimistes le nient.

Les uns et les autres invoquent l'autorité des faits. Mais de quel côté les faits sont-ils concluans ? Nous tâcherons de le montrer dans les propositions où nous traiterons de la digestion ; car, enfin, l'homme qui digère peut être désireux de savoir ce qu'il fait.

PROPOSITION IV.

Les organes chargés de recevoir, d'élaborer les alimens et d'y puiser les élémens de réparation solides et liquides forment l'*appareil digestif*.

L'appareil digestif, sous la forme d'un canal, se lie avec la peau par ses deux extrémités et présente dans sa structure la plus frappante analogie avec cette enveloppe extérieure dont il ne paraît être qu'un prolongement. Cette analogie de structure va si loin que, dans certains animaux inférieurs, l'une des deux surfaces peut remplacer l'autre dans ses fonctions. Ainsi, les polypes sont-ils retournés, la cavité intérieure devenant la peau, et la peau la cavité intérieure, on les voit continuer leur fonction de digestion par leur nouvelle surface interne. Dans les classes supérieures, l'analogie de structure n'est pas moins évidente, mais la substitution complète d'un organe à l'autre ne peut plus avoir lieu. La vie tout entière est donc renfermée entre ces deux surfaces de relation et ses phénomènes s'accomplissent dans leur limite, avec des influences sympathiques nombreuses d'une surface à l'autre, et de chacun des organes internes aux deux surfaces de relation externes.

L'appareil digestif est le caractère essentiel et pour ainsi dire, la base de l'animalité ; car tandis que les végétaux par leurs racines puisent extérieurement dans le sol qui les porte les élémens de réparation, les animaux introduisent dans des cavités intérieures des alimens où les racines internes prennent les matériaux d'une vie nouvelle. Mais dans la série des animaux, l'intestin offre une étonnante diversité de formes et de dimensions ; à peine égal en longueur, à la longueur du corps chez les animaux inférieurs, il a quinze, vingt et vingt-cinq fois la longueur du corps chez certains animaux supérieurs. On observe chez les mammifères, assez constamment, une complication et un développement de l'appareil digestif en rapport avec la nature des alimens : l'herbivore qui doit convertir en sa substance des matières végétales, offre un appareil digestif beaucoup plus long que le carnivore, et souvent aussi plus compliqué.

Chez l'homme, un long canal à deux ouvertures dont l'étendue est de six à huit fois celle du corps, figure le tube intestinal. L'ouverture supérieure, pourvue d'un muscle en forme d'anneau, se dilate sous l'influence de la volonté pour recevoir les alimens, et sous l'influence de l'instinct, en partie, pour admettre l'air destiné aux poumons : Les lèvres fermées par leurs muscles sont la porte supérieure du canal, porte qui peut s'ouvrir ou se fermer sous l'influence de la volonté. L'intervention directe du moi dans cette action, quelle que soit d'ailleurs l'énergie de l'impulsion instinctive, n'a d'autre limite que la mort chez les individus qui s'y condamnent par la privation volontaire des alimens. L'ouverture inférieure (l'anus) est tenue fermée par un mécanisme analogue à celui de la bouche, mais son activité n'est qu'en partie soumise à l'empire de la volonté ; supérieure à toute incitation instinctive pour recevoir ou repousser les alimens, la volonté est vaincue par l'instinct qui nous porte à rejeter les matières des garde-robes ; il faut que ce besoin soit satisfait, avec ou sans le concours du moi.

Ainsi fermé, le canal digestif n'est pas partout d'une égale dimension ; il offre chez l'homme quatre renflemens, la bouche, l'estomac, le second estomac ou *duodénum*, et le gros intestin, terminé par l'ouverture inférieure. Ces quatre renflemens sont pour les alimens autant de lieux de station où leurs qualités propres sont altérées. Le duodénum même ne peut être considéré comme une division séparée que sous le rapport des modifications et des altérations qu'y subissent les alimens, car pour ses dimensions, il ne diffère pas beaucoup du reste de l'intestin.

Chaque renflement du canal digestif est précédé d'un rétrécissement où, sous l'influence de l'instinct, s'exercent de véritables fonctions d'inspection qui supposent une sagacité organique merveilleuse.

Trois sens, dont les perceptions vont directement au cerveau, la vue, le goût et l'odorat veillent, sentinelles avancées, sur les mouvemens de l'ouverture supérieure et sur les objets introduits dans la première cavité; les autres postes sont ou partiellement soumis à l'instinct, comme l'arrière-bouche qui veille dans l'intérêt de l'estomac, ou totalement sous sa domination comme le pylore posté entre l'estomac et le duodénum, et la valvule cœcale entre le petit et le gros intestin.

Ainsi fermé, renflé dans certaines régions, et pourvu d'organes de surveillance, le canal digestif n'offre point une surface inerte et desséchée; dans toute son étendue il est abondamment pourvu de vaisseaux sanguins et nerveux et d'organes sécréteurs dont la fonction paraît être de le tenir constamment dans un état d'humidité. — Un autre système d'organes placés dans l'épaisseur même de la membrane interne (*muqueuse*) ou dans son voisinage y verse par des canaux de communication des fluides dont la qualité varie selon les régions. Les glandes salivaires situées au voisinage de la bouche, préparent la salive, de nature alcaline, incessamment versée dans cette cavité, mais beaucoup plus abondante à l'heure des repas. La membrane muqueuse de l'estomac, pourvue, comme toutes les autres parties du canal, d'organes sécréteurs du mucus, a de plus des sécréteurs spéciaux qui préparent et versent à l'heure des repas, un fluide particulier, le *suc gastrique*. Plus loin, le foie et le pancréas, annexes du canal digestif, répandent à la surface du duodénum, leurs fluides sécrétés; enfin un dernier système, placé vers la fin du gros intestin, produit l'huile essentielle qui donne aux matières l'odeur qui les caractérise.

Ajoutez à tous ces organes chargés d'apporter à la surface des intestins des humeurs de qualités diverses, les absorbans qui puisent dans les alimens des liquides et des solides nouveaux, des muscles qui meuvent par leurs contractions toute l'étendue du canal, et vous aurez complété l'appareil.

En résumé, un long canal vivant, arrosé de sucs ou propres ou fournis par des organes annexés, ouvert à ses deux extrémités, pourvu de trois ou quatre renflemens, fonctionne sur les matériaux de réparation, sous la direction de quatre surveillans : tel est l'appareil digestif.

PROPOSITION V.

Les actions successives des différentes parties de l'appareil digestif sur les alimens ayant un but unique, l'appropriation des élémens réparateurs, sont envisagées dans leur ensemble comme une seule fonction, *la digestion.*

La digestion, dans l'acception ordinaire du mot, indique la partie de la fonction limitée à l'estomac ; ainsi par ces manières de parler, *digestion facile, digestion laborieuse, digestion douloureuse,* on entend que l'estomac fonctionne *avec facilité, avec peine, avec douleur,* et rien de plus. Le mot *digestion* offre ici une acception beaucoup plus étendue, puisqu'il comprend l'ensemble des opérations par lesquelles les alimens passent depuis la bouche jusqu'à la fin de l'intestin, *la mastication, la déglutition, la première diges-tion* (le travail de l'estomac), *la seconde digestion, l'absorption* des élémens de réparation solides et liquides, *l'expression* du résidu impropre à réparer les pertes et son *expulsion.*

Depuis la bouche jusqu'à la première partie de l'intestin (ou duodénum), les alimens solides divisés, pénétrés de sucs, altérés, agités, transformés se rapprochent par degrés de l'état où ils cèdent les élémens de réparation solide ; ils s'élèvent successivement par le fait de la digestion et parviennent à ce point de perfection réparatrice : c'est le point culminant, c'est le but de la fonction. Plus avant, dans leur marche à travers l'intestin, ils sont dépouillés par degrés de leurs matières restaurantes, de manière à ne plus offrir à la fin qu'une substance désormais importune. Les racines de la vie sont au point culminant où des vaisseaux nombreux chargés de recueillir le chyle exercent leur activité : ces vaisseaux sont aux animaux et à l'homme ce que sont les racines aux végétaux.

Les alimens éprouvent, sans doute, dans l'estomac, des changemens décisifs, sans lesquels les opérations suivantes ne seraient pas possibles : faute des mouvemens péristaltiques de l'estomac et de l'intervention toute spéciale du suc gastrique, point d'action possible des extrémités béantes des chylifères sur la masse grossière qui leur serait soumise. Pourtant ces modi-fications si importantes en supposent d'autres ; car on peut en dire à-peu-près autant de plusieurs points de l'appareil, par rapport à l'estomac. Par exemple, sans la division par les dents de tous les fruits enveloppés d'une pellicule ligneuse, point d'action constante de l'estomac ni de ses fluides sur cette classe d'alimens ; même réflexion au sujet de toutes les graines sèches enveloppées aussi de ligneux. Sans l'action préparatoire de la chaleur, point d'accès possible aux puissances digestives, sur les élémens de réparation contenus dans la fécule. Sans une division suffisante et sans une préparation culinaire, action incomplète ou nulle de la digestion stomacale sur la plupart des tissus animaux. Ces restrictions à l'autocratie de l'estomac dans la fonction digestive, vont au point de soustraire à son action la plupart des végétaux et des animaux dont l'homme fait sa nourriture. Et bien que nulle observation directe ne montre encore quels changemens précis l'addition de la bile et du suc pancréatique opère dans la masse chymeuse, quel homme sage oserait affirmer que l'estomac achève l'ensemble des opérations qui rendent possible l'assimilation des matières étrangères jusque-là à notre économie ? Il n'y a pas une seule digestion, mais plusieurs à-peu-près également importantes ; puisque, pour ce qui regarde les neuf dixièmes au moins de nos alimens, la suppression de l'une des actions, entraîne l'impuissance des actions suivantes. Nous reconnaîtrons donc trois à quatre temps dans la fonction : le premier pour les alimens solides qui ont besoin d'une préparation, se passe à la cuisine ; le second dans la bouche ; le troisième dans l'estomac et le quatrième dans le duodénum ; plus loin, le chyme est dépouillé.

Nous définirons donc la digestion, *une fonction intermittente, composée d'une suite d'actions physiques et physiologiques ayant pour objet de faire subir aux alimens dans le tube digestif les altérations et les transformations qui les rendent propres à fournir aux absorbans, les élémens de réparation.*

PROPOSITION VI.

Dans l'état de santé, les appels de la faim et de la soif, intermittens comme la digestion, se reproduisent deux, trois ou quatre fois par jour à des heures fixes, sous l'influence de l'habitude.

Rien de plus constant dans l'organisme que la continuité des pertes, rien de plus inévitable que la nécessité de les réparer. Pourtant la manifestation de la faim et de la soif, ainsi que la fonction dont elles réclament l'activité sont sous l'influence de l'habitude à tel point, que de deux individus dans des conditions extérieures semblables, l'un ressentira le besoin de réparation une seule fois dans les vingt-quatre heures, et l'autre deux, trois fois et plus. La puissance de l'habitude sur les organes et sur leurs rapports sympathiques donne seule la raison de ces différences ; elle finit même par modifier leur capacité physique et leur énergie propre, et les infléchit aux nécessités de la minutieuse exactitude ou de l'irrégularité : l'homme accoutumé à une grande régularité pour l'heure des repas, pour la quantité des alimens, vient-il à s'éloigner de ses habitudes, il en est bientôt puni par la douleur; celui dont l'habitude est l'irrégularité, le sauvage, l'habitant du désert résiste à la faim pendant un jour tout entier, ou bien prend en un seul repas, une quantité d'alimens suffisante pour le même temps, sans que sa santé soit altérée. Cependant, il faut reconnaître que la régularité et la modération sont des conditions nécessaires pour qui veut vivre long-temps, se bien porter et jouir pleinement de la vie du corps et de celle de l'esprit.

Gouverné par l'habitude, l'homme civilisé, sait d'une manière certaine l'époque de la journée où la faim se fera sentir; le retour même de ce besoin est pour lui une manière souvent fort exacte de mesurer le temps ; l'ouvrier bien portant et rangé, sent à son estomac qu'il est neuf heures du matin, midi ou deux heures, il quitte l'ouvrage sans autre indication, et cet appel a souvent plus de précision que nos montres et nos horloges. Le soin de faire des approvisionnemens, de préparer la nourriture pour telle époque de la journée, se lie à cette connaissance que nous avons du retour des besoins. L'heure du repas est venue, les alimens sont servis, la famille s'assemble pour les prendre en commun. Quelqu'un manque-t-il à l'appel, ou présent s'abstient-il ; on s'étonne, on l'interroge sur sa santé. Il est malade sans doute, car six heures venues, son estomac ne réclame pas le dîner. La puissance de l'habitude a pourtant ses limites, et celui qui se porte bien, éprouve le besoin de réparer ses pertes une fois au moins dans les vingt-quatre heures. Laissons chacun dans les habitudes où il trouve la santé; supposant l'heure du besoin arrivée, les alimens préparés, servis pour le repas, étudions les phases successives de la fonction. Qu'observons-nous au début ?

<h3 style="text-align:center">PROPOSITION VII.</h3>

Deux sens, la *vue* et l'*odorat,* aux postes avancés de la fonction, reçoivent l'impression première de l'aliment, et la transmettent au cerveau qui perçoit et juge : les actes suivans sont la conséquence de cette perception et de ce jugement.

Les instrumens qui divisent, déchirent et humectent les alimens, sont aveugles de leur nature, des sens devaient en éclairer les mouvemens et en diriger l'action. La vue et l'odorat sont ces sens régulateurs; ils appartiennent donc à la fonction par les services qu'ils lui rendent. Leur intervention toutefois ne se borne pas là : ils ont sur la digestion une influence matérielle, immédiate, et voici comment : L'aliment par son aspect et son odeur, produit-il une sensation agréable et vive, l'effet de la sensation est instantané sur les organes de la digestion : l'instinct de prendre l'aliment devient plus énergique et s'élève à l'état de passion ; l'excitation, l'érétisme, se répandent dans la bouche, se propagent de proche en proche au-delà et s'étendent jusqu'à la seconde cavité ; les fluides auxiliaires de la digestion se sécrètent en abondance et viennent inonder les surfaces muqueuses. Sous quelle influence tant de phénomènes ont-ils été mis en jeu ? Une simple perception cérébrale réfléchie dans les organes digestifs a produit tout ce mouvement. Posez un potage riche en sucs, un morceau de bœuf rôti à point, d'où s'écoule, sous le tranchant du couteau, un jus rose et succulent, et vous verrez se produire tous les effets annoncés. L'appétit de quelque convive était-il confus, incertain, il devient à l'instant net et distinct. Mais changez ce tableau, substituez au potage succulent, une eau tiède et nauséabonde où nagent quelques tranches de pain ; au bœuf rôti, un plat de riz cuit à l'eau et sans autre assaisonnement qu'un peu de sel ; qu'arrivera-t-il alors ? La sensation produite dépendra de l'intensité du besoin chez chaque convive. La simple appétence ne recevra de cette vue aucune excitation ; l'appétit se soumettra, mais ni l'érétisme, ni la sécrétion, dont nous avons parlé, ne se manifesteront. La faim vive, très vive, sera seule capable venant en aide à la sensation cérébrale, de produire ce double phénomène.

Si nous allions plus loin encore, nous verrions l'homme, ou bien arrêté par le préjugé, au simple aspect d'un mets nourrissant, ou bien repoussé et rempli d'horreur par la vue et l'odorat du seul aliment qui soutiendrait ses forces : les guerres ont amené des extrémités où l'homme a préféré la mort aux nécessités d'une telle réparation. Eh bien ! supposez assoupie la double vigilance des deux sens : cet aliment, près duquel vous voyez mourir un homme affamé, eut ranimé ses forces épuisées.

La vue et l'odorat sont donc les sentinelles avancées de la fonction ; elles l'éclairent, la dirigent, et de plus, elles produisent une excitation préparatoire, d'où naissent l'érétisme et la sécrétion des fluides. Nous donnons une influence réelle à ce premier temps de la digestion, et pour ce motif nous condamnons l'habitude où sont quelques grandes maisons de faire passer les plats de la cuisine aux mains de l'officier servant, parce que dans ce cas la vue et l'odorat ne remplissent qu'incomplètement leur rôle.

Une autre habitude plus répandue, consiste à servir tous les mets à-la-fois ; celle-ci beaucoup plus vicieuse que la première rend également incomplète l'action des sens explorateurs, par la confusion inévitable ; elle est d'ailleurs contraire à toutes les règles d'une hygiène sensée. Le conseil des maîtres, de servir un à un, deux à deux tout au plus, est donc également fondé en bonne gastronomie, tout comme en bonne physiologie.

PROPOSITION VIII.

Les alimens saisis par la main sont portés à la bouche qui s'ouvre pour les recevoir ; un troisième sens, le *goût*, les soumet à un nouveau contrôle, réforme ou confirme le jugement des deux premiers. Admis, les alimens liquides passent du vase qui les contient, dans l'estomac, en traversant la bouche, l'arrière-bouche et l'œsophage sans aucun séjour ; les alimens demi-liquides se rendent dans l'estomac après quelques mouvemens dans la bouche, et après une légère pression entre la langue et le palais ; les alimens solides enfin sont soumis aux dents qui les déchirent et les divisent, c'est la *mastication*, et pénétrés par la salive qui les humecte en leur communiquant de ses propriétés alcalines, c'est l'*insalivation*.

Admirons la prévoyance du créateur dans son œuvre, voyons jusque dans les détails comment il a voulu que ce qui vit fut par *sa nature*, machine à vivre, à jouir de la vie elle-même et par l'exercice même de la vie ! Prenez une seule fonction, celle qui nous occupe, considérez comme du sein même de ses instrumens naissent les appels faits au cerveau ; comme ses organes de surveillance enchaînent par l'attrait du plaisir et convient l'homme tout entier, à l'acte de réparation qui renouvelle sa vie !

La bouche est la cavité qui doit d'abord recevoir la nourriture ; ses limites franchies, l'aliment ne peut revenir en arrière que par un effort violent et douloureux. Il faut donc qu'au début, son aspect, son odeur, sa température et sa saveur donnent toute garantie sur ses vertus bienfaisantes ; que ses qualités l'engagent aux premiers actes de la fonction par une impression vive et agréable. Et le concours des trois sens n'est pas un luxe de surveillance ; telle substance échappe au contrôle du goût et de l'odorat, que la vue condamne ; telle autre d'un aspect et d'une odeur séduisante, est repoussée par le goût ; telle autre enfin admise, appelée par l'aspect et la saveur, est rejetée par l'odorat. Croyez-vous que ces trois arbitres décident et jugent sur des matières futiles? — Eh bien! assoupissez, gagnez l'un d'eux et qu'il exerce une influence toute de persuasion sur les autres : tel plat de champignons, tel autre végétal, tel coquillage, tel poisson, porteront aux sources de la vie, la maladie, la douleur et la mort.

Le goût apprécie donc la température et la saveur de l'aliment; s'associe intimement à l'odorat dans cette appréciation, et donne une nouvelle impulsion au double phénomène d'érétisme et de sécrétion. Est-il d'accord avec les deux autres sens, il complète et grandit la sensation de plaisir posée au commencement de la fonction. C'est bien à ces trois sens cérébraux qu'il faut rapporter l'attrait, car lorsque la maladie paralyse l'activité d'un ou de deux, comme il arrive dans le rhume de cerveau, le repas fut-il composé des mets les plus succulens ne produit aucune sensation de plaisir dans la bouche; rien même de plus triste que la fonction privée de ces deux sens incitateurs. La nécessité de l'excitation du système érectile et des organes sécréteurs, fait de la sapidité une qualité des alimens et du sens qui la recueille, un auxiliaire important de la fonction; c'est sous ces influences que, retenus encore dans la bouche, les mets ont déjà produit sur l'estomac une sensation profitable.

Lorsque de l'aspect et de l'odeur d'une substance ou liquide ou solide, il naît quelque doute sur ses qualités, elle est soumise à une action toute spéciale du goût, la *dégustation;* dans ce cas, le sens agit avec prudence; une faible portion est déposée sur le bord des lèvres; le bout de la langue en attire quelque parcelle et l'humecte; l'impression est recueillie avec attention et lenteur, puis transmise au cerveau d'où émane la décision. La dégustation est encore un mode d'action du goût que conseille la sensualité, lorsque nous savons un aliment de bonne qualité et que nous voulons en aiguiser ou en prolonger la stimulation. Alors elle s'exerce d'une toute autre manière; liquide ou solide, la substance est introduite hardiment dans la bouche, l'action du goût prolongée par celle de l'odorat, s'exerce sur une large surface. Le vin, par exemple, après avoir été flairé, est jeté dans la bouche, agité et suivi par l'attention qui recueille ses émanations les plus subtiles; puis la liqueur est rejetée ou avalée : la sensation qui persiste, est la base du jugement. La culture du goût, sous ce rapport, l'amène au degré de perfection où la dégustation est une profession importante. Certains commerçans en vins, ont dû de grandes fortunes à la sagacité *gustuelle* qui leur faisait découvrir, dans des vins nouveaux, le germe d'une vigueur et d'une qualité que plusieurs années de soins devaient seules rendre évidentes à un palais vulgaire.

La dégustation pour les alimens que nous prenons tous les jours, est rapide et presque immédiatement suivie ou de la déglutition pour les bois-sons ou de la mastication pour les alimens solides. Plus l'impression pro-duite sur le goût est agréable et vive, plus aussi, toutes choses égales d'ailleurs, les opérations suivantes sont actives et efficaces; l'homme qui a goûté d'un morceau succulent, le mâche avec une énergie, avec une appli-cation sensuelle; se complaît dans l'impression qu'il produit; en même temps que les fluides humectans arrivent en abondance, l'excitation sym-pathique de l'estomac est aussi plus profonde et le viscère mieux disposé.

La faim et la soif se joignant à l'impression favorable produite par la saveur, les actions suivantes acquièrent leur dégré d'énergie le plus élevé. Les boissons, proprement dites (l'eau-de-vie, le cidre, la bière), et les alimens liquides (le bouillon, le lait, etc.), dans des conditions conve-nables d'aspect, d'odeur, de saveur et de température vont du vase qui les contient à travers la bouche, l'arrière-bouche, et le canal de commu-nication, se répandre dans l'estomac (seconde cavité). Leur mode d'intro-duction dans la bouche varie; le liquide contenu dans un vase est *versé* doucement ou *projeté*, divisé en grandes ou en petites gorgées, sous l'em-pire de la volonté; l'aliment que renferme un organe sécréteur (les ma-melles de la femme et des femelles des animaux), un fruit parenchymateux (l'orange), passe dans la bouche par la *succion*. Ordinairement les alimens liquides arrivent à l'estomac sans phénomène bien notable; pourtant si la gorgée introduite est trop abondante, si un bol alimentaire trop volumi-neux la précède, si enfin le besoin d'exprimer une idée par la parole se manifeste au moment du passage, un spasme, une contraction se produi-sant dans l'arrière-bouche, le cours du liquide est interrompu, il est refoulé avec violence, et jaillit des narines et de la bouche. Si la boisson excite de la répugnance, si comme la plupart des médicamens elle fait naître un dégoût profond, nous avons besoin de tout l'ascendant d'une volonté forte pour vaincre les résistances du premier surveillant (1). Souvent même l'estomac, joignant ses répugnances à celle du gardien de la première cavité, une contraction d'ensemble rejette au-dehors le liquide.

Lorsque l'aliment est solide, chacune des nombreuses parties qui com-posent la bouche a son emploi, son application utile; les lèvres attirent et fixent l'aliment. S'il est trop volumineux pour être admis en une seule fois,

----

(1) La sensibilité et la contractilité étant deux modes généraux de la matière vivante, les différens sens, tant externes qu'internes peuvent être considérés comme des degrés variés, comme des nuances différentes de ces deux modes généraux, et les noms particuliers donnés à chaque sens, ne sont dès-lors qu'une manière convenue de signifier les modes particuliers d'un seul et même phénomène.

les dents le divisent : ce sont les incisives, s'il est tendre ; les canines, s'il doit être déchiré ; et les dents du fond de la bouche, les molaires, s'il doit être broyé ; voici donc dans ce premier acte, les lèvres, les mâchoires armées de leurs dents, et les muscles leurs moteurs, en plein exercice. Mais ce n'est là que le prélude de la mastication ; les matières une fois divisées, soustraites à l'action des mâchoires, se répandent entre les joues, les arcades dentaires et à la surface de la langue, toutes ces parties prennent alors part à la fonction, elles se meuvent et ramènent sans cesse l'aliment sous l'instrument de division. Le mouvement des organes et la sapidité de la matière excite les sécréteurs, les cryptes muqueux et les glandes salivaires ; les fluides arrivent en abondance, et les nouvelles surfaces que la division a produites dans l'aliment s'humectent et se ramollissent. L'action continue de la sorte jusqu'à ce que la bouchée forme une pâte épaisse que le mouvement musculaire amène à l'arrière-bouche.

L'habitude, le degré du besoin, la consistance et la sapidité de l'aliment, font varier à l'infini le temps de la mastication.

Telle personne mange telle quantité d'alimens en huit ou dix minutes ; telle autre, toutes choses égales d'ailleurs, met une heure à faire voyager la même quantité de la bouche à l'estomac : chez le premier, la mastication est rapide et grossière, chez le second, elle est lente et minutieuse. Mais plus ou moins complète, elle est achevée chez l'un et chez l'autre : la masse est réunie vers l'arrière-bouche ; par un mouvement combiné de bascule et de pression, elle va être poussée vers le canal de communication ; hâtons-nous de l'arrêter à ce point, il en est temps, la volonté gouverne encore en souveraine, mais ce sont là les dernières limites incontestées de son empire. Que chacun des mangeurs imprime au bol alimentaire le mouvement qui doit le ramener au-dehors et qu'il le soumette à notre examen.

C'est là une étude de grande importance, qu'on ne s'y trompe pas ! — Quels seront l'aspect et la composition de ces pâtes dont les élémens premiers sont identiquement les mêmes ? — De part et d'autre, les substances introduites dans la bouche, se retrouveront dans le bol, divisées, mêlées et humectées par la salive, rapprochées l'une de l'autre, mais non décomposées ; les matières végétales et animales colorées auront perdu de leur coloration, en partie par l'expression et la déglutition des sucs, en partie par le mélange ; la température se sera rapprochée de celle de la bouche et des sucs sécrétés. Mais quant à la division et au ramollissement des matériaux, ils offriront de notables différences :

Le bol du mangeur patient et attentif, présentera le pain réduit en bouillie, les fibres de la viande en parcelles ténues, écrasées, les végétaux divisés, déchirés dans leur enveloppe ligneuse, le tout dans un état de mélange intime et de rapprochement par l'addition du mucus et de la salive.

Le bol du mangeur distrait ou avide, offrira des fragmens de croûte de pain, des petits pois entiers, des fragmens de truffe de la grosseur d'une noisette, des morceaux de viande, tels à-peu-près qu'ils ont été introduits; l'ensemble d'une surface tellement grossière et inégale, que la déglutition en sera douloureuse. La première opération donne la digestion stomacale facile, prompte et complète, la réparation suffisante, le sentiment de bien-être, la plénitude des mouvemens de la vie et l'exercice libre de toutes les facultés; la seconde, au contraire, fait naître la douleur, les spasmes de l'estomac, la digestion incomplète, la réparation languissante, enfin la propagation de l'empâtement et de la fatigue de l'estomac au centre nerveux. Il nous suffit d'avoir exposé les faits; à la seconde cavité nous en saisirons la valeur : nous posons que l'insalivation et la mastication insuffisantes, rendent difficiles ou impossibles les opérations qui suivent.

La bouchée divisée et humectée à un degré variable, comme nous l'avons dit, selon l'habitude ou le besoin de l'individu, la consistance et la sapidité de l'aliment, est rapprochée de l'arrière-bouche par une suite de mouvemens réguliers, et reste un instant immobile aux limites extrêmes de la cavité.

Le gardien y perçoit-il alors par le contact quelque surface trop grossière : elle est poussée de nouveau sous les dents, et de nouveau divisée et humectée ; reçoit-il l'impression d'un corps piquant, d'une épingle, d'une arête de poisson, ou l'atteinte d'une odeur, d'une saveur désagréable, elle est rejetée de la bouche avec vivacité. Dans le cas contraire, la bouchée soumise à de nouvelles puissances s'achemine vers l'estomac.

Lorsque le soin de la santé oblige à introduire dans l'estomac des substances qui excitent une vive répugnance, ou lorsque l'homme par gourmandise veut dépasser les limites du besoin, il s'établit une lutte entre la volonté qui émane du cerveau et l'instinct dont l'instrument est aux limites extrêmes de la bouche. La volonté fait taire les impressions de la vue, de l'odorat et du goût, et parvient ainsi à faire cheminer la substance des lèvres au fond de la bouche; mais, là ses incitations, ses injonctions, ne sont plus suivies du mouvement commandé et souvent même le triomphe reste du côté de l'instinct : nous avons vu des malades essayer inutilement pendant des heures entières de faire passer quelque médicament. Il s'établit d'ailleurs dans ce combat de la volonté à l'instinct un phénomène tout-à-fait remarquable. La première résistance est toute locale, le gardien agit seul, mais l'imminence de sa défaite réveille de lointaines sympathies, il associe

à ses répugnances celles de la cavité pour laquelle il veille et l'estomac se
contracte, se soulève; alors il part des profondeurs de l'appareil, un cri
de protestation qu'aucun effort ne saura vaincre. Tout le monde sait que
les doigts ou tout autres corps étrangers portés brusquement au fond de la
bouche, déterminent les mouvemens de contraction, non-seulement dans
l'arrière-bouche, mais même dans l'estomac; ce lien, entre la première
cavité et la seconde, est encore la manifestation d'une prévoyance admirable; il rend le vomissement en partie volontaire, et donne un moyen
simple de prévenir les accidens qui résulteraient de l'introduction d'alimens
trop copieux ou de substances nuisibles.

PROPOSITION IX.

Les alimens mélangés, divisés, humectés dans la bouche,
forment une pâte que l'action combinée des lèvres, des
joues et de la langue, rapproche par degrés de la base
de ce dernier organe, et condense en bol. Toutes les
actions musculaires précédentes s'arrêtent, les lèvres se
ferment, et le bol, humecté par la mucosité de l'arrière-
bouche, est entraîné sur le plan incliné que lui forme la
langue. De nouvelles puissances musculaires le saisissent
alors, le pressent vers le pharynx qu'il traverse, ainsi
que l'œsophage, sous la double influence des muscles qui
communiquent le mouvement, et des sucs muqueux qui
le facilitent en rendant les surfaces glissantes : l'ensemble
des mouvemens qui portent l'aliment de la bouche à
l'estomac, est la *déglutition.*

La bouche et l'arrière-bouche servent au passage de deux espèces tout-à-
fait différentes d'alimens : l'air qui s'achemine vers les poumons, et les
alimens proprement dits, en marche vers l'estomac. La bouche est à la
vérité, remplacée par les narines, pour l'introduction de l'air; mais au-
delà des deux cavités nasale et buccale, un embranchement de l'une sur
l'autre, rend le passage unique : et de l'arrière-bouche à l'ouverture du
larynx, l'air pour la respiration, l'aliment pour la digestion suivent
inévitablement le même chemin. Mais la respiration, quoique alternative,
est une fonction continue; elle ne peut comme la digestion se suspendre

plusieurs heures, sans que la mort s'ensuive infailliblement; une seule minute même passée sans respirer, donne un sentiment vif d'angoisse et de suffocation. L'aliment une fois engagé dans le pharynx, ne peut donc y séjourner sans compromettre l'existence; aussi trouvons-nous sur ce point un système musculaire assez énergique, dont l'action sur les alimens peut se répéter plusieurs fois en une minute à la demande de la volonté. Il n'est personne qui, par distraction, ou sous l'influence d'une faim vive, n'ait laissé s'introduire dans le passage commun, une bouchée trop volumineuse ou trop résistante; personne, par conséquent, qui n'ait éprouvé la gêne, le malaise, l'inquiétude inséparables du ralentissement du bol à travers ce passage; personne enfin qui n'ait accéléré volontairement le mouvement de déglutition, qui n'ait recouru avec empressement aux liquides pour faire cesser une crise dont chaque instant redouble les alarmes. On comprend de quelle importance il était pour l'animal, qu'aucune cause mécanique ne s'opposât au passage de l'air! Au-delà de ces limites, la voie qui mène à l'estomac est isolée, éloignée de tout voisinage où le ralentissement du bol serait un danger; aussi nulle impulsion volontaire ne lui est désormais communiquée; il chemine à travers l'œsophage plus ou moins lentement, sous la triple influence de son poids, des contractions du canal déterminées par sa présence et des sécrétions muqueuses. Quelques sensations douloureuses, confuses de spasme ou d'ardeur, parviennent à peine au cerveau, de cette région, lorsque la portion en marche est volumineuse et dure ou trop chaude. Un certain nombre de bols ainsi transportés de la bouche à l'estomac, compose le repas.

PROPOSITION X.

Les alimens solides, transportés de la bouche, par portions. s'amassent dans l'estomac où leur présence suscite et développe par degrés des mouvemens réguliers et intermittens (*mouvemens péristaltiques*), et la sécrétion du suc digestif (*suc gastrique*).

Les actions précédentes ont propagé l'excitation de la bouche à l'estomac, lorsque les alimens y arrivent par le canal de communication; leur présence le fait passer du repos au mouvement par degrés. Ce mouvement ne peut être ni accéléré, ni ralenti par aucun effort direct de la volonté, il est faible et peu étendu d'abord; il résulte dans tout le canal digestif de l'action combinée des fibres circulaires et des fibres longitudinales; l'activité simultanée de ces fibres s'étend pour l'estomac, de la partie gauche de l'organe à l'ouverture pylorique (le pylore forme l'ouverture opposée à celle de l'œsophage). Le mouvement péristaltique est commun à l'estomac et à toute la partie du canal soustraite à l'empire de la volonté; il commence donc après le premier temps de la déglutition, vient se fondre avec l'autre, de manière à ce qu'en aucun point la matière réparatrice ne reste en repos; il naît à la jonction de l'arrière-bouche avec l'œsophage et se prolonge jusqu'à la fin de l'intestin où, se combinant de nouveau avec les mouvemens volontaires, il participe à l'expulsion des matières fécales. A mesure que l'œsophage pousse dans l'estomac de nouvelles portions d'alimens, celui-ci se distend et s'y applique exactement. La surface interne, tapissée comme la bouche et le reste du canal, d'une membrane muqueuse, est d'un aspect rose-pâle, et revêtue d'une couche de mucosités ou neutres ou alcalines, tant qu'il reste vide. Lorsqu'il renferme les alimens au contraire, cette même surface rougit, se gonfle et au lieu d'une petite quantité de mucus épais et visqueux, verse en abondance un fluide, *sui generis*, clair, limpide et franchement acide (le suc gastrique). Des expériences pleines d'intérêt ont montré que l'état turgide de l'estomac et la sécrétion du suc dissolvant ne sont notables l'un et l'autre qu'autant que la matière introduite y exerce une stimulation spéciale, propre aux alimens; nous trouvons donc encore dans ces régions, une sorte d'instinct en vertu duquel l'organe est doué d'une sensibilité élective, d'une faculté de discernement. On voit que le premier point pour la sécrétion abondante du suc gastrique est la coloration et le gonflement de la muqueuse, qui n'arrivent que successivement par l'accumulation des alimens. Les opérations précédentes de la mastication, de l'insalivation et de la déglutition, l'ont disposé à ce double état.

PROPOSITION XI.

Deux ou trois heures après le repas, l'estomac contenant la totalité des alimens solides arrivés de la bouche, ramollis, dilués, revivifiés ou transformés par le suc gastrique, ses mouvemens croissent de fréquence et d'intensité, et la digestion stomacale ou *chymification* s'achève assez rapidement.

Deux ou trois heures après le repas, la digestion s'achève assez rapidement, sous l'influence de l'accélération des mouvemens de l'estomac. La détermination de temps que nous faisons ici n'a rien d'absolu; car suivant la quantité plus ou moins grande d'alimens, leur qualité plus ou moins stimulante et aussi suivant les dispositions accidentelles de l'estomac plus ou moins favorables à la digestion, cette opération est accélérée ou ralentie au point qu'elle varie entre une heure, cinq, six, et même plus. Deux heures sont simplement une moyenne approximative, et d'ailleurs de peu d'importance pour le phénomène que nous suivons en ce moment : les métamorphoses successives de l'aliment.

Quelques heures auparavant, nous avons livré à l'estomac des matières végétales et animales mêlées, grossièrement divisées et humectées par la salive ; elles l'ont distendu par degrés, et comme il est fixe dans le voisinage de ses deux ouvertures, il a éprouvé de la distension un mouvement d'élévation sur ses points fixes ; sa face antérieure est devenue supérieure, son bord inférieur a été porté en avant. Il est arrivé de cette élévation, une occlusion presque complète de l'ouverture par laquelle les alimens sont entrés (le cardia) et aussi de l'ouverture opposée (le pylore). Cette dernière même remplissant comme son nom l'indique, les fonctions de *portier*, a trouvé dans son système musculaire assez énergique, un moyen assuré d'intercepter toute communication avec les parties suivantes du canal digestif. Quelles sont les qualités de l'aliment à sa sortie de l'estomac ? — Il présente une bouillie à-peu-près homogène pour chaque repas, beaucoup moins consistante que le bol alimentaire apporté par l'œsophage ; où les élémens réparateurs insolubles sont à l'état de division extrême ; les matières impropres à la nutrition nagent inattaquées dans cette pâte liquide. Telle est la composition de l'aliment à sa sortie de l'estomac ; l'opération qu'il a subie est la chymification ; il est à l'état de chyme, il a éprouvé dans le travail de l'estomac des revivifications, des transformations variables selon sa qualité première ; ses propriétés physiques et chimiques ont été vaincues par la puissance des affinités vitales, et grâce à son état de mélange intime avec le suc gastrique, il va, sous l'influence d'une nouvelle animalisation, devenir matière assimilable, matière mobile et vivante. Mais revenons sur nos pas. — Nous avons confié à l'estomac des matières végétales et animales, mêlées, grossièrement divisées, humectées, dans des conditions de température où les affinités de composition devaient perdre de leur puissance. Ces matières se sont-elles putréfiées ? — Nullement, et bien que dans les conditions les plus favorables au développement des phénomènes putrides, elles ont acquis des propriétés antiseptiques. Ainsi, un bol alimentaire, *éminemment putrescible* a été transformé par son séjour dans l'estomac *en un chyme imputrescible*. Souvent le bol alimentaire se compose exclusivement de matières végétales sucrées, associées à une certaine quantité d'albumine végétale. Eh bien, dans ces cas se manifeste-t-il quelque signe de fermentation alcoolique ? — Aucun absolument ; et pourtant la température du milieu paraîtrait devoir favoriser cette fermentation. Pourquoi ne se développe-t-elle pas ? manque-t-il dans l'estomac quelque molécule d'air intimement mêlé à la masse des alimens ? — Non, il en existe une quantité suffisante pour tout autre milieu. Pourtant aucune trace de cette fermentation ne se présente dans le chyme, non plus que de la transformation acétique des matières contenant de l'alcool, non plus enfin que de la transformation de la fecule en sucre. Quel agent peut donc s'opposer à cette série de transformations dans l'estomac ? — C'est de toute évidence, un fluide vivant, doué de propriétés particulières, spécifiques ; c'est le suc gastrique. Mais comment s'oppose-t-il à ces actions variées que lui seul dans l'économie peut entraver ? la cause première de cette action est un mystère. Grâces aux belles expériences de Réaumur et de Spallanzani, de MM. Leuret, Lassaigne, Beaumont, Sandras, Bouchardat, Dumas, Blondlot, Magendie et C. Bernard, il nous sera facile de suivre une partie de son action sur les alimens, non de loin par les yeux de l'esprit, mais immédiatement. Ainsi, une plaie fistuleuse de l'estomac chez un jeune Canadien, permet à l'un des observateurs que nous citons, d'inspecter pendant plusieurs années l'intérieur de l'organe, dans l'état de plénitude et de vacuité. « Le docteur Beaumont, ayant »compris tout l'avantage qu'on pouvait tirer de ce cas pour des recherches »physiologiques, prit le parti d'attacher à sa personne, en qualité de domes-»tique, ce jeune homme dont la santé générale et les fonctions digestives »en particulier, s'étaient complétement rétablies, la fistule persistant. Il le »garda à son service, près de sept années, pendant lesquelles il effectua un »grand nombre de recherches et d'expériences (Blondlot). »

Le docteur Blondlot, frappé de l'importance de cette observation immédiate, mais dont les occasions sont rares chez l'homme, a pratiqué sur des chiens des plaies de l'estomac qu'il a convertis en trajets fistuleux, par le soin constant de s'opposer à la cicatrisation complète. « Pour rendre l'ou-»verture permanente, dit-il, j'ai imaginé d'y introduire une petite canule »en argent, munie d'un double rebord, de manière qu'une fois placée, elle »ne pût ni sortir ni pénétrer plus avant dans l'estomac; un petit bouchon »empêchait la matière introduite d'en sortir. Quinze jours après avoir fait »une première expérience, continue M. Blondlot, je la répétai sur un autre »chien également jeune et bien portant ; le succès fut le même. Je conservai »ces deux animaux dans un état de santé parfaite pendant trois mois, utili-»sant leur fistule, non-seulement pour obtenir du suc gastrique en abon-»dance, mais aussi pour faire sur la chymification dans l'estomac des »recherches comparatives. Je finis par sacrifier, dans un but particulier, le »chien sur lequel j'avais répété l'expérience. Quant au premier, il est encore

»en ma possession; et quoique depuis deux ans j'utilise souvent sa fistule
»pour extraire du suc gastrique et du chyme, ou pour introduire dans l'es-
»tomac des tubes, des sondes, des thermomètres, etc., il n'en jouit pas
»moins de la santé la plus parfaite, non-seulement il a achevé sa croissance,
»mais il est devenu gras, vif, alerte, et jouit d'un excellent appétit. »

Nous citons ces passages pour montrer que, sauf le trajet fistuleux, ce
sont les fonctions et les fluides d'un organe bien portant que nous avons sous
les yeux.

Ces explications données, reprenons les faits au point où nous les avons
laissés.

Le mouvement, développé d'abord à un faible degré dans l'ensemble de
l'estomac, a acquis de l'intensité et s'est accru du grand cul-de-sac situé à
gauche, à l'ouverture pylorique où il est au summum d'énergie. Les raisons
de cette différence sont, d'une part, la distension de la région gauche de
l'estomac qui est, pour ainsi dire, le réservoir du repas, et d'autre part, sa
structure moins musculeuse que celle de la région pylorique. On saisit
d'ailleurs facilement l'utilité de ces mouvemens : l'estomac s'appliquant à
la pâte chymeuse qu'il resserre de toutes parts, y fait ainsi pénétrer le suc
gastrique à mesure qu'il se forme. Ce fluide, de son côté, s'y mêle étroitement, pénètre par une puissance spécifique la matière alimentaire, y dégage
l'élément de réparation de ses combinaisons et de ses mélanges les plus
intimes, s'y associe, et parvient à séparer, diluer la masse, jusque-là grossièrement divisée. Pendant que le suc gastrique agit de la sorte, les mouvemens de l'organe continuent, et devenant plus énergiques, une agitation
profonde, quoique de peu d'étendue, s'empare des molécules que la force de
cohésion abandonne. Puis, un moment arrive où la pénétration par le suc
gastrique étant suffisante et la dissociation avancée, une première portion
de la masse accumulée, réduite en une bouillie claire à réaction acide,
passe dans l'intestin, après avoir subi l'élaboration de la partie pylorique de
l'estomac et le contact appréciateur du pylore. A cette première portion
succède bientôt une seconde et ainsi de suite, jusqu'à l'épuisement de la
totalité; la digestion s'achève alors assez rapidement.

Pourtant les matières introduites les premières n'abandonnent pas
toujours l'estomac avant celles qui les ont suivies; en d'autres termes, le
viscère paraît doué d'une sorte de sens dont l'activité hâte le départ de tel
élément réparateur, retarde celui de tel autre, retient même à-peu-près
intactes certaines portions du repas, et cela, sans que l'on puisse dire que
le degré de digestibilité absolue de l'aliment a eu quelque part dans l'acte
d'élimination digestive. La disposition en vertu de laquelle s'opère ce choix,
varie d'un individu à un autre individu; et pour le même individu d'une

époque à une autre époque même assez rapprochée, souvent du jour au lendemain. Si de pareilles élections s'opèrent dans l'estomac sous l'influence d'un *agent chimique* toujours le même, cet agent chimique est certes d'une nature bien particulière.

Mais gardons-nous d'anticiper : l'estomac est ouvert sous nos yeux, il fonctionne ; étudions de quelle manière le suc gastrique agit sur les alimens ou simples ou composés.

Il se présente tout d'abord une question préjudicielle que voici : mais le suc gastrique est-il bien l'agent dissolvant de la digestion ? cette question est facile à résoudre. Un trajet fistuleux vous donne accès dans l'estomac ; allez-y puiser pendant le travail de la digestion le suc qui se sécrète alors en abondance ; déposez-le dans un flacon à large ouverture, en contact avec un morceau de viande de bœuf ou rôti ou bouilli, à l'état de division grossière, tel qu'il est après la mastication ; bouchez le flacon et tenez-le dans le bain-marie à une température aussi rapprochée que possible de celle de l'estomac (de 38 à 40°) ; agitez de temps en temps le mélange, et au bout de quatre ou cinq heures, la désassociation commencera à la surface de la viande ; chaque mouvement communiqué au flacon en détachera une couche pulpeuse qui se déposera au fond. Quelques heures de plus, et toute la masse aura été diluée, digérée par un travail semblable à celui qui se passe dans l'estomac, sauf le temps de sa durée.

Cette expérience, mille fois répétée, nous paraît détruire toute objection : le suc gastrique est donc incontestablement l'agent actif de la digestion stomacale. Comment se comporte-t-il à l'égard de chaque aliment ?

Pour nous mettre à même de décider la question avec quelque méthode, suivons d'abord l'action du suc gastrique sur les matières animales.

Le suc gastrique ramollit d'abord la *fibrine*, puis la dissocie et la divise en parcelles tellement ténues que les plus petites égalent à peine en volume les globules du sang ; son action se propage de la circonférence au centre, et ne cesse que lorsque la masse, confiée à l'estomac, est convertie en une pulpe uniforme. La bouillie liquide, résultant de ce travail, est douée d'une réaction franchement acide. L'*albumine liquide*, telle qu'elle existe dans le blanc d'œuf, après un séjour peu prolongé dans l'estomac, en sort sans autre altération apparente qu'un simple mélange avec le suc gastrique, dont elle offre alors la réaction acide : elle ne subit aucune altération dans l'estomac, dit M. Blondlot, et passe dans les secondes voies telles qu'elle a été ingérée. Nous verrons.

L'*albumine coagulée* (le blanc d'œuf cuit) est convertie, comme la fibrine, par le suc gastrique en une matière pulpeuse très ténue, lentement, si les morceaux sont avalés grossiers, facilement, s'ils sont suffisamment divisés par les dents. Le *gluten crû* se dissout en partie et se pulpe en partie par l'action du suc gastrique ; la chymification du *gluten cuit* a la plus grande analogie avec celle de la fibrine. La *caséine*, que le suc gastrique coagule et acidifie promptement est absolument dans le même cas. On boit du lait ; il se coagule presque immédiatement, sous l'influence du suc gastrique : la partie séreuse, rendue libre, est absorbée, et le caséum coagulé se réunit en morceaux irréguliers, qui, soumis à leur tour à l'action du suc gastrique, se pulpent comme la fibrine, le gluten cuit, l'albumine solide. La *géline cuite* ou *gelée*, se dissout dans le suc gastrique en prenant, comme tous les alimens, une réaction franchement acide. Le *mucus liquide*, tel qu'il existe dans la salive et les autres sucs du canal intestinal, ou bien concret, comme nous le rencontrons dans les ongles, la corne, les poils, les plumes des oiseaux, les écailles des poissons, ne reçoit aucune atteinte du suc gastrique. Le *tissu ligneux*, qui enveloppe les fruits et les autres parties des végétaux, qui est la base solide d'un grand nombre de tissus animaux, est dans le même cas que le tissu muqueux par rapport au suc gastrique ; il lui résiste, et n'éprouve d'autre changement que celui qui résulte de la soustraction des matières assimilables, auxquelles il sert d'enveloppe ou de squelette. Voici d'ailleurs des expériences qui démontrent et l'*inaltérabilité des tissus ligneux* et l'*intensité d'action dissolvante du suc gastrique.*

Si l'on introduit dans l'estomac un petit sac formé de tissus ligneux (tulle, mousseline), contenant de la fibrine ou de la chair grossièrement divisée, en l'attachant à un fil pour pouvoir le retirer à volonté ; qu'ensuite on l'abandonne dans l'estomac à l'action du suc gastrique pendant deux ou trois heures ; au bout de ce temps, le sac examiné est intact, mais la viande qu'il renfermait a disparu, diluée et entraînée par l'action du suc gastrique. Un os, substitué à la viande dans le petit sac, s'altère beaucoup plus lentement, il est vrai, mais finit pourtant par disparaître sous l'action intime et pénétrante du suc gastrique. Pour la *pectine*, le *sucre*, la *gomme* et les *graisses*, toutes ces substances solubles ou fusibles se dissolvent ou se fondent dans le suc gastrique en participant de sa réaction acide. La *fécule* crue et non broyée ne subit aucun changement de l'action du suc gastrique ; cuite, elle se dissout.

Le *tissu cellulaire*, le *tissu musculaire* (chair des animaux) qui est la base de la diète animale, se pulpent et se divisent avec facilité, sous l'influence du suc gastrique, comme nous l'avons vu pour la fibrine, qui compose en grande partie la chair. Les tissus *fibreux, cartilagineux, osseux,* moins promptement attaquables, et, par conséquent indigestes, finissent pourtant dans les expériences, par se diluer sous l'influence du suc gastrique. *La cervelle, le foie, les poumons* des animaux (tissus parenchymateux), se diluent et se réduisent en parcelles d'une extrême ténuité par l'action du suc gastrique, comme les autres substances insolubles. Les *tissus parenchymateux*, qui forment les différens végétaux, dont l'homme se nourrit, cèdent à l'action du suc gastrique, selon les proportions infiniment variées de leurs élémens. Les élémens solubles sont dissous; les élémens susceptibles de se ramollir sont ramollis; les élémens réfractaires, enfin, restent à-peu-près dans l'état où l'estomac les a reçus.

Si l'on considère les différens modes d'action du suc gastrique sur les matières animales et végétales, on comprendra comment il arrive, que souvent des matières très faciles à digérer en apparence, restent tout-à-fait réfractaires aux vertus dissolvantes et diluantes du suc gastrique, tandis que d'autres matières, beaucoup plus dures, plus résistantes, cèdent facilement à sa puissance. Un grain de raisin, une cerise, un petit pois non divisés, la fécule non éclatée traverseront l'estomac sans avoir reçu du suc gastrique aucune atteinte notable à leur constitution; un morceau de bœuf, au contraire, une tranche de mouton, un fragment d'os même ne pourront séjourner quelques heures dans l'estomac, sans une entière dissociation de leurs parties. Ces faits, en apparence contradictoires, s'expliqueront facilement par les principes qui résultent de nos études précédentes; ainsi le grain de raisin, la cerise contenant la matière soluble et pulpeuse dans une enveloppe ligneuse (la pellicule qui recouvre ces fruits), entièrement réfractaire à l'action du suc gastrique, persistent dans l'état d'intégrité, tandis que la matière soluble ou pulpable de la chair, de l'os envahie de toutes parts par le même suc, est entraînée par sa puissance et la dissociation est irrévocable.

Dans l'énumération qui précède, se trouvent compris explicitement tous les élémens de réparation, et d'une manière implicite, tous les alimens dont l'homme fait usage. Nous les avons vus chacun à son tour, en contact avec le suc gastrique, et ce suc, en les acidifiant, ne leur a fait éprouver *sensiblement* d'autres phénomènes que la dissolution ou la division extrême.

Tout le monde est d'accord sur ces phénomènes de dissolution et de division, ils sont palpables, et par conséquent d'une entière évidence.

Le chimiste s'arrête à ce point, et s'écrie : *Vous le voyez bien, il y a changement d'état, mais sans aucune espèce de décomposition, de transformation; le règne végétal contient tout formés, les principes immédiats qui constituent l'organisme animal, et par conséquent, la digestion stomacale avec son suc gastrique, ainsi que les opérations qui la précèdent et la suivent, ne sont que des phénomènes physiques et chimiques qui n'altèrent en rien la nature des élémens réparateurs.*

En si beau chemin le chimiste ne s'arrête pas; la physiologie est définitivement chassée du domaine de la digestion :

La bouche avec ses instrumens de division est un mortier où les dents font l'office de pilon ; l'estomac est une cornue où, sous l'influence du suc gastrique et de la température du corps, s'opère une digestion de laboratoire ; l'intestin grêle est un tamis, un long filtre à travers les parois duquel s'échappent les élémens dissous ou très divisés, enfin le gros intestin est une presse qui exprime les derniers sucs du résidu (1).

Si la digestion réduite à une simple opération de laboratoire par la chimie, n'avait d'autre importance, d'autre portée qu'une théorie ingénieuse mais sans application, les sentimens que j'éprouve pour les hommes eussent donné à leur parole une autorité sans limite : j'y croirais comme à un article de foi. Et d'ailleurs, expliquée d'une manière ou d'une autre, la digestion ne s'en ferait pas moins sûrement, guidée par l'étude empirique et l'expérience individuelle. Mais ce n'est point d'une théorie sans application qu'il s'agit ici. Que, pour le malheur de l'humanité, la révolution se fasse, et que les domaines de la physiologie soient envahis par la chimie ; à tort ou à

(1) En 1837, lorsque M. le professeur Chevreul, se livrant à de fécondes inductions sur la matière des êtres vivans, traçait le cadre des travaux à venir de la physique et de la chimie, il ne comptait pas, probablement, voir ce cadre sitôt rempli, ses prévisions si vite réalisées, et la besogne ainsi faite. — Est-il content ? Est-ce ainsi qu'il comprenait les choses ? — Si nous en jugeons par son beau mémoire, où la pensée et l'expression sont mesurées, sages et réfléchies, où la vue générale est aussi droite qu'élevée, nous craignons qu'il ne regrette d'avoir vu tomber entre les mains de travailleurs pressés de conclure l'œuvre de plusieurs générations d'hommes sérieux.

Un esprit d'élite comme celui du savant professeur, ne peut être satisfait par aucune exagération, par aucune affirmation légère. Se tenant dans la voie de l'induction, il avait dit : « C'est *principalement* à la chimie qu'il appartient d'expliquer »les *transformations* que les êtres organisés font éprouver à la matière des alimens »qu'ils puisent au-dehors pour se l'assimiler ; et beaucoup de phénomènes, naissant de ces *transformations*, peuvent être rapportés aux sciences physico-chimiques. » Tout ceci est mesuré, est ou sera probablement démontré. Mais les savans qui, remplissant le beau cadre du professeur, se targuent de comprendre l'ensemble et la distribution des parties vont plus vite et renchérissent : « Le *principalement* du texte reçoit pour conclusion : *Toutes les activités vitales sont le résultat de l'action réciproque de l'oxygène de l'air et des principes carbonés, hydrogénés des alimens.* Quant aux *transformations* que les êtres organisés font éprouver à la matière des alimens, il n'en est plus question ; tout cela est simplifié ; *la matière de l'animal se trouve toute faite dans le végétal ;* la fibrine, la caséine, l'albumine ont dans la carotte, la pomme de terre, le blé, etc., non point des *équivalens, des identiques.* »

M. Chevreul doit voir qu'il en est des sciences comme de la politique. Les révolutions salutaires ne s'y accomplissent jamais sans avoir à revenir sur leurs propres excès.

raison, peu importe, une doctrine médicale, produit monstrueux de la faiblesse, de l'engouement et de l'avidité, suivra de près une théorie chimique, des fonctions; violente et jalouse à l'excès, comme toute impuissance, elle captivera les esprits, et les fruits les plus mûrs, les plus féconds de la sagesse des siècles périront pour une ou plusieurs générations.

Persuadé, comme je le suis, que tant vaut le médecin, tant vaut la médecine, et saisissant d'ailleurs sans peine le lien naturel qui rapproche une nouvelle théorie des fonctions d'une nouvelle théorie médicale, j'ai lu avec l'intérêt le plus vif, mais avec une impression de douleur profonde, l'ouvrage où M. Dumas se livrant à de hautes considérations philosophiques, à d'ingénieuses et vives inspirations, nous disait : *L'animal ne crée point de matière organique ; il se borne à se l'assimiler toute faite : la digestion est une simple fonction d'absorption.*

Je le demande au maître lui-même, avec les sentimens de déférence et de respect que je ressens pour lui. Ai-je tort de laisser aller mon cœur à la tristesse, et de ne ressentir qu'une faible espérance en entendant cette voix élevée, pleine d'autorité, mais aventureuse en cette circonstance, pénétrer le silence de l'avenir. En effet, quelle lumière guide son œil ? quel fil conduit sa main au milieu de cette obscurité profonde ? Est-ce la lumière de la chimie organique, sont-ce les révélations de ces analyses ?

L'intérêt de la vérité, celui de tout ce qui digère, nous fait une loi d'approfondir la question et de détourner, s'il est possible, de l'humanité la menace *d'une nouvelle doctrine médicale, d'une doctrine chimique.*

Dissolution et *division* sont deux phénomènes incontestés dans l'action du suc gastrique ; sont-ce là des faits purement physiques et chimiques ? L'action du suc gastrique ne va-t-elle pas au-delà ? — Ne confondons pas la science exacte qui donne des résultats prévus à l'avance, formulés d'une manière certaine, avec la science qui, jusqu'ici n'a su rien prévoir, rien créer ; nous savons que les analyses de la chimie sont presque toujours infaillibles et justifiées par une brillante synthèse, et nous n'ignorons pas que l'analyse dans la prétendue chimie organique est un moyen toujours insuffisant, souvent trompeur ; que sa synthèse est nulle ; que les instrumens même lui manquaient pour y voir clair avant qu'elle fût armée du microscope. Le microscope lui a fait une sorte de développement, une vive embryonnaire, mais elle n'est pas viable encore. Nous nous rappelons d'ailleurs que ses incursions nombreuses sur le domaine de la vie n'ont été jusqu'ici que des invasions barbares. Le charlatan le plus obscur peut débiter aujourd'hui encore en toute confiance, sous forme d'extrait, d'opiat, de pilules, de liqueur, une panacée faite de deux ou trois produits organiques sans que ni le ban, ni l'arrière-ban des chimistes puisse découvrir la fraude.

Que la chimie organique ait divisé tous les cadavres des êtres vivans en produits ternaires et quaternaires, qu'elle y ait constaté quelques douzaines de principes distincts qu'elle vient encore chaque jour rapprocher et confondre selon les nécessités des circonstances, c'est très bien assurément ; mais ce n'est là que le préambule de la science, sa préface : ce n'est pas la science. Je la cherche, je l'espère; je ne la trouve nulle part encore. On fait de l'estomac une cornue, mais c'est une cornue pourvue d'un mouvement propre, d'une calorification propre qui puise dans le sang un fluide qu'elle laisse couler ou qu'elle retient avec discernement ; c'est une cornue en correspondance étroite avec le centre nerveux cérébral, douée d'un instinct si sûr, si varié dans ses applications, dans ses antipathies et ses sympathies, qu'elle marche presque l'égale du centre de la pensée; c'est une cornue enfin comme il y en a peu, comme il n'y en a pas. Eh bien! je dois l'avouer, une cornue de cette espèce me semble une fiction, une imagination telle que les chimistes n'en ont jamais émis de plus chimérique.

Et l'agent chimique, fourni à volonté par l'estomac, n'est-il pas doué aussi de propriétés spécifiques, d'une composition toute particulière, d'une action tellement différente de toutes les actions chimiques connues, qu'il paraît faire un monde à part ? — Qu'est-ce donc, je le demande, qu'une cornue, qu'un agent chimique sans pareils, sans analogues dans la chimie ? Pourquoi ne pas laisser l'estomac ce qu'il est, un organe vivant recélant en lui les secrets et les merveilles propres à la vie ? Pourquoi créer une classe à part dans les cadres de la chimie, pour un agent dont aucun antécédent chimique ne peut faire pressentir le mode d'action ? J'en appelle à la raison, aux facultés les plus élevées des chimistes; n'était-il pas plus naturel, plus logique de voir dans la manière dont le suc gastrique agit sur les alimens, une de ces actions vitales si nombreuses aux extrémités de l'arbre circulatoire où la nutrition s'accomplit ?

Mais, répondent les chimistes, il ne nous est pas loisible de retirer aux faits leur signification. Déposés dans l'estomac, des corps solubles sont retrouvés dissous, des corps insolubles, divisés : ces corps conservant d'ailleurs toutes les propriétés qu'ils avaient avant la dissolution ou la division, sauf une réaction passagère, nous affirmons qu'ils sont dissous et divisés.— Très bien, je suis de votre avis. — Nous leur retrouvons, dites-vous, toutes leurs propriétés, et nous ne leur en découvrons aucune nouvelle : ils sont donc ce qu'ils étaient et rien de plus. — Eh bien ! je vous accorde encore que votre science vous mette en droit d'affirmer que les alimens, après leur dissolution et leur division par le suc gastrique, conservent leurs propriétés ; la concession est large assurément, trop large, je le démontrerai ; mais enfin, qu'il en soit ainsi. — *Vous est-il permis, en bonne logique*, prenant la chimie organique pour ce qu'elle est aujourd'hui, de déclarer que l'aliment dissous ou divisé par le suc gastrique n'a acquis aucune propriété nouvelle, et cela parce que l'analyse ne vous en montre aucune ? Epris, comme vous l'êtes, de la théorie chimique, vous n'hésiterez pas, vous affirmerez encore. — Oui ! mille fois, oui ! L'*albumine liquide*, *le sucre dissous, la fécule éclatée, la gélatine, etc., ne subissent aucune altération dans l'estomac et passent dans les secondes voies tels qu'ils ont été reçus.* Mais ces assertions, sans fondement, sont détruites par des expériences physiologiques précises.

Première série d'expériences. — 1° Sur quatre chiens bien portans, 20 grammes d'eau distillée, contenant en dissolution 5 grammes d'albumine d'œufs frais, ont été injectés par la carotide. Dans deux autres cas, la liqueur a été acidulée avec l'acide chlorhydrique, mais très faiblement pour ne pas coaguler l'albumine.

Sur tous ces animaux, les urines ont été examinées comparativement avant et après l'injection ; et chez tous, que la liqueur injectée ait été acidulée ou non, on a retrouvé par l'acide azotique ou par l'ébulition, l'albumine dans les urines (Expériences de M. Claude Bernard).

2° Sur quatre autres chiens, également bien portans, la même quantité d'albumine cuite ou crue, dissoute et digérée dans 20 grammes de suc gastrique pendant douze heures au bain-marie, a été injectée par la jugulaire à une température de 38 à 40°.

Chez ces quatre chiens, les urines ont été examinées avec soin avant et après l'injection.

Dans aucun de ces cas on n'a trouvé, par l'acide azotique ou par la chaleur, la moindre trace d'albumine passée dans les urines.

Seconde série d'expériences. — 1° Sur trois chiens bien portans et à-peu-près de même taille, M. Bernard a injecté dans le sang une dissolution de 10 grammes de sucre dans 30 grammes d'eau distillée. On a toujours soigneusement analysé les urines avant et après l'injection.

Sur un de ces animaux, l'injection avait été pratiquée avec du sucre de raisin qui a été retrouvé à cet état dans les urines. Sur les deux autres chiens, l'expérience a été faite avec du sucre de canne qui a été retrouvé dans les urines, sans transformation aucune et avec tous les caractères du sucre de canne.

2° Deux jours après, M. Bernard a repris les trois mêmes animaux, qui étaient bien portans, et il leur a injecté à tous trois 10 grammes de sucre de canne digéré pendant six heures à 39°, dans le suc gastrique. Les urines, analysées avec soin, n'ont pas donné de trace de sucre de canne, ni de sucre de raisin, qu'on les examinât avant ou après l'injection.

Ces expériences ne montrent-elles pas jusqu'à l'évidence que l'action du suc gastrique, dans la digestion, est quelque chose de plus qu'une acidification insignifiante, une division purement chimique ? Ce suc est également nécessaire à l'assimilation de l'aliment soluble, et à celle de l'aliment insoluble : le sucre dissout, l'albumine liquide, introduits seuls dans la circulation, deviennent matières étrangères excrémentitielles ; ces mêmes substances, associées au suc gastrique, sont matières de réparation, d'assimilation : il en est encore de même de l'albumine cuite.

Ces faits apportent une modification et une addition, à la thèse des chimistes : on voit dans la digestion stomacale des phénomènes accessoires de dissolution et de dilution, puis des phénomènes principaux de vivification, de revivification de la matière organisée morte : les uns et les autres essentiellement vitaux.

Il y a évidemment animalisation par l'effet du suc gastrique ; mais n'y aurait-il pas aussi *métamorphose, transformation* par le fait du même suc ? Cette question n'est quasi plus qu'une question de mots. Si l'on admet, et comment faire autrement, si l'on admet que la fibrine d'un morceau de bœuf, de mouton, profondément modifiée par la cuisson, altérée dans sa constitution, peut, après le travail du suc gastrique, devenir la fibrine de notre sang et de nos muscles, matière vivante, mobile ou fixe : la question de savoir s'il y a *revivification* ou *transformation*, est réellement futile, car l'un équivaut presque à l'autre. Seulement admettre les deux phénomènes est plus conforme à la saine observation.

Cette théorie des transformations que plusieurs chimistes tournent en ridicule est-elle donc si absurde ? Suivons les faits.

On a peut-être été trop loin et trop vite de part et d'autre ; je ne le nie pas. — Ainsi, lorsqu'on a prétendu que la fibrine, l'albumine, la gélatine, pouvaient se convertir en graisse, selon le besoin, on a peut-être affirmé à la légère. — Les travaux de MM. Dumas, Payen et Boussingault, ont établi que, pour l'ordinaire, la quantité de graisse faite par l'animal était en proportion des matières grasses contenues dans les alimens et ne la dépassait jamais. Ces recherches ont leur valeur, mais elles ont aussi une limite. Cette limite leur est assignée par des travaux de même nature dus à des savans non moins estimables. — « Une oie maigre, pesant 2 kilogrammes, dit M. Liébig, augmente de 2 kilogrammes et demi dans l'espace de trente-six jours, pendant lesquels on lui donne pour l'engraisser, 12 kilogrammes de maïs ; au bout de ce temps, on peut en extraire 1750 grammes de graisse. Il est évident que la graisse ne s'est pas trouvée toute formée dans la nourriture, car celle-ci ne renferme pas un millième de graisse ou de matières semblables. »

Enfin, le produit végétal gras n'est pas la graisse de l'animal ; dire que les propriétés *chimiques* des deux matières grasses sont identiques, c'est affirmer à côté de la question, puisque, de l'analyse chimique on ne peut jusqu'ici rien conclure pour la physiologie.

La plupart des produits sécrétés ne sont-ils pas des modifications profondes de l'aliment, des transformations ? — Le mucus inassimilable n'est pas entré dans le sang ; le suc gastrique lui-même qui n'en provient qu'au moment de la digestion ne s'y rencontre pas davantage ; ils sont formés de toutes pièces par l'organisme. Mais le suc gastrique n'est pas même un produit sécrété, l'observation microscopique et les expériences physiologiques le montrent *exhibé* du sang. Là, sur cette surface où s'opère la digestion, vous avez des transformations. — Vous répondez qu'elles sont intraviscérales, qu'elles s'accomplissent peut-être dans l'intérieur des organes par des élémens tout formés dans le sang ; qu'elles ne peuvent être assimilées aux transformations que la digestion stomacale ferait éprouver aux alimens venus du dehors. — Eh bien ! admettons qu'il n'y ait pas parité. — Allons au fait directement : Voilà un enfant nouveau-né ; vous le nourrissez de lait pendant les huit premiers mois ; c'est sa seule nourriture. — Puise-t-il dans le lait la matière colorante du sang ? — Non. Mais il ne la puise pas non plus dans l'estomac. — Et la fibrine de son sang, l'auriez-vous du lait sans une véritable puissance de transformation du suc gastrique ? — Et la fibrine du sang des adultes qui passent plusieurs mois, des années même à un régime végétal, d'où vient-elle ? — N'est-ce pas de la vivification, de la transformation opérée par la digestion stomacale ? Dans l'état actuel de la science chimique, on ne peut soutenir que le lait et l'œuf renferment de la fibrine, et cependant le petit qui tête et le poulet qui se développe dans la coquille sont richement pourvus de fibrine, à une époque où l'un et l'autre n'ont encore puisé que dans le lait et l'œuf les élémens de leur nutrition. — Si l'on dit que le caséum, que l'albumine ont chimiquement dans *leur cadavre*, une grande analogie avec la fibrine et que l'organisme vivant transforme facilement ces produits l'un dans l'autre, on rentre dans nos principes. — Le beau travail de MM. Edwards et Dumas, sur la fabrication de la cire par des abeilles nourries de sucre, montre comment un homme de science, de premier ordre, enraie et ralentit *les inspirations les plus heureuses*, lorsque les faits et l'honnêteté le commandent (1).

(1) On ne peut douter que dans l'avenir les études de la qualité et de la quantité des matières vivantes, ne constituent *la chimie vivante*, sur des bases solides; mais, ce temps n'est pas venu, les conclusions en attendant, sont prématurées. La méthode et le point de vue doivent être changés pour devenir féconds ; l'opinion de **M.** Liebig, est aussi la nôtre : « *L'économie animale ne peut pas être* »*considérée comme un laboratoire de chimie.* »— La force vitale domine toujours !...

Voici nos conclusions sur le suc gastrique : fluide vivant, il acidifie, dissout et divise les alimens ; il exerce sur eux une double action physiologique, de vivification et de transformation : il part du sang artériel, et va dégager des alimens, l'élément propre à le réparer. Ses actions d'élection, de vivification et de transformation, ont la plus parfaite analogie, avec les actions qui s'effectuent là où la nutrition s'accomplit, où les sécrétions se forment. Et de même que chaque organe, chaque tissu sépare et retient du sang, les élémens de sa réparation, de sa sécrétion qu'il modifie ou transforme pour se les approprier, de même le suc gastrique sépare et retient de l'aliment, les élémens de la réparation générale qu'il vivifie et transforme selon des lois, jusqu'ici inconnues. Parti des sources de la vie, il ramène à la vie les matériaux propres à la perpétuer.

PROPOSITION XII.

La masse des alimens a éprouvé dans son ensemble l'influence de l'estomac et celle de son suc dissolvant, avant qu'aucune portion du repas ne sorte de sa cavité ; une première couche plus ramollie se détache et s'achemine vers la région pylorique où la contraction musculaire plus énergique lui fait subir une dernière élaboration. Puis, la surveillance du pylore s'exerçant, la préparation est trouvée suffisante, et il passe un premier flot de chyme dans le duodénum ; une seconde couche détachée suit la même route que la première, subit la même élaboration finale et la même inspection ; une troisième succède, et ainsi de suite jusqu'à l'épuisement des alimens réunis dans l'estomac.

L'aliment est arrivé sous forme de pâte, par portions, de la bouche à l'estomac, doué d'une réaction alcaline ; il sort de l'estomac pour passer dans le duodénum, par portions, sous forme d'une bouillie claire, doué d'une réaction acide prononcée. — La plupart des physiologistes voient, comme nous, dans le pylore un organe de surveillance posé entre l'estomac et le duodénum.

Dans l'état de santé la surveillance active et éclairée du pylore est mise en évidence par le séjour même que les alimens font dans l'estomac ; aucune proportion n'en sort sans avoir été soumise à l'action simultanée du viscère et de son suc dissolvant. Ainsi le flot qui se présente au passage est-il incomplétement divisé, imprégné; le passage se ferme, et cette portion repoussée dans la région voisine est soumise à une nouvelle action, à une sorte de trituration; certaines portions ainsi éloignées peuvent, à cause de leurs qualités indigestes ou bien à cause des refus persévérans du gardien, faire dans l'estomac un long séjour. Mais cette persistance a des bornes, et paraît limitée beaucoup plus encore par le degré d'imprégnation de la matière que par son état de division. Dans l'état de santé, aucune portion d'aliment *attaquable par le suc gastrique* ne sortira sans avoir été divisée ou dissoute, et pourtant le pylore livrera passage, sans une longue résistance, à des corps même volumineux, mais définitivement réfractaires. Un morceau de viande sera cent fois repoussé vers les agens de division et de trituration, tandis qu'un petit pois, un grain de raisin, une cerise préservés par leur enveloppe ligneuse, un fragment de truffe réfractaire, seront admis à la libre pratique, parce que de nouvelles actions seraient impuissantes. Il y a, sur ce point, plus de secrets que nous n'en pouvons éclaircir.

Nous y voyons que ce contrôle protecteur n'est pas illimité; cependant il convient d'observer tout ce qui tombe dans le domaine de l'observation. Ne comptez donc pas trop sur la surveillance du pylore, ne jetez pas pêle-mêle et à tout moment dans l'estomac des alimens grossiers, sous le prétexte que le pylore les retiendra. Sa vigilance a des bornes; il doit se reposer d'abord, et si vous le tenez sans cesse en éveil, ou bien il s'irritera, ou bien il finira par ouvrir la porte à tout venant, sans contrôle, sans inspection; si vous donnez à l'estomac plus d'ouvrage qu'il n'en peut faire en une seule fois, vous verrez le gardien se ralentir encore de son activité : il laissera passer grossières, des matières essentiellement réparatrices. Ce sont là des faits graves dans la fonction, car cette barrière une fois franchie, tout ce qui n'est pas à l'état de bouillie claire, de division extrême ou de dissolution, risque de devenir matière de rebut et de passer par les dernières voies : c'est un vol fait à l'économie, la nutrition est privée des matériaux sur lesquels elle avait des droits; mais ce n'est pas encore la conséquence la plus fâcheuse : l'aliment qui, faute d'une première digestion suffisante, ne cède pas ses élémens réparateurs, est par cela même instrument de désordre, d'irritation. De même que la fatigue de l'estomac avait entraîné l'irritation et la perversion du sens explorateur dans le pylore, de même l'irritation des intestins amènera son action désordonnée.

Que de pareils faits se reproduisent plusieurs jours de suite; qu'ils deviennent habituels, et la digestion définitivement troublée sera pour des mois, pour des années peut-être, une occasion de souffrance, un instrument de misères corporelles et spirituelles.

Qu'on y prenne garde : les opérations matérielles, les plus infimes en apparence, se rattachent aux élans les plus sublimes de la pensée. La loi d'harmonie est pour celui qui l'étudie une source inépuisable de religieuse admiration ; pour celui qui la comprend, un gage de bonheur, de force et de santé. Que ceux qui sentent tout le prix de ces biens, se pénètrent donc des lois de la fonction digestive et des conditions d'activité de chacun des rouages qu'elle met en mouvement ; car, autant qu'aucune autre fonction, elle mérite d'être connue en elle-même et dans ses rapports.

PROPOSITION XIII.

Chaque flot de chyme, à réaction acide, passé de l'estomac dans le duodénum y excite la sécrétion de la *bile* et du *suc pancréatique* qui s'y mêlent, et lui donnent un dernier degré d'animalisation.

Nous avons vu les qualités alcalines de la salive se communiquer à la pâte alimentaire et concourir à l'excitation qui fait affluer le suc gastrique dans l'estomac. *Les qualités franchement acides de la bouillie claire* (du chyme) qui en sort ont la même influence sur la sécrétion de la bile et du suc pancréatique dont la réaction est alcaline. Chaque flot de chyme reçu dans la portion horizontale du duodénum est poussé dans la seconde et la troisième portion par les flots qui suivent ainsi que par les mouvemens de l'organe qui se font en ondulation, sous l'influence combinée des fibres longitudinales et des fibres transversales ; il n'y a point là de séjour prolongé comme dans l'estomac, aucune barrière ne s'oppose à la marche du chyme à travers l'intestin ; il y a simplement passage lent dans le duodénum et mélange de la bile aux alimens ; ceux-ci en reçoivent des modifications dans leur couleur et dans leur saveur. Mais l'action de la bile sur le chyme se borne-t-elle à ces deux faits, et n'a-t-elle reçu aucune mission active dans l'accomplissement de la digestion? — C'est l'opinion de quelques chimistes ; à leurs yeux, la *chylification* par la bile est une imagination ; la bile ne coopère en rien à la formation du chyle et ne prend aucune part aux phénomènes digestifs : c'est un fluide excrémentitiel, comme le mucus général, la salive et le suc pancréatique ; c'est une sorte de détritus, *de caput mortuum* que reçoit le canal digestif pour le porter au dehors avec les autres immondices. Telle n'est point notre idée sur la bile. Nous remarquons d'abord que l'opinion de ces chimistes n'est qu'une négation, et que pour ce motif elle n'offre pas de base à une doctrine médicale; cette considération nous désintéresse en partie dans la question. Cependant nous ne pouvons nous dispenser de leur représenter que d'autres chimistes non moins distingués professent une opinion diamétralement opposée; que leurs raisons excellentes, sans doute, sont combattues par des raisons non moins excellentes; que des analyses chimiques sont opposées à leurs analyses chimiques; que, d'ailleurs, analyse pour analyse, la chimie organique, en ce qui touche les phénomènes de la vie, n'a point encore acquis le droit d'intervenir. La physiologie seule pourra donc nous donner quelque lumière sur la nature et le degré d'influence exercée par la bile dans la digestion. Cette science nous apprend d'abord que, pour ce qui touche la salive, les mucosités et le suc pancréatique traités, eux aussi, comme détritus, l'opinion des chimistes, vraie dans le fond, est encore exprimée d'une manière trop absolue. Dire d'un corps *produit par l'organisme* qu'il est immondice, c'est affirmer qu'il se sépare de l'organisme pour être rejeté, et rien de plus; que, par conséquent, ainsi que les urines contenues dans la vessie et l'acide carbonique éliminé par la respiration, il n'interviendra plus désormais dans les phénomènes de la vie. Nous disons d'abord qu'il y a exagération dans les mots au moins, à prétendre que les fluides muqueux sont des excrétions. J'aurai d'ailleurs l'occasion de montrer, dans *mon traité* de médecine pratique, toute l'importance de la mastication et de la production de la salive dans la convalescence des maladies aiguës de longue durée.

Mais revenons à la bile, à son influence sur la digestion. Le foie, qui la sécrète est volumineux, richement pourvu de vaisseaux, situé au voisinage des organes les plus importans dans la fonction digestive; il verse son produit au point même le plus élevé de l'opération dans l'organe où passent les matières de réparation, divisées, pulpées, vivifiées par le suc gastrique; il le verse au moment même où passent ces matières à une grande distance des voies d'élimination.

Lorsqu'on réfléchit à ces différentes circonstances, on s'étonne à bon droit de l'opinion qui fait de la bile un excrément, comme l'urine, par exemple, comme les matières fécales; plusieurs motifs de nier, de douter au moins, se présentent aussitôt à l'esprit, ce fait surtout se passant dans une machine dont les rouages, les fonctions se coordonnent et se lient avec une harmonie merveilleuse. Comment! la bile est simplement un excrément, une immondice, et son organe est situé loin de toute communication avec le dehors, et ses canaux de transport aboutissent au sein des organes chargés de la fonction réparatrice par excellence; elle vient souiller à son plus haut degré de revivification, l'élément réparateur, qui l'appelle sympathiquement par sa présence! — Mais les reins et l'urine qu'ils séparent du sang sont au moins tout-à-fait en dehors de l'appareil; le gros intestin et les matières fécales sont à la fin; tous les autres organes de pure élimination ont leur siége et leurs canaux immédiatement en communication avec le dehors. Un tel organe ainsi placé, avec des voies d'élimination et un fluide de cette nature est une exception étrange dans l'économie!

Et pour mettre le comble à ces anomalies, savez-vous quelle est la position, la conformation de l'organe qui reçoit les deux excrémens réunis? Vous croyez peut-être que l'une et l'autre favorisent leur prompte élimination? Tout au contraire, le duodénum est placé et conformé de manière à retenir en contact le chyme avec la bile et le suc pancréatique, de manière à favoriser le mélange! — Comme les matières inassimilables, un petit pois, un grain de raisin échappés à l'estomac, restent inassimilables; comme il en est de même des matières les plus essentiellement réparatrices, faute d'une division, d'une vivification suffisante par l'action du suc gastrique, nous ajoutons qu'il n'y a de la part de la bile ni dilution, ni vivification. — Mais qu'y a-t-il encore, une transformation, une fabrication, une *chylification?* Cette hypothèse pèche aussi par excès, puisque le chyle se forme, est recueilli par les vaisseaux chylifères, dans les cas où il y a une obstruction des canaux qui apportent la bile à l'intestin, et chez les animaux lorsque par une ligature on intercepte le passage de la bile, entre le foie et l'intestin. — Qu'admettre enfin? Le voici : le mélange de la bile au chyme diminue légèrement son acidité, c'est un fait accessoire; il lui communique un degré d'excitation appropriée, et achève son assimilation, son animalisation, au moment où le chyle va s'en trouver séparé, il en favorise le départ. S'il fallait faire intervenir des actions mécaniques pour appuyer cette opinion, ne pourrait-on pas dire que la précipitation du principe résinoïde par l'acide du suc gastrique, est précisément l'opération qui favorise le départ du chyle, par des voies analogues à celles qui hâtent la clarification des liquides? Mais ce ne sont point là les raisons sur lesquelles je base mon opinion; mes raisons sont tirées de l'observation. Sur un grand nombre de malades que j'ai eu l'occasion d'observer, depuis plus de vingt ans que je m'occupe de médecine pratique, je n'en ai pas vu un seul atteint d'une perversion ou d'une suspension de sécrétion biliaire, qui ne présentât en même temps une lésion plus ou moins profonde de la digestion et de la nutrition. Il est bien entendu que je laisse de côté les cas d'inflammation du foie, les états aigus de quelque durée.

Dans tous les cas de jaunisse, d'ictère où le mouvement fébrile est faible, nul même, l'appétit est diminué, détruit ou perverti : premier fait constant. La digestion est ralentie ou accélérée, le plus souvent ralentie; les matières décolorées ne marchent plus régulièrement à travers l'intestin; la défécation ne produit plus la même impression; second fait constant. La nutrition languit, l'état de relâchement de la peau, du tissu cellulaire, des muscles prouve qu'elle est incomplète. Les savans qui inclinent à considérer la bile comme un excrément, répondent que son séjour dans le sang donne la raison de ces désordres, surtout en ce qui touche la nutrition. — Mais je n'admets pas cette opinion, et même j'y trouve un nouvel argument en faveur de la mienne : si la bile était simplement un excrément, son séjour dans l'économie produirait-il d'aussi faibles désordres? Essayez donc de la suppression, de la résorption des autres excrémens de l'urine, du pus, par exemple. Je dis donc en me renfermant dans les conclusions qui se tirent rigoureusement des faits : la bile active la chylification opérée dans l'estomac, en même temps que la chymification; elle donne à la matière réparatrice un dernier degré d'appropriation qu'elle ne possède jamais dans les cas de suppression de la sécrétion biliaire.

PROPOSITION XIV.

Le mélange du chyme à la bile est la dernière appropriation, le dernier degré d'animalisation qu'il recevra désormais; il contient, mêlés au résidu, les élémens réparateurs, solides et liquides, dans l'état où ils seront choisis et recueillis par les absorbans; ces absorbans, véritables racines de la vie, sont des vaisseaux ouverts à la surface du canal digestif, dont les bouches sont chargées de retenir et de séparer au passage l'élément réparateur, du résidu, et de le diriger vers les centres de la circulation.

Ils sont de deux ordres, *les absorbans veineux* et *les chylifères;* ils accomplissent deux fonctions différentes : les absorbans veineux recueillent les élémens liquides et les bouches des chylifères recueillent les élémens solides, divisés et vivifiés comme nous l'avons vu. Les premiers se rencontrent dans toute l'étendue du canal digestif: les seconds ne commencent qu'à la troisième portion du duodénum, et finissent avec l'intestin grêle.

Depuis leur introduction, les alimens ont rencontré trois cavités, trois points de station, la *bouche*, l'*estomac* et le *duodénum*; ils ont subi deux inspections, celle de l'*arrière-bouche* et celle du *pylore*; ils ont été mêlés à des fluides nombreux : la *salive*, le *mucus*, le *suc gastrique*, la *bile* et le *suc pancréatique*. La route qu'ils ont parcourue à travers l'économie est cependant peu considérable encore; de ce long canal qu'ils doivent visiter jusqu'au bout, ils ont à peine parcouru la vingt-cinquième ou la trentième partie. Mais ils ont éprouvé de nombreuses modifications, de nombreuses altérations; ils sont parvenus à l'état où la vie les attendait pour les dépouiller. Voyez aussi ces chylifères béans, ces absorbans par milliers s'y appliquer à l'envi, y puiser avec un merveilleux discernement tout ce qui soutient et répare les forces. L'organe où s'accomplit cette fonction est l'intestin grêle; d'un diamètre de 3 centimètres environ, il prend en longueur pour lui seul, les quatre cinquièmes de la longueur totale du canal digestif. Là, chacune des deux classes d'ouvriers de la vie a sa fonction distincte; ne craignez point qu'un chylifère recueille et voiture les matériaux destinés au vaisseau absorbant. Doutez-vous de ce partage entre les deux classes de vaisseaux? Introduisez dans les alimens des matières colorantes, des matières odorantes, des spiritueux abondans, vous les reconnaîtrez à leur couleur, à leur odeur, à leur saveur même dans le système veineux, dans le système des absorbans : ils y seront passés. En sera-t-il de même pour les vaisseaux qui voiturent le chyle? jamais. Le chyle aura toujours sa couleur propre, son odeur propre, sa saveur propre.

Le partage qui se fait entre les absorbans et les chylifères, des élémens de réparation liquides et solides nous oblige à revenir en arrière. Nous avons laissé les boissons dans l'estomac, comme elles y prennent la même voie que la plupart des alimens liquides, nous étudierons le passage dans la circulation de ces deux classes d'élémens réparateurs.

L'absorption des boissons proprement dites et des boissons alimentaires commence à l'estomac; il paraît même résulter des expériences physiologiques qu'elle est très active dans cet organe. M. Magendie et plusieurs autres expérimentateurs ont vu les boissons disparaître de l'estomac dont l'ouverture pylorique était interceptée par une ligature, et cela presque aussi rapidement que lorsque la communication avec l'intestin restait libre.

Ce premier fait établit la participation au travail réparateur d'un ordre de vaisseaux différens des chylifères; car l'estomac en est dépourvu. Il restait de l'incertitude entre les vaisseaux lymphatiques généraux et les vaisseaux veineux. On se demandait lequel de ces deux ordres opérait l'absorption. Voici de nouveaux faits : des animaux ont été nourris avec des matières odorantes et avec des matières colorantes; la lymphe n'en a pas présenté de traces, et il a été facile d'en constater le passage dans les veines mésentériques : le sang de ces vaisseaux sentait le camphre et le musc chez des animaux auxquels on avait administré ces substances; et la sérosité était teinte en bleu lorsqu'ils avaient pris de l'indigo. Nous terminons par trois expériences qui appartiennent au plus célèbre de nos physiologistes, M. Magendie : 1° 125 grammes d'alcool sont donnés à un chien; au bout d'un quart d'heure son sang avait une odeur d'alcool prononcée, sa lymphe n'offrait rien de semblable; 2° 200 grammes d'une dissolution de bleu de prusse (prussiate de potasse) sont donnés à un chien; au bout d'un quart d'heure ce sel est retrouvé dans les urines; la lymphe n'en présente point de traces; 3° 125 grammes de décoction de rhubarbe sont administrés à un chien; au bout d'une demi-heure la lymphe n'en contient point et les urines en offrent des traces évidentes. Nous pouvons donc affirmer que depuis l'estomac jusqu'à la fin du gros intestin les absorbans veineux dépouillent l'aliment de ses parties liquides et solubles.

Ainsi désormais, liquides et solides destinés à la réparation marchent de conserve, et trouvent sur leur passage des organes destinés à les recevoir. Rien ainsi ne reste en arrière et nous reprenons la digestion au point où nous l'avons laissée.

Le chyme, mêlé à la bile et au suc pancréatique, passe par portions du duodénum dans l'intestin grêle, s'achemine dans ce long canal où sa marche lente, agitée par le mouvement péristaltique, l'expose dans tous les sens à l'action des chylifères et des absorbans.

Les longs contours de l'intestin qui en déterminent la position générale, font cheminer la matière chymeuse selon toutes les directions successivement; les replis valvulaires de sa membrane interne la ralentissent par portions, en la soumettant à l'action des chylifères qui la dépouillent. Les premières bouches des vaisseaux chylifères se rencontrent vers la fin du duodénum; l'action toute vitale de ces ouvertures est gouvernée par un véritable instinct, et dégage le chyle par un travail insaisissable, sans que nulle part l'œil puisse observer la démarcation entre l'élément réparateur et la matière des excrémens. Nulle part le chyle ne suinte de la masse, nulle part il n'en peut être exprimé par la pression. Tout ce qu'on y peut saisir se borne aux modifications successives et lentes qu'éprouve la matière chymeuse par son mélange de plus en plus intime avec la bile et le suc pancréatique, par la neutralisation successive de la réaction acide, par son mélange au mucus versé dans toute la longueur de l'intestin. D'un point à un autre point rapproché, la différence est vraiment insensible, comme il arrive dans toutes les actions vitales; mais d'une extrémité à l'autre de l'intestin grêle, la différence est tellement considérable et marquée dans la couleur, dans la consistance, dans la composition même, que la transformation frappe l'œil le moins attentif : riche en matière de réparation à son entrée dans l'intestin, le chyme n'offre plus, vers ses dernières limites, qu'un résidu doué déjà des principaux caractères des excrémens, composé des matières assimilables échappées au travail digestif, des matières réfractaires, des résidus des sucs muqueux et biliaires.

PROPOSITION XV.

Dépouillée de ses élémens réparateurs, mêlée aux débris des fluides vivans employés à la digestion, la matière qui a traversé l'intestin grêle passe à travers la valvule cœcale, dans le gros intestin, où elle s'avance sous l'impulsion du mouvement péristaltique, cède ses derniers élémens absorbables, prend tous les caractères de l'excrément, et s'accumule pour être rejetée au dehors.

La longue portion d'intestin qui précède la valvule cœcale devait agir sur une matière demi-liquide, y opérer un travail lent et précis; elle n'avait besoin d'aucune action musculaire énergique; aussi nous a-t-elle présenté avec une structure contractile, délicate et frêle, une grande quantité de vaisseaux collecteurs : son caractère saillant, distinctif, a été la présence à sa surface des bouches chylifères en action sur la bouillie chymeuse. Le mode d'action de ses organes nous offre le mystère qui enveloppe les actions intimes accomplies dans le corps vivant; il est à tel point spécial, qu'il a contraint une fois de plus les chimistes à reculer devant leurs imaginations. « Une particularité digne de remarque, dit »M. Blondlot (1), c'est que jamais le chyle ne présente ni la couleur ni »l'amertume de la bile; cependant la bile, ou du moins la matière »résinoïde, se trouve dans l'intestin à l'état d'un précipité assez ténu, ce »semble, pour pénétrer dans le système chylifère; d'un autre côté, nous »avons vu aussi qu'on ne rencontre pas dans le chyle les matières solubles »que les alimens renfermaient, et nous verrons plus loin que ces mêmes »vaisseaux n'admettent point dans leur intérieur les substances inorganiques »qui, telles que l'élément terreux des os, se présentent à leur orifice dans »un grand état de division. Tous ces faits ne sauraient trouver d'explication »plausible qu'en attribuant aux bouches absorbantes des chylifères un sen»timent tactile, semblable à celui que nous avons été forcés de reconnaître à

____

(1) J'ai souvent cité cet auteur, parce que son traité analytique de la digestion m'a paru, sauf les conclusions, un livre plein d'intérêt.

»l'estomac ; ils ont donc pour cause cette force insaisissable que nous quali-
»fions d'instinct, lorsqu'elle se manifeste par des actes extérieurs, et de force
»vitale, lorsqu'elle porte sur les phénomènes intimes de l'économie. »

De telles actions, exercées sur une matière demi-liquide, n'avaient pas
besoin, nous l'avons dit, d'un grand développement d'énergie musculaire ;
aussi ne trouvons-nous dans toute l'étendue de l'intestin grêle que deux
couches musculaires minces, longitudinales et transversales.

Il n'en sera pas de même pour le gros intestin qui doit recevoir une
matière plus dense et l'épuiser de ses derniers élémens de réparation liquide.
Ce canal, qui commence à la valvule cœcale et finit à l'anus, grêle, beaucoup plus court et plus gros que l'intestin, part de la région iliaque droite,
monte le long du flanc droit jusqu'au-dessous du foie ; se dirige transver-
salement pour gagner le flanc gauche, et, s'inclinant vers la région iliaque
gauche, il se plonge dans le bassin et s'ouvre au-dehors : il occupe ainsi
tout le pourtour du ventre, et enveloppe comme d'un cercle toute la masse
de l'intestin grêle. Ses organes contractiles sont épais et énergiques : trois
couches de fibres longitudinales, plus courtes que l'intestin, le plissent
dans le sens de la longueur et y déterminent une suite de bosselures plus
ou moins prononcées.

La matière des alimens, dépouillée par degrés, de plus en plus appau-
vrie, et rapprochée de la nature des excrémens, s'avance vers la barrière
qui sépare le petit intestin de la dernière portion du canal. Parvenue à
cette limite, elle est soumise à une nouvelle inspection, et franchissant
ensuite le rétrécissement, elle passe de plus en plus dense dans le gros
intestin, dont la première portion, formée en renflement, lui permet de
s'amasser. Ici la fonction prend un caractère différent ; la marche, naturellement lente, de la matière, à travers les renflemens du gros intestin,
n'est soumise à aucune loi fixe. Elle peut être expulsée au bout de vingt-
quatre ou trente-six heures, ou séjourner huit jours et plus sans trouble
sensible de l'économie : certaines personnes éprouvent le besoin d'aller à la
garde-robe deux fois par jour dans l'état de santé ; certaines autres, une
fois par semaine tout au plus.

La faible portion des matières absorbables que renferme encore le résidu
est exprimée plus ou moins complétement ; mais à l'irrégularité du travail
on s'aperçoit que cette dernière action n'a plus pour l'économie qu'une
importance secondaire. A mesure que le résidu s'avance vers la fin du
canal, il s'imprègne de l'odeur propre aux matières ; odeur qu'il reçoit
d'une huile volatile sécrétée par l'intestin, et qui varie d'une espèce à une
autre espèce animale.

Les physiologistes ont vu avec raison dans le mouvement péristaltique de l'intestin la cause active de la progression des matières; dans le partage du colon en plusieurs cellules, et dans sa direction de bas en haut, la cause de leur marche ralentie. Mais le rôle tout mécanique qu'ils attribuent à la valvule cœcale, l'espèce d'impulsion de voisinage que se communiquent, selon eux, les matières, sont des explications qui tendent à donner des faits une idée inexacte. Cet intestin supporte long-temps, il est vrai, le contact des matières fécales, sans en paraître irrité; cependant, cette tolérance ne l'empêche pas d'être doué d'un sens tactile approprié. Voulez-vous vous en convaincre? substituez à ces matières, des alimens mal digérés, donnez-lui le contact de la pâte chymeuse que l'intestin grêle supportait si bien, et vous le verrez bientôt refuser son office patient; il se contractera, non pour envelopper la matière, non pour l'exprimer, mais pour la rejeter avec empressement. Là donc, comme sur tous les autres points du canal digestif, vous trouvez une sorte d'instinct en vertu duquel l'ouvrier s'applique au travail ou le refuse, selon qu'il reçoit la part qui lui est dévolue, ou bien une part différente. Si la bouche n'a point rempli convenablement sa tâche, l'estomac fait la sienne avec répugnance ou même refuse de l'accomplir; il en est de même de l'estomac à l'intestin grêle, et enfin de celui-ci au gros intestin. Nous dirons donc : action toute vitale de la valvulve et du gros intestin. Sous ces réserves, nous accepterons les interprétations des physiologistes sur le mouvement des matières : 1° oblique de haut en bas pour leur passage dans la première portion (le cœcum); 2° de bas en haut pour leur progression dans la partie suivante (le colon ascendant); 3° horizontal de droite à gauche dans la troisième (le colon transverse), et 4° de haut en bas pour la dernière portion.

La matière fécale se rend peu-à-peu dans le *rectum*, dernière portion du gros intestin, où elle est retenue par le muscle qui ferme l'ouverture inférieure du canal, et par la position même de l'organe. Elle le distend par degrés et s'y accumule de manière à former par fois une masse de plusieurs livres.

PROPOSITION XVI.

Les matières fécales accumulées dans la dernière portion du gros intestin, le rectum, le distendent, et après un temps fort variable selon les individus (douze, vingt-quatre. quarante-huit heures et plus) y produisent une sensation de pesanteur, de malaise et de gêne qui, transmise au cerveau, rappelle le besoin d'aller à la garde-robe.

Sous quelle influence se manifeste le besoin d'aller à la garde-robe?

Est-il produit simplement par l'effort mécanique des matières sur l'intestin ? Dépend-il d'une certaine qualité irritante des matières développées par le contact, par le séjour ? Est-il enfin un mouvement spontané de l'organe ?

De quelque manière que l'on résolve chacune de ces questions prises une à une, on n'aura point de solution qui s'applique à toutes les circonstances de la fonction, et l'explique d'une manière complète. La raison en est simple : c'est que partout où la vie domine, les faits sont complexes, liés entre eux d'une manière étroite et cachés par quelque trait à l'œil et à l'esprit de l'observateur. Doutez-vous de la difficulté que nous signalons ici ; essayez l'une des solutions et voyez si elle lève toute objection. Voulez-vous, par exemple, que la distension produite par la matière accumulée détermine seule le besoin ? On vous montrera tel individu qui offre la fin de l'intestin distendue par plusieurs livres de matière dure et desséchée, sans l'éprouver ; tel autre qui, sans notable distension, l'éprouve deux fois dans les vingt-quatre heures ; il en sera de même de chacune des autres explications. Voici les faits :

Les personnes bien portantes, soumises à un régime alimentaire modéré, voient le besoin d'aller à la garde-robe revenir d'une manière aussi régulière que celui de prendre des alimens ; l'habitude a donc une certaine influence sur la manifestation de ce besoin. Néanmoins, si un corps étranger irritant est introduit dans le rectum, la contraction de l'intestin est provoquée et la matière doit être expulsée ; l'impression de froid à la peau dès le matin, une irritation passagère d'une partie même éloignée des intestins, l'action de matières mal digérées, etc., rompent toute influence de l'habitude, et la sensation produite par le besoin devient impérieuse. Une excitation cérébrale vive, un point d'irritation placé dans la portion de membrane muqueuse située au-dessous de l'estomac, peuvent accélérer ou ralentir sa manifestion. Mille causes, on le voit, et des plus variées, ralentissent ou accélèrent le retour de la sensation qui nous avertit ; aucune explication ne peut donc suffire à toutes les circonstances.

PROPOSITION XVII.

Une fois la sensation transmise au cerveau, la volonté place le corps dans la position la plus favorable, et sous l'influence des contractions du rectum, aidé de puissances musculaires nombreuses, la matière est rejetée et la *digestion finie.*

Les personnes curieuses de connaître le nom et le mécanisme détaillé de chacune des puissances qui concourent à cette dernière opération ainsi qu'à toutes celles qui l'ont précédée, trouveront dans les livres de physiologie les descriptions les plus capables de satisfaire leur désir d'apprendre. Notre intention n'est point de donner ici cette connaissance; nous avons parcouru d'une manière sommaire les différentes phases de la fonction digestive, pour signaler sa nature et mettre en saillie les faits qu'il importe de comprendre pour bien la gouverner, notre but est atteint en ce qui concerne l'*Exposé de la digestion.*

Nous ne pouvons toutefois terminer ces considérations pratiques sans jeter un coup-d'œil sur le résidu expulsé au dehors, car nous devons y trouver la confirmation de plusieurs assertions précédemment émises. Certains principes, avons-nous dit, inattaquables par le suc gastrique, traversent le canal intestinal sans altération sensible, et se retrouvent dans la matière des garde-robes : ce sont le *ligneux* dont se forment les enveloppes des fruits et de toutes les parties des végétaux; le *mucus* dont se composent les plumes, les poils et les écailles; *les sels terreux* contenus dans les os. Voici les recherches qui confirment ou modifient ces assertions.

Au mois de mai 1843, je reprends des expériences commencées l'année précédente, et je les poursuis sur trois personnes simultanément; deux de ces personnes ont long-temps souffert de gastrite et d'entérite, et sont rétablies depuis plusieurs années.

1° Des carottes nouvelles, associées à la viande ou mangées seules, sont servies pendant huit jours, chacun a soin de diviser exactement par la mastication. Les matières des garde-robes présentent constamment la pulpe de ce légume sans aucune altération sensible chez les deux personnes qui ont souffert des entrailles; cette même pulpe ne se distingue ni par la couleur, ni par la consistance du reste des matières chez la personne qui a toujours digéré complétement. La matière délayée pour ce dernier sujet. ne trahit que quelques traces qui sont hétérogènes.

2° Des noyaux de cerises avalés sont constamment retrouvés dans les garde-robes des trois sujets soumis à l'observation.

3° Des pruneaux, des cerises, laissent leur enveloppe très reconnaissable et par grands débris dans la matière des garde-robes chez les personnes qui ont souffert des entrailles; mais beaucoup plus divisées, mêlées à la matière, difficiles à saisir chez la troisième.

4° Je fais cueillir, éplucher des petits pois de premier choix, une heure seulement avant le dîner; je les partage en deux portions, dont l'une est cuite et servie immédiatement : les matières présentent à peine quelques traces de l'enveloppe chez les deux premier sujets; chez le troisième, elle est pulpée et demeure insaisissable.

5° La seconde portion des petits pois est conservée jusqu'au lendemain, les grains exposés à l'air et préparés pour l'heure du dîner. Les deux premiers sujets offrent, dans les garde-robes, des fragmens de l'enveloppe faciles à reconnaître et même quelques petits pois entiers, tels qu'ils ont été avalés; le troisième rend des fragmens d'enveloppe mieux divisés, sans aucun grain entier.

6° Les mêmes expériences sur des haricots nouveaux donnent les mêmes résultats.

7° Les fragmens d'enveloppe se trouvent évidens lorsque les sujets ont mangé des pois secs, des haricots secs et des lentilles.

8° La peau des fruits, cerises, groseilles, les granulations des fraises se retrouvent, dans les garde-robes, lorsque les fruits ont été mâchés, mais toujours avec des différences très sensibles dans l'état de division du dernier sujet aux deux premiers.

9° Les mêmes fruits, avalés entiers, se retrouvent le plus souvent entiers dans les matières pour les deux premiers, et l'enveloppe seule le plus souvent divisée et mêlée intimement pour le dernier; quelquefois, et, comme par exception ici, un fruit entier traverse le canal.

M. le docteur Blondlot cite un fait intéressant qui prouve l'inaltérabilité de l'enveloppe ligneuse des fruits : « Une jeune fille ayant avalé un sou qui paraissait être arrêté dans les petits intestins depuis plusieurs mois, malgré l'emploi des bains, des lavemens et des purgatifs de tout genre, j'imaginai de lui faire avaler différentes substances végétales entières et sans être mâchées, tels que des haricots, des pois mal cuits, des olives, des cerises et de petites prunes sèches, espérant que ces substances, protégées par leur épiderme, passeraient dans l'estomac sans être chymifiées, et qu'offrant ainsi une forme plus favorable à l'action expultrice des intestins, elles pousseraient devant elles la pièce de monnaie. Sans discuter ici la valeur de ce moyen thérapeutique, toujours est-il que, dans l'espace de vingt-quatre heures, tous ces fruits étaient rendus, par l'anus, parfaitement intacts, entraînant après eux quelques selles peu copieuses. La malade put continuer pendant une quinzaine de jours consécutifs l'usage de ce singulier purgatif, auquel je fus pourtant obligé de renoncer parce qu'il fatiguait l'estomac. » Il est évident que ni le suc gastrique, ni la contraction de la région pylorique de l'estomac n'ont produit, dans ce cas, aucune action sur l'enveloppe ligneuse, qu'elle est restée intacte, et que les fruits sont sortis par les garde-robes tels qu'ils avaient été introduits dans la bouche. Mais d'après les expériences que j'ai continuées pendant plusieurs mois sur les trois sujets, et que je continue sur un seul depuis ce temps, l'observation citée par M. le docteur Blondlot n'a qu'une valeur relative, elle prouve pour moi d'une manière certaine que le sujet de l'expérience était atteint de l'un des états chroniques de l'estomac et des intestins qui diminuent l'intensité de la contraction des muscles à la région pylorique de l'estomac.

Quant aux conclusions à tirer des faits que j'ai observés, il me paraît qu'elles modifient sur quelques points les travaux les plus récens; les voici d'ailleurs :

1° Le ligneux qui sert d'enveloppe aux végétaux, n'est point dilué par le suc gastrique;

2° Le ligneux frais et humide, tel qu'il existe dans les petits pois tendres, récemment tirés de leur gousse, est amené par le suc gastrique et par les autres fluides intestinaux à un état de ramollissement qui permet sa division par l'effort des contractions musculaires de l'estomac et des intestins, et favorise son mélange intime aux matières excrémentitielles;

3° Le ligneux desséché, soit par le fait de la maturité, comme il arrive pour les graines légumineuses et les céréales, soit par leur exposition à l'air, lorsque, vertes, elles sont retirées de leurs enveloppes, n'est que peu ou point modifié par les fluides de la digestion, et alors il n'éprouve réellement d'autre changement que les divisions plus ou moins grossières, produites par la mastication; il se retrouve en fragmens volumineux dans la matière des garde-robes : la cuisson ne paraît pas en faciliter beaucoup la division;

4° Pour ces graines sèches aussi bien que pour les fruits avalés entiers, on observe une différence considérable entre les garde-robes des personnes qui ont long-temps souffert de l'estomac et du petit intestin, et celles des personnes chez lesquelles ces organes n'ont jamais été malades. Chez les premières, les pellicules de ligneux et les fruits entiers se retrouvent avec la couleur et la consistance initiale le plus souvent; chez les autres, le plus grand nombre des fruits avalés entiers, sont écrasés dans leur marche à travers l'intestin, et les pellicules ligneuses se retrouvent à grand'peine dans les garde-robes;

5° Les études sur les matières rejetées ne peuvent, par conséquent, offrir rien de constant quant au ligneux d'enveloppe; pour celui qui forme l'intérieur des végétaux et leur parenchyme, il est impossible de le distinguer de la masse du résidu chez les personnes qui digèrent avec énergie, à moins qu'une matière colorante n'en signale la présence (celle des épinards, par exemple).

Les expériences sur un grand nombre de parenchymes et particulièrement sur celui de la truffe, m'ont signalé de grandes différences dans les résidus, selon qu'ils provenaient de sujets d'une constitution maladive ou de sujets robustes : La truffe, pour les premiers, traverse le canal

digestif sans ramollissement notable, et est rejetée en fragmens de forme
et de volume tout-à-fait pareils à ce que les avait faits la mastication ; chez
les autres, au contraire, la fusion est presque complète pour la consistance
et la couleur des différens produits éliminés.

Les autres substances réfractaires venant du dehors et qui se trouvent
mêlées ou combinées à l'élément réparateur, paraissent dans les matières
fécales avec des différences analogues dépendantes des dispositions particulières et de l'énergie musculaire du canal digestif.

Il en est encore de même des fluides variés provenant de l'intérieur et
sécrétés pour l'accomplissement de la fonction : la bile et le mucus retrouvés
en nature dans les garde-robes me paraissent constituer un fait exceptionnel, propre aux intestins, ou depuis long-temps affaiblis ou momentanément modifiés dans leurs sécréteurs.

Dans l'état normal et au plus haut degré d'activité de la fonction, les
matières qui forment le résidu, sont des combinaisons intimes ou des mélanges des parties réfractaires des alimens avec le résidu des fluides vivans.
Quelle est leur composition ? Il est bien difficile, même à l'analyse chimique, de le faire voir.

Les règles d'hygiène que, dans la pratique, j'ai prescrites aux malades
atteints d'irritation chronique des intestins, et auxquelles je dois des guérisons remarquables, m'ont amené à renfermer les malades dans une certaine nature d'alimentation où le résidu ne m'a que rarement présenté les
matières réfractaires isolées les unes des autres et séparées des fluides
vivans. L'étude de ces matières, ou simplement divisées ou délayées dans
l'eau, m'a toujours présenté un mélange homogène : et la séparation de
quelqu'un des élémens a été à mes yeux un phénomène morbide justifié par
quelque symptôme.

Voici d'ailleurs l'alimentation et le résidu fécal de l'un des sujets
atteints d'entérite et de gastrite chroniques, ramené à la santé depuis six
années :

Déjeuner : Pain de 150 à 170 grammes, 3 œufs à la coque, bien frais.
d'un poids variable, entre 145 et 160 grammes, déduction faite des
coquilles (20 à 25 grammes), gâteau de fécule ou de riz mêlé à des confitures pulpées de 70 à 85 grammes, fromage de Brie et beurre d'Isigny,
20 à 25 grammes, boisson (1/3 vin de Bourgogne 2/3 eau) de 440 à 560
grammes : en somme pour les solides et les liquides de 825 à 995 grammes
pour le déjeuner (ce repas a peu varié depuis six années).

Dîner, composé de soupe et de potage ; de viande d'une seule espèce ;
quelquefois de légumes ; de pain, de fruits cuits et de gâteau de riz ou de
fécule ; de fromage de Brie, et de la même boisson qu'au déjeuner. Soupe

ou potage de **250** à **350** grammes; pain **140** à **160** grammes ; viande **80** à **150** grammes avec les légumes (la viande est le bœuf, le veau, le mouton, le pigeon, le poulet, selon le goût et le besoin du jour, sans sauce ; grillée, bouillie ou rôtie); gâteau et fruits cuits de **90** à **140** grammes; fromage de **10** à **20** grammes, boisson de **360** à **600** grammes : en somme pour les boissons et les alimens de **1130** à **1420** grammes.

Dans le dernier chapitre de la troisième partie où je traiterai de l'*hygiène de la digestion appropriée aux constitutions maladives*, je dirai à quel degré, et à quelle nature d'activité, à quelle nuance d'affection ce régime est destiné; il ne s'agit ici que de déterminer la nature des garde-robes correspondantes. Une fois par jour, régulièrement, de midi à une heure, le besoin de la garde-robe se fait sentir, et le sujet se débarrasse d'une quantité de résidu (1), qui varie en poids de **75** à **140** grammes; plusieurs séries de dix jours donnent en moyenne **92** grammes, **5** décigrammes. La matière, constamment d'un aspect assez foncé, d'une consistance qui retient la forme, se divise en une pâte homogène, et se délaie dans l'eau en une matière pulpée , qui ne montre aucun fragment distinct d'aliment.

Cet examen, repris souvent, ne montre dans la matière, ni mucus ni bile libre ; on voit d'ailleurs que la totalité du résidu est à peine en poids, le quart de la bile sécrétée, et le dixième ou le douzième de la totalité des fluides , fournis par le canal digestif. L'urine rendue en vingt-quatre heures est, en moyenne, pour le même sujet de **220** à **310** grammes, de six heures du soir à six heures du matin et de **440** à **560** de six heures du matin à six heures du soir : en somme de **660** à **870** grammes.

L'état du baromètre , du thermomètre et de l'hygromètre étudiés chaque jour en rapport avec la quantité d'urine rendue, permettent, je crois, d'affirmer que la plus ou moins grande quantité des urines rendues *chaque jour*, est plutôt en rapport avec l'état de l'air et de la température qu'avec celle des boissons consommées; car il arrive plusieurs fois que le maximum des boissons introduites dans l'estomac, correspond à l'une des quantités, *minimum*, des urines : les exhalaisons cutanées et pulmonaires éliminent certainement les différences en plus des boissons ; le poids du

(1) Les expérimentateurs qui voudront pénétrer quelques-uns des mystères de la digestion . par l'étude des garde-robes , de leur poids , de leur odeur, de leur saveur, de leurs élémens constituans , devront se rappeler les énormes variations qui s'y peuvent rencontrer : telle personne, sans prendre d'alimens , a chaque jour deux ou trois garde-robes copieuses , telle autre avec une nourriture abondante , n'éprouve le même besoin , que trois à quatre fois par mois , etc. Les analyses faites sur des matières produites dans des conditions si différentes , peuvent donner des résultats opposés , sans qu'il y ait inexactitude.

sujet, pris chaque matin au réveil n'ayant pas varié de 50 grammes en trois mois.

Je dois ajouter que la personne sur laquelle nous avons fait ces expériences, bien que rendue depuis plusieurs années à la plénitude de la santé et préservée même de la plus légère indisposition, n'a jamais recouvré, pendant tout ce temps, l'intensité d'action digestive propre au sujets qui n'ont point souffert des organes de la digestion : toutes les fois qu'elle essaie de manger des haricots, des lentilles, des petits pois, elle éprouve une légère sensation de malaise au passage de ces substances à travers le petit intestin et les garde-robes contiennent en larges fragmens toute l'enveloppe ligneuse ; il en est de même de la pellicule des cerises et des pruneaux ; les parenchymes végétaux ne perdent presque rien de leur consistance et de leur couleur ; les carottes, les épinards et les truffes surtout ne paraissent pas sensiblement altérés : tous les légumes aqueux la fatiguent sans la nourrir, et les poissons l'excitent sans lui offrir une réparation suffisante. Les mêmes faits constatés sur un grand nombre de personnes qui ont souffert des entrailles, portent à poser comme règle générale, que les souffrances prolongées des organes de la digestion ont pour résultat définitif et irrevocable un affaiblissement de la contractilité musculaire du canal ; nous aurons à développer le régime alimentaire qui convient à cette classe intéressante et nombreuse.

Les derniers résultats que nous venons de faire connaître ne donnent point l'état normal de la fonction digestive, non plus que du résidu composé des substances réfractaires ; ils constituent une exception fréquente, il est vrai, mais d'autant plus capable d'induire en erreur. Chez les sujets qui ont le canal digestif libre de toute atteinte antérieure, la matière des garde-robes présente une masse assez homogène et, quelle que soit la nature des alimens, il est difficile de retrouver le ligneux d'enveloppe, si ce n'est à l'état de grande division.

Une foule de causes, autres que le plus ou le moins d'énergie contractile des intestins, peuvent faire varier la quantité, la consistance, la couleur, l'odeur, la composition des matières, nous allons voir l'influence de chacune, en étudiant dans le second chapitre, *les rapports et les conditions de la fonction digestive.*

CHAPITRE II.

Rapports sympathiques. — Conditions et limites de la digestion.

Nous savons sous quelle influence naît le besoin de prendre des alimens ; quelles sensations internes le rappellent à l'homme ; quels sens l'éclairent et rendent sa satisfaction l'une des plus douces jouissances ; quels organes et quels fluides vivans concourent directement à la digestion ; quelle part chacun des fluides et des organes a reçue dans la fonction. Nous savons quelle série de modifications éprouvent les alimens, avant de céder les élémens de réparation qu'ils contiennent ; quel mode et quelle nature de changemens ils subissent, à mesure qu'ils en sont dépouillés ; comment enfin, le résidu mixte des fluides vivans et des alimens est rejeté au dehors.

L'idée générale de la fonction résulte assez complète des propositions qui précèdent ; mais elle y apparaît séparée et indépendante des autres fonctions dont la réunion et le concours forment une unité vivante. Il faut que nous la voyions maintenant telle qu'elle existe, s'harmonisant avec les autres, exerçant sur elles et en recevant des influences nombreuses et décisives.

§ 1. — Rapports fonctionnels et sympathiques de la digestion avec la circulation, l'innervation générale et l'innervation cérébrale (1).

A la suite de notre première proposition, nous avons vu le rapport qui existe entre le mouvement et la vie, nous avons établi trois ordres de mouvemens possibles dans les êtres vivans ; des mouvemens organiques qui s'accomplissent au sein des organes, lors même qu'ils semblent dans le repos le plus complet, des mouvemens involontaires souvent perceptibles ; enfin des mouvemens volontaires, l'un des principaux caractères de l'animalité. Nous retrouvons ces trois ordres de mouvemens dans le canal

(1) Je comprends sous le nom d'*innervation* l'ensemble des actions nerveuses, c'est-à-dire : 1° les fonctions dites organiques du système nerveux qui vivifient toutes les parties du corps ; 2° les actions d'où résultent la sensibilité et les mouvemens volontaires, et j'entends ici par innervation cérébrale, le mode d'activité du cerveau qui produit la pensée et la passion.

digestif : le premier dans toute son étendue, le troisième à ses deux extrémités, le second partout ailleurs.

Mais le phénomène de mouvement dont nous avons constaté la liaison étroite avec la vie, est-il un fait primitif ? — Nullement ; le mouvement n'est qu'un résultat, résultat de deux propriétés de notre matière vivante : la sensibilité et la contractilité (1). Ces deux propriétés, ces deux facultés elles-mêmes, ne sont rien d'abstrait, de métaphysique, et bien que la raison première de leur existence, bien que leur nature nous échappe, nous les voyons se produire dans les organes sous l'influence de deux agens matériels, les nerfs et le sang ; de deux centres d'action, les centres nerveux et le cœur, de deux fonctions enfin, l'innervation et la circulation. Partout donc où nous voyons la vie et le mouvement, nous voyons aussi où nous devons supposer la contractilité et la sensibilité, l'action des nerfs et du sang, l'intervention des centres nerveux et circulatoires, de l'innervation et de la circulation. Le canal digestif, doué des trois mouvemens, est donc sensible et contractile, il reçoit donc des nerfs et du sang, il est donc sous l'influence des centres nerveux et circulatoires, de l'innervation et de la circulation. Ainsi, dès le début, nous trouvons comme limite et condition de la fonction digestive, deux autres fonctions, l'innervation et la circulation.

L'enchaînement et l'indissoluble alliance de ces trois fonctions sont évidens ; mais elles se coordonnent, leur existence dans l'homme n'est point simultanée : il est sensible et contractile long-temps avant que la digestion apparaisse, une partie du temps qu'il passe au sein de sa mère. Pendant plusieurs mois, la circulation et l'innervation concourent à former et à faire vivre le canal digestif, à disposer la fonction. Elle a beaucoup reçu déjà, lorsqu'elle commence à rendre : l'enfant vient au monde, et peu de temps après, sa bouche s'applique au sein de sa mère, y puise l'élément de réparation et le livre au canal digestif, non pour se l'assimiler, non pour se l'approprier, mais pour le disposer, le préparer à servir d'aliment à toutes les parties du corps. Voilà, certes, une harmonie, un système social, qui mériteraient de fixer toute l'attention sérieuse des économistes. La digestion assure à la circulation et à l'innervation la continuité des matériaux de la vie, sans se réserver une part de son propre

(1) L'idée de la vie paraît, au premier aspect, découler du jeu même des organes ; on est disposé à la faire résider au sein des grands appareils. Pourtant, la plus simple réflexion suffit pour ne point admettre l'enchaînement, la corrélation qui tendrait à aller du jeu des centres nerveux et circulatoires, par exemple, au principe vivifiant ; en effet dans le germe, la *force vitale* qui imprime le mouvement, préexiste aux organes eux-mêmes, et détermine leur développement.

travail : elle puise dans le festin auquel la faim et la soif la convient, tout ce qui peut réparer les pertes ; elle le transmet en entier à la circulation et à l'innervation, chargées de servir à l'économie tout entière le splendide banquet où chaque système, chaque organe, chaque tissu, chaque molécule solide reçoit sa part légitime, la choisit selon ses besoins, sans jamais nuire aux autres.

Les organes de la digestion ont travaillé, se sont fatigués pour extraire des alimens, une vie, un capital qu'ils ont versé tout entier dans les canaux vecteurs ; ils n'ont rien conservé pour eux, ils ont trouvé le bien-être et la santé dans le travail lui-même.

Ils ne seront certainement pas oubliés dans le partage commun. A chaque instant de la vie, ils recevront selon leurs besoins, et seront toujours satisfaits : Dans le repos, ils recevront ce qui suffit de sang et d'innervation pour que la vie soit pleine, entière et douce ; dans l'activité, les trésors du capital social leur seront ouverts, le sang et l'innervation leur seront poussés à grands flots, et ce travail, cette fatigue elle-même qui résultent du travail, seront encore bien-être et satisfaction, tant aura été complet, sincère et intelligent, le concours des autres associés, des autres fonctions.

Il faut cependant le reconnaître, une société organisée comme la machine humaine, serait arrivée au but vers lequel tendent les plus généreux efforts, et les destinées de l'humanité seraient accomplies, et l'homme ne serait plus ni perfectible, ni progressif, mais parfait.

L'imperfection de nos institutions naît de l'imperfection de notre intelligence ; et l'instinct de progrès, l'instinct de révolte contre le mal, naissent des divines perfections qui sont dans notre organisation.

Ainsi le mécanisme de la vie, l'harmonie des fonctions, sont réellement le type d'une perfection que l'homme ne réalisera probablement jamais au-dehors, mais vers laquelle il doit toujours tendre. Ce qu'il y a de plus grossier, de plus matériel, dans le concours et les rapports fonctionnels ou sympatiques de la digestion, de la circulation et de l'innervation nous l'a montré clairement.

Le canal digestif, avons-nous dit, est sensible et contractile puisqu'il reçoit les instrumens de toute sensibilité et de toute contractilité ; il reçoit primitivement le sang du centre circulatoire, du cœur ; il reçoit les nerfs de deux centres distincts, quoique liés étroitement : l'un, composé du cerveau et de la moelle épinière ; l'autre, d'un système particulier à la vie interne (système ganglionaire, système trisplanchnique).

Dans l'état de santé, partout où la sensibilité et le mouvement sont perçus ou commandés par la volonté, les nerfs qui émanent du cerveau et de la moelle sont prédominans ; partout où les mêmes phénomènes s'accomplissent à notre insu et sans l'intervention du moi, c'est le système de la vie interne qui l'emporte. La portion la plus considérable du canal digestif est vivifiée par ce dernier système; aussi voyons-nous chez les personnes robustes les phénomènes de la digestion s'accomplir presque tous, pendant soixante-dix, quatre-vingts ans et plus, sans donner au moi aucune secousse, aucun rappel sympathique de leur existence. C'est le fait que veulent exprimer les malades lorsque, sentant enfin avec amertume le lien caché qui rattache les deux systèmes nerveux l'un à l'autre, et le cerveau centre du moi, à la machine tout entière, ils s'écrient : *Et pourtant j'ai digéré pendant vingt années sans savoir que j'avais un estomac!*

Quant aux rapports sympathiques entre les trois fonctions (digestion, innervation, circulation), nous devons les constater avec soin, puisque de leur étude résultera pour nous la principale base des règles générales de l'hygiène de la digestion. Nous commencerons par l'observation des rapports qui rapprochent la digestion de la partie de l'innervation qui constitue les facultés intellectuelles et morales.

Nous n'avons rien à dire ici des nombreuses relations établies entre le cerveau et le canal digestif, par l'instinct même qui nous porte à rechercher les alimens; cette question a été traitée à l'occasion des deux sensations internes de faim et de soif qui nous rappellent le besoin de réparation.

L'homme qui dîne seul, par exemple, a-t-il la même capacité digestive que s'il dînait en famille? L'homme qui dîne en famille, a-t-il la même capacité digestive que s'il dînait *en extra* avec quelques bons convives, d'une humeur enjouée et vive? L'homme, enfin, qui dîne en commun avec ses frères, dans la congrégation religieuse dont le silence est la règle, a-t-il la même capacité digestive que le gourmand spirituel et causeur au milieu de ses amis? Nullement. Dans chacune de ces positions, le même homme est doué d'une capacité digestive différente. Pourquoi? — Nous l'ignorons. Nous voyons que l'homme, seul à table, mange moins et peut moins digérer que dans le repas en commun, que l'homme, dans le repas en commun avec la famille, mange moins et peut moins digérer que dans le repas *en extra*. Nous affirmons avec une entière certitude que l'excitation cérébrale qui résulte de la réunion à nos semblables, d'une conversation vive et agréable avec des amis, se communique à tout le canal digestif, à toutes les parties du corps, et que l'influence, sur la digestion, de l'innervation, excitée dans un certain mode, est un fait de toute évidence. Les résultats que nous observons sont à tel point généraux et constans que nous considérons la sociabilité comme un instinct inné chez l'homme et même chez plusieurs espèces d'animaux; nous en faisons la base de plusieurs lois physiologiques, de plusieurs principes d'hygiène d'une importance majeure.

L'une des formes particulières de cet instinct général de sociabilité est la *convivialité* : nous disons qu'un instinct inné porte les hommes à vivre en commun, à dîner en commun, et dès-lors, de même que nous avons trouvé dans le besoin de stimulation naturel à l'homme, la base de l'art culinaire, nous trouvons dans l'instinct sociable la base de la gastronomie. — Les dîners étudiés de huit ou dix convives, gais et spirituels, si recommandés par les maîtres, sont donc fondés en bonne physiologie. Mais l'excès, dira-t-on, l'excès, il faut l'éviter ; c'est là le mérite de l'être libre et intelligent. Soyez gourmands et sociables, rien de mieux ; mais sachez la mesure.

La première influence sympathique de l'innervation sur la digestion qui naît de l'habitude de prendre le repas en commun, a donc pour résultat l'excitation propagée du cerveau qui pense, au canal qui digère. Vous semble-t-il que nous exagérons les effets de ce rapport sympathique ? — Voyez les faits, les plus grossiers d'abord, ceux qui se produisent chez les animaux et les jeunes enfans. — Vous achetez un cheval accoutumé à vivre avec plusieurs autres dans une même écurie, vous le mettez seul ; qu'arrive-t-il ? il devient triste, il perd souvent l'appétit et mange à peine pendant plusieurs jours. — Avez-vous observé la mère qui donne un potage à son jeune enfant, avez-vous vu comment elle le rappelle des distractions incessantes que lui cause le monde extérieur, comment elle l'engage à manger ? elle goûte elle-même la nourriture ; elle feint d'en prendre sa part ; elle associe au festin un autre enfant, le chat, la poupée ; et sous ces influences diverses, le petit distrait, dont la fonction digestive est parfois languissante prend son repas avec plaisir. — L'homme adonné aux travaux de l'esprit, aux méditations profondes et long-temps prolongées, n'a souvent point d'appétit aux heures des repas, s'il dîne seul ; la vue du dîner le dégoûte même parfois. — Voulez-vous un autre fait, un fait différent : supposez un homme convalescent d'une maladie inflammatoire, longue et dangereuse, des entrailles surtout ; faites-le dîner en famille, il aura plusieurs rechutes, quelque soin que vous preniez d'ailleurs de lui recommander la sobriété ; il aura perdu la mesure ; et la société, réunie au besoin impérieux de réparation, sera pour son régime une source d'erreurs. Faites-le dîner seul, au contraire, il trouvera facilement la mesure, et la convalescence se passera sans accident. J'ai dû souvent à cette précaution d'isoler les personnes débilitées par les maladies aiguës, un rétablissement définitif et complet que retardait la communauté des repas.

Dans l'état de santé, celui qui fait, étant seul, excès de boissons ou d'alimens est une exception rare, une exception odieuse ; tout le monde le déclare un être abruti, dégradé. Celui, au contraire, qui, dînant avec ses amis garde exactement la mesure, est une exception tout aussi rare ; il est malade, mauvais ami, mauvais convive. Et, qu'on ne s'y trompe pas, ce n'est point une différence légère, à peine sensible que celle qui existe entre la quantité d'alimens nécessaires à l'homme isolé, et la quantité que le même homme consomme utilement, lorsqu'il dîne *en extra :* la première n'est souvent que la moitié, le tiers, le quart de la seconde; je l'ai constaté.

En dehors des repas, de l'activité des organes digestifs, le travail de l'esprit et les affections morales produisent sur la digestion, des impressions tantôt lentes, tantôt promptes, mais toujours profondes. Il résulte même des habitudes de l'esprit et des directions variées de son activité, certaines modifications générales, certaines allures qui classent les hommes par séries, et donnent un cachet commun à tous les individus d'une même série, d'une même profession.

Dans la grande famille des hommes qui vivent du travail de leur esprit, le littérateur se distingue de l'avocat; celui-ci du médecin; le médecin du bureaucrate, du magistrat, du prêtre, du philosophe, etc. Ce sont autant de modes différens de l'activité cérébrale qui tous ont influence non-seulement sur la digestion, mais sur les autres fonctions. Ces nuances, que le praticien doit saisir et mettre à profit, se perdent dans une étude de la nature de celle que nous faisons maintenant; les résultats généraux et constans appartiennent seuls à cette partie de notre travail. — Nous trouvons d'abord le travail modéré de l'esprit, le travail de choix, comme auxiliaire de la digestion et de toutes les autres fonctions; mais cette mesure est malheureusement l'exception : l'esprit et le cœur ne se gouvernent point aussi facilement que l'estomac, que les instrumens du mouvement, etc., et même le degré d'excitation cérébrale nécessaire à certaines productions, n'existe qu'en dehors de cette mesure. — Voulez-vous rapprocher plusieurs idées, par exemple, les coordonner, les comparer, en tirer des conclusions, les généraliser, faire de la synthèse; voulez-vous créer, par la méditation, le plan d'un ouvrage, l'arrangement général d'une composition dramatique? L'excitation cérébrale, produite par cette activité de la pensée, remplit, en peu de temps, le cerveau de sang et de chaleur; l'accélération du mouvement vital va de ce point à toutes les parties du corps; pour un moment, la vie est doublée, triplée, centuplée. Mais la généralisation n'est point produite; le plan n'est pas jeté de premier coup; il faut plusieurs efforts de cette nature. Le plus souvent l'épuisement général nous prend au milieu de cette activité, fâcheuse mais nécessaire; parfois il nous saisit brusquement et se manifeste par la fatigue musculaire tout-à-fait semblable à celle qui suit une longue course; nous sommes courbaturés, et nous retombons alors sur nous-mêmes avec un sentiment de dégoût qui part de l'estomac, souvent même la nausée se manifeste; j'ai vu plusieurs hommes adonnés aux travaux de l'esprit arrêtés de la sorte par la nausée, le vomissement, pressés de s'étendre pour éviter de se trouver mal et condamnés au repos pour une ou plusieurs heures. D'autres fois les progrès de l'épuisement sont moins prompts, la puissance de projection de l'esprit se ralentit par degrés, il perd un à un ses points de vue les plus élevés; il tente de les retrouver; vains efforts ! Son horizon se rétrécit à chaque minute, le temps du travail utile a fini; la fatigue est générale, les organes de la digestion en sont frappés comme tous les autres et les besoins de stimulation et de réparation se font sentir ou réunis ou séparés. — Tout homme qui s'est livré à l'activité créatrice de la pensée, a ressenti dans sa machine les phénomènes que nous signalons ici, a rencontré cette limite matérielle aux élans de son esprit. Les degrés infiniment variables d'un homme à un autre homme, où l'on voit survenir l'épuisement sont, selon toutes les probabilités, la mesure de la puissance créatrice de l'esprit.

Quoi qu'il en soit, que le travail mental ait été fécond ou stérile dans la voie de la création, de la généralisation, il fait naître à coup sûr l'épuisement et les rapports sympathiques de l'innervation à la digestion. Que ces efforts de la pensée soient souvent répétés, le résultat inévitable sera la diminution permanente de la puissance digestive; les mauvaises digestions, comme l'on dit, les digestions irrégulières, capricieuses en seront la conséquence, et cela surtout dans les habitudes sédentaires si ordinaires et si pernicieuses à ceux qui se livrent aux travaux de l'esprit. L'activité de la pensée, s'exerçant au hasard et sans suite, ne doit pas être confondue avec l'application particulière dont nous parlons ici, non plus qu'avec l'application habituelle mais moins énergique. La première n'est qu'une manifestation générale de l'activité de tempérament, de l'activité individuelle; elle se rencontre aussi bien chez l'homme cultivé que chez l'ouvrier; elle s'associe à tous les autres modes de l'activité qu'elle facilite, et présente l'exemple exceptionnel de l'alliance de la sensibilité et de la contractilité dans le but d'étendre et de fortifier les mouvemens de la vie végétative. La seconde est d'une autre nature : bien loin de s'épandre au-dehors, l'homme s'y replie sur lui-même dans la méditation, met en jeu les facultés génératrices supérieures, et parvient en quelques heures au bout de ses forces et de sa puissance. La troisième enfin, quoiqu'elle n'épuise point avec rapidité comme la seconde, a pourtant pour résultat certain de diminuer l'activité digestive : l'épuisement produit, dans le second cas, est prompt et de courte durée, l'épuisement dans le troisième, est lent mais persistant. — Pas un des hommes voués exclusivement au travail sérieux de l'esprit, qui, tôt ou tard, ne voie naître et se développer en lui l'affaiblissement de l'activité digestive, et les relations sympathiques nombreuses entre le cerveau et les organes de la digestion.

Les affections morales gaies ou tristes sont susceptibles, comme la pensée, d'une infinité de nuances, de degrés insaisissables qui, sans que nous en ayons conscience parfois, agissent très directement sur la digestion. Pour la rapidité et l'énergie de leurs effets, elles doivent même être placées bien avant l'activité des facultés intellectuelles. A leur plus haut degré d'énergie, elles propagent leur retentissement sympathique au cœur, à l'estomac, dans toute l'étendue du canal digestif, au système de la locomotion, aussi rapides que l'électricité. J'ai vu souvent des malheureux frappés à l'estomac, ou sur quelque autre point du canal digestif, par les affections morales vives, rester en proie à des souffrances horribles et prolongées. Ces effets sympathiques sont même tellement connus qu'il suffit de les rappeler ici d'une manière générale. Certains auteurs, selon nous, les ont trop localisés à l'estomac; ils retentissent sur tous les points du canal digestif, produisent par fois leurs effets les plus sensibles sur des organes éloignés de l'estomac, et cela selon les dispositions individuelles souvent inappréciables. Nous avons dit que les affections morales vives *frappent;* nous avons comparé leurs effets à ceux d'une décharge électrique; il n'y a rien de figuré dans ces manières de dire : nous éprouvons une sensation aussi distincte, aussi nette que la produirait le choc d'un bâton, d'une pierre, d'un appareil de Leyde. Eh bien ! ce coup, s'il frappe l'estomac pendant la digestion, en trouble, en suspend l'activité ; rien de si fréquent, rien de mieux connu que cet effet ; — s'il frappe le foie, la peau se colore en jaune, et l'ictère se déclare sur toutes les parties du corps en peu de temps; — s'il frappe l'intestin grêle ou le gros intestin, le désordre qu'il y cause se manifeste à l'instant par une courbature profonde, par des mouvemens désordonnés, par des douleurs; — s'il frappe les reins et la vessie, l'émission de l'urine est instantanée et tout-à-fait involontaire, ou bien la sécrétion urinaire est suspendue et les douleurs néphrétiques apparaissent aussitôt. J'ai vu un malade qui, à la suite d'une frayeur vive, avait ressenti le coup de l'affection morale vers la fin du gros intestin, et souffrait d'épreintes, de besoins fréquens d'aller à la garde-robe, tout-à-fait semblables à ceux qui tourmentent les malades atteints de dyssenterie.

Nous devons conclure de ces faits que les facultés morales sont en rapport sympathique avec la digestion aussi bien que les facultés intellectuelles, que même elles ont une action plus rapide et plus profonde sur cette fonction ; qu'enfin elles ne communiquent pas seulement avec l'estomac, mais avec chacun des points du canal où leur plus haut degré d'énergie se fait ressentir, selon les dispositions individuelles, soit maladives, soit naturelles.

Nous avons tous vu des personnes venir nous demander des conseils pour des maladies graves et anciennes dont la seule cause appréciable était une impression morale vive, réfléchie dans les organes de la digestion. C'est là une nouvelle différence entre les effets sympathiques des passions et ceux de l'activité intellectuelle passagère.

Mais ces rapports sympathiques dont le rustre grossier et inculte se fait une idée tout aussi saisissante que l'académicien le plus subtil, ne sont point les seuls liens qui rattachent les affections morales à la digestion, il en est d'autres qui, bien que moins sensibles, moins prompts, moins énergiques, sont cependant d'une influence tout aussi décisive.

La médecine des passions du docteur Descuret, en même temps qu'elle nous donne de précieuses lumières sur le traitement des passions, nous en montre la propagation dans les organes digestifs : « Immédiatement après un accès de *colère*, il n'est pas rare de voir survenir des selles ou des vomissemens bilieux, quelquefois l'ictère et l'épatite ; — la *peur* irrite et enflamme les intestins, elle produit les évacuations involontaires d'urine et de matières fécales ; — le pouls de l'*ambitieux* est habituellement fébrile, son haleine brûlante, ses digestions imparfaites. D'après cela, faut-il s'étonner de voir cette passion produire tant d'inflammations aiguës ou chroniques des organes digestifs ? On a constaté que des cancers de l'estomac ou du foie terminaient souvent les jours de ceux dont l'existence avait été tourmentée par l'ambition. — Dans la *jalousie*, le foie sécrète la bile en plus grande quantité que dans l'état normal, et finit par s'hypertrophier. En même temps, les digestions s'altèrent, les forces diminuent, la peau prend une teinte livide ou ictérique, la maigreur augmente de jour en jour... » En un mot, point de passion triste, point de passion violente, concentrique ou excentrique, qui n'aille retentir dans la fonction digestive.

L'impression morale douce et calme est amie de la digestion, elle l'aide et la rend plus facile ; elle ne retentit sur aucun point, mais elle propage à tous son action bienfaisante.

L'impression morale triste et silencieuse est, comme la précédente, sans aucun retentissement spécial chez les personnes bien portantes ; elle n'a point d'effet immédiat sur la digestion, mais à la longue elle en affaiblit l'énergie, elle finit même par l'entraver, la rendre douloureuse et incomplète.

En présence de tels faits, que nous observons tous les jours autour de nous, je m'étonne de voir traiter si légèrement de malades imaginaires, de voir railler des personnes qui accusent des douleurs dont le siége ni la cause ne se montrent clairement nulle part ; non-seulement les gens du monde, mais même des médecins par fois, prononcent avec cette légèreté blâmable. Et pourtant notre machine étant destinée à la vie, au bien-être par l'exercice même de la vie, est-il possible que le sentiment, l'idée même du malaise ou de la souffrance naissent de l'activité normale des organes ?

En donnant une réalité aux influences morales, en les matérialisant pour ainsi dire, nous ne sortons point du domaine de l'observation, et nous sommes sur la voie où la méditation révèle souvent les moyens de guérir. J'ai eu bien des fois déjà l'occasion de m'applaudir d'avoir pris au sérieux ce qui ne paraissait point sérieux aux yeux des gens du monde.

J'aurais à citer en grand nombre les faits relatifs à des jeunes filles sédentaires, mal réglées, atteintes de palpitations, de syncopes, dans un état chlorotique commençant, ramenées sans transition à la santé, à la vivacité, par la chaleur, la poussière, et le mouvement des bals, par l'exercice de l'équitation avec des amies d'une humeur enjouée.

Après une large part des dispositions propres à chaque âge, à chaque tempérament, les influences morales, non perçues le plus souvent, peuvent encore être considérées comme l'une des causes principales qui retardent l'expansion des tissus et la venue de l'embonpoint chez les personnes livrées pendant les trente ou quarante premières années de leur vie aux incessantes préoccupations, aux déceptions sans nombre qui accompagnent la conquête d'une position sociale : la digestion et la nutrition n'ont pour l'ordinaire leur entier développement que lorsque l'homme a touché le port.

Si nous avions à tracer ici le tableau des variétés de sympathies qui s'exercent entre le cerveau et le canal digestif dans les maladies chroniques de ces derniers organes, plusieurs volumes ne suffiraient point à les esquisser tous, car ils varient à l'infini, et comme d'ailleurs ils se rattachent plutôt aux influences de la digestion sur l'innervation, nous n'en parlerons que plus tard.

La circulation prend une part directe à tous les phénomènes sympathiques que nous avons étudiés jusqu'ici, et s'y rattache d'une manière nécessaire. L'afflux nerveux appelle l'afflux sanguin et réciproquement.

Les rapports fonctionnels de la circulation à la digestion n'existent donc pas plus isolés que les mêmes rapports de l'innervation à la digestion. Mais parfois le sang joue le rôle principal dans l'influence produite, c'est ce qui arrive dans les maladies où domine l'élément inflammatoire dont l'accélération de la circulation est le plus constant et l'un des principaux caractères : cette accélération du sang presque toujours suivie de diminution, de suspension ou de perversion de l'action digestive, est l'une des harmonies naturelles les plus brillantes et les plus fécondes : la médecine l'a prise pour la base et le point de départ le plus solide de ses prescriptions : par la diète, ce remède héroïque d'une foule de maladies commençantes, elle imite la nature qui nous y condamne, et ne fait le plus souvent que devancer de quelques heures ses impérieuses défenses.

Tout le monde sait qu'un simple rhume de cerveau commençant, un panaris au doigt produisent par l'accélération du sang qu'ils déterminent et par la douleur, le dégoût des alimens plus complet souvent que ne le donnerait une irritation grave de l'estomac lui-même. Eh bien ! ce dégoût des alimens conduit à la diète, et la diète, on le sait, guérit plus de maux, seule, que tous les remèdes ensemble. Dans le traitement des maladies chroniques, la diminution d'un quart, d'un tiers, de la moitié, des deux tiers des alimens est encore un moyen qui, seul ou combiné à l'action des médicamens, opère des guérisons nombreuses ; j'en préciserai les limites et j'en déterminerai l'importance, lorsque dans un autre ouvrage je parlerai de l'alimentation réduite qui convient aux affections chroniques.

Si les organes digestifs sont comme nous l'avons vu, sous l'influence du cœur et du cerveau, ce n'est point sans compensation, ils renvoient avec usure à ces deux centres les actions sympathiques qu'ils reçoivent d'eux. La digestion normale elle-même ne peut s'accomplir dans l'estomac, sans accélérer quelque peu les battemens du cœur, sans émousser les facultés intellectuelles et morales. Que signifient les envies de dormir si fréquentes après des repas même modérés ? Que signifient les appesantissemens généraux de la machine ? Ne sont-ils pas l'expression éloquente de la réciprocité des actions sympathiques ?

Mais suivons le phénomène : une quantité d'alimens trop grande, introduite dans l'estomac, paralyse la partie sentante et pensante de notre être, aussi sûrement que les idées et les affections morales vives, reçues dans le cerveau, entravent la partie digérante ; — l'habitude de la surcharge de l'estomac hébète l'esprit comme l'habitude de la surcharge intellectuelle hébète l'estomac. — Si, par *manger beaucoup* nous devons entendre *manger trop*, nous pouvons affirmer que les gens dont l'habitude est de manger beaucoup arrivent inévitablement à l'abrutissement de l'esprit et du cœur. Voyez autour de vous, fouillez dans vos souvenirs, essayez d'y trouver un homme éminent par les facultés morales surtout, qui soit en même temps adonné à la gloutonnerie ; vous n'en trouverez pas : le fait est impossible, Dieu ne l'a pas voulu ! — La différence qui existe sous le rapport de la vivacité d'intelligence, toutes choses égales d'ailleurs, entre l'homme qui vit sans travail ou par un travail modéré et celui qui doit son pain au travail pénible du corps, ne reconnaît-elle pas pour cause principale la nécessité où se trouve le dernier de réparer par des alimens copieux des pertes abondantes ?

Les sympathies qui se propagent des intestins au cerveau sont, pour ainsi dire, innombrables dans l'état de maladie. Les convulsions produites par la présence des vers dans les intestins ; les délires si fréquens dans leur inflammation, les aliénations mentales subordonnées à une irritation obscure des organes de la digestion sont des faits que l'on observe tous les jours. Les gastralgies, les gastrites chroniques, en même temps qu'elles rendent les digestions ou pénibles ou capricieuses, réagissent le plus souvent sur le cerveau et donnent à la manière de sentir et de comprendre, des formes particulières et variables à l'infini. Elles ont pour résultat commun de faire naître une irritabilité physique et morale toute particulière chez ceux qui en sont atteints. — Nous n'en finirions point, s'il nous fallait en donner ici la description. — Qui n'a vu aussi les étranges sensations, les douleurs, infinies de forme et de nombre que produisent les névroses dont le siége paraît être dans les hypochondres ? — Les personnes qui souffrent de cette manière n'inspirent point aux gens du monde, ni même parfois aux médecins, l'intérêt qu'elles méritent; on croit avoir tout dit, lorsqu'on a prononcé le mot d'*hypochondrie*, de mélancolie; on croit avoir tout fait, quand on les a déclarés *malades imaginaires*; le moindre reproche à formuler contre de telles façons de juger et d'agir, c'est qu'elles sont un non-sens. Il n'y a pas une sensation pénible, une disposition à la tristesse, pas un trouble, si léger qu'il soit, de l'esprit ou du cœur, qui ne réponde à quelque cause physique, à quelque dérangement passager de la machine.

J'ai souvent eu avec les parens de ces malades, des conversations qui m'ont prouvé que les gens les mieux élevés, les plus instruits n'ont pas encore le sens assez délicat pour l'appréciation des secrets de la vie. Entre plusieurs, je prends un exemple : un vieillard de soixante-dix ans, accoutumé à la bonne chère, mais sans excès : deux plats de viande, un plat de légumes, une bouteille de vin de Bourgogne, le tout de premier choix, font les frais de chacun de ses deux repas; un peu de café et de vieille eau-de-vie de l'autre siècle, activent le mouvement de la digestion pour l'ordinaire. Deux ou trois fois par an, ce gastronome éclairé ressent, à l'occasion des changemens de saison ou de quelque *extra*, une surexcitation qui l'empêche de dormir; alors il devient inquiet, irritable, s'attriste et se plaint de mille sensations douloureuses; il cherche querelle à toute la famille, à tout son monde; rien n'est bien, rien n'est bon; il touche sans cesse avec précaution ses hypochondres endoloris. Je me rends auprès de lui pour l'entendre raconter ses maux, et tâcher de les soulager. Dès la cour de l'hôtel j'entends souvent les éclats de sa voix, le bruit des portes qu'il frappe avec violence. J'entre; il s'est assis dans son fauteuil de malade, il se repose de ses fatigues; sa figure est contractée, son aspect sombre; il se plaint de l'indifférence de sa femme, de ses enfans qui prennent tout l'extérieur de la gaîté pour le distraire. — J'ai ma barre à travers l'estomac, docteur, je sens mon corset de fer (c'est ainsi qu'il exprime la souffrance de ses hypochondres); je n'ai pas dormi depuis deux nuits, etc.

— Je trouve sa peau sèche et chaude, son pouls plein, fréquent et dur.
— Je l'écoute attentivement, avec affection ; je lui dis la cause et le remède de chaque souffrance ; — je vois ses traits se détendre par degrés, l'expression de sa figure devenir affectueuse, caressante ; je laisse aller la conversation sur la maladie, une demi-heure quelquefois ; puis je passe à des sujets agréables ; je raconte ou je fais raconter ; j'explique les choses de la nature qui ont rapport à son état ; — trois quarts d'heure, une heure se passent parfois, et se passent vite ;—le plus souvent le remède a réussi : la peau n'a plus la même chaleur, le pouls la même fréquence. Je le fais observer au malade ; il le reconnaît lui-même. Je le questionne sur ses souffrances, je mets de nouveau son esprit sur la trace de ses sensations internes, il les cherche inutilement ; — vous les avez escamotées, docteur, vous êtes mon talisman, etc. — Je le quitte, il est tout joyeux et plein d'espérance : quelque remède simple, quelque prescription hygiénique ont fait les frais de la consultation. Cette séance achevée, quelqu'un de la famille me reconduit jusqu'à la porte et, chemin faisant, me dit ce qui s'est passé avant ma visite ; c'est le fils aîné, le plus souvent. — Croiriez-vous qu'à l'instant même où vous êtes entré, mon père désespérait de sa vie, parlait des douleurs qui lui dévoraient les entrailles, et nous affligeait de l'annonce de sa mort prochaine ! il vous a vu ; il est guéri maintenant : *il est malade imaginaire*, vous le voyez bien ! — Non, monsieur, non, les maux de votre père sont très réels. — C'est une erreur de le déclarer *malade imaginaire*, et cette erreur vient de ce que vous ne donnez pas à la distraction, au sentiment de confiance, les vertus réelles, positives, qu'ils renferment. Accoutumez donc votre esprit à l'indivisible alliance du moral et du physique ; considérez le principe matériel et le principe immatériel, non comme deux faits isolés, mais comme une unité ; rien en nous de purement corporel, rien de purement spirituel, tant que nous vivons.

La digestion, la respiration, la circulation entrent pour leur part dans le phénomène de la pensée, tout comme la pensée, l'affection morale, produits de l'innervation cérébrale, concourent aux fonctions purement végétatives.

La distraction est un remède, amène une révulsion tout comme le vésicatoire, tout comme l'eau de Sedlitz ; la confiance, la foi dans le médecin sont calmans comme le bain, comme l'opium. Rien de plus positif dans le bistouri du chirurgien, dans la lancette, dans la pilule d'opium, de sulfate de quinine, que dans l'influence morale qui guérit. Ce sont des remèdes qui diffèrent l'un de l'autre, et conviennent à des états différens ; voilà tout.

Le changement que nous avons trouvé dans la chaleur de la peau et dans la fréquence du pouls, du commencement à la fin de la visite chez le malade précédent, est un fait que nous observons tous les jours chez les femmes du monde ; rien de si fréquent en effet que ces variations produites par les influences morales chez les sujets nerveux.

Si la visite à de telles malades se fait en courant, l'idée de la maladie est fausse, et la prescription souvent à côté ou bien au-delà du mal. La lenteur et la réflexion dans ces circonstances sont également au profit du malade et du médecin.

Nous disons, en terminant cette observation : il n'y a pas plus de malades que de remèdes imaginaires. Le canal digestif est la source la plus féconde des phénomènes nerveux qui réagissent sur le cerveau et se diversifient à l'infini selon leur nature et leur siége. Autre est l'état moral et intellectuel de l'homme atteint de gastrite chronique ou de gastralgie ; autre, de l'homme qui souffre d'une maladie chronique du foie ; autre, de l'intestin grêle ; autre, du gros intestin.

Il y a là matière à de longues et intéressantes études. Pendant quinze années j'ai souffert de maladie des entrailles, j'ai suivi et noté minutieusement les phases de l'état moral, variant sans cesse, selon le degré, la nature et le siége du mal ; je parle avec connaissance des faits, et j'ai dans ces questions l'autorité que, dans les choses de la guerre, possède un général sorti vainqueur de combats nombreux, rudes et difficiles : depuis plusieurs années, je suis guéri, et guéri par les soins hygiéniques exclusivement. J'en pourrais dire bien long sur la part des influences morales dans ces états, sur la couleur que donnent à nos idées et à nos sentimens la souffrance des entrailles, mais il faut se borner. — Nous avons vu 1° que le travail modéré de l'esprit, l'affection morale douce, l'état normal de la circulation, concourent à la digestion et facilitent ses actes successifs ; 2° que le travail excessif de la pensée, que l'affection morale vive et violente, que l'accélération de la circulation, troublent, suspendent ou pervertissent brusquement la digestion ; 3° que l'habitude de la méditation, que l'affection morale, triste et long-temps prolongée, émoussent l'énergie des puissances digestives ; 4° que, de son côté, la digestion, bien réglée pour la quantité et la qualité des alimens, aide le travail de l'esprit en lui donnant de l'activité et de l'énergie, entretient les affections morales, gaies et salutaires, et soutient la circulation par les élémens nouveaux qu'elle élabore avec maturité ; 5° que la digestion irrégulière, à cause de l'excès dans la quantité ou la qualité des alimens, trouble et pervertit les phénomènes de l'innervation centrale et de la circulation ; 6° enfin, que la digestion habituellement laborieuse par la trop grande abondance de nourriture, émousse définitivement l'activité de l'esprit et du cœur.

Ces connaissances sont des élémens suffisans pour la solution de la question qui nous occupe, en ce qui touche, bien entendu, les rapports sympathiques et réciproques de la digestion avec la circulation et l'innervation centrale.

Quant à l'influence réciproque exercée par chacune des trois fonctions sur les deux autres, lorsqu'elles sont actives en même temps; pour l'apprécier, il convient de distinguer les fonctions continues des fonctions intermittentes : les premières ne peuvent être suspendues sans que la vie soit menacée ou détruite, ce sont, entre autres, la circulation, la respiration, la nutrition, etc., les secondes trouvent dans la suspension même de leur action, une nouvelle source d'énergie; et la prolongation de leur activité au-delà de leurs limites accoutumées entraîne le désordre et la maladie; ce sont la digestion, les mouvemens volontaires (la locomotion), l'innervation centrale qui comprend l'activité des facultés intellectuelles et morales, etc. Eh bien ! les premières, continuant pendant l'activité des secondes, concourent à leur accomplissement et le rendent possible; les secondes, au contraire, ne peuvent s'accomplir toutes en même temps, ni même deux à deux, sans se nuire réciproquement : c'est une règle générale pour toutes les grandes fonctions douées d'une activité intermittente.

L'homme qui pense, respire en même temps, reçoit en même temps du sang dans toutes les parties de son corps par les impulsions du cœur, exhale et absorbe en même temps par la peau : ces trois fonctions continues, loin de nuire à l'activité de la pensée la rendent possible, la favorisent même, comme le font toutes les autres actions continues.

Mais l'homme qui pense sérieusement, ne peut avoir en même temps une digestion facile et bonne; l'homme qui digère ne peut se livrer, ni sans peine, ni sans effort, au travail de la pensée, aux élans de la passion, à une marche active et prolongée, à la course surtout. Tandis que les fonctions intermittentes nuisent aux autres par une activité simultanée; *chacune* d'elles a besoin du concours de toutes les fonctions continues.

§ 2. — **Rapports fonctionnels et sympathiques de la digestion, avec la respiration et les fonctions de la peau.**

Le poumon est chargé de faire subir au sang veineux et aux produits réparateurs de la digestion, les transformations d'où sort le sang artériel, incitateur et soutien de la vie : ainsi, dès notre premier pas, nous saisissons un lien nécessaire entre la circulation et la respiration, et par conséquent entre cette dernière fonction et la vie; car si de son côté le poumon n'est sensible et contractile que par l'excitation du sang et des nerfs qu'il

reçoit, le cœur et les centres nerveux de leur côté, puisent dans la rénova-
tion du sang par le poumon, la possibilité et les conditions de leur activité
soutenue. — La revivification du sang, son oxygénation est le phénomène
caractéristique de la respiration. Mais à la suite de cette oxygénation du
sang, le poumon rejette au-dehors avec l'air qu'il rend, à chaque expira-
tion, des produits usés, de véritables excrémens qui sont de l'acide carbonique, de l'eau et de l'azote. Cette dernière fonction n'est point l'attribut
exclusif du poumon, la peau la partage avec lui et rejette également au-
dehors l'eau, l'acide carbonique et l'azote. Ce rôle important, commun
au poumon et à la peau, les rapproche dans le phénomène de la vie, et
nous conduit à l'étude simultanée des fonctions respiratoires et cutanées
dans leurs rapports avec la digestion. Nous y puisons un premier rapport
fonctionnel important, à savoir que plus la digestion est active, plus les
produits rejetés par les poumons et la peau, sont abondans; la corrélation
inverse n'est pas moins évidente : l'action d'un air vif, de l'air des montagnes sur l'économie, ou bien encore de l'air des plaines élevées a pour
résultat l'accélération de la digestion, son redoublement d'énergie par le
fait de l'excitation tonique des poumons et de la peau. Ces rapports sont
à tel point constans, que l'observation nous les montre partout en proportion réciproque : voyez d'une part l'activité de la vie, la souplesse, l'élasticité et la force de ses mouvemens chez l'habitant des montagnes et chez
le cultivateur des plaines élevées, de la Beauce, par exemple; voyez d'autre
part la langueur de la vie, la faiblesse et l'atonie du malheureux, condamné
à la végétation au milieu des plages marécageuses. Eh bien! les principales
causes de ces différences, sont la différence de qualité entre l'air des différentes régions.

A mesure que nous marcherons dans l'étude des rapports entre la digestion et les autres fonctions, nous verrons d'ailleurs la solidarité entre elle
et les autres se développer, et l'indivisibilité de l'unité vivante s'accroître
par degrés; nous nous éloignerons de plus en plus de l'opinion qui sépare
la digestion des autres actions vitales. Quant à la loi d'équilibre entre les
fonctions du canal digestif, celles de la peau et des poumons, tâchons
surtout de la rendre sensible par des exemples. A Paris, visitez, aux jours
de fête, quelqu'un des lieux où se rendent les promeneurs de toutes les
classes; observez attentivement la physionomie de cette population; vous
y rencontrez tous les âges, les tempéramens, les sexes, mille degrés variés
de maigreur ou d'embonpoint, de laideur ou de beauté, de flétrissure des
traits ou de fraîcheur. Mais cherchez la vive coloration de la peau, les tissus
fermes et élastiques, l'air de vigueur et de santé, si commun dans toutes
les classes des habitans des campagnes; vous ne les trouverez point, dans

ces réunions de plusieurs centaines de milliers d'hommes et de femmes. Si par hasard une des physionomies que nous signalons apparaît dans les groupes, croyez qu'elle est arrivée depuis peu des lieux où la lumière directe, l'air vif, pur et agité fournissent à la peau et aux poumons un aliment salutaire et plein de stimulation.

Qu'une occasion d'ailleurs se présente pour vous de suivre cette personne, vous la verrez infailliblement rentrer au bout de quelques mois dans le type des villes : sa peau décolorée offrira d'autres nuances, et ses tissus flexibles cèderont sous la main. Médecin, vous aurez fréquemment l'occasion de faire ce rapprochement, et de constater le changement opéré en peu de temps sur le même sujet. D'où vient cette métamorphose? De plusieurs causes, sans doute; mais surtout et avant tout de la qualité et de la quantité différente de l'air et de la lumière qui ont changé la tonicité des deux fonctions et diminué de la sorte la puissance digestive ainsi que la nutrition. Telle est la loi, et cette loi n'a pas d'exception. — Que ceux qu'un travail rude et peu fructueux éloigne de leur toit rustique, sachent les conséquences de leur déplacement. Ils viennent au milieu de nous où l'espoir du gain les appelle : des chances heureuses pourront couronner leurs efforts; mais ce qui ne leur manquera pas, ce qui est infaillible pour eux, c'est l'affaiblissement des ressorts de la vie.

Voyez cette jeune fille : elle touche à sa quinzième année, le développement des organes en a fait une femme depuis quelques mois; sa famille la rappelle à la ville, préoccupée des soins de son éducation. Elle est fraîche et pleine de vivacité, ses tissus sont élastiques et fermes; tout lui sourit dans la vie; l'avenir est son bien. Pauvre enfant : ses courses, ses ébats en plein air, vont être remplacés par la vie sédentaire, par les récréations dans une cour peu spacieuse où sa part d'un air sans vigueur, d'une lumière douteuse, lui sera disputée par ses petites voisines; — elle palira, perdra par degrés le ton de sa vie morale et physique; — la digestion, d'active qu'elle était, se fera languissante; — la grande fonction qui fait la femme ce qu'elle est, deviendra douloureuse, irrégulière. Et l'avenir si brillant, il y a quelques mois, sera plein de menaces.

Je ne suis pas un homme d'imagination; médecin, j'ai vu ce que je dis, et je le dis avec le sentiment d'une conviction profonde et douloureuse. Les faits, à les énumérer par séries seulement, seraient fastidieux. Et nous autres, nés au sein des villes, accoutumés à l'influence délétère des grands centres de population, à quelles conditions conservons-nous la santé? Au milieu de nos travaux et de nos préoccupations, arrivons-nous à la plénitude des mouvemens de la vie? Nous est il permis de nous livrer à toutes les natures de stimulation que subissent avec avantage ceux qu'une excitation vive et constante des poumons et de la peau disposent à les recevoir ? Ne sommes-nous pas plutôt forcés, pour conserver nos facultés intellectuelles et morales, actives, de surveiller, de diriger, de limiter sans cesse les actions digestives ? Et encore, avec ces soins sans nombre, chacun de nous a son épine qui donne de la vie quelque sensation douloureuse : chez les uns, c'est l'estomac ou le foie, ou le pylore, ou l'intestin grêle, ou le gros intestin qui porte cette épine; chez les autres, ce sont les reins, la vessie, le canal de l'urèthre, les articulations; chez d'autres, ce sont les poumons, le cœur, quelque partie des centres ou des cordons nerveux. C'est à ces conditions que nous vivons au milieu de l'activité qui nous entraîne et nous dévore; nous achetons, au prix de la vie même, le sentiment, plus multiple de la vie.

Eh bien ! ainsi modifiés par le milieu où nous restons, que nous arrive-t-il, si nous allons passer quelques semaines aux champs ?—A la ville, nous mesurions l'excitation de chaque fonction sensoriale, une intervention toute spéciale du moi réglait la part de chacune. — La nécessité de cette mesure, nous suivra-t-elle à la campagne ? — Nullement; à mesure qu'un air plein de vie pénétrera les poumons et la peau, la nutrition et la calorification deviendront plus actives, et la digestion verra s'étendre sa puissance. Un verre de vin pur, pris à Paris, développait en quelque point une chaleur maladive; une quantité moyenne d'alimens, quelque peu stimulans, troublait le travail de la pensée, produisait l'insomnie, etc. Aux champs, nous doublerons impunément la quantité et la qualité de la stimulation, nous en produirons quelque mode nouveau, le tout au profit de la santé et du bien-être. — Dans ce cas, ce n'est point seulement la tolérance des organes de la digestion qui est augmentée, c'est leur activité propre; ils demandent davantage : nous avons accru le mouvement de la vie sur de vastes surfaces; le mouvement de la vie s'accroît sur des surfaces nouvelles par un enchaînement nécessaire, et l'augmentation des actions, stimulantes ou réparatrices, devient par cela même une nécessité.

Il est un autre exemple tout voisin de nous, plus simple même que les précédens, parce que la peau seule se trouve dans des conditions bien sensiblement différentes; c'est celui que nous offrent les hommes occupés à retirer de l'eau les trains de bois qui viennent par la Seine. Ces hommes, dans l'eau jusqu'à la ceinture cinq mois de l'année, prennent pendant tout ce temps un bain dont la température est le plus souvent de dix à seize degrés. — Comment combattent-ils l'action débilitante du froid prolongé ? — Six, huit bouteilles de vin blanc sont la ration ordinaire de chaque travailleur pour chaque jour, et paraissent être la quantité nécessaire pour maintenir l'équilibre; ceux qui, par des raisons d'économie ou de voisinage, usent de vin rouge, consomment de trois à six bouteilles. Aucun signe d'ivresse cependant, chez ces débardeurs!

Les sujets adonnés à ce genre de vie, tous ceux que des pertes considérables, résultat d'un travail pénible et soutenu, obligent à recourir à des moyens de stimulation exceptionnels, restent bien portans et vigoureux tant que la stimulation et l'action débilitante du travail se font équilibre. — Mais que quelqu'un de ces hommes parvienne, grâce à des circonstances heureuses, à l'aisance, au repos qui la suit ; qu'il soit enlevé par un accident, par une infirmité aux habitudes de labeur, pourra-t-il continuer la stimulation, l'action débilitante ayant cessé? — Impossible. — Le goût des liqueurs spiritueuses persistera le plus souvent : mais qu'il soit satisfait sans réserve comme auparavant, et l'homme sera détruit en peu de temps.

Médecin d'une grande administration, j'ai vu bien des fois déjà des hommes robustes passer de la vie active du cocher, du soldat, à la vie sédentaire du garçon de bureau, de l'employé subalterne, mais aucun, à ma connaissance, n'a conservé impunément dans la seconde, les habitudes de stimulation de la première. Ces hommes même sont pleins de naïveté dans leur surprise ; ils s'étonnent de ne plus supporter le vin.

Les rapports sympathiques entre la digestion et la respiration, nombreux et saillans déjà dans l'état de santé, se dessinent mieux encore dans la maladie : une simple indisposition révèle une foule de liens cachés entre les deux fonctions. — Quelle est la nature de ces liens, de ces rapports cachés? — La science ne peut le dire; mais elle les montre et s'en sert pour rappeler l'homme à la santé. N'est-ce pas en vertu d'un rapport sympathique, que le vomissement, provoqué par l'ipécacuanha ou un autre émétique, suspend les efforts de la toux, change sa nature en quelques heures; que l'alimentation douce et réduite triomphe des catarrhes les plus rebelles? Suivez, chez les malades atteints de névrose des entrailles, les mille sensations douloureuses de la respiration, les spasmes, les suffocations, les aphonies passagères. Que sont tous ces troubles; sont-ils suscités par des lésions matérielles de la fonction? — Pas le moins du monde : ce sont simplement des irradiations douloureuses, parties de la fonction voisine.

La peau rejette au-dehors les matériaux usés; mais les exhalans qui exécutent cette fonction commune ne sont pas toute la peau, comme l'exhalation n'est pas sa seule fonction. A côté des exhalans, qui portent du dedans au-dehors, sont les absorbans qui portent du dehors au-dedans : les gaz et les liquides passent à travers la peau par la voie de l'absorption pour se répandre dans l'économie.

Tout le monde sait que, pendant et après un bain, l'urine est abondante et décolorée; il y a addition d'eau à nos fluides par l'absorption, expulsion par la sécrétion urinaire. La friction sur différentes régions de la peau, sous les aisselles surtout, avec une liqueur ou un corps gras, contenant un médicament de nature fébrifuge, guérit la fièvre intermittente, les névralgies de même nature aussi sûrement que le médicament introduit dans l'estomac. Les exemples d'absorption cutanée sont sans nombre.

Il faut donc, à l'exhalation, ajouter l'absorption comme second mode d'activité de la peau, et l'on peut dire que par ces deux fonctions elle répond à tous les organes, et participe en quelque sorte à toutes les autres fonctions du corps humain.

Ce n'est pas tout, la peau, en même temps qu'elle exhale et absorbe, sécrète des fluides d'une nature particulière et qui varient selon ses différentes régions; des groupes de petits organes placés dans son épaisseur sont chargés de cette troisième fonction. — Une quatrième, commune à la peau et à tous les autres systèmes, résulte du travail intime qui, pour le maintien et le développement de l'organe lui-même, attire du dedans des élémens nouveaux et rejette les élémens anciens; cette quatrième fonction, la nutrition, est la cause évidente du mouvement qui conserve chaque partie vivante. — La peau enfin, par une multitude de monticules formés d'expansions vasculaires et nerveuses, en rapport avec le cerveau, forme un sens étendu, le toucher. Et bien! cette vaste enveloppe est dans un échange constant de sympathies avec les organes de la digestion : elle exhale, elle absorbe, elle sécrète, elle produit de la chaleur, elle exerce le toucher dans des modes, variés à l'infini, et dont chacun réfléchit vers les organes de la digestion une nuance d'action particulière; tandis que, de son côté, la digestion envoie vers la peau des influences aussi constantes. Tels sont la nature et le nombre des liens qui rattachent l'enveloppe extérieure au canal digestif. Mais que pouvons-nous recueillir dans l'étude de ces rapports qui soit profitable au sujet de notre travail, *l'Hygiène de la digestion?*

Il est facile de le voir : — Nous pouvons accélérer, ou ralentir chacune des actions de la peau; les modifier et les pervertir même à notre gré, par les doses et les qualités différentes de leurs excitans naturels, de la lumière, de l'air, du chaud et du froid, du sec et de l'humide; par les doses et les qualités différentes de mille agens particuliers, de l'eau chaude ou froide, pure ou chargée de principes variés : et comme aucune de ces actions ne reste étrangère à la digestion, la peau nous offre un des points d'appui les plus solides pour gouverner cette dernière fonction. Comptez les milliers de personnes qui rétablissent ou maintiennent les fonctions digestives par le bain tiède; les milliers qui la rendent active et énergique de la même manière ou par le bain froid de quelques minutes. J'aurais honte d'insister davantage sur les preuves qui sont à la connaissance de tous. Et ce n'est là qu'une des mille manières d'agir sur la digestion par la peau. Je voudrais donner à chacun les moyens de les combiner, de les susciter en lui-même pour la conservation et la plénitude de la vie, opérer cette révolution pour tous, comme je l'ai fait pour moi-même et pour quelques autres! — Nous ne sommes pas machine à prendre pilules, drogues d'aucune sorte, mais machine à vivre, à jouir de la vie et par l'exercice même de la vie. Voilà ce qu'il faut se dire sans cesse, ce dont il faut rechercher l'entente et les conditions. J'insiste ici sur ce point, parce que dans un moment de révolte contre la douleur, contre des souffrances de dix années, j'en suis parti avec la résolution ferme de ne pas retourner en arrière, de ne pas m'arrêter en chemin; parce que grâces à cette conviction, à cette résolution, j'ai retrouvé la santé du corps et l'activité de l'esprit, parce qu'enfin je suis convaincu que chacun peut faire ce que j'ai fait moi-même. Dans cette voie où j'ai dû apprécier et coordonner tant de forces diverses, j'ai reconnu que le gouvernement sage des choses de la digestion est une base d'opération puissante, et que l'étude des phénomènes sympathiques de la peau en donne presque toujours la clef. Tant que la digestion est active et sans entraves, la peau présente une coloration et une élasticité qui révèlent le jeu complet de la vie jusqu'aux limites les plus extrêmes de l'organisation; la chaleur s'y produit avec facilité, s'y répartit également et dans une mesure convenable, elle exerce sur elle-même, un toucher agréable. Souvent lorsque le travail de l'estomac commence, un léger frisson y révèle le changement de direction des forces vitales. A toutes les époques du jour et de la nuit, l'activité des exhalans et des sécréteurs y est modérée, et fournit un produit dont les qualités physiques et chimiques ont l'odeur de la santé; ceci est sans métaphore : mais que la digestion languisse, se trouble, se pervertisse dans son ensemble ou sur quelque point, les fonctions de la peau s'altèrent en même temps : elle se flétrit et perd ses couleurs vives, elle laisse détacher, en une poudre fine, son enduit protecteur; elle produit la chaleur en moins ou en plus, d'une manière irrégulière : les extrémités sont ou froides ou brûlantes; sa température à la région du ventre est exagérée, partout ou sur quelque point seulement; sa fonction sensoriale est exagérée, diminuée ou suspendue : certains sujets atteints de gastrite chronique, d'entérite chronique ou de gastralgie, d'entéralgie, ont la peau douloureuse; certains autres l'ont insensible et morte : telle est leur expression. D'autres enfin y ressentent, renfermés dans les appartemens, couchés même dans leur lit, toutes les variations de la température. Les sensations ou pénibles ou agréables qu'ils y perçoivent sont à tel point constantes et sûres, qu'ils devinent par elles d'une manière certaine, la direction des vents, la chaleur de l'air extérieur, son état hygrométrique. Je n'exagère rien; ici comme partout ailleurs, je copie l'expression de la souffrance, sans y mettre du mien.

En voici la preuve. — Je prends au hasard parmi plusieurs mémoires à consulter, écrits par les malades eux-mêmes sur des *gastralgies et entèralgies de nuance chaude, avec prédisposition tenace à l'injection sanguine.* C'est l'une de ces notes rédigée par le malade lui-même, homme éclairé et intelligent.

« 4 avril 1844. Cher docteur, chaque nuit, vers deux, trois, quatre »heures, je suis réveillé par des borborygmes qui me fatiguent le ventre et »l'endolorissent. Quand les gaz se trouvent dans l'estomac, ma respiration »est embarrassée; je fais des bâillemens à me briser la machoire; je ne »puis me coucher sur l'un ou l'autre côté, et par fois, pour respirer, je suis »forcé de m'asseoir sur mon lit. C'est une chaleur, une combustion qui se »produit dans les entrailles, me remonte au cerveau et adieu la volonté de »dormir : les pensées viennent en foule, les pensées noires! Si par haut ou »par bas, les gaz s'en vont, un soulagement se produit et ma respiration »devient plus facile. Je suis constamment constipé; les remèdes à l'eau de »son ou de guimauve me sont indispensables : quand je ne vais pas à la »garde-robe pendant deux jours, mon estomac et mes intestins sont comme »tendus. Depuis environ une semaine que la température s'adoucit, ma »constipation est moins tenace. Le matin, je ne puis prendre que des »feuilles d'oranger ou de violettes, le salep, le gruau, l'orge, le lichen ne »me réussissent pas. J'ai commencé à reprendre un peu de lait; s'il passe »bien, il m'adoucit beaucoup. Arrive l'heure de mon déjeuner, entre dix »et onze heures. Toujours des gaz dans l'estomac ou dans les entrailles »jusqu'à ce que de nouveaux alimens semblent les chasser. A déjeuner, je »prends deux œufs, ou un œuf avec quelques pommes de terre cuites »simplement, si mon estomac le permet, ou une tasse de chocolat. Je ne »tarde pas à ressentir le travail de ma digestion. Vers deux, trois heures, »l'embarras revient, toujours à droite de l'estomac; vers le pylore, je crois; »quelque chose qui arrête, qui ne veut pas passer, et encore après les gaz, »les nausées. Je dîne entre cinq et six heures. Malgré les difficultés que »j'éprouve pour digérer, mon appétit existe, je mange avec plaisir; il faut »me tenir pour ne pas manger trop. Si je cède, si je dépasse ma dose, je »souffre plus, je m'en repens. Suivant vos prescriptions, je ne dîne que »d'une viande, d'un légume, en légère quantité. Vers huit, neuf heures, »mêmes accidens que le matin. Ils ne se produisent pas toujours avec la »même intensité, mais chaque jour, chaque nuit, il y a embarras, il y a

»souffrance, surtout dans un demi-cercle, partant de l'estomac et aboutissant
»à l'aine du côté droit. *Jamais je n'ai subi, comme depuis un an, l'influence*
»des variations atmosphériques. Le froid, l'humide, la neige, la pluie, les
»giboulées, la chaleur qui revient, me modifient suivant leurs influences.
» Une gelée sans bise, un temps doux sans chaleur d'orage me vaut mieux.
» Le matin, couché dans mon lit, par les douleurs plus ou moins vives que
»j'éprouve dans les organes de la digestion, dans les bras, les jambes, la
»tête, je devine le brouillard ou le temps clair; cet hiver, la neige fondue
»ou la gelée. Ma langue est rouge comme auparavant, les mêmes fentes
»existent sur les côtés, les mêmes bandes ou taches blanc-jaune. *Pendant*
»tout le froid, j'ai souffert d'engelures aux doigts des mains; mes pieds sont
»blancs, secs et froids. Enfant, j'avais des engelures, mais elles ne pré-
»sentaient pas le même caractère d'engorgement et d'âcreté. Les crevasses
»ont été si profondes qu'elles ont fait croûte et me laissent de petites cica-
»trices. Mes ongles sont encore marbrés de sang. La peau des doigts s'est
»presque renouvelée entièrement, elle est si fine que je suis obligé de con-
»server des gants pour ne pas m'écorcher. Système de la peau, système de
»la muqueuse, tous ces tissus, chez moi, sont dans un tel état de faiblesse
» et d'irritabilité que je puis me passer de BAROMÈTRE *et d'*HYGROMÈTRE. *J'ai*
»toujours froid aux pieds, aux mains, le long des jambes et des bras. Il faut
»m'envelopper de laine depuis les pieds jusqu'à la gorge, même dans mon
»lit. Je porte, comme en hiver, deux gilets, caleçon, bas, chaussons,
»ceinture en laine. Oter quelque chose me rend mal à l'aise. *Jamais de*
»moiteur, la peau sèche, souvent la langue à l'intérieur chaude. Pour me
»réchauffer, il ne faut pas de feu mais le grand air et la marche en sabots.
»Encore, si le vent était trop vif, j'étais obligé cet hiver de me calfeutrer.
»Je ne puis lire ou écrire plus d'une heure, je sens aussitôt de la chaleur à
»la tête, de la fatigue à l'estomac et de la glace aux pieds. J'attends vos
»nouveaux conseils, et je vous prie de recevoir l'assurance de mes senti-
»mens les plus distingués. »

On ne me reprochera point, je l'espère, cette longue citation, les faits
qu'elle contient sont d'un intérêt trop élevé. Elle ne présente, il est vrai,
qu'un des types de maladies des intestins, mais elle offre toutes les influences sympathiques qui s'y rattachent; la peau s'y trouve dans un rapport étroit avec le canal digestif. Le malade, avant de partir pour les eaux,
est venu passer un mois à Paris. Je l'ai vu souvent et l'ai trouvé mieux
portant déjà; des compresses d'eau froide, appliquées chaque matin pendant quelques heures sur le ventre, ont rétabli les garde-robes; la peau
rend un compte moins exact des impressions de l'air, et la sensation de
froid aux pieds se trouve diminuée. Eh bien ! cette amélioration dans les

impressions et dans la chaleur de la peau est, à mes yeux, la preuve la plus certaine de la diminution de la maladie dans les organes de la digestion (1).

Cette observation, comme nous l'avons dit, ne présente qu'un des types des maladies chroniques de la digestion, elle ne donne aussi qu'une des nombreuses séries de rapports sympathiques de la digestion avec les fonctions de la peau. Chez d'autres, en effet, la chaleur est partout et toujours en excès; les exhalations et les sécrétions sont augmentées et viciées par fois; les absorptions s'opèrent avec plus d'activité ou se ralentissent. Rien donc de constant, si ce n'est le rapport sympathique d'un système d'organes à l'autre.

Dans ces questions, il est impossible de tout dire, on le sent; c'est beaucoup de mettre en relief les principaux aspects, d'y fixer l'attention et d'en donner l'intelligence. Je le vois avec bonheur auprès des mères de famille éclairées : l'habitude que j'ai prise d'aller visiter mes amis et mes cliens en état de santé, toutes les fois que mes occupations le permettent; de les voir au lever, à l'heure des repas et dans la soirée, me donne de nombreuses occasions d'appeler leur attention sur l'arrangement harmonique des fonctions, de leur en faire comprendre le mécanisme et la direction.

Les maladies deviennent de plus en plus rares dans les familles où tombe cette instruction; la sollicitude de la femme, de la mère de famille, saisit à merveille et devance par fois mes conseils.

Les maladies aiguës de l'un des deux systèmes se réfléchissent à coup sûr dans l'autre : les éruptions aiguës amènent la perte de l'appétit, l'augmentation et la perversion des sécrétions du canal digestif, tout comme l'irritation de quelque point du canal digestif, suspend, augmente ou vicie l'ensemble des fonctions de la peau. Les états chroniques de ce dernier organe sont en communication sympathique avec les fonctions digestives, quoique d'une manière moins apparente. Pour s'en convaincre, il suffit de remarquer que le plus souvent, le médecin ne peut les guérir, sans faire passer par l'intestin, l'action des médicamens : ainsi, point de moyen local qui puisse seul ramener à la santé les parties de la peau où règne quelque dartre tenace, quelque éruption d'un caractère plus grave encore. Souvent même, chose notable dans la question qui nous occupe, le traitement local est insignifiant ou nuisible, tandis que le régime alimentaire approprié, et les médicamens introduits par la bouche amènent la guérison : c'est le cas des dartres humides et rongeantes, ainsi que de la plupart des syphilides.

---

(1) M. le professeur Chomel et moi, nous avons conseillé à ce malade un séjour de quelques mois dans le midi. Aujourd'hui, 1er *décembre* 1844, il est rentré dans la plénitude de ses fonctions.

§ 3. — Rapports fonctionnels et sympathiques de la digestion avec la nutrition et la calorification générales.

Les centres nerveux et circulatoires distribuent à toutes les parties du corps les nerfs et le sang, agens de toute vie, de tout mouvement, de toute sensibilité et de toute contractilité; la nutrition retient de ces matériaux de la vie, la part qui convient à chaque organe, à chaque tissu, à chaque partie de tissu; et ce choix, exercé par chaque atome solide, s'opère avec un discernement merveilleux : le sel calcaire est retenu dans l'os; la fibrine et la matière colorante du sang, dans le muscle; les fluides blancs, dans les tissus de même nature; la graisse va s'accumuler dans les réservoirs que lui offre le tissu cellulaire.

Voilà, certes, dans le phénomène de la vie des actions intimes fort au-dessus de notre intelligence et dignes de toute notre admiration : Telle est la loi physiologique, loi sans exception tant que la santé dure. Mais la nutrition n'a point seulement pour objet de retirer du sang et de fixer dans les organes les matériaux propres à les maintenir et à les développer; on le conçoit facilement, puisque leur accroissement n'est pas indéfini, et que chaque être, chaque partie d'être vivant possède en lui-même le type pré-établi d'une forme et d'une étendue qu'il ne dépasse jamais.

A mesure donc que les élémens nouveaux sont fixés sur chaque point, des élémens anciens en sont éliminés, rejetés au-dehors ou rendus à la circulation veineuse : de ce travail intime, dont les conditions nous échappent, résulte un phénomène inexplicable aussi, mais très appréciable, la production de chaleur, la calorification. Ainsi chaque espace indivisible du temps, chaque point indivisible du corps voient se reproduire par le fait de la nutrition, la chaleur qui nous est propre : nutrition et calorification sont donc deux faits connexes, inséparables.

Dans l'état de santé, leur répartition harmonique et régulière à toutes les parties du corps, se fait sous l'influence des centres de la circulation et de l'innervation. Mais qu'une cause faible ou puissante, inappréciable ou perçue vienne rompre cet équilibre en agissant sur quelque point éloigné de la machine ou sur ses centres de vie, on verra l'exagération, la diminution ou la perversion des deux fonctions s'ensuivre comme résultat iné-vitable. Pourtant elles resteront entre elles dans un rapport constant : avec l'accélération des mouvemens réparateurs et éliminateurs, la température s'accroîtra inévitablement ; avec l'affaiblissement des mêmes mouvemens, elle s'abaissera. Mais quels sont les rapports de la digestion avec ces deux fonctions ? La peau en tant qu'organe vivant, doué par conséquent de la faculté de se nourrir et de produire de la chaleur nous a montré quelques-unes des relations les plus étroites entre la digestion, la nutrition et la calorification. Nous avons même cru devoir les signaler tout particulièrement, car elles sont la manifestation extérieure de changemens identiques accomplis loin du centre de la vie, dans la profondeur des organes.

La nutrition est le but de toutes les fonctions qui ont pour objet la conservation du corps : ainsi le sang circule du cœur à toutes les parties, il revient de toutes les parties vers le cœur ; le sang est vivifié dans les poumons ; les nerfs se propagent de leurs centres à toutes les parties de l'organisme ; la digestion introduit dans la circulation des élémens nouveaux pour que la nutrition se fasse. Rien donc de plus naturel, de plus nécessaire que les rapports de la digestion à la nutrition. — Parmi ceux même qui ignorent le mécanisme des fonctions, personne n'est surpris de voir les tissus s'épanouir, les organes acquérir du ton et de la vigueur, lorsque la digestion est facile ; personne non plus n'est supris d'observer les troubles de la nutrition à l'occasion des troubles de la digestion. Mais que l'embonpoint persiste ou augmente, la digestion étant languissante ou troublée ; que la nutrition souffre, la digestion conservant son activité, comme il arrive chez certains sujets, voilà ce qui surprend et inquiète.

Les médecins eux-mêmes sont parfois embarrassés d'assigner une cause à ces anomalies apparentes ; pourtant, dans le doute, l'expérience les a conduits à supposer quelque lésion obscure des organes de la digestion, et, presque toujours, c'est par cette voie qu'ils espèrent ramener et qu'ils ramènent en effet l'harmonie. J'ai produit souvent chez les plus jeunes enfans, de promptes métamorphoses en excitant ainsi des troubles salutaires dans les organes de la digestion, à l'occasion de vices ou de langueur de la nutrition dont la cause ne se révélait point. — Depuis quelques jours un enfant languit, prend le sein négligemment, exerce une succion incomplète ; vous le voyez pâlir et maigrir ; il ne manifeste plus le besoin incessant d'agitation, qui est le caractère de la première enfance ; il est triste, irritable, reste indifférent à toute impression agréable du dehors. Vous l'examinez attentivement, vous le touchez pour apprécier la chaleur, la fréquence du pouls ; vous interrogez la tête, le ventre, la poitrine, nulle part vous ne trouvez la trace d'une inflammation commençante.

Vous conseillez 20 à 30 grammes de sirop d'ipécacuanha, ou bien un petit purgatif, selon le cas : au bout de vingt-quatre ou quarante-huit heures toutes les fonctions sont rétablies, les tissus s'épanouissent de nouveau et la nutrition s'accomplit à souhait.

Quelle était la cause du mal ? Je l'ignore. Comment le médicament a-t-il agi ? Je ne sais. Mais le fait est constant et tellement vulgaire que, dans les maisons où les habitudes anglaises dominent, la mère de famille prescrit et administre ordinairement elle-même le remède qui rétablit l'harmonie. La coutume même que j'ai rencontrée dans ces familles, de se pourvoir d'une petite pharmacie, de purger et de faire vomir les enfans de loin à loin, avec réserve, ne m'a point paru nuire à la nutrition. Je dois même dire que là j'ai rencontré les enfans les plus frais et de la plus riche végétation. Il y a dans ces faits un rapport sympathique évident entre les organes de la digestion et la nutrition. Ce rapport s'étend à tous les tissus quelle que soit d'ailleurs leur activité propre. La nutrition est modifiée par la digestion, aussi bien dans la glande lymphatique que dans la fibre musculaire, dans le système fibreux des articulations, dans les os même aussi sûrement que dans la peau ; seulement les actions réciproques sont plus ou moins lentes, plus ou moins énergiques selon que l'organe est plus ou moins éloigné par sa structure, des deux agens essentiels de la vie, le sang et les nerfs.

Des esprits d'élite ont réalisé dans ces dernières années, un progrès véritable dans l'hygiène et la médecine en s'emparant d'un fait de sympathie entre la nutrition, la calorification et les autres fonctions du corps humain. Ils ont vu dans la peau une surface large, un point d'appui solide pour exciter ou calmer les actions vitales ; pour les harmoniser en modifiant la calorification et la nutrition de cette vaste enveloppe. Voilà un rayon de la vraie lumière ! Puis l'avidité et l'ignorance ont saisi l'idée, et l'*hydropathie* a été donnée au monde, comme système médical : c'est l'abus, c'est l'exagération. Mais dans de justes limites, se trouvent les influences les plus salutaires de la nutrition et de la calorification sur la digestion. Nous voyons la peau, nous la touchons. Eh bien ! qu'elle nous serve à étudier ces rapports sympathiques.

Les personnes nerveuses éprouvent parfois pendant les chaleurs de l'été une sorte d'épuisement, la langueur des fonctions digestives, le dégoût même des alimens, surtout lorsqu'une vie sédentaire jointe à des méditations habituelles, fait naître en elles une production de calorique vicieuse. Ces personnes se trouvant bien d'aspersions d'eau fraîche, de l'immersion pendant quelques minutes dans une baignoire, répétée plusieurs fois ; elles retrouvent ainsi l'équilibre, le sentiment de bien-être et l'activité de la digestion. Qui ne reconnaît le bon effet des bains de siége froids pris pendant un quart d'heure ? Les femmes nerveuses surtout en retirent les plus heureux effets, et souvent même la guérison de douleurs qu'aucun remède n'avait pu calmer : la digestion, si souvent troublée chez elles, se rétablit comme par enchantement. Qu'y a-t-il de saillant dans la cause qui produit ces bons résultats ? — La soustraction de la chaleur et l'augmentation d'action de la peau. De tels effets saisissent l'esprit du malade, le médecin hygiéniste ne peut les ignorer. Parmi les nombreux exemples que me fournit la pratique, je citerai le fait suivant.

Une dame de soixante-quatorze ans, sanguine et nerveuse à l'excès, est sujette depuis plus de vingt-cinq ans à des alternatives de constipation et de relâchement qui ne lui ont jamais laissé quinze jours de bonne santé ; elle éprouve dans le bas ventre des douleurs et des productions de calorique qui se renouvellent plusieurs fois chaque jour : la fin de l'intestin surtout , la vessie, le canal de l'urèthre et la muqueuse qui tapisse les organes extérieurs de la génération sont le siége d'une chaleur pénible, irritante.

Des habitudes de vie d'une extrême régularité, les conseils de beaucoup de médecins n'ont pu soulager la malade qui se résigne désormais à ses souffrances. Pourtant dans un moment de redoublement, elle sent faiblir sa résolution ; son fils, témoin de ses douleurs, l'engage à prendre mes conseils et me fait prévenir. La malade me conte longuement son mal; je la prie de m'en remettre une note qui m'en présente les phases diverses. Je réfléchis à son état, et la revois au bout de quelques jours ; dans une longue conférence, j'indique les moyens qui m'inspirent le plus de confiance ; tous sont tirés de l'hygiène, tous sont motivés par quelque considération que j'expose. La dame les accepte avec confiance et les emploie exactement pendant quelques mois ; mais elle n'en éprouve que peu de soulagement et sent une fois encore son courage défaillir.

Je cherche, j'examine de nouveau et me décide, vu la saison, à conseiller le bain de siége frais , répété plusieurs fois par jour ; on y joint des compresses d'eau froide sur le ventre. Deux semaines de ce traitement ont changé l'état de ma malade. — Depuis huit mois elle a oublié sa vie malheureuse, elle renaît, dit-elle, elle revient aux bons jour de son âge mûr.

Il n'est point question de médecine ici, on le comprend, mais d'hygiène, de l'hygiène de la digestion, dont la nutrition et la calorification de la peau bien gouvernée, modifiée à propos, aident les fonctions réparatrices. On se le rappellera : nous pouvons activer ou ralentir la digestion par les différentes pratiques qui modifient la nutrition et la calorification.

§ 5. — Rapports fonctionnels et sympathiques de la digestion avec les mouvemens volontaires (la locomotion).

Lorsque nous avons étudié les différentes phases de la digestion et l'appareil chargé de l'exécuter, nous avons trouvé aux deux extrémités du canal digestif, des moteurs soumis à la volonté et par conséquent des mouvemens volontaires.

Beaucoup d'autres organes de notre corps présentent cette nature de mouvement, et sont mis en action par le moi. Mais quels sont ces organes ? — Quel est le mécanisme, quel est le principe de leur activité ? — Les muscles se contractent, se raccourcissent, en prenant leur point fixe sur des surfaces osseuses, et quelque partie du corps ou le corps entier est mis en mouvement. Mais s'ils sont actifs dans cette fonction, les muscles ne sont pourtant point moteurs ; pour s'en convaincre, il suffit de couper les cordons nerveux qui s'étendent du cerveau ou de la moelle à quelqu'un des muscles de la vie de relation. Dans ce cas, la volonté de mouvoir telle ou telle partie du corps, quelque formelle et énergique qu'elle soit, n'est suivie d'aucun mouvement ; en effet, elle dirige son influence sur les parties qui ont cessé d'être en communication avec le centre de perception et de volonté. Le même phénomène se produit par les congestions cérébrales accompagnées d'épanchement.

Ces derniers faits signifient qu'un plus ou moins grand nombre de points de la masse cérébrale où les nerfs vont puiser l'incitation, ont été frappés ou définitivement ou pour un temps plus au moins long. Il serait inutile de poursuivre ces considérations qui n'ont avec notre sujet qu'un rapport indirect ; nous avons donc dans tout mouvement volontaire, un agent de mouvement, en communication avec le cerveau, c'est le nerf ; un instrument de ce mouvement, c'est le muscle ; un instrument n'ayant d'autre mouvement propre que celui de la vie intime, c'est l'os. L'étendue et les limites de la fonction sont déterminées par l'étendue et les limites de l'influence nerveuse ; partout où le cerveau commande au muscle, la locomotion existe ; ailleurs, le muscle vivifié par le système nerveux des grandes cavités ne jouit que des mouvemens organique et fonctionnel.

Comment la digestion que nous avons vue liée aux fonctions du cerveau en ce qui touche les facultés intellectuelles, morales et instinctives, se trouve-t-elle en rapport sympathique avec les instrumens de la locomotion ? Nous ne pourrions le dire ; et pourtant ce rapport est de toute évidence. — La vie sédentaire qui condamne au repos les instrumens des mouvemens volontaires, amène inévitablement la diminution ou l'accroissement vicieux des sécrétions, ou du moins l'élaboration incomplète de leurs élémens. Si à la vie sédentaire se joint le calme de l'esprit et du cœur, l'être physique et moral tombe le plus souvent dans une sorte d'empâtement, de paresse et d'obésité qui attriste. Si au contraire la suractivité des facultés intellectuelles s'associe au manque d'exercice, le système nerveux cérébral s'exalte, les organes de la digestion, perdant de leur énergie contractile, deviennent des centres de sensibilité et de calorification vicieuse, se trouvent atteints de névroses, et la fonction est ainsi rendue douloureuse, irrégulière et incomplète.

Joignez à la vie sédentaire les affections morales tristes, et vous aurez la cause la plus fréquente des maladies organiques de l'estomac ou de quelque autre grand instrument de la digestion.

Certaines attitudes du corps au repos, celles des hommes de bureau, par exemple, ajoutent aux causes qui produisent sympathiquement le trouble de la digestion, des causes d'une nature toute mécanique dont les influences ne sont pas moins graves. Il y a d'ailleurs, chez cette classe intéressante et nombreuse, un concours de circonstances contraires à la plénitude des fonctions digestives. Le manque d'exercice est la première et la plus importante, l'inclinaison du corps en avant, qui comprime les organes et gêne leurs mouvemens, vient l'aggraver ; la vie morale, chétive et monotone, où tout est prévu, limité, compassé, même les chances heureuses, détruit les ressorts du cœur, et retire à la digestion le concours utile qu'elle reçoit d'une innervation centrale, énergique.

J'ai eu l'occasion d'observer les hommes de bureau, je les ai vus un à un et réunis par douzaines dans de grandes administrations : les uns, d'une activité d'intelligence médiocre, présentent le spectacle d'une végétation sans vigueur, une peau décolorée, des muscles grêles, sans intensité contractile en harmonie avec la fibre cérébrale ; les autres, esprits actifs et capables, mais sans application harmonique du moral, ont vu leur teint se flétrir, leur figure se sillonner de rides précoces, et leurs cheveux blanchir avant le temps : les gastrites et les entérites chroniques, la constipation opiniâtre, les hémorrhoïdes, le catarrhe de la vessie sont leur partage.

Quelques-uns, tout au plus, entraînés par des circonstances heureuses, à des études spéciales, à un mode d'activité de leur goût, conservent les muscles en saillie, la peau fraîche et vivante et l'intégrité des fonctions digestives. Ce sont là des rapports sur lesquels on ne peut trop insister, car ils donnent la clef d'une infinité de phénomènes relatifs à la digestion. L'homme dont l'esprit est cultivé a besoin de conditions morales particulières pour jouir de la plénitude de la vie physique ; à mesure qu'il augmente le nombre de ses idées, qu'il agrandit la sphère de ses connaissances, il doit aussi voir s'étendre son horizon ; à mesure qu'il comprend et sent davantage, il voit croître les besoins de son cœur et de son esprit. Il lui faut en perspective un but éloigné qu'il désire, qu'il espère, et cela sous peine de se sentir écrasé sous le poids de sa propre activité, brisé dans tous ses ressorts. C'est là précisément ce qui arrive à l'homme de bureau lorsque son esprit est cultivé ; enfermé dans une carrière sans horizon, sans espoir, il sent tout son être moral condamné à une sorte de système pénitencier, clos en une cellule contre les murs de laquelle se brisent les efforts de sa pensée et de son activité : le résultat inévitable est l'allanguissement et le trouble des fonctions digestives, par l'influence directe de l'innervation centrale sur la digestion, comme nous l'avons vu, et par l'influence de cette même innervation sur le système musculaire, réfléchie vers les organes digestifs. Que ces conditions de vie soient changées, la culture de l'esprit proportionnée à la position, le jeu des muscles, l'exercice du corps, tenus dans de justes limites, et nous verrons en même temps les organes de la digestion fonctionner librement, énergiquement; nous les verrons envoyer vers les centres nerveux du sentiment et de la pensée l'impression vive et forte d'un bien-être sans mélange.

L'habitant des plaines élevées ou des coteaux, qui jouit d'une modeste aisance, l'ouvrier sage et laborieux, qui trouve dans son travail de chaque jour la juste récompense de ses peines, sont, à nos yeux, les modèles du développement harmonique de la fonction locomotive et de la digestion. La même harmonie se rencontre à tous les degrés de culture de l'esprit, où l'équilibre persiste entre l'activité morale et l'activité physique. Voyez ce bon prêtre au milieu de ses paysans; pauvres, il les soulage; affligés, il les console; malades, il les va visiter : il leur a voué sa vie tout entière. Dans ce saint devoir, il exerce harmoniquement son cœur, son esprit et son corps. Pour lui point d'excès de la pensée, point de folles ambitions, point de passions tumultueuses. Sa vie active trouve partout une application utile, et Dieu l'en récompense par le calme et les jouissances douces qu'il réserve aux bons cœurs, par la plénitude de la vie physique, par les longues années qu'il préserve de la souffrance en les bénissant une à une. Ceci n'est pas de la fiction, mais de l'hygiène et de la physiologie, positives l'une et l'autre.

La peau vivifiée par les influences bienfaisantes de l'air et de la lumière, le sang renouvelé par le contact d'un air pur et abondant, les muscles fortifiés par un exercice salutaire ont disposé l'estomac à recevoir avec une douce et légitime sensualité, la stimulation réparatrice d'un repas frugal. La digestion s'accomplira facilement dans de telles conditions, on n'en peut douter : les pensées douces, les passions actives, mais dirigées vers le bien, communiquant au cerveau une excitation modérée lui fourniront leur concours.

Le médecin, le commerçant, etc., trouvent encore dans l'exercice musculaire une source d'activité pour les organes de la digestion. — L'exercice précipité, la course prolongée amènent le trouble de la digestion, de même que l'exercice trop long-temps soutenu fait naître avec la courbature, l'épuisement et le besoin de repos, bien plus prononcé que le besoin de réparation. Nous observons tous les jours sur nous-mêmes et sur nos animaux domestiques, les effets de l'exercice poussé à l'excès : nos chevaux, nos chiens de chasse, après une course forcée restent tristes et refusent la nourriture tout comme nous le faisons nous-mêmes dans des circonstances semblables. Il y a donc dans toutes les conditions où se trouvent les organes de la locomotion, des rapports sympathiques constans de cette fonction à la digestion : l'excès ou le manque d'exercice portent une atteinte profonde à la digestion, tandis que l'exercice modéré l'entretient et la fortifie. Ce n'est point une chose nouvellement découverte que cette corrélation, elle a été sentie à toutes les époques. Le roi de Perse qui voulut goûter le brouet des Spartiates n'en eut pas plus tôt perçu l'impression,

« Qu'il rejeta bientôt la liqueur étrangère.
»— On m'a trahi, dit-il, transporté de colère :
»— Seigneur, lui répondit le cuisinier tremblant,
»Il manque à ce ragoût un assaisonnement.
»— Et d'où vient avez-vous négligé de l'y mettre ?
»— Il y manque, seigneur, si vous voulez permettre,
»La préparation que vous n'emploirez pas ;
»L'exercice, et surtout les bains de l'Eurotas. »

Ces vers résument ce que nous avons dit des influences sympathiques de la peau et du système musculaire sur les organes de la digestion. Mais la part qu'elle donne à la peau est trop forte, car l'expérience prouve que le rapport sympathique entre les organes de la digestion et l'appareil locomoteur l'emporte de beaucoup, pour l'intensité des résultats sur le rapport sympathique entre les mêmes organes et la peau. On me dira, je le sais, que dans l'exercice pris au grand air, les muscles ne sont point les seuls organes en activité ; que la respiration, la circulation et l'innervation générale reçoivent aussi leur part du mouvement imprimé à la locomotion, et qu'elles participent aux influences sympathiques qui s'irradient vers les organes de la digestion. Je ne le nie pas ; aussi n'ai-je point eu l'intention jusqu'ici de déterminer d'une manière rigoureuse les rapports du système musculaire de la vie de relation aux organes digestifs ; mais en les montrant étroits et constans, j'ai affirmé qu'ils étaient d'une notable importance ; je vais le prouver. — Telle femme du monde souffre depuis des années, de l'estomac ou des entrailles, elle a vainement essayé des ressources de la pharmacie et de l'hygiène, le séjour à la campagne, les promenades à pied, les bains stimulans, les frictions sèches à la peau ont pu la soulager, mais ne l'ont pas guérie. Elle continue de souffrir ; sa vie est misérable ; la tristesse est l'irritabilité que font naître ces maladies, la rendent à charge à elle-même et aux autres. Que fera le médecin hygiéniste, que conseillera-t-il ? S'il s'agit d'une consultation banale, il n'a que l'embarras du choix assurément ; mais qu'il veuille être utile, qu'il veuille soulager et guérir, sa position change, et le nombreux arsenal se réduit à bien peu de choses. Qu'il conseille une nature d'exercice qui excite plus profondément la contraction musculaire; qu'il astreigne sa malade à faire sa chambre elle-même, à frotter son parquet; à manier la bêche et le râteau, non par fougue, mais régulièrement plusieurs fois chaque jour.

Bon nombre de malades à ma connaissance ont dû leur guérison à ces pratiques simples et faciles. Rien ne calme les nerfs, rien ne détruit l'accumulation de la sensibilité, la production vicieuse du calorique dans nos organes, aussi sûrement que l'exercice musculaire. Demandez aux médecins qui s'occupent du traitement de la folie, quel est le premier de tous les remèdes, le seul peut-être contre cette affreuse maladie. Sur les autres points ils pourront différer d'opinion, mais sur celui-là ils seront unanimes : l'exercice musculaire, non par les promenades, mais par la culture de la terre, c'est-à-dire par la contraction forte et profonde des muscles que cette nature d'exercice rend nécessaire. Dira-t-on que ces faits ne suffisent pas, que mes preuves ne sont pas convaincantes? j'en ajoute une dernière, sans réplique à mon sens; je veux parler de l'influence du massage sur les organes de la digestion. Mais qu'est-ce que le massage? Telle que je l'ai vue pratiquer, cette opération consiste dans la compression méthodique et forte des muscles de toutes les régions du corps : le masseur qui doit être robuste, presse les muscles superficiels selon leur trajet, un à un, pour ainsi dire, les pétrit chacun plusieurs fois; il imprime à chacune de leurs insertions une secousse vive et forte, tire les épaules et la tête en arrière, fait craquer les articulations, exerce sur les membres des tractions fortes et de légères secousses.

« Le premier effet du massage, dit M. Rostan, est une sensation de volupté difficile à décrire. Les personnes qui l'ont éprouvée, prétendent qu'on ne peut se faire une idée de cette pratique. On croit renaître. Les impressions sont tellement vives, qu'on se figure les sentir pour la première fois; il semble que l'on recommence à vivre; la lassitude que l'on éprouvait, fait place à un bien-être inexprimable. » Ces résultats sont assez remarquables déjà; mais ils n'ont point de rapport direct avec notre sujet, l'*influence sympathique des organes de la locomotion sur les organes de la digestion.* Il faut, pour s'en convaincre, observer les effets du massage sur cette dernière fonction dans des cas de lésion grave de l'estomac et des intestins. J'ai conseillé ce moyen dans certains cas d'entéralgies et de gastralgies incoërcibles, où la digestion était très douloureuse, quelquefois impossible, et je l'ai vu produire des effets tellement prompts et décisifs, que les malades incapables de digérer avant l'opération, le lait, le bouillon coupé, les sucs de viande et les gelées les plus légères, pouvaient après la seconde ou la troisième séance, manger du pain et la noix d'une côtelette de mouton, boire de l'eau et du vin dont ils étaient privés depuis des mois, et cela sans éprouver la moindre douleur. La peau reçoit dans le massage sa part d'excitation, mais l'influence qu'elle exerce sur le canal digestif est ici tout-à-fait secondaire, car l'excitation et la révulsion sous toutes leurs formes avaient été tentées chez ces malades sans aucune notable amélioration ; tandis que l'espèce d'exercice musculaire au repos, résultant du massage, amène les améliorations promptes que nous disons. Je n'ai point l'intention, on le comprend bien, de déterminer ici la valeur thérapeutique du massage, j'en prends simplement un effet passager pour le faire servir à la démonstration de la proposition que j'avance. — Si le paysan et l'ouvrier ne succombent pas aussi fréquemment que l'homme cultivé aux influences délétères des affections morales tristes, il faut chercher, toute part faite à la culture de l'esprit, la cause qui produit la différence en faveur des premiers, dans la nécessité salutaire de l'exercice du corps qui prévient ou détruit les congestions vicieuses de la sensibilité et de la chaleur sur les grands organes de la digestion (1). L'homme adonné aux travaux de l'esprit ne conservera, pendant de longues années, la santé et la possibilité d'un travail fructueux que par les mêmes moyens.

Les sympathies qui se propagent des organes de la digestion au système des mouvemens volontaires ne sont ni moins nombreuses ni moins variées. Dans l'état de santé, l'action libre et facile de l'estomac et des intestins fait naître dans tout l'appareil locomoteur le sentiment de force et le besoin de mouvement. Il n'est personne qui n'ait ressenti l'un et l'autre, qui n'ait éprouvé ces incitations parties des organes de la digestion. Leur manifestation varie d'intensité selon les âges et les tempéramens ; l'enfant qui porte dans ses organes le type du tempérament nerveux, du tempérament sanguin ou d'un mélange de l'un et de l'autre, nous montre au plus haut degré, ce rapport entre la digestion active et le besoin de mouvement : il faut qu'il s'agite continuellement, en tous sens, sous l'impulsion d'une force intérieure, irrésistible. Observez attentivement ces jeunes sujets, la fougue qui entraîne le corps, la tête, les bras, les jambes, dans une agitation continue, fatigue à voir ; si la crainte qu'inspire une parole sévère la comprime un instant, le mouvement d'expansion, suspendu quelques minutes, vient de nouveau les emporter malgré eux ; il renaît à vue d'œil dans la machine entière ; et les cris, les chants, le tapage, les sauts et les gambades, recommencent de plus belle. Eh bien ! qu'une irritation légère de l'estomac,

____

(1) Ce fait est si vrai que les soldats nostalgiques, qui se rencontrent presque constamment parmi les conscrits venus des campagnes, succombent à l'affection morale, en l'absence d'une activité de leur goût.

9

qu'une couche de mucosités recouvre la membrane de cet organe, nous voyons à l'instant le besoin presque continuel de réparation se convertir en dégoût; l'expression vive et animée de la figure tourner à la langueur; la gaîté devenir tristesse et maussaderie; les mouvemens de tout le corps se réduire au repos, à l'accablement. Les mères ne reconnaissent pas leurs enfans, disent-elles, tant le changement s'est fait complet et brusque. L'irritation du petit intestin produit un abattement plus complet, une courbature plus profonde encore; lorsque les enfans en sont atteints, on les voit sombres, repousser toute caresse, éviter avec soin tout mouvement du corps. S'ils ont besoin, s'ils éprouvent le désir de se transporter d'un lieu dans un autre, ils veulent être portés, car leurs jambes, naguère infatigables, refusent le service. J'ai vu plusieurs fois, depuis deux ans, le type des enfans terribles, une petite fille de trois ans, assez sujette à une colite, qui n'empêchait ni l'appétit, ni la gaîté, ni l'exercice, réduite tout-à-coup à l'état que je viens de tracer par la propagation de l'irritation vers l'intestin grêle. Le changement que j'ai observé chaque fois dans l'expression de sa figure, dans son attitude et ses mouvemens, m'a d'abord inquiété; elle que je ne me rappelais point avoir vue au repos, s'irritait du moindre dérangement. Elle est restée quelques jours, chaque fois dans cet abattement; le repos qu'une diète rigoureuse donnait aux intestins a diminué par degrés la maladie, et par degrés aussi j'ai vu reparaître l'expansion et le besoin de mouvement avant même qu'aucun aliment n'eût réparé les pertes. Le rapport entre les organes de la digestion et ceux des mouvemens volontaires sont si étroits dans ces circonstances, qu'on peut conclure des uns aux autres avec une entière certitude : ainsi l'accablement continue-t-il, fait-il de nouveaux progrès, on peut affirmer que les entrailles restent malades, que leur état s'aggrave. Voit-on renaître au contraire le besoin de mouvement, l'irritation des intestins diminue; elle va cesser, le fait n'est pas douteux. De tous les signes qui nous mettent à même d'apprécier l'état du canal digestif, il n'en est pas de plus certain que ceux qui se traduisent par les instrumens des mouvemens volontaires. En effet, la chaleur générale, la fréquence du pouls, la douleur locale, et tous les symptômes, peuvent être graves dans une maladie légère; mais la courbature profonde, les douleurs intolérables des membres, lorsqu'elles viennent s'y joindre, indiquent les débuts d'une affection sérieuse, et le plus souvent des organes de la digestion. J'ai cité de préférence les enfans pour mettre en évidence les sympathies qui se dirigent de la digestion vers la locomotion, parce que chez eux une indisposition porte promptement les manifestations d'un extrême à l'autre : en un instant ils passent du rire, de la gaîté folle aux pleurs intarrissables; de la vivacité dans la perception à l'état soporeux; de l'appétit le plus impérieux au dégoût le plus prononcé ; en un mot, de toutes les apparences d'une santé florissante aux états les plus alarmans. Il y a toujours de la ressource chez les enfans, est un dicton populaire, né de ces révolutions soudaines.

A mesure que l'homme avance dans la vie, il voit changer la direction, diminuer la rapidité des actions sympathiques entre les organes; mais fidèles à suivre tous les degrés de la vitalité générale, les sympathies ne cessent qu'à la mort.

Si le point de départ le plus naturel de ces considérations n'était pas l'état normal, nous aurions trouvé chez les sujets nerveux, chez les hommes adonnés aux travaux de l'esprit, chez ceux surtout qui portent dans le petit intestin quelque trace d'irritation chronique, une transition plus tranchée encore du mouvement d'expansion de la santé, au mouvement de concentration qui est, à différens degrés, l'expression de la souffrance; nous aurions constaté des irradiations sympathiques plus vives encore des organes de la digestion à ceux de la locomotion. — Chez les personnes atteintes d'entérite chronique ou d'entéralgie, on voit souvent le passage de la gaîté à la tristesse ; du sentiment de bien-être aux sensations douloureuses, vagues; du sentiment de force à celui de faiblesse; de l'énergie musculaire à la courbature se produire en quelques instans, par le passage d'une température sèche et chaude, à une température fraîche et humide.

Ces faits qui se reproduisent à-peu-près d'une manière certaine dans des circonstances données, ont avec notre sujet un rapport nécessaire, en ce qu'ils se gouvernent et se guérissent par une hygiène de la digestion bien entendue, plus souvent et plus sûrement que par les remèdes de la pharmacie.

Les sujets qui les présentent sont bien portans aux yeux du monde; ils vont et viennent, se livrent à leurs occupations, divisent leur temps, mangent et dorment comme tout le monde. Quant aux irrégularités dans leur humeur, dans leur régime, dans leur travail, on les attribue à des dispositions excentriques, à l'originalité; s'ils ont quelque penchant à se plaindre, s'ils laissent paraître au-dehors, la sensation des souffrances qui s'élèvent des organes malades vers le cerveau, on les plaisante; ils veulent se rendre intéressans; ils sont malades imaginaires, hypocondriaques, et tout est dit. — Ce n'est point ici le lieu de tracer l'histoire de cette classe si nombreuse parmi les hommes de lettres, les artistes, les savans, etc.; nous en traiterons, lorsqu'il sera question de l'*Hygiène de la digestion appropriée aux constitutions maladives.* — Le fait que nous recueillons ici à leur occasion, est que l'énergie contractile du muscle, et le sentiment de force qui l'accompagne, fait place chez eux au sentiment de courbature, d'affaiblissement du mouvement, et cela, en quelques minutes, sous l'influence d'une transition brusque de température, du sec à l'humide ou du chaud au froid ; sous l'influence d'une impression morale, de quelques gouttes de boisson acide ou de liqueurs fortes introduites dans l'estomac, etc.

Avant de passer à l'étude des rapports sympathiques qui lient les organes de la digestion à ceux de la génération, quelques réflexions sont nécessaires pour expliquer le plan que nous avons suivi.

Nous devons d'abord rappeler que nous ne prétendons point faire un ouvrage savant, mais un ouvrage pratique, à l'usage du plus grand nombre ; que dans ce but nous devons préférer l'exposition à la démonstration ; la vue de détail, le fait, à la vue générale. — Nous n'avons point à suivre méthodiquement la classification physiologique des fonctions, mais à présenter les rapports saillans de la digestion avec les principales.

Il faut, nous le savons bien, mettre de l'ordre dans une pareille tâche, la multiplicité des objets à étudier en fait une loi : aussi avons-nous divisé et simplifié autant que nous le pouvions.

Lorsqu'il s'est agi de présenter les rapports de la digestion avec les autres fonctions, nous avons dû considérer par voie d'analyse ce qui constitue l'homme. Qu'avons-nous vu ? — Nous avons vu une unité, une individualité sans division rigoureuse possible, mais une unité de nature complexe quant à ses fonctions. La nature complexe une fois admise, la distinction et la division ont suivi rigoureusement, et nous avons eu le moral et le physique dans l'unité humaine ; l'homme tout entier nous est apparu sous trois modes généraux : penser et vouloir, se nourrir et se reproduire. Nous avons vu d'abord la digestion en rapport avec le *penser* et le *vouloir* (la pensée et la passion — l'innervation centrale).

Nous avons ensuite considéré la digestion en rapport avec les principales fonctions qui concourent à l'entretien de la vie végétative, à savoir la circulation, la respiration, les fonctions de la peau, la nutrition, la calorification et la locomotion. Ces fonctions réunies à la digestion, sauf la dernière qui est lien et instrument des trois modes, constituent le second mode général.

Le troisième mode qui a pour objet la conservation de l'espèce est la reproduction, dont l'étude complétera ce que nous avons à dire des sympathies établies entre la digestion et les autres fonctions.

§ 5. — Rapports fonctionnels et sympathiques de la digestion avec la génération.

Se nourrir et se reproduire est l'un des caractères communs à tous les êtres vivans; mais les organes et les actes qui assurent ces phénomènes généraux sont de plus en plus compliqués, à mesure qu'on s'élève dans l'échelle des êtres organisés. Chez l'homme, nous avons vu que *se nourrir* entraînait le concours actif de six ou huit fonctions liées entre elles par leur but unique et par des sympathies nombreuses. *Se reproduire*, seconde destination de tout ce qui vit, est chez l'homme et chez les animaux supérieurs, un besoin de nature, une fonction complexe qui met en jeu non-seulement un système particulier d'organes, mais l'instrument commun des sensations, le cerveau, et tout l'appareil de la locomotion. Pour l'homme, la reproduction ne développe dans les organes spéciaux de la fonction et dans leurs auxiliaires qu'une activité de peu de durée qui se renouvelle plus ou moins souvent, selon les dispositions individuelles. Il n'en est pas de même pour la femme; car tandis que la tâche de l'homme est achevée par la sensation qui pousse au rapprochement des sexes, par l'activité des organes de locomotion qui opèrent ce rapprochement et par l'intervention active et momentanée des organes spéciaux, sa tâche, à elle, commence à peine, lorsqu'elle a pris à l'acte de la reproduction une part analogue à celle de l'homme. L'homme féconde, la femme reçoit, conserve et développe son propre germe fécondé; elle le porte pendant neuf mois, le dépose viable et l'allaite. — Pour la femme, donc, à l'acte même de la génération commun aux deux sexes, il faut ajouter *la conception, la grossesse, l'accouchement et l'allaitement.* Ce partage si inégal entre l'homme et la femme, partage qui suffirait assurément pour justifier l'intérêt, l'affection et le secours généreux du fort au faible, de l'homme à la femme, fait comprendre comment les organes de la génération exercent chez elle et reçoivent des influences sympathiques infiniment plus nombreuses et plus variées que chez l'homme. Les plus grands observateurs ont reconnu cette vérité, et l'ont proclamée dans les propositions suivantes : *la femme est ce qu'elle est à cause de la matrice; la matrice est toute la femme.* De cette différence entre la nature et le nombre des fonctions qui concourent à la reproduction chez l'homme et chez la femme, naît une différence analogue pour les rapports réciproques entre les organes de la génération et ceux de la digestion : chez la dernière, ces rapports sont au plus haut degré, quant au nombre et à l'intensité.

Pendant les douze ou quinze premières années de la vie, les organes de la génération sommeillent pour ainsi dire; ils ne font entendre leur voix, et ne prennent une part active aux affaires de l'organisme, que lorsque le développement de l'individu est avancé dans l'un et l'autre sexe. La puberté, cette grande époque qui les voit entrer en scène, en même temps qu'elle est plus précoce chez la femme, offre une révolution plus complète, le réveil de sympathies plus nombreuses et plus vives du côté des organes de la digestion.

Avant ce temps néanmoins, dans les premières années de la vie, alors que la nature ne donne aux organes de la génération que la mission simple de vivre de la vie commune, les habitudes vicieuses (l'onanisme) les rendent artificiellement le point de départ de sympathies funestes. Chez les jeunes enfans, les organes de la digestion sont l'un des centres qui reçoivent tout d'abord les influences fâcheuses de la masturbation. Les points d'irritations chroniques, les troubles nerveux et sécrétoires que cette triste habitude y fait naître, jettent dans le désordre les instrumens de la fonction, ils y développent même les germes de la désorganisation : la pâleur, l'amaigrissement, la perte des forces et les états nerveux les plus graves s'ensuivent nécessairement. A cet âge, l'état incomplet des organes de la génération, loin d'être une circonstance atténuante de l'habitude vicieuse, en aggrave de beaucoup les effets, car la tension nerveuse, produite par l'excitation locale, n'a point chez l'homme de limite où elle soit remplacée par l'affaissement et elle se continue jusqu'à la lassitude générale. J'ai vu de ces jeunes sujets profiter de tous les momens de solitude, pour travailler avec un acharnement incroyable à la destruction de leur santé. Il est un fait que les mères de famille ne doivent point ignorer, c'est que souvent, sans mauvais conseils et sans mauvais exemples, dès l'âge de trois ou quatre ans, certains petits enfans trouvent dans des attouchemens accidentels, un présage anticipé des jouissances du sens génital, et qu'ils sont conduits machinalement, pour ainsi dire, à l'habitude vicieuse. Je ne fais point cette réflexion pour exciter dans le cœur des mères les préoccupations exagérées, mais pour les porter à une surveillance active, intelligente et *discrète*. J'insiste sur ce dernier point, sur la mesure dans la surveillance, parce que j'ai vu déjà plusieurs fois son excès conduire au mal qu'on voulait éviter. — Il y a quelques années, une petite fille nerveuse, née de parens français originaires du nord, âgée de sept ans seulement, fut confiée à mes soins. — Cette enfant pâle, amaigrie, débilitée ne pouvait plus digérer ; chacun de ses repas était suivi de maux d'estomac, de crampes douloureuses, de chaleur vive de la peau ; elle vomissait parfois : aux périodes suivantes de la digestion, elle ressentait sur plusieurs points du ventre des coliques terminées par des évacuations liquides. L'aspect général de la petite malade, l'expression de sa figure, et surtout l'impuissance complète des remèdes me mirent sur la trace des causes. J'interrogeai les parens : la mère me répondit avec une extrême vivacité que mes suppositions ne pouvaient avoir aucune base solide ; que, dès l'âge de deux ans, elle avait dirigé toute son attention à réprimer jusqu'aux moindres attouchemens ; qu'elle y avait employé les gronderies, les menaces et les petites corrections. A mesure qu'elle insistait, l'excellente femme, pour me démontrer l'impossibilité du fait, j'en acquérais par ses paroles mêmes l'entière certitude. Je revins à l'enfant, et par des questions sans danger, par la crainte de la mort surtout, je vainquis ses résistances, les larmes coulèrent et les aveux avec elles. La mère, tendre à l'excès, avait appris à son enfant ce qu'elle voulait lui cacher, et parce qu'elle le voulait sans discernement. Lorsque l'habitude est arrivée à ce point, les réprimandes sont inutiles, dangereuses mêmes; il ne s'agit point de parler mais d'agir : il faut changer les conditions de la vie. Par le travail en commun et sur-veillé, par les jeux où le corps s'exerce au grand air, par les distractions de toute sorte, la journée est vouée à une activité incessante; le besoin impé-rieux de sommeil en résulte, et la mauvaise habitude s'échappe de la vie comme le liquide d'un vase trop plein. Je demande pardon de cette compa-raison et de cette insistance, mais le sujet est grave et je dois être compris. On me charge souvent d'adresser des remontrances aux enfans, de les effrayer pour les détourner du mal; je le fais de mon mieux et crois avoir fait trop peu. Aussi mes prescriptions sérieuses sont-elles toujours pour la famille. Remplissez la journée de travail de corps et de travail d'esprit, en-tassez l'un sur l'autre, et prenez ce qui lasse et ce qui délasse, de manière à ce que l'habitude solitaire ne trouve aucun joint où se glisser; ne laissez durer le séjour au lit que pendant les heures de sommeil complet; agissez ainsi méthodiquement en confiance, et croyez bien que vous n'aurez besoin ni de la médecine ni du médecin : sans ces soins, d'ailleurs, ils sont souvent l'un et l'autre impuissans. Quant à la règle à suivre dans la surveillance, elle découle tout simplement de cette considération que le jeune enfant n'a ni plus ni moins de raisons pour porter ses mains à telle partie du corps qu'à telle autre : *ni plus ni moins*, c'est entendu.

Après ces considérations, il convient de reprendre les faits à la puberté, alors que, sans aucun accident, les rapports sympathiques s'établissent d'une manière naturelle entre les organes de la génération et ceux de la digestion. A cette époque, les premiers entrent en scène, ils avaient été jusque-là le siége d'un travail de formation, de végétation pour ainsi dire, et rien de plus; ils n'avaient fait entendre aucun appel, aucune injonction impérieuse. Leur mise en activité, qui est l'éveil du sens génital, signale un nouveau besoin, et, tout en perfectionnant l'individu, complique le jeu de son organisme. La jeune fille qui se forme éprouve fréquemment, dans les organes de la digestion, des troubles ou légers ou graves; elle y voit retentir, sous l'impression de mille influences qui frappent son moral ou son physique, les actions suscitées vers les organes de la génération. Ces communications sympathiques, obscures le plus souvent chez les jeunes filles adonnées dans la campagne au travail du corps, forment chez celles qui vivent au sein des grandes villes, une époque de transition toute pleine de dangers. La vie sédentaire, les émotions précoces, l'application trop soutenue des facultés de l'esprit, le manque d'air et de lumière, les exigences mêmes de la mode qui gênent le libre exercice des organes, sont autant de causes qui contrarient la nouvelle fonction et s'opposent à sa régularité. La révolution qui fait de l'enfant une jeune fille, aurait eu besoin, comme toutes les grandes actions vitales, du concours des autres fonctions, pour s'accomplir sans trouble et sans effort : elle en est privée et s'opère par cela même incomplète. La digestion se trouble alors, et l'appétit est perverti; les petites irritations intestinales, les douleurs qui s'étendent de la région de l'estomac entre les deux épaules, le dégoût des alimens pendant un ou plusieurs jours, le goût pour les crudités, signifient presque toujours ou le retard de l'apparition des règles, ou la notable diminution, ou l'exagération de leur écoulement, ou l'apparition de quelques flueurs blanches. Nous voyons souvent alors chez les sujets lymphatiques la suppression des règles sans cause immédiate, appréciable, arrêter brusquement les efforts de la plus brillante végétation, faire naître dans le ventre des points douloureux disséminés, des chaleurs importunes, des engorgemens précurseurs de l'affection tuberculeuse. Le nombre et la nature des sympathies qui se réveillent à l'époque de la puberté entre les organes de la génération et tous les autres, pourraient faire la matière de plusieurs volumes; en nous bornant même à celles qui se propagent vers les fonctions digestives, nous épuiserions difficilement le sujet. Mais tel n'est point notre but : nous voulons simplement mettre sur la voie. Nous aurons, d'ailleurs, une occasion d'y revenir, lorsque nous exposerons les *règles de l'hygiène de la digestion appropriées aux différens âges*. Pendant tout le cours de sa vie, la femme est sous l'influence de ces actions. A la suite d'un choc du col de la matrice, d'une opération pratiquée sur le même organe, elle éprouve des hoquets, des nausées, des vomissemens; le retour des époques mensuelles est l'occasion de névroses des entrailles, d'irritations des intestins, de dérangemens dans les garde-robes, de crampes, de douleurs plus ou moins vives de l'estomac; c'est même là souvent, pour celles qui habitent les grandes villes, un état habituel que sa généralité fait accepter comme loi, nécessité pénible. Il n'est point rare de voir des femmes du monde, soignées sans succès pendant des mois et même des années pour des maladies des organes de la digestion, guéries rapidement ensuite par quelque moyen simple, dirigé vers les organes de la génération, premiers moteurs de tous les désordres : l'excellente clinique du professeur Lisfranc où la vue pratique, droite et profonde, se révèle à chaque page, présente des exemples nombreux de ces guérisons. Voyez encore vers quels organes se réfléchissent les sympathies, dans la chlorose, dans les flueurs blanches ; les premiers et les plus notables effets du trouble du système génital portent sur l'estomac et les intestins qui paraissent être le siége de la maladie. Si l'on considère la nature des médicamens utiles dans ces états et leur manière d'agir, on reste convaincu qu'ils ne sont autre chose qu'une lésion spéciale des absorbans veineux et chylifères, répandus à la surface du canal digestif : je mettrai ce fait hors de doute dans une autre occasion. — Quoi de plus fréquent que la salivation abondante, le dégoût, l'inappétence, les appétits bizarres, les nausées et les vomissemens dans les premiers mois de la grossesse ? Toutes les époques et tous les jours de la vie, d'ailleurs, chez la femme, offrent entre le système de la génération et les organes digestifs des relations intimes que l'hygiéniste et le praticien doivent avoir toujours présentes à l'esprit. L'âge critique en possède des types nombreux et quelquefois graves.

Chez les adolescens des deux sexes, les troubles sympathiques de la digestion par les *habitudes solitaires* sont, nous l'avons dit, plus prompts et plus sensibles que dans la seconde enfance, et par cela moins funestes souvent, car ils laissent après chaque attouchement un sentiment de faiblesse et d'épuisement ; une commotion rapide frappe les grands centres et donne à celui qui veut vivre un enseignement utile.

Le jeune homme, à cause de la différence entre le rôle des deux sexes, éprouve par l'onanisme une influence sympathique plus rapide et plus profonde que la jeune fille. Dans les âges qui suivent, les troubles qui résultent de l'abus des rapports sexuels établissent entre l'homme et la femme une différence encore plus tranchée. L'abus est pour l'homme plus grave que la privation ; c'est le contraire chez la femme, en supposant bien entendu, l'association ; non point la promiscuité. Un coup qui frappe les organes de la génération chez l'homme atteint presque en même temps, par voie sympathique, les organes de la digestion. De ce point de départ, on voit naître, des premiers aux seconds, une série de rapports sous l'influence desquels se produisent toutes les nuances de lésion depuis le simple épuisement qui demande les boissons et les alimens stimulans, jusqu'aux névroses les plus graves, aux irritations les plus tenaces. Dieu nous a donné les différens instrumens qui composent l'unité humaine, pour qu'ils agissent ; c'est un fait certain et plus certain que les motifs spécieux qui servent de base aux vœux de chasteté ; mais un second fait d'une égale certitude c'est qu'il nous les a donnés pour l'usage et non pour l'abus, cela, sous peine de maladie ou de mort prématurée. Mais quelle est la règle, dira-t-on ? — La règle est simple et sûre, puisque la nature toute bienveillante l'a mise dans nos organes : qu'ils agissent librement, mais sans provocation, sans excitation du dehors. Dans cette limite, il est toujours facile de trouver la mesure, et avec elle le bien-être et la santé. Pour tous les appareils, qui ont avec le cerveau des moyens de communication directe, à l'aide desquels *le moi* est averti des besoins, le plus haut degré de la sagesse est d'aviser à ce que leur expression ne soit pas pervertie, ne soit jamais provoquée d'une manière factice. Et si l'on considère qu'en tête de chacun des trois modes généraux *penser et vouloir, se nourrir et se reproduire*, se trouvent des appareils à fonctions intermittentes, doués de cette nature de communication avec *le moi*, on comprendra que le but de toute éducation bonne et complète, de toute hygiène salutaire est l'obéissance du moi aux appels et aux incitations de chacun des trois appareils recteurs, en d'autres termes, leur activité harmonique :

Que l'on fasse prédominer l'un des trois modes généraux sur les deux autres, ou deux d'entre eux, sur le troisième, en donnant une prépondérance fâcheuse, à un ou deux des systèmes recteurs : que, par exemple, on s'adonne à la bonne chère, qu'on mette le soin de remplir l'estomac de mets succulens et de vins exquis, au-dessus de tout autre soin, on nuit à l'activité des deux autres modes, et l'on tourne à la brute ; qu'au contraire, on provoque, par les conversations érotiques, par les lectures de même espèce, par le voisinage et le contact fréquent de l'autre sexe, une domination illégitime des organes de la génération, on nuit à l'activité des deux autres modes, on tourne sûrement à l'animal ; qu'enfin l'homme dédaigne et méprise le soin de son corps, les appels de son estomac, qu'il repousse tout contact sexuel, qu'à l'exemple d'autres insensés qui l'ont précédé, il déclare le rapprochement des sexes un acte immonde et grossier ; qu'il mette avant tout et par dessus tout le soin d'exalter certains sentimens, de remplir sa tête de connaissances, d'exercer la pensée, de faire dominer son moi, il n'en est pas moins dans le faux, il n'en nuit pas moins à l'activité des deux autres modes, et sa contravention à la volonté de Dieu sur l'homme n'évitera pas plus que les deux autres la sanction pénale.

Nous admettons comme une loi de nature que l'activité exagérée de l'un des grands appareils entraîne l'allanguissement et le trouble des autres. Cette considération nous conduit naturellement à l'étude des rapports qui vont des organes de la digestion à ceux de la génération.

En dehors des circonstances où les habitudes vicieuses ont fait naître prématurément ces rapports, ils n'existent sensiblement ni pour l'homme ni pour la femme dans l'enfance ; car, à cette époque, les derniers n'ont aucune fonction à remplir, aucune part active et directe à la vie. Mais à partir de la puberté, il en est tout autrement. La succession régulière des actes de la digestion est la plus sûre garantie de l'évolution facile des organes génitaux. Chez l'un et l'autre sexe, les irritations chroniques et les névroses des organes digestifs retardent souvent de six mois, d'une année et plus, le développement extérieur et l'apparition des règles chez la femme. Les âges qui suivent voient se confirmer et se multiplier encore les sympathies entre les deux appareils. Mais en ce qui touche l'aptitude au rapprochement des sexes, qui constitue la part virile tout entière dans la reproduction, la différence qui existe entre la nature des fonctions dévolues à chacun des deux sexes établit une notable différence dans la manifestation des rapports sympathiques. Pour que la femme se livre au rapprochement, il suffit qu'elle le veuille; actifs ou passifs, les organes n'en reçoivent pas moins le contact : il en résulte que l'impossibilité physique n'existe jamais pour elle, quand elle porte un système d'organes complet. Il n'en est pas de même chez l'homme, ses organes ayant besoin de l'influx nerveux et sanguin; par fois, il éprouve les plus vifs désirs et ne peut les satisfaire; par fois, les efforts les plus énergiques de la volonté et les incitations de la passion la plus violente, loin de favoriser le mouvement vital vers les organes de la génération, le ralentissent et l'entravent. Sous le rapport de l'aptitude au rapprochement, l'étude des actions qui s'y transmettent des organes de la digestion, donne des résultats plus nombreux et plus évidens chez l'homme. Ainsi le repas plus copieux qu'à l'ordinaire, l'abus même des boissons stimulantes, en congestant les centres nerveux, appesantissent le corps et font taire chez l'homme les appels du sens génital. Alors ses désirs sont vains, ses provocations infructueuses ; les organes sommeillent. L'habitude de la surcharge de l'estomac et de l'excès de la stimulation qui imprime aux puissances vitales une direction exclusive et vicieuse vers les organes digestifs, diminue encore l'aptitude virile ou même la convertit en impuissance.

Lorsque les organes de la digestion fonctionnent à l'aise sur une quantité modérée d'alimens choisis et réparateurs, le sentiment de bien-être qui s'en échappe va retentir dans les organes de la génération : il faut même le reconnaître, dans les limites où la vie est active, chez tous les animaux, la sobriété du mâle est la plus sûre garantie de la puissance sexuelle.

Dans les états chroniques de l'estomac ou des intestins, l'influence de l'appareil digestif est à tel point directe, que le plus ou le moins d'empressement à rechercher l'autre sexe mesure exactement, pour l'ordinaire, l'état des organes malades. Tel, qui pendent dix années a mis son bonheur dans les ébats amoureux, voit l'épine d'une irritation chronique de l'estomac mettre un terme aux désirs, à la puissance virile, et souvent ses passions les plus irrésistibles se convertir en dégoût. Tel autre, frappé d'entérite chronique, a vu s'opérer dans toutes ses fonctions, dans toutes ses dispositions physiques, morales et intellectuelles une révolution complète : il était gai, expansif et jovial; il devient triste, sérieux et taciturne; il était insouciant des soins de sa santé, il s'en préoccupe à l'excès; il n'avait jamais entendu le cri de ses organes malades, il le perçoit avec une délicatesse exagérée, et l'attention même qu'il met à n'en perdre aucun retentissement est une sorte d'écho qui reporte l'impression de douleur à son siége, en la centuplant; il se complaisait dans les sentimens tendres, il s'abandonnait aux entraînemens d'une passions forte, en recherchait l'objet avec persévérance, jouissait de sa possession avec délices : aujourd'hui, concentré sur lui-même, il ne permet ni à son cœur ni à son esprit de faire excursion au-dehors; le sens génital est glacé et les occasions qui naguère le mettaient en jeu ne donnent qu'un sentiment d'aversion. Chez ces personnes, quelquefois le cri d'impuissance, qui surgit des organes, convertit en objets d'horreur les objets des plus vives affections. J'ai observé et soigné plusieurs de ces malades, et j'ai constaté que, quelles que fussent d'ailleurs les dispositions naturelles, aucune autre affection ne suscitait, plus despotique, plus absolu, l'instinct de vivre et de se conserver; ils voient avec douleur la perte de leurs avantages, s'en attristent et la croient irrévocable. Le sentiment de leur impuissance les poursuit comme un remords; ils ne comprennent point cet état si nouveau pour eux. Le plus souvent aucune trace de fièvre, aucune production vicieuse de chaleur, aucune douleur distincte dans le ventre ne sont perçues que l'impuissance dure encore. Plusieurs névroses des organes de la digestion produisent, comme les irritations chroniques, ces effets sur les organes de la génération. Mais de quelque nature que soit la lésion, il n'est point de signe plus certain du mieux, que le retour aux anciens penchans amoureux.

J'ai recueilli souvent dans le caractère de la conversation de ces malades, dans leur manière de parler et d'agir à l'égard des femmes, la conviction d'une amélioration que rien d'ailleurs n'annonçait.

Je pourrais, si la nature du sujet ne m'imposait la discrétion, citer des exemples nombreux de résurrection complète du sens génital, après plusieurs années d'extinction apparente, et cela par degrés, toujours en rapport avec l'état des entrailles. Les inquiétudes et les questions de ces malades se reproduisent sous mille formes au sujet du changement qui les afflige. — Mais, docteur, avez-vous vu rien de pareil? — Oui. — Dois-je renoncer au mariage? — Non. — Que faire, donc? — Vous guérir. — Mais je suis vos conseils depuis six mois; je me trouve mieux assurément, je reprends un peu d'embonpoint; pourtant je reste incomplet! je ne sens

pas la vie! — Continuez et espérez. — Ne me trompez-vous pas, docteur?
— Non. — Si je reprenais mes anciennes habitudes? si j'essayais? — Avez-
vous quelque désir sans provocation? — Aucun. — Eh bien! attendez;
considérez le mécanisme de la fonction : le sens génital en est l'interprète
auprès du *moi*, et c'est l'interprète le plus persuasif, le plus éloquent, le
plus vrai qu'elle puisse avoir. — Toute votre impatience, toutes les ressources de votre esprit ne peuvent que gêner son ministère. Gardez-vous de
chercher par des rapports avec les femmes, par l'excitation présente de
leurs charmes, à donner aux organes une résurrection prématurée. —
Attendez que le danger cesse; cette fonction, comme toutes les autres, ren-
trera dans ses droits et saura prendre sa place : Dieu vous a donné l'intelligence pour en rendre l'action harmonique et rien de plus.

Ceux qui ont guéri les entrailles ont vu souvent se réaliser les présages
d'une nouvelle jeunesse.

§ 9. — Rapports fonctionnels des organes de la digestion entre eux.

L'exposé, contenu dans notre premier chapitre, a fait connaître la
plupart des rapports fonctionnels, qui lient entre eux les organes de la
digestion et plusieurs de leurs rapports sympathiques les plus importans;
nous n'y reviendrons pas, pour ce qui touche l'état de santé. Mais la direction que nous voulons donner aux constitutions maladives dans notre
seconde partie, exige quelques détails sur les modifications qui résultent
pour la fonction des troubles des ses instrumens.

1° *Bouche.* — La membrane muqueuse qui tapisse les lèvres, la face
interne des joues, la langue et toutes les autres parties de la première
cavité, offre des degrés de coloration et d'injection infiniment variés d'un
individu à un autre. Pour le même individu, dans l'état de santé, la coloration est d'un rose plus ou moins vif, toujours plus animé pendant et après
le repas, l'injection moyenne, la sécrétion du mucus et de la salive assez
abondante pour tenir la bouche humectée. La chaleur y est un peu plus
élevée que sur les parties externes, mais agréable; la langue qui y participe, donne la conscience de cette différence légère : lorsque, sortant de la
bouche, elle se promène à la partie extérieure des lèvres, son impression
est douce. Le goût attentivement appliqué aux fluides qui séjournent dans
la bouche vide, transmet au cerveau la sensation d'une humidité tiède,
mais sans saveur spéciale. L'odeur qui s'en exhale, fraîche et pure dans la
jeunesse, est plus tard ou très faible ou légèrement fade. On comprend la
persistance de cet état de la bouche, tant que les organes qui la composent
sont sains; on comprend ses modifications inévitables par la maladie d'une
ou plusieurs de ses parties; ainsi l'inflammation de la muqueuse ou des

organes qu'elle recouvre, accroît la coloration, l'injection et la chaleur, pervertit les sécrétions en changeant leur quantité, produit des saveurs passagères et nouvelles, des odeurs spéciales à chaque nature d'affection : il en est encore de même des maladies qui attaquent les dents. Tout cela est connu, intéressant, mais n'a point trait à notre sujet ; ce qu'il s'agit de constater ici, ce sont les caractères que présente la bouche, lorsque, sans être le siége primitif d'aucune maladie, elle exprime l'état des organes cachés à notre vue, de l'estomac, du foie, du petit intestin et du gros. Il y a là en effet des rapports assez constans.

Le défaut d'énergie érectile des lèvres, leur pâleur qui se propage à la langue et aux autres régions de la cavité, l'amincissement de la langue elle-même agitée d'un petit mouvement fibrulaire, lorsqu'elle s'allonge au-dehors, annoncent ordinairement la langueur de la fonction, non-seulement de l'estomac, mais de tout le canal ; cet état se rencontre dans la chlorose, à la suite des maladies aiguës des organes digestifs, etc. Un léger abaissement de température, une sensation fugace d'empâtement muqueux, une odeur fade, désagréable, s'y associent le plus souvent. D'autres états de l'estomac et des intestins, qui ne réclament point immédiatement les secours de la médecine, produisent des états différens de la bouche ; aux irritations gastro-intestinales légères des temps humides correspondent les apparitions d'aphthes qui se succèdent quelquefois pendant des mois, en échauffent l'intérieur et l'endolorissent à l'excès ; aux irritations sécrétoires et aux névroses répondent les différens enduits qui recouvrent la langue, y produisent une sensation de brûlure, un goût de poivre, de sel, une amertume insupportable, et qui se communique à tous les alimens ; des odeurs désagréables variant du fade nauséeux, à l'odeur des matières fécales, à celle de la décomposition putride. Dans le cours de 1844 où la constitution médicale a rendu si nombreuses les irritations sécrétoires, nous avons retrouvé presque toutes ces sympathies, avec des degrés d'injection et de calorification locale des plus variés. L'irritation inflammatoire de l'estomac porte au pourtour et à la pointe de la langue l'injection sanguine vive. Chez les personnes qui souffrent habituellement d'états chroniques, le volume de cet organe est accru, et son hypertrophie signale un afflux exagéré des fluides vers le canal digestif. La destruction partielle des dents, la carie qui en divise la couronne et la fait tomber en fragmens ou en poussière, sont déterminées fréquemment par les affections chroniques des organes inférieurs.

J'ai vu bien des fois le travail de désorganisation s'accélérer ou se ralentir sur les dents, selon que la gastrite ou l'entérite s'aggravait ou tournait à la guérison. Il est inutile de dire que la perte des dents, en rendant la mastication incomplète, nuit de son côté aux opérations suivantes de la digestion. Tout le monde a été à même d'observer que les vieillards édentés et les personnes encore jeunes, dont la mâchoire a été prématurément dégarnie, voient naître, par ce fait seul, les mauvaises digestions habituelles et les irritations chroniques qui viennent à leur suite. Toute action ou mécanique ou physiologique qui s'oppose à ce que la bouche se ferme exactement pendant que les alimens solides sont divisés, produit encore, et la mastication incomplète, et les troubles qui s'ensuivent : telles sont les pertes de substance des lèvres et des joues, les plaies qui les pénètrent, les paralysies partielles d'un des côtés de la bouche, etc.

2° *Arrière-bouche et œsophage.* — La bouche, l'arrière-bouche et l'œsophage se continuent sans interruption et sont tapissés par la même membrane : malgré cette continuité apparente, ils ont chacun des manières de sentir différentes, ainsi que des sympathies différentes avec les autres organes de la digestion. Sous ce rapport, le canal digestif est divisé en zones très distinctes, que les maladies rendent plus distinctes encore. Ainsi la coloration et l'injection vives, accompagnées d'excès de chaleur, de sécrétions viciées, peuvent exister dans toute la bouche et cesser brusquement à l'arrière-bouche. L'arrière-bouche à son tour peut offrir le gonflement des amygdales, la rougeur et même l'injection piquetée et la perversion de sécrétion, toute la bouche restant à l'état normal ou même notablement décolorée. Toute cause qui rétrécit l'arrière-bouche et la rend douloureuse a pour effet d'entraver la digestion par les obstacles qu'elle met à la déglutition; de la rendre même impossible si l'obstacle ne peut être surmonté par l'action volontaire. Le sens assez obscur qui siége à cette région est suscité et grandi dans ces cas; et les impressions qu'il transmet au cerveau prennent une infinité de nuances, depuis la simple difficulté perçue et vaincue sans efforts jusqu'à l'horreur de tout aliment et même des liquides, comme il arrive dans certaines angines. Les sympathies qui se rendent des parties inférieures à l'arrière-bouche et à la gorge, existent avec ou sans celles qui se transmettent à la bouche; ainsi, les sensations de spasme, d'âcreté, d'ardeur se propagent souvent de l'estomac, du duodénum, du petit intestin à la première région et s'y arrêtent, sans transmission sensible à la seconde. Les actions qui se passent dans toute l'étendue de l'œsophage et à sa surface ne sont point perçues par le cerveau dans l'état de santé. Quelques états nerveux et des irritations chroniques y développent des sens morbides qui font éprouver de violentes douleurs par le milieu de la poitrine, en gênent l'expansion, et font ainsi naître le sentiment d'oppression et la difficulté de respirer.

Sous l'influence de constitutions médicales dont les conditions nous échappent, on voit apparaître ces états et d'autres états particuliers du canal digestif, sur plusieurs personnes en même temps, dans la même saison : mes notes médicales, qui remontent à 1834, en contiennent *cinq exemples* pour 1837 ; aucun dans les années suivantes, puis *sept nouveaux exemples* en 1841. La douleur et la difficulté de respirer produisent la tristesse et font redouter les heures des repas. Rien de si obscur d'ailleurs, rien de si incertain que les irradiations sympathiques de l'œsophage aux autres régions du canal. Pourtant il prend une part active à certaine nature de vomissemens.

3° *Estomac.* — L'exposé que nous avons fait des différentes phases de la digestion, a été pour nous déjà l'occasion de signaler de nombreuses sympathies entre l'estomac et les autres parties du canal digestif. Dans l'état de santé, les sensations de faim, de soif, de satiété, etc., passent par ce viscère pour se porter au cerveau et se réfléchir dans la partie supérieure, quel que soit d'ailleurs le siége primitif du besoin ; sa plénitude et sa vacuité produisent sur la bouche et l'arrière-bouche des impressions différentes que nous avons appréciées ainsi que la plupart des autres relations physiologiques. Mais quels rapports nouveaux naissent de ses troubles ? Le vomissement, qu'il soit produit par une indigestion ou par l'émétique, par un état nerveux de l'estomac ou par une irritation, par une action mécanique sur l'arrière-bouche, par l'état de syncope, par une influence morale vive, ou par un choc, le vomissement est précédé de la pâleur de la face, de la décoloration des lèvres et de la muqueuse de la bouche, d'un sentiment de malaise à la gorge. Avant son apparition, la bouche passe par des alternatives de sécheresse et d'humidité excessives, elle se remplit de salive et de mucosités. Les efforts qui l'accompagnent, changent la direction des contractions de l'œsophage, transforment cet organe en une sorte de pompe aspirante, et font monter avec rapidité les matières de l'estomac à la bouche pour être rejetées au-dehors ; elles provoquent des sécrétions abondantes. A la pâleur de la face, à la décoloration des organes supérieurs, succède un état contraire de turgescence, un mouvement érectile des papilles muqueuses. Les sympathies que développe le vomissement ne se bornent pas aux organes supérieurs, elles se propagent aussi vers le duodénum, le foie, l'intestin grêle et le gros intestin. La bile qui se mêle aux matières vomies et laisse dans la bouche une sensation d'amertume, prouve que l'excitation a franchi le pylore pour se propager au duodénum et au foie. Les mouvemens tumultueux accompagnés de bruit dans toute l'étendue du canal et qui le plus souvent viennent à la suite du vomissement, permettent de suivre de la main et de l'œil, pour ainsi dire, la marche de l'excitation provoquée à la partie supérieure : les besoins d'aller à la garde-robe succédant à la perturbation gastrique, montrent la contractilité réveillée et exagérée, les sécrétions rendues plus actives jusqu'aux limites extrêmes de la fonction.

Les névroses et les irritations aiguës de l'une des deux ouvertures de l'estomac, les mêmes états de ses différentes régions qui peuvent exister, ou séparés ou réunis, pervertissent ou suspendent les fonctions de toutes les autres parties de l'appareil et se traduisent, même à leur surface, en caractères qui permettent de reconnaître la nature et la gravité du mal éloigné des regards. Nous avons vu déjà comment une foule d'affections gastriques se révéloient par l'inspection de la bouche et de l'arrière-bouche; l'inspection immédiate ne peut point rendre compte, il est vrai, des irradiations sympathiques propagées vers les régions inférieures; mais les gonflemens à la suite de la digestion, les chaleurs locales, les mouvemens insolites, les douleurs, ou générales, ou partielles ou multiples, qui les accompagnent, les signalent d'une manière certaine. Comment en serait-il autrement? d'une part, les instrumens de la sensibilité organique répandus à profusion dans le ventre, recueillent les impressions locales, même les plus fugaces, et les transportent aux points extrêmes par des communications nombreuses et sûres; d'autre part, l'altération incomplète de la masse alimentaire, son mélange à des fluides viciés forment une pâte chymeuse de mauvaise qualité, dont les parties suivantes de l'intestin ne peuvent impunément recevoir le contact. Aussi l'amaigrissement et les vices de la nutrition, inséparables de toute lésion de l'estomac, attestent clairement son inévitable influence sur les autres portions du canal. La réciprocité d'ailleurs est complète en ce qui touche les rapports sympathiques de l'estomac. S'il étend ses influences d'une extrémité à l'autre, il reçoit aussi sûrement de bas en haut que de haut en bas, le contrecoup de toutes les actions insolites. Une inflammation de la bouche se traduit à l'estomac par la perte de l'appétit; la névralgie, ou primitive ou causée par les maux de dents, produit le même effet accompagné d'épuisement, de malaise vague qui fait porter la main à l'épigastre. Une irritation du gros intestin, une colite, une dyssenterie amènent les mêmes effets sur l'estomac, et, chose notable! bien qu'il ne soit lui-même le siége d'aucune maladie, il cesse de pouvoir supporter le contact de l'aliment. A peine en est-il touché, que le besoin impérieux d'aller à la garde-robe se fait sentir; et cette relation étroite de l'estomac au gros intestin est, dans ses différens degrés, dans son augmentation ou sa diminution, souvent le premier signe et toujours le plus certain de l'augmentation ou de la diminution de la maladie qui travaille l'organe éloigné. Le sens gastrique dont le tact est vague et l'expression confuse pour le moi, chez les sujets bien portans, acquiert par les irritations intestinales une netteté d'expression et une variété de modes tout-à-fait incroyable. Pour notre malheur, son importance est alors centuplée : dans les irritations chroniques des entrailles, l'estomac devient le centre et, pour ainsi dire, le chef de la plus odieuse et de la plus violente des usurpations.

Pensées, volonté et sentimens, tout ce qu'il y a dans l'homme de noble et d'élevé, est soumis à son pouvoir despotique, est transformé, dénaturé, anéanti. La tristesse sombre remplace la gaîté expansive; la pusillanimité, le courage; l'égoïsme, les sentimens généreux ; les idées vagues, incohérentes, sans suite, les produits les plus mûrs de l'esprit..... La jeunesse brillante et féconde, en un mot, devient décrépitude flétrie et stérile. Le premier âge lui-même n'échappe point à cette maturité anticipée : on voit de jeunes enfans, de deux ou trois ans tout au plus, passer de l'agitation, de l'activité irréfléchie, de l'insouciance, à toutes les appréhensions égoïstes et méticuleuses qui se réveillent d'ordinaire au déclin. Sous le rapport même des manifestations de l'intelligence, semblables au jeune fruit qu'un ver a piqué, ils présentent souvent les caractères d'une maturité hâtive, tout-à-fait exceptionnelle.

4° Duodénum, foie et pancréas. — Dans l'état de santé, les fonctions de ce système partiel s'accomplissent sans développer aucune sensation perçue par le cerveau, et la digestion duodénale est plus obscure encore que celle qui l'a précédée. Mais l'irritation duodénale, chronique (1) le plus souvent, suscite des sens morbides, dont les rapports avec le cerveau sont la source d'une foule d'impressions tristes et douloureuses. Elle a pour premier effet d'augmenter la sécrétion des deux glandes dont les canaux s'ouvrent à la surface de l'organe, et de même que la maladie de quelque partie de la bouche; excite les cryptes muqueux ainsi que les glandes salivaires dont les produits y abondent alors; elle fait affluer la bile et le suc pancréatique à la surface de la muqueuse. Elle se traduit au-dehors par une douleur locale située un peu à droite de l'épigastre, et se propage vers l'hypochondre droit avec un retentissement douloureux vers l'épaule; puis, suivant la direction du canal digestif, elle se répand vers l'estomac, vers la bouche, et couvre la langue d'un enduit muqueux jaune accompagné d'une saveur amère. Lorsqu'elle s'exagère, sous l'influence de quelque écart de régime, des variations atmosphériques, des constitutions médicales humides et froides, la propagation dans le même sens a pour résultat, les nausées, les vomissemens bilieux, et une nuance plus ou moins marquée d'irritation gastrique. La propagation de l'excitation duodénale de bas en haut est le fait le plus constant, mais non le seul possible; et bien que la constipation soit l'état le plus habituel, elle n'en affecte pas moins parfois une marche contraire; elle s'étend alors vers la suite de l'intestin grêle et vers le gros intestin qu'elle endolorit; elle y provoque des irritations variées, et se

---

(1) L'excellent travail de notre ami, M. C. Broussais, sur *la duodénite chronique*, offre un tableau aussi vrai qu'animé des rapports sympathiques révélés par cette affection.

résout momentanément en des sécrétions abondantes de bile rejetée par les garde-robes. Les gastronomes, ceux surtout qui font usage d'une nourriture trop abondante et trop stimulante à-la-fois, y sont le plus sujets : leur foie d'ailleurs présente un développement insolite. A l'époque de la digestion, trois ou quatre heures après le repas, les sympathies dont nous avons parlé se prononcent plus vives, et s'associent à des sympathies nouvelles : l'appesantissement de tout le corps, la fatigue des muscles, les spasmes, les bâillemens interminables, les mouvemens convulsifs même, l'accroissement de la disposition triste, de l'hypochondrie commune à l'irritation du duodénum et à celle de tous les autres points du canal digestif, l'estomac compris. Les différens troubles dans la sécrétion de la bile, la suspension même des actions sécrétoires et la coloration en jaune de la peau, en sont les conséquences possibles, toutes les fois que la duodénite persiste.

5° *Intestin grêle et gros intestin.* — La longue portion du canal qui nous reste à parcourir n'offre plus qu'une division bien distincte, la valvule cœcale qui sépare le gros intestin du petit. Ses fonctions s'accomplissent d'ordinaire sans que le cerveau perçoive à leur occasion aucune sensation distincte, sans aucune irradiation notable vers le duodénum et l'estomac. Mais que des nuances légères d'irritation chronique, des névroses viennent s'y fixer, la scène change ; le moral et le physique en reçoivent des modifications profondes ; c'est de la bouche à la fin de l'intestin un échange continuel d'actions, d'impressions douloureuses, dont la plus légère n'échappe point au centre de perception, toujours avide alors de les recueillir. Nous ne parlons point ici, bien entendu, des états pour lesquels on court au médecin, mais de ceux plus légers qui rendent la vie malheureuse, sans la menacer immédiatement, de ceux qui, du ressort de l'hygiène, rentrent dans notre cadre. Tous les sujets qui continuent de vaquer à leurs affaires nous appartiennent, car c'est surtout en vue d'être utile aux constitutions maladives que nous avons entrepris ce travail. Ils doivent connaître le mécanisme et les rapports des différens organes qui concourent à la digestion, pour se rendre compte de nos prescriptions et les exécuter avec confiance. La matière est de grande importance, nous nous y arrêterons encore, nous reviendrons même jusqu'à l'estomac pour que le tableau se déroule aux yeux dans son ensemble. Suivez ! Telle personne ressent à la gorge de la constriction, de la douleur, lorsqu'elle avale ; quand l'aliment entre dans l'estomac, il semble qu'il a franchi un anneau douloureux ; des gaz s'échappent bientôt après par la bouche, et l'estomac convulsé transmet au centre des perceptions une impression de brûlure ; le repas achevé et vers la fin de la digestion, la douleur recommence à gauche, elle retentit derrière le mamelon gauche dans le dos, vers l'épaule. Cette personne est sujette à des palpitations, elle perçoit dans la gorge un sentiment d'ardeur, elle rend souvent le matin une grande quantité de salive âcre, parfois elle éprouve un desséchement considérable de l'arrière-bouche où s'amasse une mucosité épaisse et tenace. Tous les organes qu'elle sent endoloris sont-ils malades? Nullement; l'ouverture seule de l'estomac, celle qui communique à l'œsophage (le cardia) est le siége du mal. Que la cavité même de l'organe soit malade (le bas-fond), et non son ouverture, les signes changent, mais ne sont pas moins constans; l'altération, le besoin de boire est plus fréquent, plus impérieux, les alimens passent de la bouche à l'estomac sans difficulté, mais réunis dans cette dernière cavité, ils n'y produisent point le bien-être accoutumé; leur présence même est désagréable et développe à la base de la poitrine une demi-ceinture douloureuse; des hoquets se manifestent souvent et vers la fin de la digestion, alors que les contractions de l'estomac redoublent de fréquence et d'intensité, les douleurs suivent la même progression. De l'estomac à la rate, il s'établit une correspondance assez douloureuse; de l'estomac à la bouche et à l'arrière-bouche, des impressions de sécheresse, d'ardeur, d'empâtement, la langue, à ses bords et à sa pointe, est d'un rouge vif, recouverte souvent à sa surface d'un enduit piqueté, adhérent. Faites cheminer l'irritation, suivez-la dans un autre siége, à la région du pylore. Nouveaux rapports sympathiques : après une ingestion facile des alimens, accompagnée de sentiment de bien-être, vient l'heure de la digestion, c'est le signal des accidens; les douleurs éveillées dans l'hypochondre droit se propagent à l'épaule; des sensations pénibles partent du voisinage (de la petite courbure), et vont frapper dans l'amygdale comme des coups de lancette. Au moment où les alimens vont franchir le pylore, il se produit des renvois, quelquefois même de la rumination; ils sont repoussés par gorgées. Dans un degré plus élevé, le vomissement a lieu, et cela avec des circonstances tout-à-fait dignes de remarque : telle substance, légère pour toute autre personne, est refusée au passage; telle autre d'une digestion plus difficile passe sans obstacle. Il se fait alors un choix des alimens; tantôt la viande élaborée, franchit la porte et traverse le duodénum, les substances végétales douces restent en arrière et retournent vers la bouche; tantôt telle espèce de viande est acceptée, et telle autre refusée. Chez les personnes qui ne vomissent pas, la portion arrêtée dans l'estomac jusqu'au repas suivant, y cause des douleurs, et n'en sort qu'avec les matériaux du repas suivant. Toujours, d'ailleurs, les organes supérieurs reçoivent une part notable des irradiations sympathiques. Le duodénum est-il le siége de l'irritation, de nouvelles sympathies se développent, mais parties d'un autre point que le grand centre de la digestion, elles rendent la vie moins malheureuse. Et d'ailleurs, comme le passage des alimens par le duodénum n'est que momentané, comme les sécrétions y sont abondantes et qu'il jouit d'une grande facilité d'excrétion, la bile y afflue et les mucosités avec elle; cette pluie sécrétoire dissipée et la digestion terminée, le malade va bien. Chez lui point de gaz, point de régurgitation, point de gêne constante. La duodénite est souvent, nous l'avons dit, le partage des hommes riches, vivant à discrétion; elle vient les visiter entre quarante et cinquante ans, et quelquefois plus tôt. Malgré cela, ils se portent assez bien; de temps en temps il leur survient des phéno- mènes bilieux, ils éprouvent quelques vomissemens, quelques coliques, quelques selles bilieuses, quelques attaques de jaunisse. La nature de leur régime et la nuance de stimulation qui en résulte, donne à l'irritation chronique un caractère nerveux, beaucoup moins fixe, moins enclin à la désorganisation. Car il faut le dire, la bonne chère, trop succulente, trop stimulante, a pourtant encore son bon côté, et bien qu'elle développe la douleur dans les viscères, elle les préserve de la désorganisation en les poussant à la névrose. Aux grands mangeurs, aux gastronomes éminens, la Providence a réparti leur châtiment, mais ce n'est point la mort préma- turée, elle a vu dans leur faute, des circonstances atténuantes; pour eux, commutation de peine; pour eux les irritations chroniques et les névroses des intestins, les hémorrhoïdes, les néphrites, la gravelle, les calculs et la goutte. A mesure que l'irritation s'avance dans le canal, l'époque du désordre à l'occasion du repas, est nécessairement retardée; l'irritation partielle de l'intestin grêle, signalée par les douleurs passagères et vives, par les nodosités, les bruits de gaz en mouvement, ne se réveillent que quatre ou cinq heures après le repas; elle retentit de diverses manières dans les deux directions opposées; du côté du duodénum et de l'estomac, elle propage les sensations douloureuses, les pincemens subits, les spasmes de peu de durée; du côté de la valvule et du gros intestin, elle s'assoupit parfois lorsqu'elle est parvenue au point de séparation; parfois aussi elle franchit le passage, mais c'est le cas le plus rare. Elle constitue la plus tenace de toutes les irritations intestinales; qu'elle soit à débâcles alternées de constipation, qu'elle soit ou non membraneuse, qu'enfin elle affecte plus particulièrement le caractère névralgique, elle demande pour sa guérison, plusieurs mois et même des années, en supposant encore chez celui qui l'éprouve, une grande force d'esprit, une rigoureuse exactitude dans le soin du régime, et une persévérance à toute épreuve. Il ne faut point s'étonner, d'ailleurs, des difficultés qu'on rencontre pour ramener à la santé les organes qui suivent le duodénum, et s'étendent jusqu'à la valvule cœcale; leurs moyens de communication avec le cerveau sont peu nom- breux et ne s'exercent point dans l'état de santé : tant donc que le trouble est léger et de peu de durée, il n'est point perçu; il peut exister pendant des semaines et même pendant des mois, revenir chaque jour à l'heure du passage des alimens, et disparaître ensuite. Lorsqu'il est exagéré, il n'en est plus de même, il parle distinctement au centre de perception ; mais alors il a acquis par sa durée même, une sorte de droit de cité que l'ensemble d'un régime savamment ordonné ne détruit souvent qu'à grand'peine.

Il n'en est plus de même dans la dernière partie du canal ; dès le début, le gros intestin montre dans la nature des garde-robes les preuves de son irritation. Il y a dans les différens degrés de consistance, de coloration, de température perçue au passage, de volume, d'odeur, une foule de signes qui donnent sur l'état du gros intestin, et même de la dernière portion de l'intestin grêle, des lumières importantes. Après avoir observé simultanément les urines et la matière des garde-robes, en rapport avec les variations du régime de chaque jour chez un grand nombre de personnes bien portantes et chez celles qui offrent quelque maladie chronique des intestins, je reste convaincu que le résidu solide des alimens est un objet d'observation beaucoup plus fécond que le produit de la sécrétion des reins. La production des gaz elle-même et les différentes sensations qu'ils donnent dans le cours des intestins, leur progression plus ou moins rapide, leur expulsion plus ou moins impérieuse, sont encore des indications qui ont leur importance.

Tous les jours nous rencontrons des personnes tourmentées de cette dernière indisposition, qui la mentionnent à peine, en rendant compte de leur santé. Elles sont venteuses, et tout est dit. Pourtant, il y a dans la production et le séjour des gaz au milieu du canal, un fait insolite, une cause de douleur, de sympathies tout-à-fait étonnantes sous le double rapport de l'étendue et de la variété. Le développement des gaz, dans les organes placés au-dessous de l'estomac, caractérise à lui seul une nuance passagère ou fixe de l'irritation intestinale ; il indique la nécessité de modification dans le régime. Telle personne éprouve du gonflement, des bruits, et le besoin de rendre des gaz intestinaux, à l'occasion du passage d'alimens animalisés, de potages gras, de grosses viandes, de vin pur, de café et de liqueur ; telle autre est dans la même disposition après un repas composé de soupes maigres, de légumes aqueux, de poisson, de crudités, de fruits acidules ou mucoso-sucrés et d'eau : c'est chez l'une et chez l'autre un état habituel. — Que signifie la production des gaz dans ces deux circonstances ? — Elle signifie un seul et même fait : un vice dans le régime alimentaire ; diminuez pour l'une et pour l'autre la somme totale des alimens solides, d'un quart ou d'un tiers ; donnez à la première deux ou trois potages maigres, des œufs frais, une petite quantité de viande pour la journée, ne lui permettez que ce qu'il faut de bon vin coupé de moitié ou de deux tiers d'eau ; substituez chez la seconde le potage succulent à la soupe maigre, avec la cotelette de mouton, le vin coupé, le fruit mucoso-sucré en compote, et vous verrez le plus souvent cesser la production des gaz. Ces deux faits signifient une seule et même chose ; c'est que pour chaque personne, il est une mesure dans le degré de réparation et de stimulation des alimens, et que ni l'un ni l'autre n'a été trouvé.

L'expulsion des gaz est suivie d'un sentiment de bien-être ; il ne faut pas s'en étonner : les matières gazeuses qui les composent sont souvent pour l'organisme la menace d'une infection grave. Après le séjour prolongé dans les amphithéâtres de dissection où nous avons absorbé par la peau et le poumon le gaz de la décomposition putride, il nous arrive souvent de ressentir du malaise, un certain gonflement, des points douloureux des entrailles qui se dissipent comme par enchantement, à la suite de l'expulsion d'un ou plusieurs gaz d'une odeur putride. Les mêmes états, chez les chasseurs qui ont une grande irritabilité intestinale, après une journée où ils ont souvent respiré l'odeur de la poudre, se terminant par l'expulsion de gaz d'une odeur pareille, signifient encore l'éloignement d'un principe qui nuisait à la santé. Ici le gaz irritant s'est introduit tout formé dans l'économie qu'il a traversée pour venir se faire jour à la surface de l'intestin, tandis que, dans les exemples précédens, il s'est produit à la surface de l'intestin par une dérogation partielle aux lois de la fonction digestive. — La production de gaz peut être le seul effet de l'irritation des intestins, mais elle en caractérise une des nuances les plus légères ; — cela est si vrai, qu'à la suite de coliques vives accompagnées d'une diarrhée tenace qui anéantit les forces, un signe assez certain de la diminution de l'irritation est la production de quelque gaz à-peu-près inodore.

S'il fallait tout dire sur les causes et la signification de l'existence des gaz intestinaux, le travail serait long ; qu'il nous suffise de rappeler aux personnes qui y sont sujettes que leur apparition, leur diminution, leur augmentation, leurs odeurs diverses, le degré de trouble qui résultent de leur présence, la promptitude de leur expulsion, etc., sont autant de faits dont l'observation sert à guider, dans le choix des alimens, sous le double rapport de leur quantité et de leur qualité. Il en est absolument de même des matières des garde-robes ; qu'on y prenne garde, il y a dans la connaissance de ces deux résidus de notre digestion tout un traité de préceptes propres à la diriger. — Mais comment arrêter, abaisser sa pensée, sa réflexion, ses plus nobles facultés à des faits de cette nature ? — Pourquoi pas ? — Et comment exercerons-nous ces sublimes facultés, si la colique nous torture le ventre, nous frappe d'une courbature profonde, anéantit l'innervation. Comment nous éleverons-nous aux conceptions fortes et hardies, si un gaz propage une douleur rapide en mille sens et distrait notre attention. Ce rapprochement renferme en lui quelque chose de révoltant, je le sais, mais il n'en est pas moins l'expression de la vérité. Nous n'y pouvons rien. L'homme est un assemblage étonnant de force et de faiblesse, d'aspirations sublimes et d'infime abjection : c'est là la réalité. Et Dieu, qui a voulu que la partie noble et élevée de l'homme eût son activité libre et forte, a voulu par cela même que nous prissions connaissance des conditions matérielles de cette activité. On n'en peut sortir, c'est une loi : une piqûre au doigt, quelques aphthes dans la bouche, un gaz dans l'intestin nous font revenir des plus sublimes méditations. Le plus sage donc et le plus court est d'acquérir les notions simples et faciles qui éloignent du *moi*, les occasions de cette dépendance.

CHAPITRE III.

Règles générales de l'hygiène de la digestion.

Jusqu'ici nous avons vu les différentes phases de la digestion, son mécanisme et son but ; nous avons vu ce qu'elle est en elle-même, ce qu'elle devient par l'exercice simultané des autres fonctions. Ses rapports nécessaires avec toutes les autres fonctions nous l'ont montrée convergente ; elle concourt avec elles au but unique, au développement et au maintien de l'unité humaine. Son activité est toute d'association, toute harmonique. Pour ce qui a rapport au mode général, *se nourrir*, l'appareil digestif est aux autres appareils ce qu'est l'estomac aux autres instrumens de la digestion, c'est le *primus inter pares* et rien de plus. Même chose à dire de la coordination des trois modes généraux : le cerveau et les centres nerveux, bien que moteurs, n'ont point pour cela, sur les autres appareils, une autorité indépendante; ils influencent et sont influencés; ils excitent et sont excités, ils troublent par leur suractivité le jeu harmonique des autres appareils, mais ils sont troublés de la même manière par la suractivité des autres. Ces actions réciproques n'ont point lieu au hasard, elles sont soumises à des lois; et pour ce qui touche la fonction digestive, ces lois sont la *règle générale de l'hygiène de la digestion.* Leur expression la plus simple et la plus concise, telle qu'elle résulte des deux chapitres précédens, peut se formuler comme il suit :

1º *Santé, force et bien-être, maintien et accroissement de l'activité de la digestion et de ses instrumens, par le fait seul de cette activité tenue dans de justes limites.*

2ᵉ *Malaise, faiblesse et souffrance, trouble et diminution ou exagération vicieuse de l'activité de la digestion et de ses instrumens, par le fait seul de leur inaction et de leur activité insuffisante ou exagérée.*

3º *Santé, force et bien-être, maintien et accroissement de l'activité de la digestion et de ses instrumens, par l'activité harmonique des autres fonctions.*

4° Malaise, faiblesse et souffrance, trouble et diminution ou exagération vicieuse de l'activité de la digestion et de ses instrumens, par l'inactivité ou la suractivité des autres fonctions.

5° Santé, force et bien-être, maintien et accroissement de l'activité des autres fonctions, par l'activité modérée et soutenue de la digestion.

6° Enfin malaise, faiblesse et souffrance perçus ou non perçus, trouble, diminution ou exagération vicieuse de l'activité des autres fonctions, par l'inactivité ou la suractivité de la digestion et de ses instrumens.

Il n'y a dans les prescriptions qui résultent de ces généralités, rien d'abstrait : le sens commun le plus vulgaire peut en saisir la signification et s'y conformer. Nous observons dans l'unité humaine une infinité d'organes, d'instrumens, dont chacun a son utilité, son application naturelle; nous demandons que chacun soit utilisé, appliqué selon les vues de Dieu : que l'esprit perçoive et conçoive, que le cœur sente, que les instincts poussent la machine, que les muscles du dehors exécutent les mouvemens volontaires, que la peau exhale et absorbe, que les poumons reçoivent le contact de l'air, et vivifient le sang à l'aise, que le cœur imprime au sang le mouvement de circulation, que le canal digestif retire des alimens, l'élément réparateur, qu'enfin chaque organe ait sa part d'activité légitime. Nous demandons que chaque système soit actif, selon les lois connues de son activité : tel système a reçu la mission d'une activité continue : le cœur doit toujours battre, le poumon respirer; que chacun de ces systèmes soit toujours pourvu de son excitant naturel et de la meilleure qualité possible; tel autre système a reçu la mission d'une activité intermittente : le cerveau doit alternativement percevoir, concevoir et se reposer, le système musculaire se contracter et se détendre alternativement, le canal digestif digérer et se reposer. Et bien! que chacun de ces systèmes agisse et se repose alternativement puisque telle est sa nature. Nous savons que chacun des grands appareils dont les fonctions sont intermittentes doit attirer à son tour le concours des puissances vitales pour s'acquitter de sa fonction : c'est une condition de santé; nous savons que le cerveau et l'estomac ne peuvent être actifs en même temps sans se nuire dans leur action; qu'il en est de même de l'estomac et du système musculaire de relation; de l'estomac et des organes de la génération, etc.

Pourquoi contrevenir à toutes ces lois? Pourquoi passer sa vie tout entière dans une lutte contre la nature même? Comment concilier le besoin incessant de bien-être, de bonheur avec cette persévérance à le rendre impossible? Je l'avoue, les contradictions que j'observe en permanence chez l'homme, pour ce qui touche le gouvernement de sa santé, passent les bornes de mon esprit. Et sur ce terrain entre les riches et les pauvres, les savans et les ignorans, les gens d'esprit et les simples, je ne vois vraiment point de différence : s'il y en a quelque peu, elle est le plus souvent en faveur du pauvre, de l'ignorant et du simple. Tous pourtant ont horreur de la souffrance; tous veulent être heureux, tous veulent ressentir dans leurs organes le bien-être et la force. Voilà ce qu'il y a de plus étonnant! Si le cultivateur bouleverse son champ, au lieu de le labourer, il n'en attend pas de récolte; si le mécanicien fausse un des rouages d'une machine, il ne lui demande pas le mouvement accoutumé. Pour les différens instrumens qui composent la machine humaine il n'en est pas ainsi; on leur imprime des mouvemens contre nature, on les pousse à l'excès, on les tient dans le repos, lorsqu'ils devraient agir, et l'on en exige néanmoins une activité harmonique! Et, chose à peine croyable, on s'irrite lorsqu'ils refusent leur service ou qu'ils le font d'une manière irrégulière et douloureuse. Pourtant s'il en était autrement, si les causes de désordre laissaient subsister l'ordre, ce serait un grand malheur; car l'irrégularité pourrait survenir sans cause appréciable. Il est fâcheux, et sous plus d'un rapport, que nos premières études n'aient point un objet plus pratique que celui qu'on leur donne, et qu'elles nous laissent dans l'ignorance de ce qui importe le plus dans la vie; c'est-à-dire des conditions même de la vie. De cette ignorance, il résulte des conséquences funestes pour la santé; notre esprit ne peut plus s'assujettir à changer de direction, à s'appliquer à la recherche de ce qui convient au corps. Attiré au dehors par le charme d'une activité accoutumée, il se révolte à l'idée d'une attention qui le replie sur la machine; il ne connaît ni la nature ni le degré de cette attention, il s'y refuse ou l'exagère. Cette disposition est pire que l'ignorance même, c'est l'ignorance qui ne peut ni ne veut être éclairée. Elle présente comme insurmontables, les plus simples difficultés, et fait naître les objections sans nombre, les résistances capricieuses à tout bon conseil. Tel savant ou tel homme de lettres se plaint à nous de ses mauvaises digestions, de la paresse et de l'inertie de l'estomac, des points de chaleur et de douleur développés dans les entrailles, des gonflemens, des productions de gaz, de mille troubles de la fonction qui rendent sa vie malheureuse et son travail infécond. Nous lui représentons que l'instrument de la pensée et celui de la digestion étant l'un et l'autre soumis à la loi d'intermittence doivent alternativement agir et se reposer. Vous croyez peut-être que le consultant est persuadé? Pas le moins du monde. Les objections viennent sans fin; sous les formes de raisonnement, de boutade, de raillerie, elles se diversifient à l'infini : nous voulons paralyser les élans du génie, renfermer l'esprit dans les limites étroites et grossières du corps, nous voulons réaliser sur notre client tous les ridicules du malade imaginaire, etc.

Remarquez bien que nous n'avons rien dit qui autorise de pareilles sorties ; tous nos conseils se peuvent résumer en deux mots : *rendre sa vie moins intellectuelle et plus intelligente.* Le médecin ne doit point se piquer, s'impatienter de ces résistances, il a une noble mission à remplir ; qu'il fasse donc appel à sa patience, à ses sentimens bienveillans et sympathiques, qu'il aime ces enfans sublimes et les protége contre leurs entraînemens. Qu'il les éclaire d'abord sur le jeu de la machine humaine, qu'il les instruise par des exemples ; qu'il médite pour arriver à ce but les travaux des observateurs d'élite ; qu'il lise et relise surtout *l'hygiène des hommes adonnés aux travaux de l'esprit* de *M. Réveillé-Parise ;* c'est une source inépuisable de conseils utiles et intelligens. Nulle part la vie n'est mieux comprise ; nulle part elle n'est révélée d'une façon plus délicate ; le passage suivant est un modèle :

« Je suis persuadé que si la plupart des penseurs employaient à conserver leur santé, la dixième partie des soins qu'ils apportent au plus mince de leurs ouvrages, très rarement ils auraient le chagrin de l'avoir perdue. Il y a plus, c'est que, quand les forces sont affaiblies, on peut encore long-temps les ménager et les soutenir. Il y a un art de digérer avec un mauvais estomac, de se conserver, de vivre, malgré certaines maladies, comme un pilote habile conserve son vaisseau au milieu des écueils.

» Newton a vécu quatre-vingt-cinq ans : sa santé fut rarement altérée, il ne se servit jamais de lunettes ; il ne perdit, assure-t-on, qu'une seule dent. On croit rêver en lisant de pareilles choses ; cependant les faits suivans donnent l'explication de ces phénomènes. Newton était né faible, délicat, et il le savait ; il ménagea donc ses forces autant qu'il put, les réservant pour les objets de ses études. Sa vie fut toujours simple et son régime sévère ; il ne vécut presque que de pain trempé dans un peu de vin, pendant ses expériences sur l'optique. On prétend que son habit était toujours de même tissu, quelle que fût la saison. Aussitôt que ses occupations le lui permettaient, il prenait de l'exercice. Doux, affable, modeste, le calme de sa figure, la simplicité de ses manières, contrastaient singulièrement avec sa haute réputation. Mais ce qui influa davantage sur son bien-être, c'est qu'on ne lui a point connu de passion ; celle même de la gloire était en lui très modérée. Ayant éprouvé quelques tracasseries, il se repentit de s'être fait connaître et d'avoir sacrifié à une vaine ombre, son repos, *rem prorsùs substantialem,* selon ses expressions. Malgré l'importance de ses recherches, il savait suspendre son travail quand il se sentait par trop fatigué.

» Veut-on un exemple plus frappant encore que le précédent, de la puissance d'un plan hygiénique bien conçu ? C'est celui de Voltaire. Personne n'ignore que le jeune Arouet était né si faible, qu'on n'espérait pas qu'il vécût, et il conserva toute sa vie l'empreinte de cette frêle organisation primitive. Ce n'est pas sans raison que lui-même s'étonnait d'exister, assurant qu'il avait passé sa vie à mourir. Par les progrès de l'âge, Voltaire acquit un tempérament bilieux, sec, ardent, volcanique. Il eut cette irritabilité maladive si commune chez les penseurs, et la cause chez lui de ses impatiences, de ses chagrins, de ses violences. Aussi ne jouit-il jamais d'une santé parfaite, sa correspondance en fait foi. C'est toujours le vieux, l'éternel malade; il écrit de son tombeau, il n'est plus qu'une ombre; dans peu de jours on couvrira de terre son squelette parisien, etc. Ses souffrances n'étaient pas jouées, elles ont été longues et réelles. Malgré des maux continuels et sans cesse renaissans, Voltaire remplit l'Europe de son nom, écrase tous ses rivaux, exerce une influence despotique sur les idées de son siècle; il publie soixante-dix volumes, et fait à quatre-vingt-quatre ans, la tragédie d'Irène. Après tant de travaux, il termine glorieusement une carrière de dix-sept lustres.

»L'abus du café l'ayant fatigué, il le mélangea de chocolat, préparation excellente qu'on devrait généralement adopter. Il assurait d'ailleurs que les alimens et les boissons qui servent de remèdes, avaient seuls prolongé sa vie, et il en donnait pour preuve que, ne pouvant plus digérer, il prit pour tout aliment, pendant une année, de la bouillie faite avec la fécule de pomme de terre et du jaune d'œuf, substances en effet très digestibles et très nourrissantes. Hémorrhoïdaire et sujet à la constipation, il lutta toujours contre cette fâcheuse disposition, sachant très bien quelle était son influence sur la santé.

»Condenser par la méditation les forces de l'esprit, c'est en augmenter prodigieusement le ressort, mais malheur à celui qui en abuse. Voltaire recourait à trois moyens pour contrebalancer les funestes effets de cette pratique; l'exercice corporel qu'il aimait beaucoup, les distractions du monde et le changement d'objet dans le travail. Il y avait, dit-on, cinq pupîtres dans son cabinet, sur lesquels étaient commencés cinq ouvrages différens. Se sentant fatigué du travail de l'esprit, il trouvait le temps d'être architecte, agriculteur, jardinier ou vigneron. Il courait de son cabinet à son théâtre, à ses plantes, à ses vignes, à ses tulipes; de là il revenait à ses études, à ses travaux littéraires.

»Pendant sa vieillesse, Voltaire redoubla de soins pour se conserver. On faisait du feu en tout temps dans son appartement, et il se couvrait d'excellentes fourrures de Russie. Pendant la rigueur de l'hiver, il prit le parti de ne plus sortir de chez lui; il restait même au lit jusqu'à cinq ou six heures du soir. Ce lit, d'une extrême propreté, était couvert de livres. Cet homme célèbre eût fourni une carrière centenaire, s'il n'avait pas lui-même manqué à ses préceptes. Agé de quatre-vingt-quatre ans,

il quitte le pays où il avait conservé si long-temps son repos, son indépendance et sa santé; il vint à Paris, au milieu de l'hiver, et c'est avec raison
qu'il dit à son vieil ami d'Argental : « *J'ai interrompu mon agonie pour
venir vous embrasser.* » En effet, débile, usé par l'âge et les travaux, il ne
put supporter les fatigues du voyage, encore moins les émotions vives et
répétées qu'il éprouva à Paris. Des douleurs aiguës au col de la vessie
et une rétention d'urine s'étant déclarées, il prit quelques doses trop fortes
d'opium pour obtenir un peu de repos et de sommeil; mais il ne tarda pas
à succomber.

»Les exemples seraient sans nombre pour démontrer cette vérité, que beaucoup d'hommes illustres auraient succombé de bonne heure, s'ils ne s'étaient
astreints à un régime conforme à leur constitution et à leurs travaux. »

Newton et Voltaire, avec des organisations délicates ont vécu plus de
quatre-vingts ans, et cela, parce qu'ils ont pu, parce qu'ils ont su diriger
sagement leur corps avec une activité d'esprit exceptionnelle.

Il faut tirer profit des faits de cette importance; mieux que le raisonnement, ils portent la conviction avec eux et répondent à toutes les objections.

Pourtant certaines natures poétiques, enthousiastes, ne cèdent point à
cette forme d'enseignement; mais rarement l'esprit et le cœur restent en
même temps inaccessibles, j'en ai fait l'expérience : tel artiste que j'avais
raisonné mainte et mainte fois et toujours inutilement, pour modérer *sa
furie*, s'est rendu à une bonne parole, s'est trouvé vaincu par un mouvement parti du cœur. J'avais affaire, il y a quelques années, au plus entraîné
de tous les artistes, homme éminent, mais inébranlable dans sa résistance :
il voulait traiter la matière en esclave, établir la domination absolue de la
pensée; et la pensée et la matière lui faisaient défaut en même temps. Il
m'appelait sans cesse, et sans cesse je prêchais la réforme, je demandais
l'activité harmonique; il ne m'entendait pas. Un jour, cependant, il avait
été plus raisonneur, plus déraisonnable qu'à l'ordinaire; j'avais suivi de
mon côté la marche capricieuse des objections, les mouvemens de révolte,
l'expression ferme de la résignation. Je ne luttais plus, et, parcourant d'un
œil attristé cette belle organisation, je m'affligeais de sa destruction, dans
un avenir prochain. Frappé de cette idée, je le quittais, et lui serrant la
main avec une vive émotion : « Cependant vous pourriez rester long-temps
»encore avec nous qui vous aimons! » Cette poignée de main intime, cette
exclamation involontaire qui venait à la suite d'un raisonnement intérieur,
produisirent un effet dont je fus étonné moi-même. Il me retint, se jetant
dans mes bras avec effusion. Il se livrait à moi tout entier, il se rendait à
discrétion. Telle est la nature humaine! Les femmes nous offrent des
exemples fréquens de cette confiance qui vient du cœur. Les aimer pour
leur être utile; les protéger contre leur propre faiblesse, inspire des paroles

et des pensées qui les émeuvent et les livrent sans restriction à notre direction salutaire.

La répugnance que nous éprouvons tous à changer quelque peu nos habitudes, cesse complétement devant la menace d'un danger pressant, surtout lorsque cette menace persiste ; il n'en est plus de même d'une menace passagère, d'un danger faible ou éloigné. La puissance de l'habitude, les jouissances de l'entraînement triomphent souvent de tous les efforts de la raison. Mais ce ne sont pas là les seules causes qui mettent obstacle aux réformes salutaires, ce ne sont pas même les plus fréquentes. La première de toutes, à notre avis, est une certaine paresse d'esprit, une certaine indécision, d'où résulte la persistance dans l'état accoutumé. Quel autre obstacle à ce que la femme riche et trop sédentaire cherche dans la promenade au grand air, dans les bains de diverse nature, l'activité des fonctions digestives, la cessation des dégoûts, des névroses dont elle souffre? Quel autre obstacle à ce que l'homme de lettres, l'homme de bureau choisisse son habitation sur quelque point éloigné du lieu ordinaire de son travail? Est-il nécessaire de rappeler les cures miraculeuses dues au changement forcé des habitudes pendant la tourmente de nos révolutions? — Nous avons autour de nous des exemples plus récens et de même nature. Le retentissement de notre dernière révolution chez les peuples voisins, les tentatives malheureuses qui l'ont suivie ont produit d'illustres infortunes. J'ai vu beaucoup de ces hommes, naguère riches et puissans, jetés par le vent des révolutions sur une terre étrangère, trouver dans leur activité personnelle, par une sorte de renaissance, une richesse, une puissance plus durables que celles qu'ils avaient perdues. Tout récemment encore (juillet 1844), un des chefs d'insurrection du nord, me racontait avec effusion les bienfaits par lesquels la Providence l'avait consolé de la perte de tous ses biens et des chagrins de l'exil. Au temps de sa prospérité, il voyait la goutte endolorir ses articulations plusieurs fois chaque année, la névrose des entrailles assombrir sa pensée, irriter son humeur ; aujourd'hui, la scène est changée : il se reconnaît à peine ; le sentiment de bien-être s'élève de tous ses organes vers le cerveau ; sa pensée jaillit libre et facile, son humeur est égale et ferme. Dieu le comble de ses faveurs, il le sent, et ce sentiment religieux ajoute encore au bienfait divin. Mais cette transformation salutaire est-elle le résultat d'une intervention directe et exceptionnelle en faveur du noble exilé? Nullement. Elle est la récompense assurée de tout homme qui vit selon la loi de nature. Le château splendide et les vastes domaines sont devenus une habitation modeste avec son petit jardin ; les nombreux serviteurs ont disparu, un domestique fidèle les remplace ; aux splendides banquets a succédé le repas frugal ; aux nuits de fête et d'orgie, les nuits calmes et le sommeil réparateur ; à la vie molle, sédentaire, mêlée d'exercices violens, les soins du jardinage et l'exercice à pied ; à l'entraînement des passions, aux fougues capricieuses de l'imagination, le travail obligé de l'esprit ; à la pratique abusive des femmes, les soins, les douces consolations et la tendresse d'une amie dévouée, de la compagne de son malheur.

Il ne l'entend pas ainsi assurément, et le désabuser serait une mauvaise action. Il faut à l'infortune d'un cœur comme le sien, peut-être aussi à la noblesse de son sang ! un miracle, une dérogation aux lois du monde. Quoi qu'il en soit, il est heureux, et prenant pour effet ce qui est cause, il énumère avec une complaisance naïve les puissances nouvelles de son organisation. Dès cinq heures du matin, il s'éveille dispos : il fait jeter sur tout son corps cinq ou six arrosoirs d'eau froide, puis se couvrant d'un peignoir de laine, il rappelle à la peau les fluides un moment repoussés ; sa toilette achevée, il propage l'excitation à tous les muscles du corps par le jardinage, par l'exercice à pied pendant une heure ou deux. Depuis sept ou huit heures du matin, il se livre aux travaux de l'esprit, à la méditation, il correspond avec ses amis jusqu'à ce qu'une voix connue lui rappelle l'heure du premier repas : quelques œufs frais, le chocolat, le thé, associé aux fruits de la saison, en composent avec un verre d'eau toute la splendeur. Une heure ou deux de conversation avec la famille, avec des amis éprouvés, succèdent au premier repas ; ensuite quelques visites, quelques courses obligées et trois heures au moins de travail sérieux dans le silence du cabinet. L'heure du dîner vient ensuite, toujours à propos pour les organes : un potage succulent, quelques tranches de viande rôtie, du poisson, ou des légumes, un peu de dessert associé à une bouteille de vin vieux de la patrie adoptive, satisfont à point les besoins de réparation. La fin de la journée se partage entre le jardin et les devoirs extérieurs du monde ; un besoin pressant de repos, un besoin éloigné d'activité pour le lendemain, ramène à la maison, l'exilé que Dieu conduit par la main : après six à sept heures de sommeil, il recommence avec bonheur le labeur et les plaisirs de la veille. Dans ce récit que je donne avec fidélité, se trouve tout simplement l'application des préceptes les plus éclairés. Il reste d'ailleurs ainsi une part large à la reconnaissance envers Dieu ; n'est-ce rien en effet que d'avoir trouvé, guidé même par la nécessité, la juste distribution de l'activité des organes. N'est-ce rien que d'avoir trouvé un nouveau but à sa vie, alors que le premier et le plus cher avait été détruit ? N'est-ce rien enfin que ce pur amour, cette vive reconnaissance envers l'auteur des lois immuables qui gouvernent notre être. Nous l'avons déjà dit, et cet exemple le montre ; l'activité harmonique des fonctions est le plus sûr et l'unique soutien de la santé et de la vie.

Grâces à l'unité qui est le caractère et l'essence de notre être, la question si complexe en apparence de l'activité harmonique est une question simple.

Il ne s'agit point en effet de gouverner ses fonctions, une à une, d'établir laborieusement entre elles des rapports d'action : *la bonne et sage direction d'une seule entraîne le concours et détermine la mesure des autres, tout comme l'abus d'une seule et sa déviation, amène leur désordre et leur activité anormale.* C'est ainsi que nous avons vu dans le dernier chapitre, les mouvemens réguliers de la digestion porter sur tous les points le sentiment de bien-être, et leur désordre endolorir la vie tout entière. Il faut le reconnaître pourtant, toutes les grandes fonctions ne réagissent pas les unes sur les autres avec une égale intensité, chacune a son importance.

De ce point de vue, comment se classent les autres fonctions par rapport à la digestion (1) ? Voilà une question pleine d'intérêt et dont la solution va

---

(1) Nous avons dit : *Maintien et accroissement de l'activité de la digestion et de ses instrumens, par l'activité harmonique des autres fonctions.* Maintenant la soif et la faim, inévitables interprètes des besoins du corps dans de telles circonstances, nous inviteront à prendre des alimens, dont elles seront toujours le plus agréable et le plus sûr assaisonnement. Eh bien ! les organes digestifs recevront des alimens, appropriés sous le rapport de la quantité et de la qualité ; la digestion sera nécessairement facile, et le corps tout entier prêt et dispos pour de nouvelles pertes. Le cercle de la vie est ainsi parcouru, décrit d'une manière complète, sa surface est fermée de tout côté, et en même temps qu'il ne renferme en lui-même que des élémens d'activité normale, de bien-être et de longévité, il offre sur tous les points extérieurs un front de bataille que les influences contraires des agens extérieurs ne pourront facilement entamer. La puissance vitale au centre et sur tous les points, sans cesse active et éveillée, repoussera loin du corps leur action délétère.

On ne peut trop bien comprendre ce fait et cette double corrélation : les causes de santé et les causes de maladie naissent dans nos organes et dans les objets qui nous entourent ; l'activité harmonique des organes est un préservatif assuré contre les troubles pour cause interne ; c'est une vérité évidente par elle-même. Mais une vérité non moins certaine, c'est que de cette activité harmonique naît une force de résistance qui le plus souvent, suffit à nous préserver contre les actions perturbatrices du dehors. A cette force de résistance, il faut attribuer le maintien de la santé pendant quarante, cinquante années, pendant un siècle même, chez certains individus qui ont traversé les plus terribles épidémies, les constitutions médicales, renouvelées plusieurs fois chaque année, sans éprouver le moindre désordre des fonctions.

Pour moi, il est hors de doute que, toute part faite aux dispositions individuelles, l'activité harmonique des fonctions dont la digestion est la clef de voûte, est le plus sûr moyen d'acquérir et de conserver cette précieuse résistance. La vie est un fait logique, et la santé qui est son seul mode naturel, une conséquence nécessaire de l'activité harmonique. Je vais même plus loin, car l'expérience me prouve que les constitutions maladives elles-mêmes, refont cette force de résistance, qu'elles affrontent impunément les causes de maladie qui frappent le plus grand nombre, lorsqu'elles entrent dans une sage entente de ce qui nuit et de ce

nous donner le commentaire obligé des règles générales que nous avons posées.

Il nous paraît superflu de démontrer l'inégalité dans les actions sympathiques des autres fonctions sur la digestion, car nous voyons des milliers d'invidus penser peu et digérer à merveille ; tandis que, sous nos yeux, personne ne jouit de la santé florissante, de la digestion facile avec une vie sédentaire. L'activité du corps résulte d'une fonction auxiliaire de la digestion, à un plus haut degré évidemment que la surexcitation cérébrale.

Sans aller plus loin, nous déclarons donc l'inégalité des influences sympathiques, et nous passons à leur classement. Observons tous les étages de notre société parisienne : depuis les faubourgs Saint-Jacques et Saint-Marceau, jusqu'aux hôtels du faubourg Saint-Germain et de la Chaussée d'Antin : combien de degrés et de natures d'activité ! Partons du malheureux qui passe de l'ordure de son bouge à celle du ruisseau ; partons du terrassier des Catacombes qui passe de l'obscurité humide des souterrains au réduit où sa femme l'attend avec sa famille scrofuleuse. Arrivons au ministre, au banquier, à l'oisif opulent, et suivons les nuances, les variétés de conditions entre les enfans de la famille humaine !

Tout bien pesé, et quelle que soit l'ardeur du désir qui nous pousse à la conquête de la fortune, le haut de l'échelle n'est, pas plus que le bas, salutaire à la santé et au bonheur : par des causes contraires, les mêmes maux à-peu-près sont aux deux extrémités. Que d'enseignemens dans ce tableau pour qui voudrait y lire ! Cherchons y, sans digression, ce qui touche à notre sujet. Les ouvriers de trois professions (les ravageurs, les débardeurs et les orpailleurs) conservent l'activité digestive par l'exercice du corps, dans des conditions d'ailleurs peu favorables à la santé, puisque l'air qui renouvelle le sang dans les poumons est imprégné de miasmes, puisque la peau de la moitié du corps est en contact avec la fange d'où se dégage ces miasmes infects. Ces causes de trouble dans les fonctions se joignent à la privation de lumière, à la suractivité des exhalations de la peau dans d'autres professions où le travail commence à dix heures du soir, pour ne se terminer qu'au petit jour, comme il arrive pour les vidangeurs et les égouttiers. Eh bien ! nous trouvons, chez ces individus, une digestion plus active, une vie plus exempte de souffrance que chez le riche privé de l'usage de ses jambes, au milieu du luxe et de l'abondance. Comment se fait-il qu'ici encore la force et le sentiment de bien-être soient du côté le moins favorisé ? L'exercice du

qui sert. J'ajoute que la direction ferme et éclairée de la digestion est la base d'opération la plus solide, pour atteindre le but désiré : cette conviction acquise sur moi-même et sur les autres, m'a seule déterminé à entreprendre un travail long et difficile.

corps en est la cause unique. Et le fait est si vrai que des jeunes gens robustes, placés dans des circonstances analogues pour ce qui regarde les qualités de l'air, mais privés d'exercice, contractent les plus terribles maladies. Les inflammations des entrailles, la fièvre typhoïde, sont, on le sait, la menace incessante qui pèse sur les étudians, retenus dans les amphithéâtres par les travaux de dissection. Ces exemples dépassent notre but, ils prouvent non-seulement que les mouvemens réguliers du corps maintiennent, en l'accroissant, l'activité de la digestion, mais même qu'ils combattent et détruisent les influences délétères qui frappent les autres systèmes. Ces exemples posent l'activité du corps comme le plus puissant auxiliaire, le régulateur par excellence de la digestion. Nous le voyons d'ailleurs tout aussi efficace, tout aussi certain dans ses effets pour prévenir ou faire cesser les causes qui, partant des autres systèmes, portent le trouble dans l'appareil disgestif. En effet, quel est le remède par excellence, quel est le seul infaillible contre les désordres si nombreux de la digestion chez les personnes sédentaires, chez les hommes adonnés aux travaux de l'esprit, chez ceux qui souffrent d'une émotion vive et profonde, d'un chagrin rongeur ; chez ceux enfin d'une constitution délicate et nerveuse ? — L'exercice, non limité, non déterminé à l'avance, mais l'exercice sérieux, l'exercice ayant un but, une affaire à l'une de ses extrémités. *Ainsi l'exercice est en première ligne incitateur et protecteur de la digestion.*

L'influence de l'air pur et de la lumière directe devient surtout évidente lorsque les désordres de la digestion, la langueur du corps et l'endolorissement qui en résultent, nous obligent à quitter les villes pour aller respirer aux champs. Alors se manifestent en peu de temps, des transformations qui tiennent du prodige. Telle personne se sentait les hypochondres pleins de douleurs, de chaleur, le ventre tendu et parsemé de points, d'élancemens chauds et sensibles, l'humeur triste, les membres sans ressort et brisés : elle monte en diligence ; à peine a-t-elle franchi les derniers coteaux, qui bornent les bassins de la ville, que déjà elle se voit renaître ; son humeur s'éclaircit, elle espère ; elle porte les mains sur le siége de ses souffrances. C'est en vain qu'elle y cherche les traces de la douleur, elles ont disparu. Tel autre qui, depuis des mois, suit à travers les nombreux détours de l'intestin le passage douloureux des alimens, qui entend le bruit varié des gaz en mouvement, qui passe par des alternatives sans fin de constipation et de diarrhée, de convalescence et de rechute, se décide enfin à quitter la ville où il se voit dépérir chaque jour. Il n'espère plus. Eh bien ! un ou deux jours à peine passés à la campagne, et, sans plus attendre, il revit, il retrouve ses plus douces impressions. Naguère, un léger potage, un œuf à la coque renouvelaient la scène de ses souffrances. Aujourd'hui son repas abondant, composé de soupe, de viande, de légumes et de fruits, refait ses forces et répand dans tout le corps le sentiment de bien-être. Ces faits, réunis à ceux que nous avons présentés dans le chapitre précédent, nous conduisent à poser :

L'air pur et vif, de température basse ou moyenne, introduit dans les poumons, l'air et la lumière directe donnés à flot, appliqués en vastes lames, à l'enveloppe extérieure sont, à un haut degré, incitateurs et protecteurs de la digestion.

Ensuite nous plaçons comme s'ensuivant d'une manière nécessaire, la *nutrition et la calorification actives; la circulation facile et libre; les sécrétions* dans leur mode normal.

Sans sortir de nos grands centres de population, sans changer les conditions matérielles de la vie, nous voyons autour de nous, et nous offrons nous-mêmes de nombreux exemples des influences morales sur la digestion. Les affections tristes, les émotions vives la dérangent; il en est encore de même de l'activité exagérée de l'intelligence; nous l'avons vu et personne ne l'ignore. Mais ce que nous ne pouvons trop répéter et que l'on a moins observé en général, c'est le concours direct et, pour ainsi dire, matériel, que les émotions douces, les affections vives, l'espérance, l'ambition contenue et la pensée vive, donnent aux diverses phases de la digestion. Lorsque celles-ci succèdent aux précédentes, il s'opère dans cette fonction des révolutions presque miraculeuses. Un fait bien digne de remarque à l'appui de ce que nous disons, s'observe chez les personnes atteintes d'irritations chroniques ou de névroses des entrailles. Restent-elles seules après le repas, actives ou non par l'esprit et le cœur ? Aucun des phénomènes de la digestion ne s'opère sans produire une sensation douloureuse; l'estomac est chaud, gonflé, sensible au toucher, des gaz s'y développent et sortent par la bouche, tout le corps est appesanti. Changent-elles les conditions morales; ont-elles, au lieu de la solitude, une société agréable et connue; à la suite du dîner une conversation vive et gaie ? La digestion se fait comme elle doit se faire, à leur insu, d'où nous disons :

La pensée et les sentimens agréables, les émotions douces contenues les uns et les autres, sont incitateurs et protecteurs de la digestion à un haut degré.

Quant à leur suractivité, la famille entière des esprits cultivés, tous ceux qui ont reçu le sceau d'une civilisation avancée, en portent la trace douloureuse sur quelque point des organes de la digestion, chez eux : *la méditation prolongée, les affections tristes et les émotions vives sont perturbatrices à l'excès du travail de la digestion.*

Si nous rapprochons de cette proposition ce que nous avons dit de la vie sédentaire, on comprendra comment la partie de notre travail où nous tracerons les préceptes qui regardent les personnes placées dans cette double condition de trouble, pour les opérations digestives, est la plus difficile et la plus importante. Une nation composée de soldats, de marins, d'agriculteurs, d'ouvriers actifs et aisés aurait peu besoin en effet d'une hygiène de la digestion : mais au-dessus et au-dessous de ce milieu, il n'en est pas de même.

La vie oisive, l'empire de l'habitude chez les peuples civilisés élèvent au niveau des besoins de premier ordre, le besoin dont les organes de la génération sont les instrumens. Tout le monde connaît les désordres qui naissent dans les organes de la digestion, à l'occasion des excès vénériens. Mais, sous la double influence de la vie oisive et de l'habitude, la privation des rapports sexuels enraie l'activité de l'estomac et des intestins. Les organisations fortes surtout où la vie physique est exubérante, éprouvent des besoins impérieux au sein même de l'activité générale, et ces besoins doivent être satisfaits. Pour ces cas, et pour eux seulement :

Le rapprochement des sexes dans des limites convenables, sans provocation, est incitateur et protecteur de la digestion. — Nous tâchons de déterminer d'une manière précise la signification et la portée de la proposition qui nous occupe, car à notre avis il n'est dans les grandes villes, aucun autre système plus disposé aux abus. L'amour-propre, la vanité et beaucoup d'autres passions moins louables encore, communiquent à l'appareil génital une excitation tout-à-fait artificielle. Tel malheureux citadin, sans sève et sans vigueur, veut avoir plusieurs maîtresses ; parce que le rôle d'homme à bonnes fortunes est en France le besoin le plus ardent de la vanité individuelle, depuis le héros jusqu'au laquais. Tel autre achète au prix de sa santé, de sa fortune, les faveurs d'une artiste en renom qu'il n'est pas capable de posséder. Dans notre pays plus que partout ailleurs le point d'honneur va se loger là où n'est point son domicile naturel. La santé générale et celle des organes de la digestion seraient améliorées, s'il était possible de diminuer ou de détruire les préjugés ridicules qui déterminent et guident l'activité des organes de la génération.

Enfin pour les diverses parties de l'appareil, d'une extrémité à l'autre du canal, il convient de rappeler que *l'activité modérée d'un système partiel, facilite et rend efficace l'activité de la portion suivante :* ainsi la mastication complète, l'insalivation abondante des alimens dans la bouche, assure leur digestion dans l'estomac, tout comme la pénétration exacte, la dilution complète et la revivification produite par le suc gastrique, aidées des mouvemens de l'estomac assurent l'action des sucs bilieux et pancréatiques dans le duodénum. Ces considérations terminent ce que nous avions à dire sur les généralités de notre hygiène. La forme toute pratique des deux autres parties nous dispense d'entrer ici dans l'étude des alimens, objet exclusif de notre dictionnaire. Ce que nous en avons dit dans notre premier chapitre suffit à l'intelligence de ce qui précède ; les articles *alimens, alimentation, digestibilité,* préciseront les faits.

HYGIÈNE

DE LA DIGESTION.

DEUXIÈME PARTIE.

CHAPITRE PREMIER.

Règles de l'hygiène de la digestion appropriées aux climats, aux saisons et aux irrégularités des entre-saisons.

> Dans l'animal, combustion, chaleur mouvement, sont trois phénomènes liés et proportionnels.   (Dumas.)

§ 1. — Règles de l'hygiène de la digestion appropriées aux climats.

Dans l'état de santé, l'homme jouit d'une température constante de 38 à 39 degrés, qu'il conserve au milieu des glaces polaires et sous les feux de l'équateur. Susceptible de quelque variation d'un individu à l'autre, la chaleur humaine est fixe pour le même individu et ne peut être brusquement augmentée ou diminuée d'un degré, sans un trouble notable de l'économie. Pour qu'il en soit ainsi, il faut que l'homme porte dans ses organes, un foyer énergique de calorification; mais quel est le foyer, quel est le combustible? Évidemment le foyer est partout où la chaleur se produit; évidemment le combustible se trouve dans les fluides qui portent la vie et

12

la chaleur à tous les organes. C'est dans le mouvement intime de composition et de décomposition, dans les phénomènes inséparables de nutrition et de calorification qu'il faut aller chercher la production de la chaleur animale. Mais cette chaleur ne peut être constante, sans une constante variation des phénomènes de nutrition et de calorification.

La température extérieure vient-elle à baisser ? il est de toute nécessité que la combustion devienne plus active, pour que l'équilibre soit maintenu dans la chaleur du corps. — La température extérieure vient-elle à s'élever au contraire, les phénomènes inverses doivent se produire et se produisent en effet (1). Si l'on veut maintenant se rappeler le rôle de la digestion dans l'économie, on sentira qu'elle doit varier elle-même comme la nutrition et la calorification. — Quel est son objet ? Son objet est de fournir à l'économie les élémens nouveaux de combustible qui doivent remplacer les élémens détruits par la combustion, et comme elle ne fournit ces éléments nouveaux qu'en exerçant son activité sur les alimens, elle doit être plus ou moins active et s'exercer sur des alimens plus ou moins stimulans et chauds, selon les besoins de la nutrition (de la combustion).

On pourrait, sans nul doute, établir du nord au midi une échelle régulière d'alimentation qui aurait pour base les degrés divers de la tem-

---

(1) L'oxygène de l'air introduit dans l'économie par la respiration donne aux élémens de réparation introduits par la digestion, les caractères qui constituent l'aliment par excellence, le sang artériel : l'action des poumons est le complément obligé de l'action des organes digestifs. Il naît de ce rapport nécessaire entre les deux fonctions, des influences également nécessaires de la respiration sur la digestion qui expliquent, *en partie*, l'influence que les climats exercent sur le régime alimentaire : « la quantité d'oxygène inspirée par le poumon, dit M. Liébig, dépend non-seulement du nombre des inspirations, mais aussi de la température et de la densité de l'air. En effet la capacité de la poitrine d'un animal restant toujours la même, il y entre, par chaque inspiration, un même volume d'air ; mais le poids de cet air, et conséquemment aussi de l'oxygène qu'il renferme, varie nécessairement, car la chaleur dilate l'air et le froid le contracte. Dans deux volumes égaux d'air froid et d'air chaud, il y a donc un poids inégal d'oxygène. Ainsi un homme adulte absorbant à 15° 0,91 de mètre cube d'oxygène, ce volume pèsera 1015 grammes et le même volume absorbé dans le même temps à la température de 0° aura un poids de 1100 grammes. » L'oxygène étant absorbé en quantité plus considérable sous le rapport du poids dans les pays froids, la digestion doit fournir des matériaux de combustion plus abondans. — Cette observation juste et que nous adoptons, ne nous donne pourtant qu'une explication partielle de la différence qui existe entre le régime des différens peuples du globe : le phénomène physiologique domine encore le phénomène physique ; et la force vitale reste dans le monde des êtres vivans, le grand lien des faits, comme la gravitation l'est dans le monde physique.

perature, si plusieurs circonstances du sol, de l'air, de la lumière et de l'eau n'en faisaient varier les conditions particulières en dehors des longitudes et des latitudes. — Mais ces circonstances s'opposent au développement régulier de la loi que nous posons, ou plutôt viennent la modifier sans cesse.

Dans tous les climats : dans les lieux abrités des vents du nord, où soufflent les vents qui vont du levant au couchant, où les eaux sont abondantes, les habitans ont les tissus abreuvés de fluides, et des supersécrétions intestinales habituelles. « Dans de tels lieux, dit Hippocrate, les hommes sont sujets aux dyssenteries, aux diarrhées, aux hémorrhoïdes, aux fièvres longues d'hiver, etc. » La nourriture y doit contre-balancer autant que possible les mauvaises influences du dehors; elle doit tendre à sécher la fibre, à donner du ton.

Les influences contraires des lieux exposés aux vents froids donnent une constitution opposée : la fibre sèche, la contractilité énergique et facile, la tendance aux inflammations. — Le régime alimentaire doit se proposer dans ces parages le maintien harmonique des fonctions; et pour l'atteindre, la stimulation par les alimens solides bien plus que par les boissons fermentées, si la température du climat ne fait pas une loi de recourir à ces dernières.

Les positions intermédiaires donnent aux constitutions des nuances et des degrés qui varient à l'infini, comme nous le voyons. — L'exposition à l'orient, plus salutaire que celle au nord et au midi, est plus douce et développe dans de justes proportions la structure des tissus. Les hommes, au dire du maître, y ont le teint plus vif et plus fleuri, et les productions du sol y sont meilleures. — Un usage mixte des alimens qui conviennent aux expositions extrêmes y maintient la santé, la douceur naturelle du caractère et la pénétration de l'esprit.

L'exposition à l'occident, abritée des vents salutaires de l'orient et peu aérée du nord au midi, est des plus insalubres; trop souvent deux ennemis de notre espèce, le froid et l'humidité dont la coalition décime le genre humain, viennent s'y donner rendez-vous. — Entre toutes les maladies qui les menacent, par excès ou par défaut de stimulation, les hommes y ont besoin de toute leur sagacité pour maintenir par le régime, l'harmonie des fonctions.

A la disposition du sol, plane ou irrégulière, déclive ou conformée en bassin, élevée ou abaissée; à sa composition interne, crayeuse ou calcaire, argileuse ou sablonneuse, se rapportent les qualités des eaux qui exercent sur les organes digestifs, et par suite sur la santé générale, des influences décisives. — Là où le sol plane et sans écoulement possible retient les eaux en contact avec la végétation des marais et des étangs, ou bien les sature de principes minéraux indigestes, leur usage émousse les surfaces digestives, y fait affluer les sécrétions et par suite porte une atteinte profonde à la nutrition. Dans de telles conditions, les influences de climat disparaissent en grande partie pour faire place à l'influence topographique. De fréquentes purgations, un régime tonique, l'usage éclairé des spiritueux y combattent à grand'peine les causes de destruction : les engorgemens et les obstructions du ventre, les hydropisies, les fièvres opiniâtres y menacent incessamment les populations.

Les eaux qui sortent de terre, après avoir parcouru des couches calcaires étendues, des gisemens variés de métaux, en dissolvent des quantités suffisantes pour détériorer, relâcher ou resserrer à l'excès les organes de la digestion, et empêcher le jeu facile des fonctions ainsi que le développement du sentiment de bien-être et de force, expression de la vie saine.

Les terrains élevés, accidentés, réunissent souvent aux avantages de l'exposition et de l'élévation, des eaux douces, légères, limpides, coulant sur un fond de sable. Les hommes qui jouissent de ces avantages combinés, éprouvent des besoins de réparation et de stimulation plus nets, et jouissent, avec moins de soins, d'une meilleure santé, quel que soit d'ailleurs le climat.

Toutefois, les modifications qui résultent de circonstances locales, de nécessités topographiques, ne constituent point une dérogation à la grande loi de proportion que nous avons établie entre la température extérieure et la nature de l'alimentation.

Les peuples des régions chaudes, conquis et corrompus par les peuples des régions tempérées ou froides, pourront contracter le goût, la passion ardente des mets chauds et des boissons fermentées, mais ils ne le satisferont jamais impunément. De même encore, l'habitant du Nord, transporté dans les pays chauds, éprouvera le besoin de combattre l'affaiblissement et le relâchement de la fibre par les condimens et les boissons alcooliques, mais il ne pourra le satisfaire sans une extrême réserve.

De tous les Européens qui ont visité l'Inde, ceux-là seuls sont arrivés au terme de leurs explorations, qui avaient amené par degrés, leur corps à recevoir une réparation proportionnée aux exigences de la température, un combustible proportionné, pour la quantité et pour la qualité calorifique, aux besoins de la combustion.

Quelque soin que l'on prenne cependant à suivre la loi de proportion, il y aura toujours une grande difficulté, une difficulté à-peu-près insurmontable, à faire passer l'homme adulte, des glaces du nord de l'Europe à la chaleur étouffante de l'Inde, et l'Indou, de son atmosphère chaude et lourde, à la température rigoureuse de la Russie. Cette difficulté aux acclimatemens extrêmes résultera des limites mêmes posées par le climat aux aptitudes des organes qui agissent sur les matériaux du dehors, des *organes fabricateurs*, s'il m'est permis de parler ainsi.

L'Indou qui s'avancera vers nos contrées, préservé d'ailleurs, par des vêtemens convenables, de l'abaissement de la température, devra à une nutrition plus active, à une combustion plus énergique, un besoin de réparation plus actif aussi; il trouvera dans les organes digestifs une énergie nouvelle, et produira plus de combustible, un combustible plus riche; les poumons, chargés de vivifier une quantité plus notable de sang veineux, d'achever, par l'addition d'une proportion d'oxygène, un sang artériel plus riche et plus chaud, succomberont le plus souvent à cette tâche nouvelle, et, se désorganisant, entraîneront la ruine de la machine tout entière. Ce que nous disons là est ce qui arrive, non-seulement à l'homme, mais aussi à tous les animaux transportés des pays chauds dans les pays froids : les lions, les tigres, surtout les singes et les perroquets, tout comme l'homme des contrées chaudes, meurent presque tous de la poitrine dans nos climats.

Un phénomène inverse se produit chez l'habitant des pays froids ou tempérés, qui va s'établir dans les pays chauds. Chez lui, ce ne sont point les poumons qui sont menacés; ils peuvent être même atteints d'une maladie grave au départ, et redevenir sains par le séjour dans les pays chauds : tout le monde sait que la qualité nouvelle de l'air dans cette dernière circonstance, contribue à les rétablir; mais ce n'est point la cause unique, la cause principale de leur rétablissement : la cause principale est certainement leur activité moindre, et le moindre degré d'excitation du sang sur lequel ils s'exercent.

Les organes menacés chez les hommes qui s'avancent du nord au midi, sont les organes de la digestion; et, quels que soient les soins qu'ils apportent au régime alimentaire, quelques précautions qu'ils prennent de proportionner la quantité des alimens aux besoins de réparation, leur qualité stimulante au besoin de stimulation, une menace constante n'en reste pas moins sur l'estomac et ses auxiliaires; et c'est une loi qui supporte peu d'exceptions, que l'habitant du nord, transporté dans les pays chauds, succombe aux maladies des organes de la digestion.

La fureur avec laquelle les habitans des pays chauds se livrent parfois à l'usage des boissons alcooliques que nous leur portons n'est point une objection sérieuse contre la loi que nous avons établie; car, tandis que ces mêmes boissons donnent la vigueur à l'habitant du nord, elles empoisonnent les autres en les jetant dans l'abrutissement.

L'âge, le tempérament, le sexe, les dispositions individuelles, les habitudes contractées dès l'enfance, le genre de vie, la position de la contrée particulière, l'exposition même de la demeure, sont des élémens qui doivent entrer en ligne de compte pour chaque personne qui veut comprendre et s'expliquer les règles de l'hygiène de la digestion, relativement aux climats.

1° Chez tous les peuples, le premier âge, l'âge mûr, et la vieillesse, éprouvent des besoins de réparation et de stimulation différens : aux premières années de la vie, l'alimentation plus douce et moins variée; à l'âge mûr, l'alimentation forte, et d'une stimulation soutenue; à la vieillesse, le régime substantiel et léger, la dose de stimulation faible et souvent répétée.

2° Toutes choses égales d'ailleurs, le phlegmatique, par exemple, l'homme à fibre molle, abreuvée de fluides blancs, dont les tissus sont peu disposés aux congestions sanguines et nerveuses, supportera mieux la double stimulation des viandes fortes et des vins généreux que le sanguin ; plus que ce dernier, il en éprouvera le besoin. L'homme nerveux, toutes choses égales d'ailleurs, trouvera dans les alimens doux, les fruits et les légumes, une réparation plus convenable, sous quelque latitude qu'il habite : il pourra de la sorte arriver que tel Français éprouve le besoin plus impérieux d'un régime chaud, de boissons fermentées, que tel Russe, tel Anglais, tel Allemand; que tel Russe éprouvera le besoin de la diète lactée et végétale, plus que tel Italien, tel Espagnol, et cela sans que la loi cesse d'exister.

La civilisation, pourtant, avec les modifications profondes que ses bienfaits et ses maux apportent dans les races humaines, est la principale cause de ces irrégularités.

3° Dans toutes les contrées du monde, la constitution de la femme diffère essentiellement de celle de l'homme : la mission qu'elle a reçue dans les sociétés civilisées, et le genre de vie qui en résulte, accroissent encore cette différence constitutionnelle. A Paris comme à Londres, comme à Saint-Pétersbourg, son régime alimentaire ne ressemble que de loin à celui de l'homme : ses habitudes sédentaires, la prédominance de son système nerveux, l'action si puissante de l'éducation, modifient l'influence des climats. Pourtant ce serait une grave erreur de supposer que les conditions particulières l'annulent entièrement. J'ai partagé la table et j'ai observé le régime alimentaire des personnes des points les plus opposés de l'Europe, et je puis affirmer, toute part faite aux irrégularités, aux caprices de la digestion chez les femmes nerveuses, que la quantité de viande et de boissons stimulantes nécessaire à la nourriture d'une femme du nord est en moyenne, le double de celle qui convient à une Française du centre ou du midi. Voici le menu d'une journée, tel que je l'ai souvent observé pour des femmes du nord, vouées à un genre de vie tout-à-fait sédentaire : vers huit ou neuf heures le matin, une infusion concentrée de thé, mêlée à un tiers de lait sucré à point, avec une demi-douzaine de tartines minces de pain de froment ou de pain de seigle couvert de beurre (deux bols de ce breuvage, le pain et le sucre, forment un poids de 8 à 900 grammes).

A midi, nouveau repas composé de deux ou trois plats de viande, de quelques légumes, d'un peu de pain, et de vin très étendu d'eau (8 à 900 grammes).

Vers trois heures et demie ou quatre heures, goûter de belles pêches ou d'une demi-livre de raisin avec quelques bouchées de pain (en somme, 6 à 700 grammes). A six heures, dîner composé d'un potage, de trois plats de viande, de légumes, d'un ou deux entremets sucrés, de fruits, d'un peu de pain et d'eau et de vin (en somme, 12 à 1400 grammes). Enfin le soir à neuf heures, quelques petites tasses du même thé que le matin avec un nuage de lait, des gâteaux secs et des tartines minces de pain de seigle (en somme, 7 à 800 grammes). Tel est le régime modéré d'une femme bien portante dont les organes ont reçu l'impulsion des climats froids. Quelle femme du midi de la France supporterait ces cinq repas ?....

4° Les dispositions individuelles sont une quatrième condition sous l'influence de laquelle l'activité de la digestion est susceptible, chez les individus d'un même pays, de différences énormes : nous avons cité dans notre première partie, un des notables exemples que nous avons observés d'hommes qui pouvaient digérer chaque jour le tiers et même la moitié de leur poids, et en opposition, Cornaro, qui, sur la fin de sa vie, se contentait d'un peu d'eau et d'un jaune d'œuf pour une journée tout entière : ce sont là des exceptions, il est vrai; mais entre ces deux limites, les différences d'un individu à l'autre sont infinies.

5° Quoique chacun apporte en naissant des puissances instinctives, morales et intellectuelles qu'aucune éducation ne pourra lui faire dépasser : que tel naisse sobre ; tel autre ami de la table ; tel chaste et pudique ; tel autre porté à rechercher l'autre sexe ; tel intelligent ; tel autre borné d'esprit, nos mères et nos premiers maîtres n'en ont pas moins sur nos penchans une influence décisive qui s'exerce toute puissante *dans les limites* que la Providence assigne à chacun, dès le moment de la conception : ainsi tel individu qui consomme chaque jour 4 kilogrammes de nourriture se fût contenté de 2 ou 3 kilogrammes, élevé par une autre femme, et cela sans acception de climat. Quelle différence pour une vie tout entière de soixante-dix ans (plus de 25,000 kilogrammes)! et encore nous n'avons point égard à la qualité plus ou moins stimulante de la nourriture.

6° En aucun pays du monde, le régime alimentaire du soldat, de l'ouvrier, du paysan, ne peut être celui de l'homme de bureau, du prêtre, du professeur.

En supposant même que tous, en même temps, fussent soumis aux influences d'une même température, d'un même air, la vie sédentaire des derniers ne pourrait avoir le même besoin de réparation que la vie de fatigue des premiers.

Tous les mouvemens qui servent à l'entretien de la vie amènent aussi, comme nous l'avons vu, l'usure de ses matériaux ; et quoique le mouvement musculaire nécessite au plus haut degré le renouvellement du sang artériel et de l'innervation, les mouvemens involontaires et les mouvemens intimes n'en produisent pas moins l'usure.

7° Tel département de la France composé de côteaux cultivés et de plaines humides, est habité par des hommes d'une même origine, d'une même famille quelquefois, dispersés sur les différents points. Les uns et les autres s'adonnent à la culture de la terre, et pourtant ils offrent de sensibles différences dans les besoins de réparation et dans les habitudes de la vie. Il y a plus, tel versant d'une montagne est habité par une population robuste, alerte, active de corps et d'esprit, et le versant opposé de la même montagne ne voit croître qu'une race chétive et languissante. Voilà, certes, un sujet de réflexions sérieuses et tristes : l'homme, le premier des animaux, est le roi superbe de cette terre, ou bien un crétin immonde, d'appétits plus déréglés que ceux du pourceau, selon qu'il naît de parens fixés sur tel point plutôt que sur tel autre d'une même montagne ! !.....

8° Nous ne pouvons examiner une à une les circonstances particulières qui viennent modifier et restreindre la loi de proportion entre les climats et les besoins de réparation. Il en est une dernière cependant qui, jusqu'ici mal appréciée, mérite une mention particulière. Je veux parler de l'exposition des habitations au sein des grandes villes.

Dans un même climat, les habitans d'une même ville, d'une même maison, éprouvent, toutes choses égales d'ailleurs, des besoins de réparation et de calorification différens selon qu'ils reçoivent l'air et la lumière directe de l'est et du sud, ou de l'ouest et du nord ; selon que le rapprochement plus ou moins grand des maisons, le plus ou moins d'espace des cours facilitent ou rendent impossible l'accès de l'air et de la lumière.

A Paris, les quatre expositions, lorsqu'elles se suppléent deux à deux, ne m'ont point paru nuire l'une plus que l'autre à la santé : tels sont les appartemens percés du nord au midi, ou de l'ouest à l'est, qui offrent de part et d'autre un libre accès à la lumière et à l'air. Mais il n'en est pas de même des appartemens *adossés ;* ceux qui, dans cette circonstance reçoivent la lumière du nord ou de l'ouest, mais surtout du nord, ont en toute saison une température particulière et favorisent le développement de plusieurs

maladies graves. J'ai vu , chez des enfans et chez des adultes, les engorgemens lymphatiques, les scrofules se développer sous cette influence,
persister des mois et des années, et ne disparaître que par le changement
d'habitation ; j'ai vu chez des individus à circulation vive, à tissus trans-
parens, les crachemens de sang se reproduire plusieurs fois en une année,
devenir incoërcibles sous la même influence, pour disparaître ensuite dans
des conditions d'habitation différentes.

Je puis en dire autant de certaines affections rhumatismales ou fixes ou
ambulantes; je les ai fait disparaître et reparaître plusieurs fois en changeant l'habitation des malades.

Mille autres conditions encore s'opposent à ce que nos prescriptions ,
relatives aux climats, aient une précision mathématique, une valeur
absolue; il en est de même de toutes les questions qui ont trait aux phénomènes de la vie, il faut qu'on se pénètre bien de cette vérité et que, la règle
étant posée, chacun applique son intelligence à trouver dans quelle mesure
cette règle lui convient, comment il doit se l'appliquer.

Nous conseillons donc une nourriture d'une stimulation et d'une réparation décroissante en marchant du nord au midi; et lorsque nous jetons
un coup-d'œil général sur les peuples de l'Europe, sur leurs habitudes
alimentaires, nous trouvons fondé en bonne physiologie et en saine hygiène,
l'usage des viandes fortes, des végétaux fermentés et des liqueurs spiritueuses pour le Russe, le Polonais et l'Allemand , le Danois et l'Anglais.

Les faits que l'on pourrait opposer ici aux conseils que nous donnons
prouvent seulement que l'homme peut végéter dans des conditions mauvaises, mais rien de plus.

Pour nous, l'état rudimentaire où se trouve la civilisation chez le
Lapon, le Finlandais, l'habitant des Féroë , sa décadence chez l'Islandais
s'expliquent par la loi même que nous avons posée : une réparation incomplète, une calorification insuffisante est à nos yeux la cause principale de la
torpeur où restent en même temps leur corps et leur intelligence. D'ailleurs
les besoins d'une alimentation tonique se font sentir avec énergie sur tous
les points du globe, chez les peuplades les plus misérables, toutes les fois
qu'une température basse, un air chargé d'humidité fait varier, en l'abais-
sant, la température fixe du corps. C'est ainsi que vers le nord de l'Amérique, les peuplades sauvages qui habitent les terres du détroit de Davis
mangent avec délices , la viande et le poisson crus, et boivent avec avidité
le sang du chien de mer : c'est ainsi que les Groënlandais, tous chasseurs
ou pêcheurs, ne vivent que des animaux qu'ils tuent ; les veaux marins et
les rennes sont leur principale nourriture : ils en boivent aussi le sang
chaud, etc. Tous recherchent avec passion ce qui fait de la chaleur, ce qui
fournit une alimentation forte.

Mais, nous le répétons, notre but n'est point de déterminer les conditions extrêmes où la vie reste encore possible, alors qu'elle n'est plus qu'une végétation misérable. Nous voulons, au contraire, enseigner dans quelles conditions de régime, l'homme des différentes contrées reçoit tout son développement physique, moral et intellectuel.

Et puisque nous conseillons telle nourriture plutôt que telle autre à l'habitant d'un pays donné, nous supposons par cela même que le choix est possible. Sur le fait du régime alimentaire le plus convenable aux peuples du nord, nous maintenons que l'alimentation forte, tonique et stimulante, pour laquelle ils ont du penchant, est conforme aux prescriptions de l'hygiène la plus éclairée. L'abus de la stimulation est un mal pour ces peuples comme pour tous les autres ; mais, grâce à la différence des climats, ce qui pour eux est encore tempérance et satisfaction légitime d'un besoin, est pour l'Italien, gloutonnerie, ivrognerie, excès dans le boire et le manger. L'habitant des pays tempérés est, sous tous les rapports, dans des conditions plus favorables : le Français, par son climat, tout aussi bien que par la variété des productions du sol, use avec avantage du régime végétal combiné au régime animal ; c'est en parlant de lui surtout qu'il est vrai de dire que l'homme est omnivore.

Les contrées tempérées sont, par le fait du climat, la terre classique de la cuisine ; la variété des besoins de l'homme et celle des productions du sol lui offrent d'inépuisables ressources. Les fruits des babitans de la Nouvelle-Guinée, les céréales et les substances féculentes de l'Indou, offriraient à nos estomacs une réparation insuffisante, à notre sang un élément de combustion sans vigueur ; les poissons des peuples ichtyophages donneraient à nos organes des matériaux trop peu substantiels ; la viande enfin, les substances grasses des habitants du nord dépasseraient la limite convenable de stimulation.

Il faut pour notre bien et pour notre plaisir user de tout avec modération. Pour nos boissons, c'est la même mesure ; notre sol, d'ailleurs, les fournit appropriées à nos besoins : les vins de Bordeaux et de Bourgogne en restent les types naturels.

En somme, le terme moyen de nourriture solide qui convient à chaque homme adulte ne peut dépasser, sans excès, 2 à 4 kilogrammes pour chaque journée, et la chair des animaux figure pour un sixième environ dans notre régime ; tandis qu'elle est pour le tiers, et même plus, dans le régime des peuples du nord ; dans celui de l'Anglais, pour moitié environ.

Pour le même pays, l'influence des climats suit la variation de la température en avançant du nord au midi.

Le paysan du nord de la France ne peut se contenter de la ration qui convient au paysan du midi, et dans cet espace de deux cents lieues à peine, la différence entre les besoins de réparation est considérable d'un point extrême à l'autre.

Donnez au cultivateur de l'Artois la soupe du matin, la gousse d'ail et le morceau de pain noir du milieu de la journée, l'oignon crû ou les fruits et le pain du goûter, la soupe, les légumes et le pain du souper dont se contente le paysan des environs de Toulouse, et vous verrez s'il s'en contente, vous verrez s'il conservera sa santé et sa vigueur !

Pour les hommes qui ont reçu la culture de l'esprit, dont les occupations exigent une moindre dépense de force, ces dernières influences sont moindres, et pour la France entière, pour toute l'Europe tempérée et chaude, le régime alimentaire est à-peu-près le même. De vingt-cinq à quarante ans, deux repas suffisent ; plus tard, un seul repas de viande, précédé d'un déjeuner léger, fournit à tous les besoins de réparation.

Il est nécessaire d'entrer ici dans quelques détails sur la nature et le degré de la stimulation que réclament les organes dans les pays chauds.

Les faits qui, dans notre première partie, nous ont conduit à établir une distinction entre les besoins de réparation et de stimulation, nous mettront sur la voie. Nous avons vu que le besoin de stimulation pouvait exister sans aucun besoin de réparation ; que, même avec l'épuisement des forces, se présentaient souvent le manque d'appétit et le dégoût des alimens. Ce fait se produit dans les pays chauds, et doit se produire, car en même temps que la température élevée ralentit le mouvement de combustion, elle accélère la perte de l'innervation : c'est précisément cet épuisement nerveux qui appelle et réclame impérieusement la stimulation des condimens et des spiritueux les plus subtils.

Les physiologistes qui ont fait de la faim et de la soif deux besoins distincts, qui leur ont assigné deux siéges différens, auraient eu certes des motifs plus plausibles pour établir la même distinction entre le besoin de réparation et celui de stimulation : le premier, il est vrai, ne peut guère exister sans le second ; mais le second est tellement distinct du premier, qu'il y fait souvent obstacle. Nous disons donc qu'une stimulation subtile et non réparatrice est l'une des nécessités du régime dans les pays chauds du midi de l'Europe. Les pertes abondantes par les sueurs n'y peuvent être impunément réparées ni par des boissons purement stimulantes, comme sont l'eau-de-vie et les vins spiritueux purs, ni par les boissons aqueuses, acidulées qui, loin d'étancher la soif, l'augmentent le plus souvent ainsi que l'épuisement nerveux : une nourriture légère et substantielle, relevée par des condimens, des boissons légèrement toniques, conviennent aux pays chauds.

L'homme qui change de climat doit accoutumer par degrés ses organes digestifs aux nouvelles exigences de la température et de l'air.

§ 2. — Règles de l'hygiène de la digestion appropriées aux saisons.

La succession des saisons, les variations de la température, et les différens états hygrométriques qui s'y rattachent dans les pays tempérés impriment aux organes de la digestion des degrés et des nuances d'activité fort divers.

L'abaissement et l'élévation de la température, l'état de sécheresse ou d'humidité de l'air y font passer par une foule d'expressions différentes les deux besoins de réparation et de stimulation. Nos hivers à 12 ou 15 degrés de froid, nos étés à 28 ou 30 degrés de chaleur, et nos printemps humides, nous donnent l'idée très exacte de l'influence des divers climats. — Sans quitter notre pays, nous passons chaque année des glaces polaires aux feux de l'équateur : nous avons les constitutions humides et chaudes, les constitutions humides et froides, les émanations marécageuses des continens éloignés, et, sur une échelle réduite, les deux besoins de réparation et de stimulation réclament, suivant la succession des circonstances extérieures, l'alimentation tonique et substantielle, l'alimentation légère et stimulante, l'alimentation douce et rafraîchissante.

Le froid de l'hiver nous fait savourer avec délices les viandes fortes, le gibier et les vins généreux ; — la chaleur de l'été, amène le dégoût de la nourriture animale et nous pousse vers les fruits doux, sucrés et aromatiques, vers les viandes légères relevées par quelque condiment, vers les vins légers et d'une stimulation subtile ; — les premières chaleurs qui succèdent aux rigueurs de l'hiver, douces et tièdes, nous suggèrent l'usage des plantes fraîches, des végétaux acidules. — Se conformer à ces simples inspirations qui s'élèvent des organes vers le cerveau, est le plus haut degré de la sagesse appliquée aux besoins du corps. — Pourtant s'il en découle une règle sûre pour les constitutions robustes, pour les sujets qui maintiennent par l'exercice des réactions naturellement faciles et franches, il n'en est plus de même pour les constitutions délicates et nerveuses, pour les hommes épuisés par les travaux de l'esprit, pour ceux enfin qui portent dans leurs organes quelque trace d'irritation ou de névrose. Pour cette famille intéressante et nombreuse, l'hiver est un temps de malheur et de souffrance dont les rigueurs vont retentir jusque dans les foyers de combustion. Là, point de réaction vive sous l'influence tonique du froid, point d'excitation bienfaisante du sang sous l'influence d'une alimentation chaude.

J'ai vu bon nombre de ces sujets atteints avec les premières gelées, d'irritations intestinales, de malaise de tout le corps et d'incapacité de l'esprit. — Quelques notables changemens dans la manière de se vêtir et de chauffer les apppartemens leur ont souvent rendu, sous mes yeux, les plus éclatans services. Avant de leur donner le conseil de remplacer la sotte cheminée, dont nous avons l'habitude, par un appareil où le courant d'air est chaud, j'avais moi-même passé plusieurs hivers dans une sorte de torpeur morale, en proie à des douleurs vagues des membres, à des souffrances constantes des entrailles, et je n'étais parvenu qu'après de longues réflexions à saisir la cause de mon état de langueur. Je cherchais d'ailleurs dans les vêtemens lourds et épais une protection que je ne trouvais pas; — les vêtemens, pas leur poids même, font naître ou accroissent la courbature générale, en même temps qu'ils préservent mal. Je pose donc comme règle, après de nombreux essais, que les auxiliaires obligés des foyers naturels de combustion pour les constitutions dont il s'agit, sont : 1° des vêtemens légers et chauds, où une couche de ouate se trouve entre un drap fin et une étoffe de soie; 2° des foyers artificiels de combustion, des cheminées où le courant d'air qui fuit devant la chaleur est remplacé par un courant d'air chaud (1).

Quelques années de ces soins rétablissent le jeu des organes, fortifient la santé et permettent de rentrer dans la vie commune. Il est inutile d'ailleurs de rien hâter : insensiblement les phénomènes de nutrition et de calorification, devenus plus puissans, indiquent la mesure, et, suscitant des besoins nouveaux, poussent à rechercher le grand air, à lutter contre les actions d'une température basse et sèche.

D'autres nuances des mêmes constitutions, les mêmes états, trouvent dans la chaleur de l'été une autre source de malaise et d'allanguissement des fonctions digestives. Ces sujets éprouvent des douleurs vives et passagères, des renvois aux époques de la digestion; ils produisent de la chaleur à l'excès, et la paume des mains, la plante des pieds font éprouver une sensation de sécheresse brûlante. Le temps du sommeil se passe en évolutions où le corps va de droite à gauche; les jambes cherchent partout la fraîcheur des draps; l'assoupissement de courte durée est peu réparateur, le corps fatigué au réveil émet une chaleur importune. Quelques moyens simples, tirés de l'hygiène, améliorent cet état, en donnant à la digestion une nouvelle énergie: les ablutions à l'eau fraîche, un bain frais de cinq minutes répété plusieurs fois par jour, une simple compresse d'eau fraîche

(1) M. Gannal qui a fait établir d'après ses idées, d'excellentes cheminées à courant d'air chaud, a décrit son procédé de construction dans le cabier de décembre 1831 du *Journal des connaissances utiles.*

exprimée, puis mise en contact avec la peau du ventre pendant le sommeil, la promenade matinale au grand air ont pour ces constitutions plus de ressources que les mille drogues de la pharmacie.

Nos saisons, toutefois il faut le reconnaître, surtout pour le centre et le nord de la France, n'ont point la constance qu'il faudrait pour l'équilibre des fonctions : tel hiver se signale par des pluies et des brouillards sans fin, par une température qui descend rarement au-dessous de zéro; tel été reste froid et humide, tel autre se fait remarquer par des variations extrêmes de température; c'est ce qui arrive surtout lorsque les orages se succèdent sans fin, depuis les premiers jours du mois de mai jusqu'aux approches de l'automne. Au milieu de ces conditions, les fonctions de la peau se ralentissent et se raniment plusieurs fois par jour, les phénomènes de nutrition et de calorification participent de la même irrégularité; les fonctions digestives ne peuvent rester insensibles à ces oscillations, leur harmonie cesse et le corps languit.

A telle époque, une pluie muqueuse inonde le canal, le recouvre d'un enduit blanc et suspent l'appétit; à telle autre époque, la bouche est amère et des flots de salive la remplissent; d'autres fois, le trouble se porte sur la partie inférieure de l'intestin : la diarrhée, le gonflement du ventre apparaissent. Chacun de ces désordres de la digestion frappe en même temps toute la population d'une grande cité; les maladies sont rares parfois, et personne ne jouit de la plénitude de la santé. Il est possible cependant d'échapper à ces grandes influences; je l'ai souvent constaté chez les personnes de bon sens qui ne croient point acheter la santé trop cher par le sacrifice de leurs fantaisies, de leurs goûts du moment.

Ce que j'ai à dire sur ce point, rentre dans les prescriptions que je vais exposer dans le paragraphe suivant, à l'occasion des entre-saisons.

§ 3. — Règles de l'hygiène de la digestion appropriées aux entre-saisons.

Dans un excellent ouvrage sur les maladies de la France, le docteur Fuster développe avec talent une idée neuve sur la nature intime des saisons, et sur les rapports qui les lient les unes aux autres.

« On ne saute jamais brusquement, dit-il, d'une saison à une saison »contraire: par exemple, de l'hiver à l'été; une espèce de passage ou de »pont est jeté constamment sur les bornes des deux saisons opposées, par »des *saisons intermédiaires*, chargées expressément d'amortir leur choc. »Ces dernières saisons, semblables à des chemins de traverse ou à des »routes de communication, nous conduisent par une pente plus ou moins

»douce, de l'été à l'hiver, en passant par l'automne, comme elles nous
»ramènent de l'hiver à l'été en passant par le printemps. Ainsi le prin-
»temps et l'automne, placés de chaque côté au confluent de l'hiver et de
»l'été, rassemblent-ils dans leur composition atmosphérique les élémens
»des deux saisons.

»On ne passe pas davantage sans transition, d'une saison à la saison
»suivante, par exemple, de l'automne à l'hiver. Dans l'état naturel, les
»saisons de l'année ne se coupent point avec précision : des dégradations
»insensibles les limitent et les fondent, pour ainsi dire, au commencement
»et à la fin de leur course, dans un état atmosphérique moyen. Par là,
»chaque saison, à ses deux points extrêmes, se rattache d'une part à la
»saison qui précède, d'autre part à la saison qui suit, ou, si l'on veut, les
»saisons se nouent à leurs deux bouts avec les bouts des saisons voisines,
»par des liens si serrés qu'il est impossible de dire, tant les contacts sont
»intimes : ici l'une commence, et là l'autre finit. »

Toutes les fois que les oscillations de la température, les états hygrométriques de l'air, les vents, et chacun des autres élémens qui composent les
saisons, vont en se dégradant insensiblement pour former la succession
d'une saison à l'autre, les organes de la digestion, amenés successivement
à un degré différent d'activité, ne perdent point leur action harmonique,
et les soins les plus faciles suffisent pour l'affermir. Mais il n'en est point
toujours ainsi, et, dans le passage de l'hiver au printemps, par exemple, il
n'est point rare de voir des variations brusques des différentes conditions
qui constituent les saisons, se produire et durer une ou plusieurs semaines.
Nous observons, presque tous les ans, tantôt à la fin de février, tantôt en
mars, tantôt dans les premiers jours d'avril, des chaleurs insolites pendant une ou plusieurs semaines, avec la fraîcheur et l'humidité du soir et
du matin, inévitables à cette époque de l'année.

D'autres fois, après une dégradation insensible de la température de
l'hiver à celle du printemps, nous revenons brusquement en arrière vers
la température de l'hiver. Ces perturbations brusques et plus ou moins prolongées, qui s'observent dans le passage de l'hiver au printemps, existent
avec des nuances différentes, du printemps à l'été, de l'été à l'automne,
et de l'automne à l'hiver : elles constituent ce que nous appelons *les irrégularités des entre-saisons*. Eh bien! le corps humain, qui passe par des
nuances insensibles d'une habitude à une autre habitude diamétralement
opposée, ne peut recevoir impunément l'influence d'une variation brusque
de cette nature.

L'activité des différens appareils, en rapports fonctionnels et sympathiques constans avec le canal digestif, augmentée, diminuée ou pervertie

par ces *irrégularités des entre-saisons*, réfléchit sur les organes de la digestion les troubles qui les frappent, et il arrive passagèrement alors ce que
nous observons pendant plusieurs mois, lorsque la saison ne peut s'établir.

Le gouvernement de la digestion dans de telles circonstances, au milieu
des écueils qui la menacent de toutes parts, est une affaire importante et
difficile : celui qui tient à sa santé doit, pendant tout ce temps, ne point
ralentir un instant sa vigilance, ne point se départir d'une ligne de conduite nettement tracée ; car il est possible, dans ces mauvais jours, je le dis
avec la conviction profonde que donne l'expérience, il est possible de traverser les constitutions médicales les plus franches, les épidémies les plus
graves, sans que l'équilibre des fonctions soit un instant rompu, et cela,
tout simplement par la direction éclairée de la digestion et de ses annexes.
Surtout que l'on me comprenne bien, je ne veux pas renfermer la vie dans
le cercle de précautions infinies, d'appréhensions et de soins méticuleux
d'un malade imaginaire ; ce que j'ai à conseiller est bien tranché et d'une
exécution facile. S'il est question *des irrégularités d'entre-saison*, qui se
produisent au passage de l'hiver au printemps : tant que le thermomètre
n'arrive pas dès le matin à **10** degrés, ne retranchez rien du vêtement de
l'hiver, conservez avec persévérance la stimulation des alimens que vous
avez pris dans la saison précédente. Diminuez-en la quantité d'un tiers ou
d'un quart ; résistez aux invitations trompeuses d'une végétation prématurée ; redoublez de régularité dans toutes les habitudes de la vie ; laissez
les imprudens et les entraînés faire les premiers essais. Ce qu'ils éprouve-
ront sera pour vous une lumière à l'aide de laquelle vous marcherez d'un
pas sûr à travers les ténèbres de la constitution qui s'avance. Vous pourrez
alors faire entrer dans votre régime, à une dose connue, les matériaux
nouveaux de l'alimentation. Partez de ce fait inattaquable que les bonnes
viandes, cuites à point, le poisson, les végétaux et les fruits modifiés par
la cuisson, suffisent momentanément à toutes les exigences du régime ;
marchez d'un pas ferme et prudent, la santé et le bien-être sont dans cette
direction. Etes-vous frappé à l'improviste de la courbature, du mal de
tête, de la diminution ou de la perte de l'appétit, ne courez pas à votre
lit, mais supprimez un repas ou deux, continuez le travail, l'exercice du
corps, en les modifiant l'un et l'autre. Surtout point de demi-mesure ; ne
mangez point, ne mangez rien, le grand air et le mouvement opéreront
la cure.

Lorsque les irrégularités des entre-saisons s'étendent à une ou plusieurs
saisons, que, par exemple, l'été se passe en alternatives de chaud et de
froid, de sec et d'humide extrêmes, redoublez de sobriété ; surtout, surtout !
n'hésitez pas à vous priver de la fraîcheur *des végétaux crus, des fruits*

acides aqueux, *mucoso-sucrés*, *des melons;* pendant plusieurs mois, ils peuvent produire les accidens de la cholérine, du choléra sporadique ou de l'empoisonnement.

N'imaginez point cependant que je vous défende de les faire entrer dans le régime. Je veux et j'exige qu'ils soient auparavant modifiés par la cuisson. Ne craignez point, gourmands, pour votre sensualité; les fruits que vous aimez tant, ne perdront rien de leur parfum, vous en mangerez un peu moins. Que vos cerises, vos pêches, vos abricots, etc., reçoivent quelques bouillons (deux ou trois); qu'ils soient servis couverts de sucre; que vos melons passent du commencement à la fin du dîner; et, mélangés au sucre, devenus entremets sucré, ils tempéreront la chaleur des viandes.

Grâces à ces simples précautions, vous éviterez les graves perturbations de la digestion et ses mille petites incommodités. Pendant les étés orageux dont la température est extrême du matin au soir, j'ai vu l'usage des glaces, produire un véritable empoisonnement; il convient de s'en abstenir alors.

Qu'on lise avec attention ce qui précède, la santé de toute une année dépend le plus souvent de la manière dont on a su traverser les irrégularités des entre-saisons. Il n'est point nécessaire pour s'affranchir de la souffrance, d'apporter une attention de tous les instans, il suffit d'avoir une notion nette de ce qui nuit et de ce qui sert, avec la ferme volonté d'éviter d'un côté et d'user modérément de l'autre : les instans où la surveillance doit redoubler sont presque toujours de courte durée....

La mauvaise disposition des organes, résultant des perturbations des saisons, suffit assurément pour porter à la tempérance; mais une autre raison y doit déterminer, elle est tirée des qualités malfaisantes que les alimens eux-mêmes puisent dans l'état de la température, dans la sécheresse ou l'humidité plus ou moins prolongées, dans la direction des vents, dans la constitution électrique de l'atmosphère, etc.

Ainsi tout le monde sait que les fruits et les légumes des années humides et froides arrivent rarement à une entière maturité; que ceux des années humides et chaudes sont aqueux et sans saveur, que les uns et les autres sont dépourvus de l'arôme et de la vertu stimulante qu'ils atteignent dans les années sèches et chaudes.

Les prescriptions peu nombreuses que nous avons données suffisent à toutes les circonstances; elles conviennent au plus grand nombre.

Quelques constitutions exceptionnelles échappent, je le sais, à la règle commune, et tandis que la population presque entière d'une grande ville est fatiguée, épuisée dans ses organes digestifs par une constitution médicale persistante, certaines personnes éprouvent un bien-être inaccoutumé. Ainsi, parfois il arrive que certains tempéramens nerveux, certaines poitrines délicates et irritables se trouvent bien d'un été humide et chaud qui fatigue et fait languir les autres; que l'usage, même immodéré, de fruits fades et saturés d'eau ramène les organes digestifs à un état d'excitation convenable. Il faut que le médecin sache ces faits exceptionnels dont les gens du monde nous offrent les plus fréquens exemples.

Dans cette partie de la société, j'ai rencontré des sujets qui devaient pendant plusieurs semaines se nourrir presque exclusivement de pêches et de raisins. Les veilles, les émotions vives, la vie sédentaire avaient fait naître dans les foyers de la vie des productions de chaleur vicieuse, qui ne diminuaient que lentement sous la double influence de cette débilitation jointe à celle des bains prolongés.

Il n'y a point, nous devons le répéter, dans le régime alimentaire, de règle qui convienne à tout le monde; chacun a sa mesure, et chacun doit la connaître.

CHAPITRE II.

Règles de l'hygiène de la digestion appropriées aux tempéramens et aux sexes.

§ 2. — Règles de l'hygiène de la digestion appropriées aux tempéramens.

Avant de rechercher quelle nature d'aliment convient le mieux à chacun des tempéramens qui donnent aux individus des cachets si différens, il faut que nous nous fassions une idée claire de ce qu'on entend par tempérament, de ce qu'on veut dire par ces manières de parler : telle personne est d'un *tempérament sanguin;* telle autre est d'un *tempérament nerveux.* Ces questions sont beaucoup plus importantes et difficiles à résoudre qu'on ne se l'imagine.

Qu'est-ce qu'un tempérament? C'est la prédominance d'un système sur les autres, dit-on ; lorsque le sang prédomine, on dit *tempérament sanguin* et de même pour les autres. Pour qu'un système, ou certaines parties du corps humain prédominant, il en résulte un tempérament, il faut, bien

entendu, que l'économie tout entière en reçoive l'influence. Mais que signifient ces mots : prédominance d'un *système sur les autres*, du *système
sanguin* par exemple ? Veulent-ils dire que l'homme d'un tempérament
sanguin a dans ses vaisseaux une plus grande quantité de sang en circulation que le bilieux ; que le calibre de ses vaisseaux est plus grand ; que le
poids, le volume de son cœur sont plus considérables, que les contractions
en sont plus énergiques ?

Vous le voyez, on paraît s'être expliqué clairement, on n'a rien dit.
Allons au-delà : Quels sont les caractères extérieurs qui font reconnaître le
sanguin ? « Le tempérament sanguin, nous dit-on, se reconnaît à une
»figure rouge, animée, à des chairs qui ne sont ni trop fermes ni trop
»molles, à des membres souples et agiles, à des veines larges, bleues et
»remplies de sang qui circule aisément, à un pouls vif et fort : le sanguin
»exerce toutes ses fonctions avec facilité, mange moins que le bilieux ;
»digère bien, mais lentement, il a le ventre libre ; il urine peu, parce qu'il
»transpire beaucoup. » Voilà un sanguin complet. Eh bien ! puisqu'il en est
ainsi : — de ce sujet robuste, argile, exerçant toutes ses fonctions avec
facilité, et de cette femme pâle, chétive qui ne sue jamais, lequel des deux
est le sanguin ? ont est porté à croire que c'est l'homme à la figure rouge
et animée, on peut se tromper. Pour moi, je n'en sais rien. Suivons ; nous
allons voir : je prends ma lancette, je retire 500 grammes de sang du bras
de chacun et je conserve chaque saignée dans un vase à part, puis je reviens
au bout de vingt-quatre heures. Je trouve le sang de la femme chétive *pro-
portionnellement* plus riche que celui de l'homme coloré : je passe ensuite
aux deux sujets de l'observation. La femme est plus alerte, plus forte, plus
colorée ; le prétendu sanguin a pâli, il a quelque sentiment de faiblesse.
Attendez, ce n'est pas tout ; je le laisse en repos, et je continue à saigner
ma prétendue cacochyme, deux fois encore dans la semaine, elle est ainsi
en avance d'un kilogramme de sang. Croyez-vous qu'elle est exsangue ?
non ; je pourrais continuer : ceci n'est pas une fiction, ce n'est même pas
un fait rare. Eh bien ! des deux, lequel est le sanguin ? est-ce celui que la
soustraction d'un demi-litre de sang a mis bas, ou bien l'autre que la soustraction de trois fois plus de sang a laissé sur ses pieds ? Je ne fais point
acception de sexe ici. C'est une autre question, également importante :
j'ai rapproché les deux personnes dont il s'agit, parce que de nombreux
exemples m'y autorisent, parce que le contraste est plus frappant. Evidem-
ment le sanguin des deux est celui chez lequel *le sang se renouvelle le plus
facilement, chez lequel la fabrique est plus active et plus abondante en produit ; en un mot, le sanguin réel n'est pas le sanguin apparent.*

Les signes extérieurs ne suffisent donc pas ; seuls, ils prouvent peu.

En somme, et pour tout dire d'une seule fois, les tempéramens ne se connaissent d'une manière certaine qu'à *l'user.* Chaque personne connaît son tempérament mieux que le plus habile médecin qui la voit pour la première fois, et celui qui connaît le mieux le tempérament de tel homme ou de telle femme est le médecin attentif et éclairé qui les a suivis long-temps, qui les a vus malades, indisposés, bien portans : celui-là connaît le tempérament.

En général, je ménage le sang de mon mieux, et pourtant la nécessité m'amène à le répandre : je fais saigner fréquemment les femmes chétives dont la vie est sédentaire ; je fais saigner avec réserve des sujets débiles en apparence, et tous les jours je suis étonné de trouver des fabriques puissantes de sang et de vie, là où un examen superficiel ferait supposer le contraire.

Le tempérament sanguin n'est pas le seul dont les caractères extérieurs soient souvent trompeurs ; il en faut dire autant de chacun des autres.

Les différens tempéramens dont le cachet imprime à l'économie une physionomie particulière font varier les besoins de réparation et réclament une alimentation qui peut différer grandement de l'un à l'autre pour la quantité et les qualités.

Les caractères communs à tous sont l'énergie et l'activité persistante des foyers producteurs du fluide ou de l'humeur qui donne le nom au tempérament, la production abondante, le renouvellement facile de ce fluide ou de cette humeur, ainsi : 1° Le *tempérament sanguin* a, pour caractère, l'énergie et l'activité persistante des organes qui servent à la production du sang et à sa vivification ; la production facile et abondante du sang, et son prompt renouvellement après des pertes copieuses.

2° Le *tempérament nerveux* a pour caractère, l'énergie et l'activité persistante des centres nerveux, la production facile et abondante de l'innervation, du fluide nerveux, et son prompt renouvellement après des pertes considérables.

3° Le *tempérament bilieux* a pour caractère l'énergie et l'activité persistante de l'organe qui sécrète la bile, la production facile et abondante de cette humeur, et son prompt renouvellement après des pertes considérables ; presque toujours il s'associe à l'une des nuances du tempérament nerveux.

4° Le *tempérament phlegmatique, lymphatique,* a pour caractère, l'activité des organes, qui élaborent les fluides blancs et les sécrétions muqueuses, la production facile et abondante des fluides blancs et des humeurs intestinales, et leur prompt renouvellement après des pertes considérables.

On pourrait offrir encore les caractères d'autres tempéramens, mais à la rigueur, ils rentreraient dans les formes précédentes. — La combinaison de ces quatre formes donne lieu, d'ailleurs, à des formes mixtes.

Les personnes qui, sous les apparences d'un tempérament, portent les caractères réels d'un tempérament opposé : celles, par exemple, qu'un trouble du système nerveux expose aux souffrances d'une irritation excessive de ce système ; celles encore que l'injection des capillaires superficiels fait ranger à tort parmi les sanguins, appartiennent presque toujours à des formes complexes, ou bien rentrent dans les constitutions délicates, dans les constitutions maladives et ne doivent point nous occuper ici.

Fixons maintenant notre opinion sur la manière dont les tempéramens sont répartis entre les deux sexes. — Est-il vrai, comme on l'a généralement admis, que le lymphatique soit le tempérament le plus commun chez les femmes ? Nous ne le pensons pas, et sans vouloir poursuivre entre des natures différentes, d'une destination différente, une comparaison impossible, nous disons que, touses choses égales d'ailleurs, la production du sang et sa facilité à se renouveler, sont incomparablement plus considérables chez la femme, que chez l'homme ; que, par conséquent, son tempérament offre plus souvent le caractère du sanguin.

S'il fallait ajouter d'autres preuves à celles si abondantes et si claires, que fournit la pratique médicale, nous les trouverions dans le régime alimentaire : les femmes font du sang, elles en font même beaucoup avec une diète presque entièrement végétale ; nous les voyons se nourrir parfois pendant des mois et des années, de fruits, de légumes herbacées, de laitage et d'une petite quantité de pain, et cela, non-seulement à la ville, non-seulement dans la vie sédentaire, mais à la campagne, au milieu du mouvement d'une vie active. Elles suffisent de la sorte à des pertes considérables pour leur propre compte, et souvent même, elles allaitent des enfans frais et pleins de santé.

Chez les femmes des villes, celles du monde surtout, qui trouvent dans les veilles prolongées, dans les émotions vives, la source de désordres sans nombre, il n'est pas rare de voir se perpétuer une espèce de suractivité générale du système nerveux, qui donne à toutes les fonctions une énergie fiévreuse.

La digestion n'y échappe pas, et nous observons souvent chez ces personnes un appétit, un besoin de réparation qui ne s'apaise qu'à force de nourriture substantielle et se renouvelle fréquemment ; mais ce sont là des conditions exceptionnelles, n'en doutons pas, et le fait est si vrai que, dans ces circonstances, l'alimentation est peu réparatrice et laisse subsister une maigreur désolante. Ces femmes rentreront dans la loi commune, si l'on peut les astreindre au sommeil prolongé, au séjour de la campagne, en les ramenant par degrés à la vie morale, calme, et aux émotions douces.

Pas d'embonpoint pour elles, plus de formes gracieuses et arrondies, hors de ces conditions : dites-le-leur bien, répétez-le souvent. Ces paroles-là sont un talisman : il n'est point de fougue, point de fantaisie folle, point d'entraînement désordonné que ne prime le désir de plaire. — Médecins, saisissons ce gouvernail auquel la femme obéit toujours et partout.

Les prescriptions qui concernent ces constitutions délicates, trouveront place dans la suite de notre travail ; nous devons tracer ici les règles de l'hygiène de la digestion pour les tempéramens que nous avons précédemment déterminés.

Le nerveux et le lymphatique, dans leurs manifestations les plus prononcées, occupent pour le besoin de réparation les deux conditions extrêmes : au premier, la diète adoucissante végéto-animale, légèrement stimulante ; au second, les viandes fortes, les boissons toniques et chaudes. Comme appareils de combustion, ces deux tempéramens offrent de notables différences : l'un produit de la chaleur à peu de frais ; l'autre, malgré la qualité première bien supérieure des matériaux de la combustion, reste de beaucoup en arrière.

Les théories chimiques pourraient-elles donner la raison de cette différence ? Quoi qu'il en soit, le fait existe, et pour l'un comme pour l'autre de ces tempéramens, la règle du régime consiste à se nourrir d'alimens qui ne les exagèrent pas. Ils suivront comme les autres, les conditions des climats et des saisons, mais dans leurs conditions respectives. Pour le tempérament nerveux, tant que la vie est active, tant qu'il dépense les matériaux de combustion et la chaleur produite, la digestion est facile et complète, il peut même impunément dépasser la limite des besoins, acquérir des matériaux surabondans, s'il en cherche ensuite la dépense. Mais dans les habitudes sédentaires, dans la forme d'existence où l'horizon paraît de toutes parts limité, il se dévore, se consume et n'échappe qu'à grand'peine à la destruction des organes : un régime qui rafraîchisse, qui abaisse sans cesse le degré de la température, et ralentisse la combustion, est de toute nécessité. J'ai vu ces sujets, que d'heureuses espérances avaient accueillis à leur début dans la vie, s'y élancer avec toutes les ressources d'une riche organisation, marchant dans leurs vues ambitieuses à la conquête des honneurs et des richesses.

La stimulation d'une diète chaude et fortifiante réparait sans peine les pertes énormes de chaque jour ; leurs forces dépensées se reproduisaient plus puissantes et plus énergiques. Mais les circonstances devenaient-elles contraires, on les voyait retomber par degrés sur eux-mêmes ; les habitudes du régime continuant, il s'allumait dans les organes de la digestion, souvent même sur tous les points de la machine, des incendies que les bains répétés, la diète exclusivement végétale et douce ne calmaient qu'à grand'peine.

Le tempérament nerveux n'a besoin, comme nous l'avons dit, que d'une stimulation modérée pour produire la chaleur normale, et d'une quantité modérée d'élémens de réparation pour suffire à toutes les exigences des organes ; nous pouvons même ajouter, sans crainte d'être démenti, qu'il fournit les plus notables exemples de longévité dans les conditions d'une sobriété exceptionnelle ; c'est le plus économe des tempéramens.

Pourtant les dépenses excessives de l'innervation, soit qu'elles arrivent par l'exercice du corps porté à l'excès, soit qu'elles résultent du travail de l'esprit trop long-temps prolongé ou bien des affections vives du cœur, font éprouver un besoin impérieux de stimulation et de réparation substantielle. Broussais, d'un tempérament nervoso-sanguin, mais avec prédominance du système nerveux, éprouvait à la suite de ses travaux, un besoin de réparation et de stimulation qui rendait son abord redoutable : j'ai été bien des fois témoin des violences inouïes de cet homme de génie. — Avait-il pris quelques cuillerées d'un potage succulent, nous le voyons revenir, sans transition, au calme, à la gaîté, à l'humeur de taquinerie puérile, sa principale récréation dans l'intimité.

Broussais, à l'approche du repas, se sentait épuisé, près de défaillir ; mais de tels exemples ne peuvent servir de type pour trouver les habitudes qui conviennent le mieux à un tempérament donné.

Le tempérament lymphatique ou phlegmatique est dans les conditions opposées ; et, toutes choses égales d'ailleurs, du côté de l'organisation cérébrale, il consomme plus et produit moins ; c'est pour lui qu'est faite la nourriture tonique substantielle et réparatrice : un léger mélange de ce tempérament convient aux gastronomes qui veulent voir impunis leurs nombreux écarts de régime.

Dans ce tempérament, les tissus blancs qui servent de trame à nos organes, qui les pénètrent et les enveloppent, ont une notable disposition au développement. Rien de plus frais, de plus angélique, pour la forme, qu'un jeune enfant de ce tempérament ; mais il ne faut pas se laisser séduire par ce luxe apparent de santé. Pendant les deux ou trois premières années, vous aurez admiré la magnificence de la végétation chez une vive et gracieuse créature de cette fibre, qui plus tard vous inspirera de la pitié par une apparence chétive, par des engorgemens glanduleux et des ulcères scrofuleux.

Lorsque le médecin exige que le régime de ces jeunes enfans soit de bonne heure animalisé, qu'on n'y admette qu'en faible proportion le laitage et les farines, qu'on réprime la végétation par quelque sirop tonique, qu'on donne de temps en temps une saignée légère des fluides blancs, par un petit purgatif; le plus souvent les parens se rient des prescriptions de la sagesse, ils s'en tiennent à l'apparence et rejettent les conseils qui assurent l'avenir.

Plus tard, lorsque le mal sera venu, ils nous demanderont la guérison de leur enfant, alors que cette guérison dépassera toutes les ressources de l'art.

Les potages gras, composés d'un bouillon, d'une stimulation nette, l'eau rougie, quelques parcelles de viandes tendres associées aux œufs, aux potages maigres, de manière à former une masse légère et substantielle suffiront à toutes les exigences du régime pour ces enfans; — surtout, qu'on mette de la mesure dans la quantité, et de la régularité dans la distribution des repas.

Dans les âges suivans, le tempérament lymphatique peu accessible à la stimulation, la supporte dans de larges proportions, mais il doit se tenir fidèlement en garde contre la quantité des alimens; lorsqu'elle dépasse de justes proportions, des pluies de mucosités submergent l'intestin et lui retirent son aptitude; si l'intempérance est habituelle, la personne tombe dans un état d'empâtement d'où elle ne sort qu'à grand'peine et pour peu de temps. Assurément avec la sobriété et le choix éclairé de la nourriture, ce tempérament n'a pas plus besoin que les autres des évacuations artificielles; mais en dehors de ces limites où se tiennent la plupart des hommes, quelques purgatifs chaque année redonnent à l'appareil digestif, et par suite, à toute la machine, une excitation salutaire.

Au nombre de mes amis, je compte quelques personnes dont les tissus sont de cette texture; elles éprouvent périodiquement un empâtement général du physique et du moral, dont elles se débarrassent par une prise du purgatif qui leur convient le mieux.

A mesure que nous avançons dans la vie, le tempérament lymphatique nous présente des aspects différens; au début, son exagération menace les glandes d'engorgemens, et les organes de la digestion de ramollissement incurable; au-delà de la puberté, ses fluxions se résolvent le plus souvent en supersécrétions de fluides blancs : pourtant il n'est pas rare de trouver chez les femmes entre vingt et quarante ans des engorgemens de glandes comme dans le premier âge; les habitudes sédentaires, l'éducation et le régime perpétuent souvent ces fâcheuses dispositions.

Le tempérament sanguin est, par sa qualité et par ses exigences, entre les deux précédens ; il dépense plus de matériaux que le premier et produit plus d'activité que le second. Ses besoins sont variés, et pour qu'il se développe sans rompre l'équilibre, il doit user d'une alimentation moyenne : les viandes fortes et chaudes doivent alterner avec les viandes légères, les légumes herbacés avec les farineux : c'est le tempérament omnivore. Mais sous le rapport de la stimulation, il a besoin des boissons fraîches, des vins peu alcoolisés. Ce tempérament réclame impérieusement l'exercice musculaire, il en a besoin comme de pain. Les petits appartemens, l'air peu stimulant des grandes villes, le compriment et l'étouffent. Placé dans son milieu qui est l'activité du corps, l'air vif et pur, les appartemens vastes et les alimens variés, d'une réparation moyenne, il exécute librement toutes les phases de la digestion, il n'est exposé ni aux constipations du tempérament nerveux, ni aux flux de ventre du phlegmatique.

Le tempérament sanguin n'est pas le plus riche, mais il est le plus heureux de tous : ses maladies, qui sont plus graves, offrent aussi des ressources plus grandes.

Le tempérament bilieux, associé le plus ordinairement à une innervation puissante, consomme beaucoup de matériaux et produit une grande activité. Sa diète ne peut être exclusivement animale. Il a besoin de la fraîcheur des végétaux herbacés et des fruits de chaque saison ; car, par sa nature, il produit une chaleur abondante et facile. Mais il a besoin de mesure ; car il porte avec lui une tendance incessante aux embarras de l'estomac, à la supersécrétion de la bile qui, le plus ordinairement, remonte vers cet organe, et porte à la bouche le goût d'amertume. Pour les ressources comme appareil de combustion, il est supérieur au tempérament lymphatique.

Toutes choses étant égales d'ailleurs dans les matériaux du régime, le tempérament bilieux est le propre de l'âge adulte ; assez rare dans nos climats, il se développe de préférence, dans les pays chauds, comme le sanguin dans les pays tempérés, et le lymphatique dans les contrées froides et humides.

Les différens tempéramens ne sont point invariablement répartis entre les hommes, de telle sorte qu'un sujet d'un tempérament lymphatique doive vivre et mourir avec ce tempérament. L'influence du climat, du régime ou des maladies amènent souvent le changement du tempérament primitif. La nature des aptitudes cérébrales, ainsi que les professions, produisent encore les mêmes effets. Les progrès seuls de l'âge suffisent à développer dans les tempéramens d'inévitables révolutions. Ainsi, dans l'enfance et l'adolescence on voit, il est vrai, poindre les signes de tel tempérament plutôt que de tel autre, et pourtant ce n'est que plus tard que chacun prend une forme accusée.

Toutes les fois d'ailleurs que le tempérament est mixte, il reçoit des circonstances extérieures les plus ordinaires une direction décisive, c'est-à-dire que la demeure, l'alimentation, le genre de vie l'inclinent facilement dans un sens plutôt que dans un autre. Il en est de ces tempéramens comme des organisations cérébrales moyennes, sans tendance ni aptitude bien prononcées ; ils sont à la dévotion des circonstances du dehors.

§ 2. — Règles de l'hygiène de la digestion appropriées aux sexes.

Nous avons dit plus haut que la femme fabrique du sang en abondance, qu'elle le renouvelle avec promptitude et facilité, et cette double proposition, démontrée par l'expérience médicale et par la nature du régime alimentaire que la femme suit le plus ordinairement, nous a conduit à porter une atteinte à la théorie des tempéramens.

La femme, dans un climat tempéré, à l'âge de vingt-cinq ans et mariée, adonnée à la vie sédentaire, en dehors de l'état de grossesse, respirant un air vif et de bonne qualité, doit donc suivre, si elle tient à sa santé, le régime qui convient aux tempéramens sanguins. Composez ses repas de viandes légères et substantielles, tempérées par les légumes aqueux et des fruits mucoso-sucrés, joignez-y même les substances où la fécule abonde, et cela surtout parce qu'elle n'est pas lymphatique ; sa boisson doit être l'eau pure, c'est elle qui lui convient le mieux.

Avec un régime alimentaire ainsi ordonné, si la quantité n'excède pas le besoin de réparation, la femme restera fraîche et jeune ; elle conservera la souplesse et l'élasticité des tissus ; elle perdra même chaque mois une quantité de sang qui pourra varier de 60 à 500 grammes et au-delà, sans en être affaiblie.

Je cherche en vain dans l'expression de ses besoins de réparation quelque trait qui révèle le tempérament lymphatique : ses goûts, dans le milieu où nous l'avons placée, ne la portent que bien rarement au régime de ce tempérament. Elle incline volontiers à la diète lactée, à l'usage des fruits sucrés. Si, toutes les autres conditions restant les mêmes, vous l'observez dans le midi ; son système nerveux se développe, et ses besoins de réparation douce sont encore plus prononcés ; au nord, elle participe pour le tempérament de la nature de sa race ; elle devient plus lymphatique, et en même temps elle éprouve le besoin d'une réparation plus tonique et plus substantielle ; mais sur tous les points, elle fait le sang en abondance et le renouvelle avec facilité.

L'évolution de la matrice, le rôle qu'elle joue dans la vie de la femme comme foyer de calorification et de sympathie, comme organe d'élimination, à partir de la puberté, est un obstacle absolu à l'établissement du tempérament lymphatique pur : cet organe, tant que la santé dure, en combat incessamment les tendances. Voyez les femmes chétives, perdues chaque mois, plusieurs jours de suite, dans des flots d'un sang vif; deviennent-elles enceintes, tous leurs tissus, tous leurs organes s'hypertrophient, les traits prennent de l'ampleur, et la machine en pléthore éprouve souvent le besoin des évacuations sanguines.

Il est bien certain que, si l'on joint à la vie sédentaire la privation d'un air vif, le séjour dans les grands centres de population, l'entraînement des passions, les habitudes capricieuses et sans régularité, il est bien certain que dans de telles conditions la plupart des femmes offriront un notable appauvrissement du sang et la perversion des besoins de réparation. Mais, de bonne foi, sont-ce là des conditions normales ? Nous est-il loisible de prendre nos types dans ces conditions excentriques ? Pour celles-là même, d'ailleurs, le régime débilitant n'est point celui qui convient; il est insuffisant. A ces femmes, il faut les préparations toniques de la pharmacie, la stimulation réparatrice des viandes fortes et chaudes, et d'une petite quantité de vin vieux, encore chargé de matière colorante.

Nous disons en résumé que, sous le double rapport de la facilité à produire du sang, de la promptitude à le renouveler, la femme l'emporte sur l'homme; que ses instincts naturels et son éducation la dirigent vers les alimens qui lui conviennent le mieux, tant qu'elle jouit d'une bonne santé; que cette double impulsion la conduit à la qualité de nourriture des tempéramens sanguins, qu'enfin elle doit la suivre.

Nous demandons qu'on donne à ces conseils une attention sérieuse; parce que les préoccupations de faiblesse de constitution, de tempérament lymphatique sont trop souvent, de la part des mères de famille, la source de préoccupations dangereuses. — C'est une jeune fille qui, de treize à quinze ans, éprouve du dégoût, du malaise, de la courbature avec une certaine excitation du pouls; elle est un peu plus pâle, et ressent des palpitations; son état dure plusieurs jours, plusieurs semaines parfois; elle n'a aucun penchant à prendre des alimens, ou si elle les désire, ce sont des fruits ou de la soupe en petite quantité; elle se sent rassasiée à la première bouchée. On voit ce désordre passager, on s'en inquiète : c'est la faiblesse, un commencement de chlorose, il faut du vin, de la grosse viande, et même des ferrugineux; on le croit ainsi du moins, et souvent on se trompe : c'est le grand air qu'il faut, le mouvement du corps, les bains et les alimens doux.

Je blâme absolument et sans réserve les fantaisies dans l'heure et la composition des repas : manger en détail et de plusieurs choses, revenir souvent aux provisions, est une mauvaise habitude et non un besoin. Nous n'avons pas de paroles assez sévères pour condamner, comme il le mérite, l'usage des acides que l'on prend afin de maigrir, de conserver sa taille mince, et de diminuer la durée des époques menstruelles.

Les différences si profondes entre le genre de vie de l'homme et celui de la femme, entre la nature des organes qui prédominent chez l'un et chez l'autre, nécessitent des différences non moins marquées dans leur régime alimentaire; la stimulation qui convient à l'homme, entraîné au dehors dans une vie active, ne peut convenir à la femme sédentaire; serait-elle active même, que ses instrumens de dépense resteraient encore moins puissans; mais le plus souvent elle est sédentaire. Que fera-t-elle de la stimulation des boissons? Ce n'est point un capital qui puisse s'amasser pour le bien de celui qui l'entasse. Il en est à-peu-près de même de la réparation tirée des alimens; comment pourraient-ils être impunément abondans, là où les pertes sont petites?

Il est absolument impossible d'absoudre ou de condamner le régime alimentaire d'un peuple, d'une profession, d'un individu sans prendre en sérieuse considération les dépenses faites. C'est un compte à balancer où les recettes ne peuvent dépasser de beaucoup les dépenses sans une rupture à-peu-près certaine d'équilibre, dans la santé.

CHAPITRE III.

Règles de l'hygiène de la digestion appropriées aux âges et entre-âges.

Chaque âge a son régime alimentaire; personne n'ignore ce fait, il suffit de le mentionner. Mais il en est d'autres d'une égale importance au moins, qui, trop souvent, sont méconnus ou négligés. Ce sont les changemens que doit éprouver le régime dans le passage d'un âge à un autre.

En effet il en est, sous ce rapport, du passage d'un âge à l'âge suivant comme du passage d'une saison à la saison suivante. On ne va pas plus de la végétation chaude et brillante du premier âge aux glaces de la vieillesse que du printemps à l'hiver. On ne passe pas non plus sans transition de la première enfance à la seconde, de la seconde à la puberté; il y a là des dégradations insensibles que nous appelons *entre-âges*, comme nous avons appelé *entre-saisons* l'espace de temps qui s'écoule entre une saison et la saison suivante bien établie.

Les dégradations insensibles des entre-âges ont la même importance pour la santé de toute la vie que celles des entre-saisons pour la santé de l'année. C'est à l'époque des entre-âges surtout que le régime alimentaire doit être minutieusement approprié aux exigences variables des organes digestifs. — Que de jeunes enfans sont morts parce que leurs parens ont ignoré, ont oublié de ménager convenablement la transition de la nourriture par le lait à la nourriture par les alimens solides! Que de jeunes filles de treize à seize ans sont mortes parce que leurs parens ont négligé de donner aux organes de la digestion, languissans à cette époque, le secours bienfaisant du grand air et de l'exercice du corps! — Des dangers graves menacent aussi parfois l'âge critique.

Toutes les transitions d'un âge à l'âge suivant ne sont pas accusées et distinctes comme celles que nous venons de signaler. Pourtant elles se révèlent encore à l'observateur attentif, toutes les fois que quelque irritation chronique, quelque névrose appelle l'attention sur un sujet pendant plusieurs années de suite : le plus souvent lorsqu'un régime approprié aide les tendances de la nature à ramener l'équilibre. On voit la révolution d'un certain nombre d'années faire naître, dans l'organisme, un changement salutaire.

§ 1. — Règles de l'hygiène de la digestion appropriées à la première enfance et à l'entre-âge qui la sépare de la seconde.

Je m'adresse aux mères; elles m'écouteront avec attention. Il s'agit des objets de leur sollicitude la plus vive.

Pendant neuf mois, l'enfant a reçu, tout préparés, les matériaux de sa formation et de son accroissement : des canaux de communication ont porté le sang artériel et l'innervation de la mère à l'enfant. A la naissance, cette vie commune cesse ; le nouveau-né, sorti de l'œuf qui le renfermait, commence son existence indépendante. A peine a-t-il vu le jour, que le poumon entre dans sa double fonction de vivification du sang et d'expulsion des matériaux usés ; et la peau concourt au même but. Le besoin de réparation naît bientôt du mouvement même de la vie, et les organes digestifs entrent en activité.

Plusieurs questions relatives à cette importante fonction, doivent être résolues avant la naissance de l'enfant. Le lait, c'est chose convenue, sera sa nourriture, toute sa nourriture pendant les premiers mois; mais ce lait proviendra-t-il d'une chèvre ou d'une vache? Sera-t-il pris par l'enfant au sein d'une nourrice? La mère, enfin, se chargera-t-elle du soin d'allaiter elle-même?

Pour les enfans des grandes villes, dont la constitution est délicate en général, l'allaitement artificiel au biberon avec le lait de vache ou de chèvre, pendant les premiers mois surtout, est un mauvais moyen, et la mauvaise qualité du lait en augmente de beaucoup les difficultés et le danger.

Reste donc le choix entre la nourrice étrangère, qui fait de son lait et de ses soins un échange contre de l'argent, et la mère qui porte encore son enfant dans son sein.

Eh bien ! sur ce point, il ne peut y avoir de discusssion sérieuse : si la mère peut nourrir, *elle le doit*, sous peine d'encourir, à ses yeux et à ceux de sa famille, la juste responsabilité des mille dangers qui menacent la vie d'un enfant confié à des mains étrangères. Mais la mère pourra-t-elle nourrir son enfant ? — Voilà la première question. Malheureusement, dans beaucoup de conditions, elle ne le peut pas.

1° La mère ne peut nourrir son enfant si, d'une constitution chétive et délicate, elle est impressionnable à l'excès ;

2° La mère ne peut nourrir son enfant, si elle porte le germe d'une maladie organique dans les grands centres de la vie dans les poumons, le cerveau, etc. ;

3° La mère ne peut nourrir son enfant, si une maladie chronique grave, ou une névrose des organes de la digestion, empêche la réparation facile des pertes et laisse la nutrition languissante ;

4° La mère ne peut nourrir son enfant si quelque vice héréditaire la menace, ou s'il s'est manifesté déjà ;

5° La mère ne peut nourrir son enfant si le soin des affaires, les nécessités de la vie matérielle, les chagrins profonds, et les alarmes vives, rendent cette tâche impossible à son corps ou à son cœur. (L'allaitement et l'éducation du nouveau-né, sont une tâche pénible et longue qui, pour être bien remplie, doit primer tous les autres soins).

6° La mère, enfin, ne peut nourrir son enfant si, naturellement ou par le fait de quelqu'une des circonstances précédentes, elle ne peut lui fournir un lait de bonne qualité, un lait pur, un lait suffisamment riche et abondant. Cette dernière condition est évidemment indispensable. Si le lait renferme du pus, ou tout autre principe étranger, il nuit à la santé ; s'il ne contient pas assez de matière grasse, assez de matière caséeuse, quoique abondant, il laisse dépérir l'enfant qui souffre de la faim ; s'il est en trop petite quantité, l'enfant se trouve dans les mêmes conditions ; enfin, s'il est trop substantiel, l'enfant, habituellement indigéré, dépérit encore, ou tombe malade.

Mais aucune des autres conditions ne s'opposant à ce que la mère nourrisse, comment pourra-t-on s'assurer, avant l'accouchement, des qualités probables du lait ?

L'apparence extérieure, l'état général de la santé, sont des présomptions favorables. Les recherches (1) du docteur Donné l'ont mis à même d'y ajouter des signes plus certains : il a constaté que le liquide visqueux et jaunâtre (*colostrum*), contenu dans les seins avant l'accouchement, présente un rapport à-peu-près constant avec le lait; de telle sorte que, 1° si le premier est tellement peu abondant que l'on puisse à peine en obtenir une goutte ou une demi-goutte par la pression sur la glande mammaire et le mamelon, peu de temps avant l'accouchement; le second sera à coup sûr en petite quantité après l'accouchement, pauvre et insuffisant pour la nourriture de l'enfant;

2° Si le premier (*colostrum*) est abondant, mais fluide, aqueux, coulant facilement, semblable à une légère eau de gomme, sans stries de matière jaune épaisse et visqueuse, le second (le lait) sera toujours pauvre, aqueux, et très peu substantiel;

3° Si le premier, suffisamment abondant, recueilli à la dose de quelques gouttes dans un verre de montre, contient une matière jaune, épaisse, distinctement répandue en stries dans le liquide, il est à-peu-près certain que le second jouira de toutes les qualités essentielles.

Si l'expérience, long-temps et fréquemment répétée, confirme ce premier résultat, nous aurons, dans l'examen du colostrum, un moyen précieux de constater les qualités futures du lait, et l'honneur en devra revenir à M. le docteur Donné. Quoi qu'il en soit de la valeur définitive de cette exploration, elle peut avoir été négligée; ou bien, imparfaitement pratiquée, elle n'aura fourni que des résultats douteux; dans ces cas, il s'agit de déterminer, par l'examen du lait lui-même, s'il est de bonne qualité.

Une belle constitution, un embonpoint moyen, un bon appétit, une digestion facile établissent, comme nous l'avons dit, une présomption favorable à l'examen du lait reçu dans la main.

S'il est fait par un praticien d'une longue expérience, cet examen donne de bons résultats, mais aucune solution certaine. L'étude microscopique seule peut mettre à même d'apprécier les qualités réelles et la pureté du lait. (On trouvera à l'article *lait*, de la troisième partie de cet ouvrage, toutes les lumières désirables sur la manière de constater l'état du lait).

Lorsque la mère ne peut nourrir, il convient de faire choix, à l'avance, d'une nourrice pourvue d'un lait suffisamment abondant, suffisamment riche en élémens de réparation.

(1) *Le Traité de microscopie* et *les Conseils aux mères*, *sur la manière d'élever les enfans nouveau-nés* : deux ouvrages remarquables de notre confrère, donnent sur les qualités du lait et sur la manière de les constater toutes les lumières désirables.

Nous supposons ce choix fait, l'enfant venu à terme et bien portant, que fera-t-on d'abord ? Les premiers soins doivent être pour un organe dans lequel nous avons trouvé un puissant auxiliaire de la digestion : des lavages tièdes et légèrement aromatisés débarrasseront la peau de la couche albumineuse et grasse qui gêne ses fonctions; on pourra même ajouter à l'eau une petite quantité de savon. Essuyée avec soin, la peau sera recouverte de linges fins et chauds. Pendant la saison froide, et dans toutes les saisons, si la température offre des variations considérables, plusieurs jours, plusieurs semaines même s'écouleront avant que l'enfant soit exposé au grand air. Il sort d'un milieu dont la température constante est de 38 à 39 degrés centigrades, on doit se le rappeler; il ne peut passer, sans transition, à une température de quelques degrés seulement au-dessus de zéro. Après le lavage du corps, l'enfant peut être, au bout de quelques heures, approché du *sein maternel;* il y trouvera le liquide séreux qui précède le lait; le *colostrum* déterminera le départ des matières (*méconium*) accumulées dans l'intestin. L'expulsion de ces matières est le premier travail du canal digestif, il n'entre vraiment en fonction qu'après l'avoir opéré. Aussi lorsque l'enfant doit être confié à une nourrice qui, le plus souvent est accouchée depuis un ou plusieurs mois, il est sage de ne lui donner le sein que lorsque la matière *méconium* aura été évacuée. Pour procurer cette évacuation, au lieu de lait, on lui donnera, pendant les douze et vingt-quatre premières heures de la vie, un peu d'eau légèrement sucrée ou miellée. Certains accoucheurs même ont conservé l'habitude, recommandée par le sage et savant Tissot, de donner 30 grammes de sirop de chicorée composé, délayé avec un peu d'eau, et que l'on fait boire dans l'espace de quelques heures.

Ces premiers soins donnés, et les évacuations obtenues, l'allaitement commencera et sera poursuivi pendant toute la première année, si le lait de la nourrice reste assez abondant et réparateur.

Pendant tout ce temps, on s'appliquera à maintenir la digestion active et facile, par une distribution intelligente des repas d'abord, puis par l'exercice des fonctions qui sont, à un haut degré, les auxiliaires de la digestion, je veux dire les mouvemens du corps, les fonctions de la peau et celles des poumons. Comme les conseils qui regardent ces dernières fonctions ont une application de tous les instans, et qu'ils conviennent à toutes les époques de l'allaitement, nous les exposerons les premiers.

1° *Mouvemens du corps.* — Il ne s'agit pas, on le devine bien, de faire passer brusquement le nouveau-né de l'espèce de sommeil et de l'immobilité où il se trouvait dans le sein de sa mère, à un mouvement vif et continu. Les premiers jours de sa vie sont une continuation de l'état précédent, et paraissent consacrés, par la nature, à un repos presque total, à un sommeil qui, chez un enfant bien portant, n'est interrompu que par le besoin de prendre le sein.

Il faut respecter, avec un soin religieux, la transition qui s'opère alors. Mais, à mesure que, naturellement, le besoin d'excitation domine le temps du sommeil, les mouvemens du corps doivent s'accroître. « Plus on leur en donne, dit le savant estimable que nous avons cité, plus on leur fait de bien, et, en allant par degrés, on les accoutume très vite et sans danger à des exercices assez forts. Le premier qu'ils puissent prendre est aux bras de la nourrice; mais ils doivent le cesser aussitôt que, devenus plus forts, ils peuvent être déposés à terre sur une couverture où ils se meuvent eux-mêmes, se tournent, se traînent et marchent en s'aidant de leurs genoux et de leurs mains. Tous les mécanismes d'ailleurs qui, sans gêner le jeu des organes, facilitent le mouvement, ont leur utilité. »

Ce que nous disons ici de la nécessité du mouvement, exclut la sotte habitude de mettre les enfans en paquet dans des langes qui pressent tout le corps et le condamnent à l'immobilité.

« On a peine à comprendre, dit Tissot, comment des mères raisonnables et sensibles qui ont vu une seule fois le bien-être, la joie, la gaîté renaître chez leurs enfans au moment où elles viennent de les démailloter, ont pu se résoudre à les garrotter de nouveau. »

2° *Fonctions de la peau.* — Dans le premier âge comme dans les suivans, l'exercice musculaire donne à la digestion le secours le plus puissant; mais, au début de la vie, l'activité libre des fonctions de la peau n'est guère moins importante. Il est de toute nécessité que les exhalaisons et les absorptions dont elle est l'organe, que les actions et les réactions au moyen desquelles la température se tient à-peu-près en équilibre soient faciles et énergiques. Les lavages fréquens à l'eau froide sont de tous les moyens le plus simple et le plus sûr. Mais ici, comme à l'occasion des mouvemens, nous ne voulons point de transition brusque. Au bout de quelques semaines, l'eau tiède est remplacée par l'eau fraîche, et pour ce changement encore, il faut, autant que possible, choisir un temps où l'air n'est point chargé d'humidité. Le lavage à l'eau froide est une opération des plus simples qui pourtant veut être menée avec intelligence et promptitude. Il vaudrait mieux assurément le négliger que le mal faire. Procéder lentement, donner des ordres pendant le lavage, amuser l'enfant de niaiseries; laisser son corps long-temps humide et nu, c'est manquer de bon sens et de raison. Que se propose-t-on, en effet, dans le lavage à l'eau froide? de débarrasser la peau et de produire de la chaleur. C'est là le but qu'il faut atteindre; on veut, sauf l'intensité, amener sur tout le corps un phénomène analogue à celui que nous obtenons, lorsque pendant l'hiver, nous nous lavons les mains avec de la neige. Pour l'enfant chez lequel la vie est d'une activité moyenne, une éponge fine parcourt successivement le visage, les oreilles, le cou, les reins, la poitrine, le ventre, les cuisses, les jambes et les bras; c'est l'affaire de trois minutes, et de cinq y compris le temps d'essuyer le corps avec un linge fin et chaud. Lorsque la réaction à la peau est trop lente à se produire, quelques douces frictions la rendent plus facile et plus prompte. Lorsque la peau est le foyer d'une chaleur plus forte qu'à l'ordinaire, l'opération peut être ralentie, et le soin d'essuyer le corps supprimé; on y supplée, en enveloppant l'enfant d'une flanelle douce et chaude dans laquelle le corps se sèche lentement et perd de son excédant de calorique.

Pour l'enfant robuste le lavage peut devenir un petit bain, mais ce sont surtout les enfans délicats, qui ont le plus besoin d'être lavés, comme le remarque Tissot (1). « Rien, dit-il, n'est plus capable de leur donner promptement des forces.

»Après quelques jours de pleurs, les enfans s'accoutument tous si bien au lavage et aux petits bains froids, qu'ils deviennent un de leurs plaisirs et qu'ils rient pendant toute l'opération. »

Il y a un cas pourtant où le bain nuirait, c'est celui où l'excessive faiblesse de l'enfant rendrait la réaction impossible; car il est de toute nécessité qu'elle se produise.

A l'habitude des lavages et des bains froids, se lie naturellement celle d'habiller légèrement les enfans.

3° *Respiration ou fonction des poumons.* — Il faut que l'enfant trouve dans sa chambre, un air pur et souvent renouvelé, vivifié d'ailleurs, par la lumière directe des rayons du soleil; qu'il n'y éprouve jamais une grande chaleur. Il faut qu'il soit accoutumé à vivre au grand air, soit l'été, soit l'hiver. « Les enfans élevés au chaud sont souvent enrhumés, faibles, pâles, languissans, bouffis, tristes, tombant dans la langueur ou l'excitation nerveuse, ils meurent dans l'enfance ou vivent misérables. Ceux qu'on lave dans l'eau froide et qu'on élève au grand air, sont l'opposé (Tissot). »

« Il est très peu de mères qui fassent sortir leurs enfans, dit M. Donné, autant qu'il le faudrait pour leur constituer une organisation vigoureuse et une santé robuste. » Il est inutile de dire aux personnes intelligentes, qu'il y a une mesure, une progression à suivre pour amener les enfans à vivre au grand air. A moins d'irréflexion, on n'ira pas exposer brusquement

___

(1) Je cite cet auteur avec plaisir, parce que ses ouvrages sont aujourd'hui encore ce que nous avons de meilleur et, sauf quelques progrès de détail, le bon sens et la raison qui les distinguent leur assurent pour long-temps probablement une supériorité incontestable.

un enfant de quelques jours à un froid vif, moins encore à un froid humide. Mais une fois l'habitude contractée, que l'enfant reçoive tous les jours l'influence bienfaisante du grand air. Soyez convaincus qu'un enfant dont vous aurez mis les muscles, la peau et les poumons dans les conditions d'activité que nous avons dites n'aura point la digestion languissante, le sommeil agité. Tout contribuera à ce que le lait qu'il prend lui profite, et sa belle santé, ses couleurs fraîches, sa vivacité seront la douce récompense de la mère qui le chérit et se dévoue.

Comment l'allaitement doit-il être réglé ? Dans les conditions extérieures où nous avons placé l'enfant, la plus simple de toutes les règles est de le laisser téter, toutes les fois qu'il le veut et autant qu'il le veut. — La mère doit interpréter cette volonté, mais pour Dieu, pour la vie de son enfant, nous l'en supplions ! qu'elle ne tombe pas dans l'absurde. Les incessantes provocations dont nous sommes chaque jour témoin, de la mère à l'enfant, nous remplissent de colère.

Dieu n'a-t-il pas placé dans l'enfant un instinct sûr qui se manifeste à la naissance ? Ne lui a-t-il pas donné des mains, des lèvres, une langue pour signifier, sans parler, qu'il désire le sein ? Un enfant se heurte à quelque meuble, on lui donne à téter ; il a la colique, on lui donne à téter ; il se pique avec une épingle, on lui donne à téter ; il a peur, on lui donne à téter ; il a pris trop de lait, il est agité et ne peut s'endormir, on lui donne à téter. De telles pratiques ne peuvent être qualifiées ; si elles n'étaient qu'ineptes nous nous tairions, mais elles sont coupables, elles exposent la vie de l'enfant ou du moins la rendent misérable : nous devons protester.

Dans les premières semaines de la vie, les longs intervalles consacrés au sommeil, divisent naturellement les vingt-quatre heures en une certaine quantité de repas dont plus tard on peut conserver le nombre, l'augmenter s'il est besoin, ou le diminuer à l'aide des promenades au grand air, des distractions sagement ménagées.

Il faut se rappeler sans cesse dans le cours de l'allaitement, l'influence des habitudes régulières sur la santé, pour y ramener par une gradation, sagement ménagée, le régime alimentaire du nouveau-né. C'est encore là une question de grande importance, qui intéresse également la santé de la mère et celle de l'enfant liées l'une à l'autre. Que l'on s'accoutume donc de bonne heure à faire entre le sommeil de la nuit et celui du jour, une notable différence ; il faut que la mère se porte bien pour conserver un lait de bonne qualité, et pour se bien porter elle doit satisfaire le besoin du sommeil.

Le jeune enfant sera donc astreint, dès les premières semaines qui suivent la naissance, à une distribution de la veille et du sommeil qui permette le repos de sa mère. Sa digestion excitée et régularisée par l'activité des fonctions auxiliaires, comme nous l'avons vu, ses repas n'en deviennent que plus faciles à distribuer ; mais dira-t-on, comme il faut à la mère six à sept heures de sommeil continu pendant la nuit, l'enfant restera-t-il tout ce temps sans rien prendre ? Non assurément ; surtout dans les premiers temps de la vie. Alors il sera confié à une personne sûre, chargée de lui donner deux ou trois fois pendant la nuit, du lait de vache coupé avec l'eau d'orge, l'eau de gomme ou de gruau léger.

Le jeune enfant est une machine à téter et à dormir, voilà ce qu'il faut avoir toujours présent à l'esprit : le bien-être, la vivacité, la gaîté, le sommeil doux sont les conséquences obligées d'un allaitement bien entendu. Les cris prolongés, le malaise, l'appesantissement, la mauvaise humeur, le sommeil inquiet signifient presque toujours quelque modification à introduire dans le régime ou dans le sommeil.

L'allaitement une fois organisé et la digestion secondée par les autres fonctions, l'enfant se développe à souhait : ses petites incommodités le plus souvent passagères, telles que les garde-robes vertes, la diarrhée, la constipation, sont combattues avec succès par quelque modification dans le régime de la mère, par une diminution dans la quantité de lait qu'elle lui donne.

Le médecin, un médecin entendu, expérimenté, peu partisan des drogues, doit d'ailleurs prescrire la nature et le degré des moyens qui conviennent dans ces circonstances.

L'enfant doit continuer à téter une année tout entière, il n'a pas besoin de prendre d'autre aliment, si le lait de la nourrice suffit pour la quantité et la qualité. Notre conviction intime est que rien ne convient mieux à sa santé présente, à son développement à venir.

Nous demandons aux mères de ne point accorder de confiance aux personnes mal instruites qui, sous prétexte de fortifier des constitutions délicates, poussent à la nourriture, conseillent la stimulation. Ce qui est nécessaire par-dessus tout à un sujet jeune ou vieux que l'on veut fortifier, c'est une bonne digestion, et les seuls alimens fortifians sont ceux qui la maintiennent ou la rétablissent ; pour le jeune enfant, l'aliment qui jouit au plus haut degré de cette double propriété c'est le lait de sa mère ou de sa nourrice. Tant que le lait ne manque pas, qu'on s'en tienne à son usage exclusif.

Mais, m'objectera-t-on, ne craignez-vous pas les scrofules, les affections tuberculeuses, les ramollissemens des os, etc., pour tel enfant chétif et délicat ? Ne voyez-vous donc pas l'imminence de ces maladies, la nécessité de donner du ton à la constitution ? Non, je ne vois pas la nécessité

de donner du ton, par de prétendus fortifians qui, en surexcitant, en échauffant les organes de la digestion, réaliseront le plus souvent les menaces
qu'une diète légère, douce et sobre eût fait disparaître. C'est précisément
parce que ces jeunes sujets sont menacés de quelqu'une de ces graves
maladies, que je veux assurer la digestion par la petite quantité et la qualité
douce des alimens. Croyez bien que la fureur d'empâter les enfans, de les
nourrir à l'excès, et trop tôt, de choses excitantes et de matières animales
a créé plus de maladies, beaucoup plus de maladies qu'elle n'en a prévenu.

L'allaitement par la mère ou par une nourrice ne peut pas toujours,
nous le savons, se continuer pendant une année ; une maladie, la diminution prématurée du lait, l'infidélité et le manque de soins de la nourrice, une nouvelle grossesse et plusieurs autres causes y mettent souvent
obstacle au bout de quelques mois : que faire dans ce cas ? Quel est le parti
le plus sage ? Faut-il chercher une nouvelle nourrice, ou bien vaut-il
mieux recourir à l'allaitement artificiel ? Si l'enfant a tété trois ou quatre
mois, et qu'on ait sous la main une garde intelligente, il n'y a point à
hésiter. Le lait de vache ou le lait de chèvre sont préférables à de nouveaux
essais d'allaitement. J'ai vu élever de la sorte de belles familles de six à
huit enfans dont la santé ne le cédait en rien à celle d'enfans laissés à la
mamelle pendant une année. La difficulté de se procurer à Paris, du lait
pur, du lait de vaches bien portantes me ferait incliner pour le lait de
chèvre dont les enfans prennent facilement l'habitude. Depuis quelques
années on s'en procure assez facilement ; ces animaux qui sortent tous les
jours au grand air peuvent être introduits au domicile des consommateurs
et jusque dans la chambre des enfans ; c'est là un grand avantage. Plusieurs enfans délicats de douze à dix-huit mois, sujets à des diarrhées périodiques, à de petits mouvemens de fièvre, de chaleur vers la peau, ont
été remis à l'usage exclusif du lait de chèvre et de petits potages féculens
faits avec ce lait, sur le conseil que j'en avais donné, et se sont promptement rétablis.

Lorsque nous traçons un régime pour les jeunes sujets, nous ne devons,
autant que possible, rien laisser à l'appréciation de la mère ni des personnes qui l'aident ; la sollicitude maternelle obstrue l'intelligence et porte
presque toujours à exagérer nos prescriptions les plus sages. Voilà ce dont
nous ne pouvons être assez convaincus ; c'est l'une des causes qui me déterminent à rejeter toute addition au régime, lorsque le lait suffit.

Le médecin restant juge en dernier ressort pour chaque cas particulier,
je dis que tant que le lait nourrit assez, il n'y a pas lieu d'ajouter autre
chose au régime.

Le passage du lait et des petits potages dont il fait partie, à une nourriture plus substantielle et plus excitante, constitue une époque importante dans l'histoire de la digestion; la transition n'y peut être trop soigneusement ménagée, c'est le *premier entre-âge*. A la campagne, partout où les lumières fausses et les sots préjugés ne se sont pas glissés, cet entre-âge est sans difficulté, et la transition le plus souvent insensible. La soupe, quelques fruits, des légumes, du laitage, des œufs, sont la nourriture de toute la famille, et l'enfant s'y trouve amené par degrés. Chez nous qui habitons les villes, et qui sommes cultivés, il n'en est pas de même. Non contens de faire manger les enfans à des heures irrégulières, de leur donner des alimens trop nourrissans et en trop grande quantité, nous voulons que leur estomac soit incessamment actif. Après le repas viennent les bonbons, les friandises et mille inutilités qui détruisent l'estomac. Demandez à cette bonne mère, pourquoi son enfant tient à la main une sucrerie, pourquoi un gâteau après le repas? demandez-lui pourquoi elle lui laisse un fruit quand il vient de dîner, pourquoi un grand verre de lait sucré? Il a faim, dites-vous? donnez-lui une croûte de pain à sucer, à mâcher; il a soif? donnez-lui de l'eau. Ni par des paroles douces et bienveillantes, ni par les reproches vifs, je ne puis faire entendre souvent ces simples conseils à des gens éclairés. Mais c'est surtout à l'époque où l'on augmente le travail de l'estomac que les momens de repos doivent être le plus complets; c'est surtout, lorsque pour la première fois il a pulpé du pain, un peu de viande, des légumes, qu'il a besoin d'être rafraîchi par une heure ou deux de relâche. Le premier point pour opérer la transition est une régularité plus grande encore dans les repas. Le second de passer du lait aux alimens demi-liquides, aux petits potages de farine de froment séchée au four, de fécule, de crême de riz, de maïs fraîchement moulu, aux panades, aux œufs à la coque très peu cuits, aux soupes grasses et maigres; les sucs de viande et les viandes tendres viennent ensuite. L'eau pure ou très légèrement sucrée complète ce régime et dispense avec lui, le médecin de nombreuses visites et la famille de vives inquiétudes.

Le sage Tissot est de tout point de notre avis : Il faut, dit-on, accoutumer leur estomac à tout, *mais ce dit-on est une sottise;* « il faut leur faire l'estomac bon, alors ils supporteront tout, et on ne le rend pas bon en leur causant de fréquentes indigestions (Tissot). »

La nécessité de renfermer le régime des enfans dans des alimens faciles à diviser, pendant les deux premières années de leur vie au moins, résulte de l'état même des instrumens de mastication. Les dents et les muscles qui meuvent les mâchoires ne peuvent donner à la division des tissus résistans, le degré de perfection voulue; ils passent dans l'estomac grossièrement partagés et se retrouvent le plus souvent dans les matières des garde-robes;

ce fait ne peut se reproduire long-temps, on le comprend bien, sans que l'estomac et les intestins n'en éprouvent de la souffrance, sans que la santé n'en reçoive une atteinte profonde.

Nous avons dit que la transition s'opérera par degrés des alimens liquides aux alimens solides. On commencera par remplacer le premier repas de lait par un petit potage, le matin; un second potage s'y joindra au bout de quelques jours, et en deux ou trois semaines, l'alimentation demi-liquide aura remplacé, s'il le faut, l'usage exclusif du lait. Quatre ou cinq petits repas ainsi ménagés suffisent dans les vingt-quatre heures, ou mieux quatre repas dans la journée et une tasse de lait vers le soir ou le milieu de la nuit. Dans les entr'actes, en cas de vives instances de la part de l'enfant, une petite croûte de pain sec sera le seul supplément permis. Si les repas n'excèdent point pour la quantité et pour la qualité, le double besoin de réparation et de stimulation, la soif entre les repas est un sentiment rare. Lorsqu'elle se manifeste vive et fréquente, l'enfant a trop mangé, n'en doutez pas, ou bien ses alimens ont été trop excitans : Cette seule indication suffit pour réduire le régime.

Le passage de l'alimentation demi-liquide aux alimens solides s'opérera comme le précédent, mais avec plus de lenteur. Il conviendra de donner à cette transition des mois et même des années; l'enfant de trois à six ans qui continue à manger quatre fois par jour, peut conserver l'habitude de la soupe ou des potages à un ou deux de ses repas. Les parens incertains entre les prescriptions des médecins qui conseillent l'usage des viandes tendres dès la fin de la première année, et ceux qui l'admettent à peine vers la quatrième, devront se déterminer par l'avis de leur propre médecin qui jugera sur le jeune sujet soumis à son observation. Les exclusions portées par Tissot contre certains mets et contre le vin me paraissent d'ailleurs dictées par la sagesse. On doit leur faire éviter, dit-il, le vin, les pâtisseries, les graisses, les choses de haut goût, les sauces, les eaux chaudes qui détruisent l'estomac, etc.

Je ne dis point d'une manière absolue, comme le savant auteur, que le vin doit être rejeté du régime des enfans, mais que dans les premières années, il n'y peut être admis que sur le conseil spécial du médecin pour chaque enfant. C'est une arme à deux tranchans remise aux mains des parens, et qui, sans aucun doute, nuira plus souvent qu'elle ne servira, s'ils en font eux-mêmes l'application, d'après les idées que dans le monde on se fait de la faiblesse et de la force. Si je devais me prononcer entre les deux opinions dont l'une admet, l'autre rejette absolument le vin, je n'hésiterais pas; car la suppression du vin me paraît sans aucun inconvénient et produit souvent le plus grand bien, je l'ai constaté maintes fois. D'ailleurs la nature de stimulation qu'il produit, comme alcool, ne convient pas au premier âge ; quant à la tonicité qu'il donne aux tissus par ses principes colorans, elle se retrouve dans beaucoup d'alimens solides où elle n'est point associée aux élémens de stimulation diffusible. Le vin, le vin vieux, généreux, est le réparateur des fatigues profondes qu'entraîne l'activité de l'âge mûr, le consolateur et le soutien de la vieillesse.

§ 2. — Règles de l'hygiène de la digestion appropriées à la seconde enfance et à l'entre-âge qui la sépare de la puberté.

Amené par degrés aux habitudes de la famille, le jeune enfant prend le régime commun ; il peut conserver pendant quelques années un repas de plus que le père et la mère : il fait son goûter d'un morceau de pain sec avec ou sans quelques fruits. A moins d'une sensibilité maladive, il n'a pas à redouter l'influence des affections morales sur la digestion, non plus que les mauvais effets de la contention prolongée de l'esprit ; le besoin de mouvement et de changement l'entraîne d'une impression à une autre, d'une occupation à une autre, sans qu'aucune le captive long-temps. C'est aux parens à comprendre les faciles indications données par l'âge et la direction de la vie à cette époque. Il ne leur est pas permis d'assujettir à une vie sédentaire, à des études sérieuses une jeune créature dont la santé demande l'exercice au grand air et l'agitation ; la petite vanité même qui les porte à faire une merveille de leur enfant, à le produire dans le salon, à lui inspirer un bavardage étourdi, des talens d'agrément, etc., n'autorise pas l'infraction à la loi de l'organisation. De six ans jusqu'à douze ou quatorze, les soins de l'instruction doivent se subordonner aux exigences de la santé, et le *primò vivere, deindè philosophari* s'applique à cet âge mieux qu'à aucun autre. On me reprochera peut-être de faire de l'hygiène théorique, de donner des conseils d'une application impossible, car l'enfant naît dans une société d'une forme donnée, où la dose d'instruction qui convient à chaque âge est déterminée à l'avance, où il est nécessaire qu'il suive l'impulsion commune et s'instruise avec ceux de son âge et comme eux. J'admets toutes ces réalités, et je ne crois point mériter le reproche que l'on m'adresserait. Mais plus on exige d'un enfant, plus on désire lui donner une culture précoce, et plus il importe de régulariser l'activité des différens systèmes, plus il importe de n'en mettre aucun en souffrance par l'activité exclusive d'un ou de plusieurs autres. Vous voulez que dès l'âge de six à huit ans votre enfant apprenne la lecture, l'écriture, l'histoire, la géographie, le calcul, un peu d'histoire naturelle ; vous le voulez, parce que telles sont les exigences du temps où il vit. Je ne discute point la convenance, j'admets, si vous le désirez, la nécessité de cette culture précoce, je vais même plus loin que vous, je veux que votre enfant se distingue dans chacune de ces connaissances. Et bien! la première condition des études profitables est la santé, la digestion facile et réparatrice; et comme ni l'une ni l'autre ne peuvent exister sans l'exercice du corps, il est indispensable, pour le but même que vous vous proposez, de donner une attention spéciale aux récréations; c'est par elles seules que le travail peut devenir utile. Exercice du corps, repas réguliers et bien ordonnés sont la double base d'une éducation intelligente. J'ai vu bon nombre d'enfans élevés dans leur famille rester incapables d'aucune attention soutenue, d'une santé frêle et délicate, d'une digestion capricieuse, jusqu'au moment où ils entraient en pension. Alors, sous l'influence de repas et d'exercices réglés, ils devenaient robustes et studieux, c'est-à-dire qu'ils fortifiaient en même temps leur corps et leur esprit.

La sollicitude de la mère qui prévoit des dangers imaginaires, en crée de réels, et s'oppose à un bon arrangement d'une vie destinée aux hasards, aux changemens du milieu où se trouveront plus tard le corps et l'esprit. Une observation, longue déjà, ne m'a point montré un seul homme remarquable d'esprit et robuste de corps, sorti de l'éducation de la famille. Partout et toujours il faut la mesure, le développement harmonique des fonctions : telle est la loi de notre organisation.

Des besoins factices introduisent aujourd'hui dans l'éducation des jeunes enfans, de prétendues nécessités qui nuiront certainement au développement des organes, je veux parler de l'espèce de fureur qui pousse les parens à faire passer leurs enfans du maillot, pour ainsi dire, aux talens d'agrément. Je laisse de côté l'espèce de persécution que cette manie inflige aux indifférens, assaillis dans les grandes villes par un clapotage général de piano; je ne parle pas du silence obligé où les débuts du jeune virtuose tiennent vingt personnes sérieuses réunies dans un salon; ce sont là les petites misères de la vie humaine; mais ce que je ne puis admettre, c'est l'habitude de rejeter après les repas les leçons de ces talens que refoulent des études plus sérieuses. Vers neuf ou dix ans, dans les familles et même au sein des pensions, beaucoup de jeunes gens n'ont pour prendre la leçon de musique que l'heure qui suit les repas; et pour satisfaire la vanité de la famille, les malheureux consentent à bâiller, à faire, pendant toute cette heure, des notes fausses dont ils ne perdront pas facilement l'habitude. Cela s'appelle un talent d'agrément!

Ne jamais entraîner dans une seule direction l'éducation des jeunes enfans, est un devoir impérieux; vouloir développer les facultés de l'esprit à l'exclusion de celles du corps ou bien les facultés du corps à l'exclusion de celles de l'esprit, est plus funeste encore que de présenter à l'intelligence, une trop grande diversité d'objets. Les connaissances prématurées, acquises à force d'application, créent une prépondérance abusive du centre de la pensée sur les instrumens du mouvement, et le corps tombe dans la faiblesse; la négligence de tout travail de l'esprit pendant l'enfance, bien qu'elle ne menace pas la machine d'une destruction prochaine, crée pour l'avenir des difficultés et des dangers; car notre cerveau doit s'accoutumer peu-à-peu à l'activité comme nos jambes : l'oisiveté trop long-temps prolongée l'en rend plus tard incapable.

Grâces aux tendances de notre époque, ce dernier danger existe rarement; ce sont bien plus souvent l'excès d'activité de l'esprit, la multiplicité des objets d'étude qui tendent à priver le corps des mouvemens dont il a besoin. A mesure que les années se succèdent, les jeunes gens élevés dans les maisons d'éducation, vivant de la vie commune avec les enfans de leur âge, prennent par degrés l'habitude du travail, et parviennent à l'*entre-âge*, qui sépare l'enfance de l'adolescence sans courir d'autres dangers que ceux qui résultent des habitudes vicieuses. Il n'en est pas de même pour la jeune fille : la grande importance de la révolution qui s'avance, le travail intérieur qui prépare les élémens de la domination que la matrice doit exercer sur tous les autres systèmes, la différence dans l'éducation qui se dessine, bien plus tranchée de l'un à l'autre sexe, créent pour elle une époque de transition pleine de dangers. C'est alors surtout qu'il importe de maintenir l'activité de la digestion par un régime convenable, par la régularité des repas et par le concours des fonctions auxiliaires. Utiles dans les années précédentes, l'exercice du corps, l'activité des fonctions de la peau, deviennent de première nécessité entre treize et seize ans. Nous n'avons point de remèdes qui puissent les remplacer : il faut que la mère de famille se pénètre bien de cette vérité. La vie sédentaire, les lectures qui développent à l'excès la sensibilité, le redoublement d'application trop ordinaire à cette époque, sont pour la jeune fille qui se forme une occasion de maladies graves. La digestion en reçoit presque toujours les premières atteintes, et propage vers les organes de la génération le trouble qui retarde, entrave ou bien accélère l'évolution des organes sexuels et l'apparition de la menstruation. Nous trouvons naturel assurément que la mère de famille tienne à se faire de sa fille un ornement; qu'elle tienne à lui ménager dans le monde des débuts brillans; mais ce qui est plus naturel encore, c'est qu'elle préfère aux satisfactions d'amour-propre les plus légitimes, aux succès frivoles de salon, la vie et la santé de son enfant.

Dix heures venues, la fille de treize ans a besoin de sommeil, autant et plus même que le jeune garçon, parce qu'elle a besoin du réveil matinal, de l'exercice au grand air, du bain tiède ou du bain froid, selon la saison;

parce qu'elle a besoin d'une digestion régulière et facile. Elle trouvera le plus souvent dans le genre de vie que nous conseillons, un préservatif assuré contre les dangers qui menacent l'*entre-âge* qu'elle parcourt. Pourtant au sein des grandes villes, la vie la mieux ordonnée n'est pas toujours exempte d'indispositions à l'époque de la puberté. La digestion languit parfois; le goût pour les fruits crus, pour les alimens acides ou peu réparateurs, l'inappétence complète, les courbatures dans les bras et les jambes, les douleurs musculaires, même assez vives, les palpitations, les syncopes sont des désordres que la meilleure disposition du régime n'empêche pas toujours de se produire; l'époque mensuelle en est le plus souvent l'occasion. C'est le cas de temporiser, de louvoyer, de diminuer la somme du travail de l'esprit, de faire la part plus large aux mouvemens du corps et aux distractions. Il faut se garder surtout, à cet âge, de voir dans les premières traces d'une pâleur passagère, réunies aux signes précédens, la preuve de la faiblesse, le début de la chlorose; il faut se garder de donner le vin et les substances ferrugineuses, sans un mûr examen. J'ai vu déjà beaucoup de jeunes filles victimes de ces préoccupations d'anémie qui, depuis quelques années, ont envahi les meilleurs esprits.

La suppression du vin, au contraire, est le plus souvent un bien dans cet état.

Pourquoi, les cas de maladie exceptés, serait-il nécessaire? — Le bouillon gras, les viandes chaudes, les sucs de viande sagement combinés à la nourriture douce fournie par les végétaux farineux, ne suffisent-ils pas à toutes les exigences du double besoin de réparation et de stimulation? Que l'homme fait, dont le fluide nerveux s'épuise dans les contractions profondes et répétées du système musculaire, éprouve le besoin de la stimulation alcoolique, je le comprends. Que le littérateur, le savant dont l'innervation s'épuise à flots par la contention profonde et soutenue de la pensée, éprouve le besoin particulier de stimulation par les vins légers ou le café, je le comprends encore; que le vieillard enfin, dont les foyers d'émission sont sans énergie, éprouve le besoin d'une stimulation légère et répétée, je le comprends. Mais chez la jeune fille du monde, je cherche en vain une cause, un prétexte plausible à cette stimulation; l'expérience d'ailleurs, comme je l'ai dit, prouve qu'elle est le plus souvent nuisible.

Je vois souvent les mères de famille préoccupées du soin de donner la dernière main à l'éducation de leurs filles, les amener à Paris pour les mettre en pension; je suis loin de blâmer cette conduite; mais je voudrais que cette résolution fût prise, autant que possible, avant ou après l'âge de la puberté; ce n'est pas le moment de diminuer leur liberté, de changer leur genre de vie.

§ 3. — Règles de l'hygiène de la digestion appropriées à l'âge critique chez la femme (de quarante à cinquante-cinq ans).

Pourquoi passer ainsi, se demandera-t-on, de l'entre-âge qui sépare l'enfance de la puberté, à l'âge critique chez les femmes? Voici ma réponse : les années qui suivent la puberté n'ont besoin d'aucun conseil particulier, et le genre de vie qui a facilité le développement de l'adolescence est encore le plus propre à maintenir l'activité harmonique des fonctions. On peut même avouer que les irrégularités momentanées dans les habitudes n'ont point la même gravité pendant les années qui viennent à la suite de la révolution opérée dans l'organisme.

Si les règles sont solidement établies depuis une ou deux années, la jeune fille passera sans danger quelques nuits de l'hiver au bal, recevra des impressions morales plus vives et plus fréquentes sans en être ébranlée, prendra les habitudes sédentaires avec moins d'inconvéniens, se permettra sans indisposition, les légers écarts de régime que la friandise conseille et qu'amènent inévitablement les grandes réunions de famille. Pour l'homme, les raisons de notre silence sont d'une autre nature : tant qu'il acquiert les connaissances qui doivent lui assurer une position sociale, tant qu'il vit de la vie de jeune homme, il est peu accessible aux conseils de la prudence, et se livre d'ailleurs à une activité de corps qui éloigne bien des dangers.

L'hygiéniste lui est inutile, ou parce que réellement il n'en a pas besoin, ou parce qu'il refuse de se conformer à ses prescriptions; le médecin lui vient en aide dans les grandes circonstances. Plus tard, lorsqu'il a pris sa place dans le monde, il n'en est plus de même; enchaîné par le devoir, agité par l'ambition, entraîné par le charme et la puissance de ses conceptions, les conseils de l'hygiène lui sont utiles, et, devenu plus logique, il est mieux disposé à les recevoir; mais ce que nous avons à lui dire alors est du ressort *des règles de l'hygiène de la digestion appropriées aux professions.*

Ces explications nous paraissent suffisantes et nous passons sans plus de commentaires, à l'exposition des règles de la digestion appropriées à l'âge critique.

Qu'appelle-t-on l'âge critique de la femme? C'est l'époque de la cessation des règles; époque le plus ordinairement placée dans notre climat de Paris, entre quarante et cinquante-cinq ans.

Que signifie cette dénomination d'âge critique? Signifie-t-elle la menace de toutes les maladies, à l'époque où une fonction qui date de trente à quarante années va cesser? Ne signifie-t-elle rien? — Les faits répondront à ces questions. 1° Une femme robuste adonnée à de pénibles travaux du corps, soutenue par une réparation suffisante, vient-elle à être frappée vers quarante-quatre ou quarante-six ans d'une maladie inflammatoire ? Plusieurs saignées abondantes l'en débarrassent ; elle se rétablit, et, sans transition, cesse de voir paraître ses règles ; elle n'éprouve le plus souvent aucun malaise, la vie active continuant, bien entendu. Cette femme a passé l'âge critique ; mais que signifient pour elle ces mots : *âge critique ?* Rien du tout évidemment, sinon qu'elle a cessé de voir. 2° Une femme dans les mêmes habitudes de vie, éprouve, sans aucune altération de sa santé, une diminution des règles, quelques irrégularités dans leur apparition, une augmentation dans leur quantité pendant un mois ou deux, puis elle ne voit plus rien paraître. Cette femme encore a passé l'âge critique, sans crise et sans danger à-peu-près. 3° Une femme chétive et délicate a éprouvé chaque mois, pendant trente ou quarante années, des pertes abondantes, puis elle en voit diminuer la quantité ; les règles deviennent irrégulières et disparaissent en même temps que la digestion et la nutrition prennent une activité jusqu'alors inconnue. Cette femme encore a passé l'âge critique ; mais que signifie l'âge critique pour elle ? Il signifie une crise heureuse, la cessation d'un écoulement qui la débilitait. 4° Une femme d'une bonne santé, habituée à la vie sédentaire, ordinairement bien réglée, mère de plusieurs enfans qu'elle a élevés, éprouve quelques pertes, des irrégularités dans ses mois, de quarante-cinq à cinquante ans ; elle devient en même temps sujette à de mauvaises digestions, à des irritations intestinales ; elle éprouve des flux de ventre ou de la constipation ; elle ressent des étouffemens, des maux de tête, des migraines à-peu-près intermittentes ; elle souffre de douleurs de reins, de courbature des membres, de palpitations ; ses règles ont disparu. Que signifie l'âge critique pour cette femme ? Il signifie que la cessation des époques mensuelles n'a pu avoir lieu sans une rupture de l'équilibre, et l'un ou plusieurs des maux que nous venons d'énumérer témoigne que l'é-quilibre des fonctions a été détruit le plus souvent d'une manière passagère. 5° Enfin, une femme a eu la poitrine irritable et délicate, ou bien à la suite de quelque inflammation des poumons, un noyau d'irritation chro-nique dans l'un des deux ou dans tous les deux, a persisté sans donner des signes notables de son existence ; elle a eu des gastrites, des entérites dont le ressentiment ne s'est jamais complétement dissipé ; elle a porté pendant des années un engorgement glandulaire à peine douloureux dans l'un des deux seins, autour du cou ou dans toute autre région ; elle a eu des dou-leurs de reins, des règles douloureuses qui, sans l'inquiéter, ne l'ont jamais quittées ; cette femme arrive vers quarante ans, et en même temps qu'elle voit diminuer ses mois, qu'ils se montrent sous forme de pertes d'un aspect variable, elle peut se développer vers la poitrine, vers les entrailles, vers le système glandulaire ou vers les organes de la génération, une maladie grave dont le germe existait depuis long-temps et dont l'aggravation résulte de la cessation des règles. Que signifie l'âge critique pour cette femme? Il signifie une crise fâcheuse dont il aurait été bon de détourner la menace plusieurs années auparavant, par un genre de vie approprié. En somme, perdre ses règles sans en éprouver aucun dérangement de la santé; les perdre avec la coïncidence d'une amélioration de la santé; les perdre avec le trouble manifeste d'une autre fonction; les perdre enfin avec l'aggravation d'une maladie existante; telles sont les quatre éventualités qui attendent les femmes de quarante à cinquante-cinq ans. La première est la plus probable pour les femmes qui mènent une vie active à la campagne ou à la ville. Les deux dernières menacent plus particulièrement les personnes pour lesquelles nous écrivons ce livre.

Ainsi donc, bien que l'âge critique n'ait en lui-même rien à redouter, il devient par le genre de vie, par les maux dont il a été précédé, une époque de transition sérieuse. Les moyens les plus propres à en conjurer les dangers, appartiennent presque tous à l'hygiène et peuvent rentrer dans notre sujet. Il reste bien entendu que le sang qui se perdait par les règles ne renferme point d'humeurs malfaisantes, mais que, de sa nature, il est pur et de la plus belle qualité de sang; que par conséquent la cessation de son écoulement ne retient dans le corps aucun vice, aucune humeur, aucun principe morbifique. S'il résulte de l'approche de l'âge critique la nécessité parfois de purger, de saigner, de dépurer, cela veut dire simplement que d'autres organes, ou bien les organes de la génération eux-mêmes souffrent de la cessation des mois, et rien de plus.

Nous venons de dire que les conseils qui conviennent à l'âge critique rentrent dans notre sujet; pour s'en convaincre, il suffit d'ouvrir les livres des médecins et des hygiénistes qui lui ont consacré leurs études. En tête de leurs prescriptions, nous trouvons le séjour à la campagne, l'exercice au grand air, l'habitation d'appartemens bien éclairés et aérés, l'éloignement des objets qui excitent la contention de l'esprit et les mouvemens violens du cœur, la régularité des repas et la sobriété; ce sont là justement les règles les plus sûres de l'hygiène de la digestion. Mais il est nécessaire de préciser davantage les conseils qui se rapportent à l'âge critique et cette tâche est d'autant plus facile que nous avons mis sous les yeux de nos lecteurs, une classe entière de femmes, chez lesquelles la cessation des règles n'est accompagnée le plus souvent d'aucun accident sérieux : les femmes de la campagne, accoutumées à un travail soutenu, à une nourriture frugale, à un sommeil réparateur sont un type dont les femmes du monde ne peuvent trop s'appliquer les enseignemens. Nous ne prétendons pas faire adopter brusquement à celles-ci les allures des autres ; nous nous bornons à présenter un modèle dont il convient de se rapprocher, autant que la position et les habitudes antérieures le permettent.

Nos conseils les plus éclairés, il faut qu'on le sache bien, ne peuvent avoir une autre portée, une direction différente ; car la nature des fonctions et les conditions générales de la santé restent les mêmes pour tous, quel que soit le rang où la Providence a placé chacun de nous.

Ainsi l'exercice du corps est auxiliaire de la digestion dans toutes les conditions ; seulement, ce qui est activité musculaire modérée pour celui-ci, est, pour celui-là, excès, fatigue et source de maladie ; de même la sobriété et la régularité des repas, sont les plus sûrs garans de l'activité digestive ; mais ce qui est sobriété, tempérance pour l'un, peut être, pour l'autre, intempérance et gloutonnerie, et ainsi de suite pour les autres fonctions, selon le tempérament, les habitudes antérieures, et les dispositions individuelles.

D'ailleurs la forme prohibitive est presque toujours mauvaise.

S'agit-il, par exemple, d'une femme dont l'esprit a été cultivé, dont le cœur a trouvé pendant vingt années, dans l'amour, d'ineffables délices ; il n'est point raisonnable de l'engager à chasser pour jamais jusqu'à la moindre trace d'un sentiment tendre ; ce serait parler en pure perte : il n'est point raisonnable de la priver des objets accoutumés de ses préoccupations. Ce n'est point ainsi que procède l'homme de pratique et d'expérience ; il étudie les habitudes, et, lorsqu'il les connaît, au lieu d'attaquer directement ce qu'elles ont de contraire à la santé, il les modifie par l'introduction graduée d'habitudes nouvelles. Nous sommes tous de grands enfans, il ne faut pas l'oublier, et, par amour les uns pour les autres, par sympathie, nous nous devons de mutuelles concessions, nous devons nous mener par les biais et les faibles de notre nature.

Telle personne, de quarante à quarante-cinq ans, voit diminuer la quantité de sang qu'elle perd chaque mois, ou bien elle observe des irrégularités, des pertes et des suppressions alternatives ; vous pouvez facilement lui faire comprendre que l'équilibre des fonctions étant rompu, les pertes mensuelles, moins abondantes ou moins régulières, la digestion a moins besoin de produire des matériaux nouveaux ; mais de l'intelligence du fait, à la réforme du régime, il y a plus loin que vous ne pouvez le croire. Pauvre enfant, elle aime tant son café, ses épices, ses deux repas de viandes succulentes, sa petite dose de vins légers et doux, bien modérée assurément ; n'y touchez pas, c'est l'arche sainte. Mais elle souffre : après ses repas le sang lui porte à la tête, à la poitrine ; des douleurs d'entrailles inaccoutumées se font sentir et rendent sa vie malheureuse ; vous pouvez vous appuyer sur ces premiers accidens pour demander la réforme, pour prêcher l'alimentation douce et réduite. N'allez pas pourtant trop compter sur ce nouvel auxiliaire; la femme souffre avec l'héroïsme d'un martyr pour conserver l'habitude qui lui plaît, eût-elle pour attrait la jouissance la plus éphémère, la plus futile. Souvent vos conseils les plus sages, aidés des sérieux enseignemens de la douleur, resteront impuissans pour obtenir la réforme demandée. Mais examinez attentivement la figure, ayez le bonheur d'y découvrir quelque petit bouton insignifiant, quelques traces à peine visibles de couperose, quelque peu d'animation du teint. Profitez d'un moment où vous serez seul avec la malade, interrogez-la avec candeur, avec affection sur ces petits accidens de sa figure. Ne craignez pas ses distractions; elle sera attentive à la conversation; elle vous interrogera, vous pressera de questions, vous suppliera à deux mains, à genoux, de lui prescrire un régime. Peut-elle supporter l'idée de voir sa figure, séduisante encore, perdre son dernier éclat ? Vous la tenez, croyez-le bien, elle se rend à discrétion. Mais n'abusez pas de la victoire, car vous en pouvez désormais tout obtenir. Lever matinal, coucher sans veillées, repas sans café, sans vin et sans viandes, courses à pied, voyages; rien n'est difficile; prescrivez avec réserve, car, le plus souvent, elle exagérera les rigueurs de la prescription. L'eau était fade et nauséabonde, elle prendra, sans sourciller maintenant, les drogues les plus repoussantes. Un médecin qui fait un gros volume de cinq à six cents pages pour signaler aux femmes les dangers de l'âge critique, a certainement tort, de mettre en tête de ses bons conseils : *L'amour doit être banni à jamais du cœur de la femme qui est parvenue à l'âge critique.* — Aucune ne le croira sur parole, heureusement, car, s'il en était une seule qui dût le prendre au mot et le charger du soin de la diriger, il se verrait alors tombé d'une difficulté légère, dans une impossibilité définitive. Comment déterminer à l'action, et mouvoir, si nous supprimons les mobiles ? Pour mon compte, je renoncerais à continuer la tâche difficile de diriger, comme hygiéniste et comme médecin, la santé des personnes cultivées, femmes du monde ou savans, artistes ou gens de lettres, si je n'espérais les conduire à ce qui leur est utile par ce qui leur fait plaisir. D'ailleurs, en ce qui concerne la femme vers l'époque de retour, ce n'est point seulement une maladresse de lui dire que son règne va cesser, que sa gloire et son bonheur ont péri ; c'est une mauvaise action et un mensonge. Une femme de quarante ans est parfois justement préférée, pour la grâce et les avantages, à la jeune fille qu'elle présente dans le monde. Le corps, tout comme l'esprit et le cœur, conservent long-temps leur jeunesse, lorsqu'ils sont bien gouvernés; voilà ce qui est vrai, ce qu'il faut rappeler aux personnes qui négligent le soin de leur santé.

§ 4. — Règles de l'hygiène de la digestion appropriées aux vieillards.

Beaucoup d'hommes, et des plus méritans, viennent jusqu'aux limites extrêmes de l'âge mûr, et touchent le port où tant de fois ils se sont promis le repos. Ils touchent ce port tant désiré, ils n'y parviendront pas. La mort leur ravira les douces et paisibles jouissances de la vieillesse.

C'est là le sort d'un grand nombre de commerçans, d'industriels, d'hommes d'affaires qui, dans leur ignorance, prétendent passer *sans réforme*, de l'extrême activité du corps et de l'esprit, au repos, aux loisirs complets. Pour cette classe nombreuse, la cessation des affaires constitue véritablement un âge critique dont les dangers méritent toute notre attention.

Ces dangers résultent principalement, comme nous venons de le dire, de ce qu'ils ignorent les lois de la vie et les conditions de la santé; leurs désirs mêmes les plus vifs le prouvent jusqu'à l'évidence. Écoutez le marchand entraîné loin de sa famille par les nécessités de son négoce, l'artisan fatigué de son travail du jour, l'avocat épuisé par les efforts de sa pensée et de sa parole, le médecin harassé des nombreuses exigences de sa pratique. Écoutez-les, que demandent-ils tous? Le repos. Que regrettent-ils au milieu de leur activité? L'un, les jouissances de la vie matérielle, l'autre, les délices de l'étude; tous veulent des loisirs. Vœux et regrets téméraires! Le mouvement les pousse dans la vie, le repos les en ravira. Vous donc qui, pendant soixante années, avez trouvé la santé dans les travaux du corps et de l'esprit, ne demandez pas le repos, si vous voulez vivre; les habitudes contractées engagent votre avenir, et si la vieille fable populaire du Juif errant signifie quelque chose, c'est à vous qu'elle s'adresse. Vous avez marché et vous marcherez jusqu'au bout. Le seul vœu légitime, compatible avec la longévité, est celui que vous formerez d'échanger une activité forcée contre une activité de votre goût. Vous vous êtes imposé pendant soixante années des privations sans nombre pour arriver à l'aisance, à la richesse; les exigences même du travail ont rendu votre vie simple et frugale; vous avez remis, à des temps meilleurs, les plus douces jouissances de la sensualité et du luxe. Eh bien! le repos et la bonne chère succédant à l'activité, à la vie frugale, selon vos vœux les plus ardens, sont une sentence fatale portée contre votre vie. Il convient à l'homme actif, avant de se retirer du mouvement, de déterminer à l'avance, d'après ses goûts, la nature des délassemens qui berceront sa vieillesse; les projets que, dans la perspective de cette époque, il forme long-temps à l'avance, doivent, pour être conformes à ses besoins, ne point rompre brusquement ses habitudes. A quelque genre de vie qu'il s'arrête d'ailleurs, il devra proportionner la réparation aux pertes.

16

L'artiste, l'homme de lettres, le savant qui, par une sagesse exceptionnelle, se décideront à fuir les villes, à chercher à la campagne, dans les légers exercices du corps, dans le demi-sommeil de l'esprit, la récompense de leurs longues méditations, sentiront, dans leurs organes, des puissances inconnues. Le double besoin de réparation et de stimulation plus énergique conseillera une nourriture plus variée, plus substantielle, et plus abondante.

Ce qui était excès à la ville ne sera que satisfaction légitime du besoin. — De conditions opposées naissent des besoins contraires : l'activité du corps diminuant, l'alimentation suivra une progression décroissante.

L'*Essai d'hygiène générale*, du docteur Motard, nous offre, sur l'époque de transition dont nous parlons, des conseils pleins de sagesse.

« Le vieillard, dit-il, s'il a su bien remplir son âge d'homme, devra rester l'esclave des habitudes gymnastiques qu'il se sera faites, quand même elles seraient le fruit d'un travail journalier commandé par les exigences de la vie commune. Le mépris de cette règle d'hygiène a causé bien des victimes. Que de vieillards, parvenus par une vie laborieuse à une aisance qui les satisfait, ont cru que le repos absolu devait être pour eux la récompense de leurs succès financiers, et ont trouvé une mort déplorable au milieu des loisirs dont l'ennui même trompait leurs désirs. A l'âge où les besoins de développement individuel sont nuls, où la réparation journalière se borne à l'entretien des organes, quelle imprudence de cesser brusquement, en renonçant au travail, la gymnastique constante qu'il impose, et cela souvent en augmentant l'abondance ou la délicatesse de la table, sous prétexte de pouvoir enfin se donner quelques plaisirs obtenus au prix de longues privations. L'obésité, la goutte, les maladies organiques des viscères, la foudroyante apoplexie, ont retiré de la vie bien des imprudens qui croyaient seulement se retirer des affaires, qui avaient occupé leur âge mûr. La marche, le billard, l'équitation, les voyages, les travaux modérés de la campagne, le jardinage doivent offrir leurs ressources à ces malheureux que le repos absolu tuerait; qu'ils n'oublient pas non plus de surveiller, avec le plus grand soin, la somme journalière de leurs alimens. La vie ne se borne pas seulement à des actes musculaires ; malheur à ceux qui sont parvenus à l'arrière-saison, sans avoir pu donner à leur cerveau un exercice au moins égal à celui de leurs bras ; ils sont privés d'un moyen puissant d'embellir leurs loisirs, quand ils cessent de se livrer au travail manuel ; et la culture ou seulement la connaissance générale des lettres et des sciences, en abrégeant pour eux des journées ordinairement si longues, contribuerait aussi à prolonger leur vie, en remplaçant, par l'augmentation de l'exercice intellectuel, la diminution de l'exercice musculaire. »

La transition opérée, l'homme est dans les habitudes qu'il conservera jusqu'à sa mort. Les règles de l'hygiène de la digestion n'ont rien d'absolu pour cet âge non plus que pour ceux qui l'ont précédé; l'homme d'une constitution puissante dont la vie a été active, et qui, dans sa vieillesse, a conservé le libre exercice de ses mouvemens, n'a besoin ni de soins minutieux, ni de la stimulation légère et répétée qui convient au vieillard d'une constitution délicate. Celui-là, quoiqu'il fasse bien de se conformer à certains préceptes importans, ne doit point comme l'autre s'éclairer sans cesse des conseils d'un hygiéniste expérimenté : quelques lois lui suffisent. La circulation active porte encore, avec une certaine énergie, la vie et la chaleur aux points les plus éloignés de l'organisation; ses organes digestifs opèrent encore sur une masse d'alimens dont la quantité et les qualités stimulantes offrent à l'économie les matériaux d'une réparation abondante; ses centres nerveux, doués d'une puissance d'émission notable sous le double rapport de la durée et de la quantité du fluide émis, n'ont point besoin d'une incessante refocillation.

Le vieillard, dans ces conditions, n'est point une rare exception, mais forme une classe nombreuse : tous les hommes doués primitivement de foyers de vie énergique, qui sont passés de l'âge mûr à la vieillesse, sans ébranlement des centres nerveux, sans affection organique des grands viscères, font partie de ce sénat d'élite. Ils passent soixante-dix ans, voient leur soixante-quinzième, leur quatre-vingtième, leur quatre-vingt-dixième année, pourvus d'une vigueur qui, bien qu'elle ne doive plus, qu'elle ne puisse plus rien produire, est pourtant encore la source de beaucoup de bonheur. Ces vieillards, bien entendu, ne sont point toujours exempts de la goutte, des hémorrhoïdes, des affections calculeuses, des névroses des intestins; quelqu'une même de ces maladies est leur partage à-peu-près inévitable.

Ce ne sont point les petits repas; ce ne sont pas les exercices répétés et de peu de durée; ce ne sont point les chambres petites et chauffées jusqu'à dix-huit degrés; ce ne sont point les vêtemens fourrés, ouatés qui conviennent à cette nature de vieillesse. Elle s'étiolerait, elle dépérirait, elle étoufferait dans ce cadre rétréci. Mais cette vieillesse-là, dira-t-on, n'en est pas une; elle n'a point besoin de conseils, elle en donne et n'en reçoit point. C'est une erreur, une grande erreur. Quelque net que soit le sentiment de vigueur qui surgit des centres de la vie chez le septuagénaire, son existence a des lois dont la sanction pénale est inévitable et terrible. Malheur à celui qui tente dans cette apparente jeunesse les irrégularités, les plaisirs, les fantaisies d'un autre âge. La régularité dans l'exercice des fonctions qui concourent à l'entretien de l'individu n'est plus alors une chose simplement utile, mais nécessaire, d'une nécessité absolue : pour les vieillards dont nous parlons c'est véritablement la loi et les prophètes.

Quant aux fonctions qui ont rapport à la reproduction de l'espèce, il faut n'en plus parler, il faut n'y plus penser. Mais les organes, prétendez-vous, font entendre leur voix, par exception, pour vous septuagénaire? Je le veux croire, je veux croire qu'aucune provocation, aucune sotte forfanterie n'a réveillé vos sens endormis. Eh bien! diminuez la stimulation du régime, perdez par l'exercice prolongé cet excédant de forces, mais gardez-vous des rapports sexuels; pour vous les amorces du plaisir sont inévitablement dangereuses. — Si vous persistiez à poursuivre la satisfaction d'un prétendu besoin, je n'aurais plus à vous faire qu'une recommandation. Cachez avec soin à tous les yeux, ces habitudes d'une autre saison, car elles ont l'apparence du vice, et de tous les spectacles le plus repoussant, le plus hideux à voir est celui du vice sous des cheveux blancs. Que sous aucun prétexte, le vieillard robuste ne dérange l'heure et le temps de son sommeil, l'heure et la quantité de ses repas; que dans la variété même de ses alimens, d'un jour à l'autre il observe une sorte de régularité; qu'il maintienne par l'exercice journalier, par les distractions, l'activité des fonctions digestives; que plusieurs mois, chaque année, il aille chercher à la campagne une prolongation de vie et de santé; qu'il détruise par l'influence salutaire d'un air vif et sain, les actions débilitantes de l'atmosphère des grandes villes; qu'il n'oublie jamais que la nécessité de la régularité trace entre lui et le jeune homme une distance infranchissable. De ce besoin même de régularité naît une assez notable différence entre le régime qui convient à tel vieillard, et celui qui convient à tel autre dans des conditions analogues : celui-ci ne fait qu'un repas abondant chaque jour et s'en trouve bien ; celui-là en fait deux, tous deux à la viande : la plupart pourtant se contentent d'un déjeuner léger et d'un dîner substantiel. Que chacun suive les habitudes qui lui donnent la veille active et le sommeil paisible; je n'y veux rien changer. J'ai sous les yeux, en ce moment, plusieurs de ces vieillards qui achèvent de jouir d'une organisation puissante. L'un, de quatre-vingt-deux ans, conserve une rectitude d'esprit, une capacité de travail supérieures à celles de bien des jeunes gens. La grande fortune qu'il doit à son intelligence ne l'a point amolli, n'a rien changé à ses habitudes simples : souvent encore à la suite d'un travail de cabinet de plusieurs heures, il traverse Paris pour visiter ses vieux amis et pour causer d'affaires; puis continuant son excursion pédestre, il va dîner à la campagne. Trois à quatre lieues faites lestement, le disposent au dîner : une bouteille de vieux bourgogne, du meilleur crû, arrose deux plats de viande, du poisson de choix, les légumes et les fruits du dessert; le café et

quelque liqueur simple, d'une qualité exquise raniment et font jaillir de
sa conversation les étincelles d'un esprit éminent. Que voulez-vous conseiller à ce vieillard ? Quelle réforme, quelle réduction sur le repas ? Ce
n'est point l'occasion des conseils, point l'occasion de la rigueur ; étudiez
plutôt ce modèle, vous y trouverez pour les autres un précieux enseignement. Robuste de corps et d'esprit, vigoureux par les organes de la digestion, il s'ébranle et se détraque pourtant par le moindre excès, par la
moindre irrégularité, bien plus facilement qu'un jeune homme d'une constitution délicate et chétive. — Un autre fait chaque jour deux repas à la
fourchette, tous deux soutenus par la viande ou le poisson, par une bouteille
de vieux bourgogne ; mais comme le premier, il a conservé dans la fortune
les habitudes simples et régulières ; son principe pour le menu est celui du
sage pour ses livres : *pauci sed boni*. Son premier repas est à midi, un
potage ; seulement une viande ou un poisson, mais de choix, de premier
choix ; un plat de légumes préparés au beurre le plus fin ; un fruit, des
plus beaux de chaque saison ; voilà tout son dîner. Qu'il soit seul à table
ou avec ses amis, il n'y change rien pour le nombre des plats : rien de
meilleur, rien de plus étudié que cet ordinaire d'une simplicité profonde ;
la gourmandise n'y est vraiment qu'une légitime extension de l'instinct
conservateur. Le soir vers huit heures, selon l'ancien usage, un souper
quelque peu moins substantiel et sans potage, termine et complète les
réparations du jour. J'ai souvent critiqué ce repas ; quelques nuits sans
sommeil, quelques diminutions brusques de l'appétit, des chaleurs à la
gorge ou l'empâtement de la bouche m'en avaient donné le droit. Pourtant
l'habitude a prévalu, mais non sans concession : une infusion légère de thé,
de tilleul ou de feuilles d'oranger remplace de temps en temps l'un des
deux repas de la journée. Je ne puis trop recommander aux vieillards robustes cette pratique si facile ; je ne puis trop les engager à laisser de côté les
demi-mesures et les demi-repas. Tant que les organes de la digestion fonctionnent facilement, qu'ils suivent leurs habitudes, le repas ; mais au premier signal de fatigue, de chaleur, qu'ils se gardent de chercher dans la
stimulation une activité factice des organes : c'est un moyen trompeur et
dangereux. L'estomac réclame-t-il moins impérieusement le dîner ? Que le
dîner soit supprimé sans faiblesse, sans concession à la gourmandise. Le
sommeil sera plus calme, et l'estomac rafraîchi s'appliquera aux alimens
avec une vigueur nouvelle. On ne peut imaginer ce que cette précaution
d'enrayer à temps, évite de douleurs et d'infirmités!

Respectons les habitudes dans lesquelles la vieillesse s'écoule heureuse et
paisible, profitons de ce qu'elles nous apprennent. Mais le bien-être du
corps, le calme de l'esprit sont les seuls remparts qui puissent les préserver
de notre critique et de la réforme. Aussitôt que le vieillard perd ces biens

précieux, il nous doit l'obéissance. Il nous la doit à plus forte raison, lorsque, primitivement d'une constitution délicate, il n'est parvenu aux limites extrêmes de la vie qu'à travers mille dangers. Ce vieillard est le type dont les moralistes ont tracé le portrait, dont les médecins et les hygiénistes ont réglé les besoins.

> Multa senem circumveniunt incommoda, vel quod
> Quærit, et inventis miser abstinet, ac timet uti ;
> Vel quod res omnes timidè gelidèque ministrat,
> Dilator, spe longus, iners, avidusque futuri;
> Difficilis, querulus, laudator temporis acti,
> Se puero, censor castigatorque minorum.

Horace nous donne dans ces vers les traits saillans du vieillard débile. C'est pour celui-ci qu'il nous reste à parler. Son cœur ralenti pousse à grand'peine le sang aux extrémités de l'arbre de la vie; ses centres nerveux ne fournissent plus à la machine qu'un fluide rare et promptement dissipé; sa nutrition et sa calorification, réduites par degrés sous cette double influence, laissent les vaisseaux capillaires diminuer de calibre, les filets nerveux tomber dans l'inertie, tous les tissus se flétrir; sa digestion, sans vigueur, n'est facile ou possible qu'en petite quantité à-la-fois et sur des alimens substantiels; elle répare peu-à-peu et suit de tout point la nature des pertes. Rien de grand, rien de large, rien de prolongé pour ce vieillard; qu'il ait les soins d'une personne intelligente à diriger l'enfance; il lui faut, pour ainsi dire, la sollicitude d'une mère. Il a besoin, sans doute, de réparer les pertes faites, mais il a surtout besoin de n'en point faire de grandes. Pour lui, point de longues courses, point de long travail, point de repas longs ni copieux, point d'air trop vif ni trop froid : sous tous les rapports, il doit vivre à petites doses. Le fait saillant chez le vieillard d'une organisation délicate est la dimunition des deux phénomènes de nutrition et de calorification; sa peau, froide et flétrie, reçoit sans réaction énergique l'impression d'une température basse ; elle a besoin d'être aidée par les vêtemens chauds et légers, par la chaleur d'une pièce de température à-peu-près constante. J'ai vu de ces sujets où la vie n'est plus qu'une lueur languissante, tombés dans la torpeur par l'action débilitante du froid, reprendre le mouvement et quelque vigueur par une sorte d'incubation. Les organes de la digestion eux-mêmes en reçoivent l'influence; ils languissent ou se raniment selon que la température extérieure s'abaisse ou s'élève. Faute de réaction suffisante, la stimulation même d'une alimentation substantielle, manque souvent son effet, et se tourne contre les organes digestifs qu'elle irrite, faute de propagation : elle s'ap-

plique à eux seuls et ne les dépasse pas. La première condition de la digestion facile pour ce vieillard est donc, comme pour les animaux à sang
froid, d'être dans un milieu chaud. La privation des dents, la diminution
d'énergie dans les muscles qui meuvent et rapprochent les mâchoires,
imposent l'obligation de ne lui donner qu'une nourriture tendre et facile à
diviser : c'est un soin important. J'ai vu bon nombre de vieillards atteints de
gastrites et d'entérites chroniques incoërcibles, par le fait seul d'une
alimentation trop résistante, tomber dans une maigreur et une débilité
désespérantes, puis revenir à la santé, retrouver quelque vigueur par le
changement dans la préparation des mets, ou mieux par l'addition d'un
râtelier qui rétablissait la mastication. De quelque manière qu'elle soit
opérée, la division des alimens est la condition indispensable d'un travail
facile de la part de l'estomac. Pour cette raison, l'habitude de manger trop
vite est mauvaise, surtout pour le vieillard, dont les puissances digestives
sont affaiblies. Une demi-heure lui est à peine le temps suffisant pour la
mastication du plus léger repas ; qu'il mette donc dans cette première
opération la sage lenteur qui fait vanter sa prudence et rechercher ses
conseils. La diminution dans l'énergie contractile des muscles qui meuvent
la mâchoire n'est point un fait partiel ; elle existe partout où se trouvent
des muscles, partout où se trouvent des instrumens actifs des mouvemens,
soit volontaires, soit fonctionnels, et l'estomac, comme les autres organes,
en a ressenti l'influence. La fibre musculaire, lente à se contracter, faible
dans sa contraction, parvient promptement aux limites extrêmes de son
activité : c'est là pour le vieillard une seconde cause de mauvaises digestions, de digestions difficiles, et de douloureuses indigestions.

J'ai vu des vieillards, restés froids, inanimés, privés de connaissance,
recevoir les derniers secours de la religion et toucher à leurs derniers
momens sous cette influence. Après bien des difficultés, l'aliment franchis-
sait l'estomac : aidés de la chaleur du dehors et de quelque chaude stimulation, ils revenaient alors à la vie, à la santé de la veille, pour retomber
quelques jours plus tard, dans la même torpeur, par le même défaut dans
la bonne entente de leur régime alimentaire.

Il résulte de la connaissance de ce fait de précieuses lumières pour
éclairer le régime de la vieillesse. Puisque l'estomac est souvent froid,
toujours dénué d'une contractilité énergique, il lui faut des alimens dont
les qualités lui viennent en aide, dont le volume ne le distende que peu
à-la-fois ; car, insuffisamment excité, il reste inerte ; démesurément distendu, il ne se contracte plus. C'est précisément la mesure dans le degré
de stimulation, dans le volume total de l'aliment qui convient à chaque
repas pour chaque individu, qui le plus souvent décide de la santé du

vieillard. Celui qui reste actif et robuste peut, comme nous l'avons vu, se contenter d'un seul repas dans les vingt-quatre heures ; il n'en est plus de même pour le vieillard débile. La nature et le degré de sa capacité digestive le ramènent encore de ce côté aux habitudes de l'enfance : moins copieux, ses repas deviennent plus nombreux ; de deux, ils s'élèvent à quatre ou cinq, comme dans sa première enfance ; mais chacun se compose d'un petit nombre de mets et en petite quantité : un potage, quelques fruits cuits ou bien une tasse de thé, de chocolat avec quelques tartines de beurre suffisent au déjeuner ; un peu de viande tendre ou de poisson vers le milieu du jour, un léger dîner vers quatre heures, et le soir quelques légumes ou des fruits : à chaque repas, une petite quantité de vin vieux, ou pur, ou tempéré par l'eau, selon les habitudes. Dans ces conditions, l'estomac est actif ; s'il se ralentit ou s'échauffe, la suppression d'un repas lui donne de nouvelles forces pour le repas suivant. Trop souvent le manque de ton, une sorte d'inertie de la fin de l'intestin, y laisse séjourner le résidu de la digestion : les maux de tête, les toux sèches, l'accélération et la plénitude du pouls en sont la conséquence.

Il faut veiller sur cette disposition aux constipations opiniâtres pour y porter remède ; les lavemens parfois restent impuissans, et il devient nécessaire de débarrasser le rectum par quelque moyen mécanique.

L'activité des fonctions auxiliaires est encore d'une grande importance tant que la température le permet : le vieillard doit respirer l'air du dehors et faire de l'exercice dans la mesure de ses forces. Quant aux soins qui regardent la peau, la plupart des hygiénistes rejettent le bain froid et conseillent le bain tiède. Ils voient dans le premier, de véritables dangers ; le manque de réaction à sa suite, maintient sur les grands organes des congestions funestes ; les réactions trop vives ou bien irrégulières sont également défavorables. Le second leur paraît le remède assuré ou du moins le préservatif de plusieurs maladies.

Je suis moins fixé sur la question des bains ; pourtant, si je m'en réfère à ma propre expérience, je les vois rarement utiles. Il est important, je le sais, que la peau soit aidée dans ses fonctions ; mais le bain n'est point le seul moyen, n'est point le plus efficace pour arriver à ce but : le renouvellement fréquent et l'extrême propreté des tissus en contact avec la peau, ainsi que les frictions, me paraissent des conditions d'une plus grande importance. Souvent appelé à donner des soins à des personnes qui portaient à l'excès la pratique des bains et négligeaient le renouvellement du linge, j'ai fait la comparaison. — C'est une question sur laquelle je ne puis dire ici qu'un mot, et qui demanderait une longue discussion : il serait intéressant de déterminer jusqu'à quel point sont utiles les injections, les lavages à la surface des muqueuses, et les bains répétés pour la peau. — Une vieille dame, de quatre-vingt-deux ans, assez gravement malade, s'était soumise, sans se plaindre, à quelques pertes de sang, à l'usage de purgatifs, à l'emploi de plusieurs vésicatoires. Je lui proposai le bain; il me paraissait utile. A cette proposition, elle se releva avec vivacité, me témoigna une répugnance assez grande : elle n'en avait jamais pris. Pourtant les ablutions partielles à l'eau tiède pendant l'hiver; à l'eau froide pendant la belle saison, avaient suffi, avec le renouvellement presque journalier du linge, pour maintenir son corps dans un état de propreté auquel elle attachait une grande importance. Je ne veux tirer de ce fait aucune conclusion; je me borne à le rapporter, et crois qu'il est sage de laisser au médecin ordinaire, le soin de déterminer quand et dans quelle mesure, les grands bains conviennent à la vieillesse, et sont auxiliaires de la fonction digestive.

CHAPITRE IV.

Règles de l'hygiène de la digestion appropriées aux professions.

Lorsque nous avons cherché à formuler les règles générales de l'hygiène de la digestion, nous avons reconnu que chacune des grandes fonctions est auxiliaire de toutes les autres, c'est-à-dire que l'activité modérée de l'une d'elles, loin de nuire à l'activité des autres, la favorise évidemment. Toutefois l'observation des faits nous a montré de notables différences dans le degré et la nature du concours que chacune d'elles donne aux autres. Ainsi nous avons vu qu'une digestion active peut exister, et existe le plus souvent avec une très faible activité cérébrale, tandis que la privation de l'exercice du corps entraîne presque inévitablement, le trouble et l'affaiblissement de la fonction digestive. Nous avons été conduit de la sorte à une classification des autres grandes fonctions, par rapport à celle qui nous occupe. Si l'on se rappelle ce que nous avons dit alors, il sera facile de déterminer quelles professions sont favorables à l'activité digestive, au développement du corps et à l'accroissement des forces; et quelles au contraire sont nuisibles aux mêmes fonctions. Cette détermination préliminaire est de toute nécessité, si nous voulons donner quelques conseils vraiment pratiques ; car mettre en évidence les conditions où la digestion s'accomplit inévitablement sans trouble et sans effort, n'est qu'une généralité d'une application incertaine, et les conseils qui s'en déduisent s'adressent à ceux précisément qui en ont le moins besoin. Le cultivateur aisé trouve dans le travail du corps, dans l'exercice au grand air, dans la régularité des habitudes et dans les goûts simples, l'assaisonnement le plus sûr d'une nourriture saine et abondante ; sa digestion toujours facile se passe sans peine de nos conseils. Il est bon de le dire, bon de le répéter, c'est un type à mettre sous les yeux ; mais se borner à de tels enseignemens, c'est faire une œuvre à-peu-près inutile, c'est parler par apologue, en parabole, à des gens qui ne sont que trop disposés à ne pas comprendre. L'homme de lettres, le savant, l'artiste, le magistrat qui nous consultent ou nous lisent, pour se préserver des désordres de la digestion, ne nous demandent point des conseils généraux, absolus, mais bien des conseils relatifs à leur profession, à leurs goûts. Dire à de tels hommes de renoncer à ce qui les passionne depuis vingt années, dire aux Cuvier, aux Broussais, aux Andrieu qu'ils se doivent faire cultivateurs pour digérer à l'aise, c'est parler en pure perte et s'exposer au ridicule. Tâchons de présenter à chacun un modèle qu'il puisse facilement s'appliquer ; en d'autres termes, donnons à l'homme de bureau des conseils qui conviennent à l'homme de bureau, au magistrat des conseils qui conviennent au magistrat, et ainsi des autres. Nos mécomptes d'ailleurs seront encore assez nombreux ! Pour mettre quelque ordre dans cette tâche intéressante et difficile, il est nécessaire de tracer une classification des professions, où chacune soit placée selon le degré et la nature d'influence qu'elle exerce sur la digestion.

§ 1. — Classification des professions au point de vue des influences qu'elles exercent sur la digestion, et du secours qu'elles lui apportent.

Malgré les causes de maladies qui résultent de l'excès du travail et des intempéries de l'air, l'habitant des campagnes qui cultive la terre est, par le concours des circonstances au milieu desquelles il vit, celui de tous qui puise dans les nécessités de son travail quotidien, les élémens les plus sûrs d'une digestion active et régulière. Levé dès l'aurore, il respire à flots, l'air pur qui baigne tout son corps ; du matin au soir soumis à l'influence vivifiante et tonique du soleil, il en éprouve, comme les animaux qui l'aident, comme les plantes qu'il cultive, le contact fécond ; il trouve dans les tourmentes mêmes de l'air une excitation salutaire. Les vents, dit Tissot, sont un des grands agens de la nature, dont les impressions sont nécessaires à tous les corps organisés. L'air immobile est aux animaux et aux plantes, ce que l'eau bourbeuse des marais est aux poissons faits pour vivre dans les rivières. Le cultivateur, également éloigné de l'inaction et des mouvemens accélérés, exerce tous ses membres avec mesure et régularité. Les objets de ses pensées peu nombreux occupent son esprit sans le fatiguer, les passions violentes ou tristes l'agitent rarement. Le temps du repos venu, il se couche et s'endort presque immédiatement ; son sommeil calme et profond dure à-peu-près aussi long-temps que la nuit, et, lorsque vient le temps de la veille, ses forces sont réparées, son corps reposé et son humeur égale. Au milieu d'un concours de circonstances aussi favorables, le paysan n'éprouve point au réveil, de nausées, de dégoûts, d'empâtement de la bouche, de douleurs et de chaleurs d'entrailles ; il n'est point obligé d'attendre jusqu'au milieu du jour pour voir naître quelque désir des alimens ; à peine éveillé, il entend l'appel des organes de la digestion et le satisfait à peu de frais. — Un pain grossier, des soupes abondantes, fournies de légumes savoureux, où le beurre, la graisse et le sel ont été ajoutés avec parcimonie ; le laitage, les fromages maigres, les légumes substantiels, quelques fruits, rarement la viande de boucherie, parfois le lard mêlé aux légumes, l'oignon crû ou l'ail, tels sont aujourd'hui les alimens de nos cultivateurs, au centre et au midi de la France. Le poivre est leur seul assaisonnement, et jamais l'appétit ne leur fait défaut, jamais l'obésité ne gêne leur respiration, ne ralentit leur énergie musculaire. Ils boivent le plus souvent de l'eau pure ou aiguisée par la macération de fruits sauvages. Cette population des campagnes fournit au pays, l'élite de ses soldats et de ses marins. Après le laboureur, une classe plus riche jouit également des conditions favorables à la digestion, c'est celle des propriétaires qui prennent part à l'exploitation de leurs biens ruraux. Leur digestion est d'autant plus solide que leur genre de vie se rapproche davantage de celle du paysan qui cultive son modeste héritage. Pourtant dans cette classe déjà, les veilles plus prolongées, les passions plus vives, la nourriture plus succulente, les boissons fermentées et alcooliques sont une cause d'affaiblissement et de désordre de la fonction digestive. Les hommes voués aux professions libérales trouvent encore à la campagne, dans l'exercice au grand air, dans l'activité modérée de l'esprit, dans le calme des passions, des auxiliaires efficaces de la digestion. Médecins, notaires, prêtres, n'ont qu'à se préserver des excès de la table, pour que l'estomac conserve toute son activité.

Les ouvriers des grandes villes qui exercent des professions où le corps se fatigue, trouvent, dans leur travail, un moyen d'entretenir active la fonction qui répare les pertes. Mais ici déjà, les chances de perturbation deviennent beaucoup plus nombreuses. La digestion ne reçoit plus d'une manière aussi complète le concours de la transpiration et de la respiration ; l'air, moins pur et moins tonique, ne fournit plus à la peau ni aux poumons la même nature de stimulation. L'éducation incomplète, les exemples mauvais sont des causes actives d'affaiblissement et de maladie : l'élévation des salaires est d'ailleurs trop souvent, entre leurs mains, un instrument de corruption et de maladies. Influences physiques moins favorables, influences morales, funestes le plus souvent : telle est la double menace qui pèse, d'une manière continue, sur la fonction sympathique par excellence avec les autres fonctions. Les différens artisans qui, dans les grandes villes, se livrent aux professions sédentaires, les hommes et les femmes occupés à confectionner les vêtemens, les meubles de luxe, etc., ne possèdent que rarement les avantages des lumières et de la civilisation qui les entourent; mais le plus souvent ils en ont tous les vices, et, dans ces conditions, présentent de nombreux désordres des grandes fonctions. Pourtant la plupart des maux qui les atteignent, tiennent moins encore à la profession qu'aux habitudes de l'enfance, à l'éducation mauvaise. En s'éloignant de la simplicité des mœurs de la campagne, dictées par la nature même, ils trouvent, dans les agens naturels, des instrumens de destruction : les influences morales et physiques deviennent également pour eux occasion de maladie et de mort. Une classe nombreuse, plus robuste, plus saine par le corps et le cœur, produit, avec l'habitant des campagnes, la puissance et la richesse réelle du pays : c'est la classe bourgeoise, la petite bourgeoisie laborieuse et régulière. Dans nos grandes villes, le commerce de détail et l'insdustrie, l'aisance modeste sont aux mains de cette classe où chacun s'efforce à l'envi, par le travail, par l'ordre, par le zèle, par les habitudes d'économie, par la simplicité des mœurs, de conquérir une légitime indépendance. La providence bénit ces familles, et récompense leur travail par la santé. On y rencontre encore des mères pour lesquelles l'activité dans l'intérieur, l'éducation des enfans, l'association étroite et sérieuse avec le chef de la communauté, dans les peines comme dans les plaisirs, sont les véritables devoirs. Les enfans, jeunes encore, y prennent part à l'activité commune, en concourant au bien-être selon leurs forces. Je vois avec douleur ce bataillon sacré, envahi chaque jour par les progrès d'une civilisation corruptrice. La contagion de l'exemple, les conseils d'une sotte vanité y ont fait depuis quinze ans de cruels ravages.

Les hommes qui exercent une profession sédentaire où se joint à l'activité moyenne du cerveau, une attitude vicieuse du corps, comme celle des employés expéditionnaires ou rédacteurs des grandes administrations, puisent, dans la double circonstance de l'immobilité et de l'inclinaison du corps en avant, le germe de beaucoup de troubles de la digestion. La nécessité où sont beaucoup d'autres de travailler assis et courbés, immédiatement après le repas, aggrave encore les conditions fâcheuses, et rend plus probables les chances de désordre des fonctions. Le régime le mieux entendu n'en préserve pas toujours : quelques conseils d'une facile exécution conviennent à cette classe intéressante. — Les gens du monde, contractent avec les habitudes oisives, avec la préoccupation exclusive des plaisirs, une susceptibilité fâcheuse, source d'une foule de maladies. Tissot les compare avec raison à des enfans malades. « Malheureusement, leur faux goût est contagieux ; de ceux qui l'ont créé par besoin, il passe, comme mode, chez ceux à qui il était inutile, et devenu général parmi les personnes qui ont reçu de l'éducation, il a si fort influé sur leur santé que la plus grande partie de leurs maladies sont presque inconnues aux habitans des campagnes. »

Dans la manière de vivre que se sont faite les gens du monde, la digestion reste privée du secours de ses auxiliaires les plus puissans : pour eux, point de stimulation par l'air pur et vif du matin, par la lumière du soleil dont ils évitent avec soin les rayons, par les vents dont ils redoutent l'effet ; pour eux point d'exercices du corps, ou bien des mouvemens forcés et de peu de durée, non moins contraires à la santé que l'inaction elle-même ; pour eux, point de calme de l'esprit ni du cœur : la variété des impressions entraîne la variété des idées ou des passions et la tension constante du cerveau. « Les passions, dit Tissot, ont une influence plus marquée sur la santé de l'homme que le mouvement, que les alimens, que l'air même. Les passions fortes, même les plus agréables, usent constamment, et tuent quelquefois sur-le-champ. Les passions tristes détruisent absolument l'économie animale et sont, sans aucun doute, la cause la plus fréquente des maladies de langueur. »

Si l'on compare l'état de l'homme du monde à celui du paysan, quant aux passions, la différence sera plus extrême que sur tout autre point ; sans même en venir à ce parallèle, qu'on fasse attention un moment à la simple action de l'esprit chez ces deux classes d'hommes, et l'on verra celui de l'un travaillant beaucoup, et celui de l'autre très peu, parce que le premier a sans cesse sous les yeux ou dans l'imagination, une variété d'objets qui le tiennent dans un état de tension ; au lieu que le second, occupé d'un très petit nombre d'idées qui se représentent toujours dans le même ordre, peu faire à-peu-près tout ce qu'il doit, en vrai automate, sans réflexion. Cette économie d'idées est un des plus sûrs préservatifs pour la santé.

« Si elle s'use seulement en pensant beaucoup ou fortement, on comprend combien les passions doivent lui nuire ; il y a entre elle et la simple contention, la ─   ─re les convulsions et un fort exercice.

L'ambition des honneurs, l'amour des distinctions, le désir de la fortune que le luxe rend nécessaire, sont trois principes qui, animant sans cesse l'homme du monde, tiennent son âme dans une agitation continuelle suffisante à elle seule pour détruire la santé, et l'exposent d'ailleurs à des revers très fréquens, à des mortifications, à des chagrins, à des humiliations, à des colères, à des dépits qui empoisonnent tous ses momens. Ce qui aggrave le danger de toutes ces impressions fâcheuses, c'est souvent la nécessité de les contraindre et de les masquer. L'homme qui n'est heureux qu'autant qu'il peut compter sur un emploi, sur une dignité, sur un bénéfice, sur une distinction, sur une faveur, sur un sourire même, que cent personnes, plus accréditées ou plus méritantes que lui, ambitionnent aussi, vit au milieu d'un monde d'ennemis dont chaque démarche lui est suspecte; la crainte, la défiance, la jalousie, l'inimitié habitent continuellement dans son cœur, et troublent absolument toutes ses fonctions. »

« Lancisi, premier médecin de deux papes, et témoin long-temps des agitations d'une cour orageuse, avait déjà montré combien il est impossible que les courtisans se portent bien, *parce qu'ils ne prennent point*, dit-il, *d'exercice, et que leur esprit, continuellement agité par la crainte et l'espérance, n'a jamais un instant de repos; ainsi il n'est point surprenant qu'ils soient faibles, exposés aux symptômes de l'hypochondrie et tourmentés de maux de tête.* »

Dans de telles conditions, la digestion ne peut s'exercer sans trouble : l'abandon de ses auxiliaires, la surexcitation des organes dont le concours lui est le moins utile, tout tend à la déranger. Le régime alimentaire, d'ailleurs trop abondant, trop varié, trop stimulant, est une nouvelle cause de désordres. Aussi toujours les hygiénistes ont-ils reconnu que l'estomac est, de tous les organes, celui dont les fonctions sont le plus souvent dérangées par le genre de vie des gens du monde.

Les hommes adonnés aux travaux de l'esprit manquent le plus souvent, comme les gens du monde, de la stimulation de l'air et de la lumière; ils se privent d'exercice comme eux, et trop souvent joignent à ces premiers inconvéniens, celui des gens de bureau, qui consiste, comme nous l'avons dit, à tenir long-temps le corps dans une attitude qui gêne la libre activité des organes de la digestion. Cependant, malgré les causes nombreuses qui tendent à jeter le trouble dans les fonctions digestives du savant, de l'homme de lettres et du philosophe, plusieurs leur assurent encore la supériorité sur les gens du monde. La première tient à ce que le plus ordinairement ils ont reçu de leurs parens une constitution saine et robuste; la seconde vient de ce que la vertu de tempérance est souvent pour eux une nécessité. Une troisième cause de persistance dans l'équilibre des fonctions chez les hommes adonnés aux travaux de l'esprit, est la possibilité où ils sont de réparer les pertes de chaque jour par un sommeil suffisamment prolongé. On peut être grand philosophe, grand poète, grand légiste, et dormir paisiblement six ou huit heures de la nuit; tandis que l'homme du monde n'est point homme du monde, s'il se couche avant trois ou quatre heures du matin. La nature des préoccupations de l'homme qui cultive son esprit est moins incompatible avec la santé; plusieurs passions même, de celles qui agitent le plus l'homme civilisé, ne lui sont connues que de nom : il rejette les excès de l'amour incompatibles avec son travail. Il est bien vrai que la tension habituelle du cerveau et l'augmentation vicieuse de la sensibilité diminuent la contractilité générale et affaiblissent le ressort des organes digestifs, ainsi que celui de tous les autres instrumens de la vie animale. Pourtant, s'il fallait déterminer lequel des deux genres de vie produit l'énervement le plus sûr et le plus complet, les faits donneraient encore l'avantage à l'homme d'étude. Chez ce dernier, la calorification vicieuse, l'exagération locale de cette fonction ainsi que la tendance à l'irritation sanguine, sont plus fréquentes que l'atonie, que le manque de contractilité. Les conseils qui vont suivre traceront, d'ailleurs d'une manière plus tranchée, la ligne de démarcation entre les différentes professions.

§ 1. — Règles de l'hygiène de la digestion appropriées aux professions qui réclament les grands mouvemens du corps.

Les circonstances extérieures au milieu desquelles vivent les ouvriers de cette catégorie, leurs habitudes régulières entretenues par la nécessité d'un travail quotidien, offrent les garanties les plus certaines du maintien de la santé et simplifient au plus haut degré, les élémens du problème à la solution duquel notre livre est consacré.

Pourtant ce serait une erreur grave de supposer que leur régime alimentaire ne peut être modifié dans l'intérêt même de leur travail; et nous serions coupables si nous négligions de leur adresser nos conseils sous les prétextes, ou qu'ils ne les comprendront pas, ou qu'ils n'en valent pas la peine; car ces conseils sont simples et clairs; car, au point de vue de l'utilité, de la moralité et de la force réelle, ces hommes sont l'espoir du pays, l'instrument de sa puissance et de sa prospérité.

Si l'on veut y réfléchir d'ailleurs, on comprendra que la question du régime alimentaire des ouvriers intéresse vivement les classes aisées et riches de la société au profit ou du moins au service desquelles ils travaillent; à ce point de vue même, cette question a toute l'importance d'un problème d'économie politique et se peut formuler ainsi : *une nature de travail étant donnée , quel régime alimentaire permettra à un ouvrier, d'en faire la plus grande quantité possible, sans excéder ses forces.* Ceux qu'un sentiment naturel, ceux que le sentiment religieux ne porte point à aider les pauvres, parce qu'ils sont pauvres, à les aimer comme des frères, parce qu'ils sont des frères et des frères déshérités, se trouvent ainsi engagés par leur propre intérêt à rechercher avec nous, les règles de l'hygiène de la digestion pour les instrumens de leurs jouissances, tout comme ils cherchent le meilleur moyen de rendre tranchant, le couteau qui leur sert à découper, de rendre élégant et leste le cheval qui voiture leur oisiveté. Dans ce pays, l'homme né riche est assez volontiers doux et bienveillant pour le pauvre qui le sert; mais le riche de la veille n'est point toujours ainsi disposé; parfois, il est dur et inhumain pour les inférieurs; il conserve les habitudes sordides qui l'ont enrichi, et demande à l'homme de peine de fonctionner comme une machine et de produire le plus possible, en dépensant le moins possible.

Ces dispositions rares d'ailleurs ne changent rien à la question : traitons-la donc d'une manière générale. Vous avez des biens de campagne auxquels sont attachés des vignerons, des laboureurs, des journaliers terrassiers, des jardiniers; vous avez des fermes, et pour les maintenir en bon état, il vous faut des maçons, des charpentiers, des couvreurs; vous avez des instrumens et des animaux de travail à l'entretien desquels se rattachent des charrons, des serruriers, des menuisiers, des forgerons; vous avez des fabriques à la ville qui ne peuvent marcher sans chauffeurs, sans mécaniciens, sans fileurs, sans tisseurs, etc. Vous trouvez trop lent le mécanisme de ces machines humaines, il vous faut plus d'ouvrage, plus de produits. Je le veux aussi et vous approuve; mais vous êtes logiques, et si vous voulez la fin, vous voulez les moyens. — Vous ne demandez pas une production considérable de calorique à un foyer de combustion à peine allumé, éteint même; vous n'attendez pas qu'un fil supporte le même poids qu'un câble; ces suppositions vous paraissent puériles, absurdes n'est-il pas vrai ? — Examinons les faits : vous possédez dans les plaines marécageuses du Berry et de la Touraine de vastes propriétés que quelques centaines de paysans cultivent. La lenteur, la paresse, l'inertie de ces serviteurs vous indignent; leur labeur est sans énergie, ils effleurent à peine la terre qu'ils devraient ouvrir avec vigueur; vous leur avez acheté à grands frais de nouveaux instrumens de culture, vous voulez leur donner une rotation de récoltes plus productive; efforts impuissans! leur résistance passive vous désespère. Ne les condamnez pas trop vite pourtant, ne les rejetez pas comme une famille maudite; croyez-moi, donnez-leur l'attention que vous ne refuseriez point à une machine. Peut-être, la cause première du mal que vous déplorez, depend-elle plus de vous que de vos serviteurs. Que leur demandez-vous? Une grande dépense de forces, d'énergie, une notable activité du cerveau. Que leur laissez-vous, pour pourvoir à ces dépenses, à ces pertes abondantes, pour renouveler ces forces et cette énergie qui s'épuisent si vite sur une plage marécageuse? Du pain noir, quelques légumes, quelques fruits sans saveur, voilà leur nourriture; de l'eau croupie, lourde, ou bien chargée du suc de quelques fruits pourris, voilà leur boisson. Et vous leur demandez de l'énergie, de l'activité, de l'intelligence! C'est folie! car exiger d'un corps humain ainsi nourri, insuffisamment réparé, la dépense de forces nécessaires à une bonne culture, c'est attendre une production considérable de calorique d'un foyer languissant; l'exiger, c'est exiger l'absurde. Le bon pain, la viande succulente, le vin généreux produisent de la vigueur, de l'intelligence pour l'homme adonné aux travaux du corps, exactement de la même manière que le bon combustible produit un calorique abondant et facile. Vous voyez à quelles conditions vos paysans seront actifs et vos récoltes florissantes : faites simplement comme le chauffeur à son fourneau.

Doutez-vous de la similitude, craignez-vous une dépense inutile? faisons quelques lieues en arrière; revenons vers Paris, suivons les paysans qui cultivent les vignobles de l'Orléanais, des bords de la Loire. Que vous en semble? Cette population manque-t-elle d'énergie, d'activité, d'intelligence? Est-elle lente à saisir les perfectionnemens qui peuvent augmenter ses produits, accroître son bien-être? Croyez-vous qu'entre ces paysans et ceux de vos domaines, il y ait différence de race? nullement. Les vôtres ne sont pas plus absurdes que ceux-là; ils sont éteints, il faut les rallumer. Envoyez dans chaque ferme une demi-douzaine de barriques de vin; ayez soin qu'on y mange de temps en temps de la viande de bonne qualité, et, après avoir dépensé quelques centaines de francs pour l'amélioration matérielle de ces machines humaines, vous pourrez avec profit dépenser quelques milliers de francs pour l'introduction de procédés nouveaux. Allons, que votre désir d'avoir soit intelligent! sachez semer pour recueillir. Si vous voyez entre vos métayers et les vignerons quelque différence qui vous retienne encore, visitez le fermier de la Beauce, et considérez quelle activité, quelle intelligence il déploie sous l'inflence d'une alimentation simple, mais abondante et réparatrice.

Pour l'homme qui exerce son corps au grand air, qui mange à des heures régulières, que la suractivité du cerveau ne tourmente jamais, qui répare chaque jour ses forces nerveuses par un sommeil paisible, l'hygiène de la digestion se passe d'observations fines et délicates; elle se renferme tout entière dans les quantités convenablement réparatrices et stimulantes de l'aliment, c'est-à-dire dans une réparation et une stimulation proportionnées aux pertes, et qui, sauf les différences individuelles, se peut calculer pour les travailleurs d'une même ferme, avec la même exactitude que la quantité d'un combustible donné pour produire une chaleur donnée. Un fait récent a démontré la justesse de notre assertion, à l'occasion de l'établissement du chemin de fer de Paris à Rouen, entrepris par une compagnie mixte de spéculateurs anglais et de spéculateurs français. Des ouvriers des deux nations avaient été réunis sur les mêmes points et travaillaient en concurrence; l'amour propre s'en mêlant, chaque chantier travaillait de son mieux pour faire plus et mieux que le chantier rival. Au commencement de la lutte, les terrassiers français, soutenus par une nourriture moins substantielle et moins chaude que leurs concurrens, fonctionnaient avec moins de vigueur et restaient en arrière pour la quantité d'ouvrage. Les entrepreneurs, frappés des différences entre le régime alimentaire, lui ont attribué avec raison la différence de l'activité d'un chantier à l'autre, et, grâce à une alimentation plus forte, à un combustible plus riche donné au chantier vaincu, ils ont rétabli l'équilibre, et vers la fin de l'entreprise, l'ouvrier français, plus preste, plus perceptif que son concurrent anglais, l'égalait sans peine et le surpassait parfois. Et pourquoi en effet en serait-il pour la vie matérielle, autrement de l'homme que de ses animaux domestiques ? Ne sait-on pas d'une manière à-peu-près mathématique de quelle quantité, la force de ces derniers augmente ou diminue, selon que la quantité de la nourriture devient chaude ou froide, substantielle ou relâchante ?

La question posée dans les termes où elle se trouve ici, est plus à la portée des entrepreneurs, des fabricans et de tous ceux qui emploient les forces matérielles de l'homme. Je désire qu'on ne se méprenne point sur mes intentions ; il n'y a aucune feinte dans la sympathie que j'exprime pour les ouvriers : je les ai vus trop long-temps, je les connais trop pour les appeler à la conquête de droits douteux, et qu'en tout cas ils sont incapables d'exercer au profit de la grande famille. Que celui qui les emploie à son usage, en garde la tutelle long-temps encore; l'excès du travail fait naître trop souvent chez eux une expression exagérée du besoin de réparation. Ils doivent être éclairés et retenus sur ce point, car une semaine de fatigue leur conseille trop souvent l'usage immodéré du vin; ils sont ainsi conduits à dépenser en un seul jour, le fruit de six journées d'activité ; puis dans le dénûment où ils se trouvent ils sont asservis au travail, et ainsi l'habitude s'établit, le signe représentatif de toute liberté, de tous biens manquant, ils sont voués à la misère. Un ordinaire suffisamment réparateur est encore le meilleur préservatif de ce danger. L'idée que nous avons développée, en parlant du paysan des plaines marécageuses du Berry, s'applique facilement à chaque profession où le corps tout entier se fatigue. Cette catégorie de travailleurs éprouve, pendant la chaleur de l'été, un besoin de boisson qui, s'il est satisfait avec de l'eau pure ou des boissons gâtées, peut être l'occasion de nombreux désordres dans les organes digestifs; il importe de donner aux boissons, qui se consomment entre les repas des qualités acidules ou légèrement toniques, par l'addition d'une petite quantité de vinaigre, de vin ou d'eau-de-vie; la soif s'en apaise plus facilement, et les forces se renouvellent.

§ 2. — Règles de l'hygiène de la digestion appropriées aux artisans qui exercent des professions sédentaires.

Lorsque d'un côté la dépense des forces s'opère par les grands mouvemens d'ensemble, et que de l'autre la réparation est assurée par une nourriture appropriée, le mécanisme de la digestion jouit d'une régularité dont la cause se saisit sans efforts; le rapport de la quantité et de la qualité de l'aliment à la perte produite est, pour ainsi dire palpable, et grâce au calme du moral, l'ensemble du système fonctionne chez le paysan, de manière à faire illusion sur son arrangement. Le point de vue où nous nous sommes placé pour tracer les règles de l'hygiène qui convient aux professions pénibles, a suffi à toutes les exigences de la question. Bien que ce point de vue soit fondamental, bien qu'en dernière analyse, la somme de réparation et de stimulation se doive tenir dans un rapport constant avec celle des pertes, les prescriptions ne sont pas aussi simples pour les autres professions; il ne s'agit plus seulement d'entretenir une combustion régulière, il faut ramener dans la régularité une combustion exagérée, une combustion viciée et languissante dans l'ensemble du foyer où elle s'accomplit, ou bien seulement sur quelque point; et cela par la digestion qui lui fournit ses élémens.

La classe nombreuse des artisans qui exercent des professions sédentaires nous offre les premières difficultés, résultant des professions. Si l'on se rappelle les faits qui nous ont conduit à la différence signalée en commençant, entre le besoin de réparation et celui de stimulation, entre la réparation réelle des pertes et l'apaisement presque instantané du sentiment de faim et de soif par un aliment stimulant, ou par une boisson appropriée, on comprendra facilement leur signification générale, à savoir que, pour les classes ouvrières la stimulation alcoolique et celle des viandes chaudes, a pour objet de renouveler l'excitation nerveuse épuisée par les efforts du travail. Inutile pour les professions sédentaires, l'usage du vin et des liqueurs fermentées ne peut qu'entraver les fonctions digestives et hâter les irrégularités dans le phénomème de combustion. L'usage habituel de la viande de bonne qualité, tempérée par les légumes et les fruits, suffit à tous les besoins. Qu'on ne réclame point, surtout, d'exception en faveur des habitans des grandes villes, non plus qu'en faveur des femmes, sous prétexte de prévenir l'anémie ou la chlorose. L'expérience prouve que les désordres de la digestion résultant de la stimulation exagérée ou viciée en sont souvent la cause ; l'expérience prouve encore que la digestion facile et prompte est un préservatif bien plus sûr de ces maladies que les stimulans les plus vantés. Par conséquent, la bonne qualité des alimens étant assurée, leur quantité est un point capital. Il est sage dans les professions sédentaires de rester au-dessous de l'exigence de l'estomac et de quitter le repas, avec le souvenir agréable encore des mets les moins recherchés. C'est l'habitude de manger à satiété qui fait perdre très souvent dans cette classe, le sentiment distinct de la faim. Rien de plus fréquent que de rencontrer des personnes ainsi sédentaires, qui, depuis des mois et même des années, ne connaissent point la sensation produite par le besoin des alimens solides; elles se mettent à table et prennent le repas par pure routine, et ne sentent un peu d'appétit que par la stimulation alimentaire. Il y a dans cette disposition, une absence complète du sentiment de bien-être physique et moral : le premier qui ne peut exister sans des organes digestifs agissant à l'aise, est étouffé par une alimentation relativement trop abondante et réagit sur l'esprit. Un régime discret, en rapport avec le genre de vie et la nature des pertes, préserve la digestion de l'écueil que nous signalons : la preuve nous en est fournie tous les jours par la pratique médicale; lorsque ces personnes viennent nous consulter pour quelque désordre léger des organes digestifs, nous les ramenons le plus souvent par une réduction du régime, à un état de santé que, depuis long-temps, elles ne connaissaient plus. A partir de vingt à trente ans, les artisans voués aux professions sédentaires se peuvent contenter de deux repas dans les vingt-quatre heures ; il leur convient même de n'en faire qu'un seul à la viande. Les chefs d'ateliers qui les emploient, font preuve d'intelligence lorsqu'ils leur laissent, une ou deux fois par jour, quelques instans pour mettre en activité les fonctions auxiliaires : le mouvement imprimé par l'exercice du corps profite au travail qu'ils exécutent alors plus promptement, avec plus de goût et d'ardeur.

§ 8. — Règles de l'hygiène de la digestion appropriées aux hommes de bureau, expéditionnaires, etc.

Sous plusieurs rapports, cette classe se rapproche de la précédente ; vouée comme elle à l'immobilité, pendant les heures du travail, elle éprouve, du peu d'activité communiquée au corps, de nombreux désordres dans les organes de la digestion. Pourtant, elle a reçu une meilleure éducation, et plus à même de comprendre le gouvernement de la santé, elle devrait être moins exposée aux maladies. Loin de là, elle s'y trouve beaucoup plus sujette. A quoi peut tenir cette apparente contradiction ? Ce qui saute aux yeux, tout d'abord, c'est l'attitude du corps ! la tête penchée sur la poitrine, la cage de la poitrine inclinée sur les organes de la digestion, qui se trouvent comprimés par la position assise. Le travail de l'esprit dans de telles conditions suffit, sans être bien actif, pour congester le cerveau, et renvoyer vers les organes de la digestion des sympathies vicieuses ; une éducation plus soignée, plus rapprochée de celle des classes savantes, y est le plus souvent un instrument de souffrances pour le physique et pour le moral. La stabilité des positions n'exclut point les passions concentriques : l'envie, l'ambition trompée comptent des victimes dans les rangs inférieurs de cette milice, tout comme dans son état-major. Il y a même dans les habitudes monotones de ces carrières, de véritables dangers pour la santé ; les centres nerveux perdent leur ressort, et le sommeil de l'esprit se communique aux organes chargés de l'entretien de la vie matérielle. J'ai vu de près une notable partie de cette famille ; son inertie, son peu d'industrie pour améliorer une position souvent médiocre, m'ont toujours étonné : tel vieil employé qui reçoit depuis vingt ans, douze à quinze cents francs, qui se dit que son existence est petite et gênée, n'a pas songé une seule fois, à la rendre meilleure par quelque travail supplémentaire. La perte momentanée de l'appétit, l'amertume ou l'empâtement de la bouche, la chaleur et les aigreurs d'estomac qui se réfléchissent à la gorge, les digestions avec gonflement, avec production de gaz ou de chaleur, les tiraillemens spasmodiques de l'estomac, ses irritations et ses névroses, les mêmes états des intestins, la constipation habituelle, les hémorrhoïdes, les catarrhes de la vessie, la gravelle, les néphrites, certains engorgemens du foie sont les états le plus à craindre pour les gens de bureau. La nature des occupations du plus grand nombre nous semble pourtant permettre un genre de vie qui préserve des affections dont ils souffrent le plus ordinairement : leur journée de travail commence à dix heures du matin pour se terminer à cinq. Qui les empêche de se loger dans un quartier éloigné du siége habituel de leurs occupations, au voisinage de la ville, même ? L'économie le conseille ainsi que le soin de la santé : plusieurs employés atteints de quelqu'une des maladies que j'ai mentionnées, ont retrouvé les digestions faciles, par ce simple changement dans leur manière de vivre ; ils ont à la barrière du Maine, à Passy, à Grenelle, un appartement bien aéré avec un petit jardin; ils se lèvent de bonne heure le matin, font de l'exercice pendant une heure, s'adonnent ensuite à quelque travail supplémentaire qui améliore leur position. Ils font une demi-heure avant de se rendre au bureau, un déjeuner léger et substantiel d'où la viande est exclue, puis, l'exercice obligé du voyage hâte la digestion et permet qu'ils se livrent sans inconvénient à leur travail. Le soir, pour revenir au logis, nouvel exercice qui les dispose à recevoir un repas plus nourrissant, composé de viande et de bons légumes.

Il y a dans ce genre de vie tant de ressources pour maintenir l'équilibre, que les intempéries mêmes de la mauvaise saison, loin d'exposer aux maladies, donnent du ton au corps et le fortifient.

Cette classe est intéressante, surtout, parce qu'avec la meilleure disposition à suivre les conseils sages, elle vit dans une complète ignorance de ce qui convient au jeu des organes. Ce que nous conseillons ici peut être mis en pratique par les employés les plus pauvres, et suffit à toutes les exigences de leur position. On ne peut imaginer l'influence sur la santé, de ces soins si simples.

Dans les rangs supérieurs de l'administration, les inconvéniens de la vie sédentaire se font encore sentir : l'un de nos bons amis, homme d'une rare intelligence, chef de service d'une grande administration, éprouvait chaque matin, en s'éveillant, de la pesanteur de tête, de la fatigue, une sorte d'engourdissement général; sa bouche était pâteuse, son appétit languissant, sa digestion difficile et suivie d'aigreurs. Je lui ai fait rendre compte de son régime; il s'y trouvait deux repas à la viande, et peu d'exercice après les heures de travail. J'ai laissé de côté les ressources de la pharmacie, quoiqu'il désirât être purgé; j'ai remplacé le repas du matin par une tasse de café au lait, ou de thé, au choix, j'ai conseillé une longue promenade chaque jour. Sous l'influence de ce changement si simple, en moins de huit jours la révolution opérée dans le physique et dans le moral, était si complète qu'il ne se reconnaissait pas lui-même : la vigueur de l'esprit et du corps, l'aptitude au travail étaient redevenues ce qu'elles n'étaient plus depuis une année.

C'est là un point capital et sur lequel je ne puis trop insister : les gens du monde et les médecins parfois, ne rêvent qu'obstructions, irritations, désorganisations même; ils sont prêts à recourir à des traitemens, à des moyens longs, difficiles et désagréables, mais ils rejettent ce qui est simple et facile, précisément à cause de la simplicité et de la facilité.

C'est se faire de la machine humaine une bien pauvre idée, et s'exposer à de véritables dangers que de persister dans ces dispositions d'esprit. Les désordres de ce mécanisme admirable n'ont besoin, le plus souvent, pour cesser que d'une modification légère, et toujours il importe plus de frapper juste que de frapper fort.

A l'occasion de quelques prescriptions simples, j'ai saisi bien des fois les signes de mécontentement et d'incrédulité des personnes qui ne jugent de la puissance de la médecine que par la violence de ses moyens. Il faut cependant qu'elles se persuadent qu'il y a plus de science, plus de méditation, plus d'honnêteté, plus d'amour de l'humanité surtout chez le médecin qui prescrit à propos un verre d'eau fraîche, que chez celui qui compose de vingt drogues un farrago d'une action insaisissable. Pour ce qui regarde notre sujet, je dois leur répéter une fois encore que j'ai rétabli solidement, par les moyens les plus simples, ma santé et celle de bien d'autres, atteints de graves désordres des entrailles ; que j'aurais pu prescrire en une heure, cent médicamens préconisés par les traités de médecine, tandis que plusieurs jours, plusieurs semaines même de sérieuses réflexions étaient souvent nécessaires pour bien déterminer la nature du mal, son siége exact, et la modification la plus propre à le faire cesser.

§ 4. — Règles de l'hygiène de la digestion appropriées aux hommes de lettres, aux savans, etc.

Nous ne voulons point examiner ici l'ensemble des questions qui touchent au gouvernement de la santé chez *les hommes adonnés aux travaux de l'esprit;* c'est une tâche remplie par notre savant confrère le docteur Réveillé-Parise, et traiter de nouveau ce sujet important serait s'exposer à redire moins bien des choses admirablement présentées par cet observateur éminent. D'ailleurs, notre sujet ne comporte pas de tels développemens; il doit laisser de côté tout ce qui n'a pas un rapport immédiat avec la bonne direction des organes digestifs et avec leurs désordres.

Ce qui nous frappe tout d'abord dans le genre de vie des hommes voués à l'étude, c'est qu'ils réunissent la plupart des conditions propres à troubler l'activité harmonique de la digestion. Suractivité du cerveau prolongée trop souvent dans la nuit, privation de l'exercice du corps, position courbée, défaut de stimulation tonique de la peau et des poumons par l'air du dehors, distraction pendant le repas, précipitation à le prendre, travail trop rapproché de la digestion, éloignement pour tout rapport suivi avec la société, et par conséquent privation des délassemens qui s'y trouvent; tel est l'ensemble des conditions où vivent la plupart des hommes adonnés aux travaux de l'esprit.

Si l'on veut se rappeler ce que nous avons dit, en traçant les règles générales de l'hygiène de la digestion, on comprendra que les désordres de cette fonction sont à-peu-près inévitables avec de telles habitudes; et comme, d'ailleurs, il ne peut être question de conseiller l'abandon des études, il s'agit ici de tracer la conduite qui doit en atténuer les effets.

Nous devons accepter la question telle qu'elle est posée : que demandent les penseurs? à quoi tendent leurs méditations? Ils veulent connaître et produire. Mais en ce qui touche la digestion, quelles sont les conditions qui rendent leur esprit plus lucide, plus actif, plus pénétrant? Évidemment leur esprit atteindra le summum d'activité, de lucidité et de pénétration toutes les fois que la digestion sera prompte et facile. La libre activité de leur cerveau et de leur estomac, loin d'être deux faits en opposition, sont donc deux faits connexes, inséparables. Loin de traiter son estomac avec dédain, l'homme voué à l'étude et doué de quelque bon sens, le soignera et l'aimera comme l'auxiliaire le plus puissant de ses chères méditations.

Le travail de l'esprit, sa tension prolongée et l'habitude déterminent au cerveau l'excitation et l'afflux du sang; les autres organes en éprouvent nécessairement une diminution de vigueur; tout le système nerveux qui les meut s'en affaiblit et devient impressionnable à l'excès. Dans de telles circonstances, les organes de la digestion sont atteints de diverses manières : ou bien quelques points deviennent un centre de calorification vicieuse et sont exposés aux névroses, ou bien l'irritation, avec tendance à l'injection sanguine, les envahit, et ils sont menacés d'inflammation; d'autres fois enfin, sans présenter aucune lésion locale, ils perdent par l'influence générale de la surexcitation du cerveau, une partie de leur contractilité; ils restent douloureux et languissent sous l'effort de la digestion. Comment prévenir ou du moins atténuer ces fâcheuses conséquences de l'application? La régularité des repas est une des premières conditions; et pour qu'elle soit assurée, l'homme qui travaille ne doit point avoir à s'en occuper : il dispose ses heures une fois pour toutes, et laisse aux autres le soin de l'exécution, avec une certaine autorité pour l'assurer.

Ce premier point convenu, il fixe le nombre de ses repas : deux suffisent le plus souvent. Le repas du matin, vers dix ou onze heures, a l'avantage de laisser le cerveau dominer sans partage pendant les cinq ou six premières heures de la journée, à l'époque précisément où le sommeil a rafraîchi toute la machine, où les oisifs ne pensent point à faire leurs visites importunes. Le déjeuner, ainsi reculé vers le milieu de la journée, établit entre le dernier repas de la veille et celui du lendemain, une longue intermittence dont l'effet est de rafraîchir les organes de la digestion : elle est au système nerveux des organes de la digestion, ce que le sommeil général est au centre nerveux de relation. Et même, lorsqu'il arrive, surtout dans la jeunesse (de vingt-cinq à quarante ans), que le travail de l'esprit échauffe à l'excès l'estomac et les intestins, c'est un acte de haute sagesse d'accroître, de temps en temps, l'intermittence par la suppression d'un repas. A la place du dîner, une simple bavaroise, une glace, selon les dispositions ou le tempérament, donne le calme et renouvelle les forces bien plus sûrement que les viandes succulentes et les vins généreux.

Le déjeuner composé au choix, de café au lait, de thé, de chocolat, de légumes, d'œufs frais, de fruits, est un repas léger qui répare les pertes avec la stimulation subtile qui convient à des nerfs épuisés par la vie sédentaire et la contention de l'esprit. Les heures qui précèdent le repas peuvent se consacrer toutes à l'étude : pourtant la mesure, sous ce rapport, dépend en grande partie de la nature du travail; l'homme qui observe, celui qui étudie peuvent l'un et l'autre rester immobiles et assidus pendant plusieurs heures; celui qui conçoit, qui imagine, qui exécute, est dans des conditions toutes différentes; après une heure, et même quelquefois moins, de méditation, il éprouve le besoin du mouvement, de la marche lente, de l'impression du grand air. Celui-là s'accoutume facilement à suivre son idée, à développer et préparer son travail, pendant la promenade; qu'il en prenne l'habitude. Des tablettes et un crayon lui servent à déterminer la suite des idées qu'il fixera au retour. La promenade, soit immédiatement après le réveil, soit une heure avant le premier repas, loin de nuire à l'activité de l'esprit, en est un auxiliaire puissant : on y prend bientôt l'habitude de suivre son idée au milieu de l'agitation d'une grande ville, au bruit même des conversations. L'heure venue pour le repas, il importe que rien n'y figure que ce qui convient; cette prescription s'applique au dîner tout comme au déjeuner, et ne peut être trop exactement suivie; point de petits fruits secs, d'amandes qui se pêchent dans l'assiette, une à une, et sans compter; point de séjour prolongé à table : ce sont là autant d'écueils contre lesquels les plus fermes résolutions viennent échouer, et moitié par la séduction des riens d'un goût agréable, moitié par la distraction de la causerie, l'estomac se trouve rempli du tiers, de la moitié même au-delà de ce qui lui convient.

Certains alimens, réparateurs à différens degrés et doués d'une stimulation variée, offrent aux organes de la digestion des résultats à-peu-près mathématiques, et sous le rapport des élémens assimilables, et sous le rapport des matières excrémentitielles : ce sont les viandes grillées, bouillies et rôties, les poissons, les légumes dépourvus d'enveloppe ligneuse, les fruits, ou blanchis ou en compote. Une espèce ou deux au plus de ces viandes, simplement apprêtées, un plat de légumes et quelques fruits, composent le dîner le plus convenable pour un homme qui affaiblit les ressorts de son corps, au profit de l'esprit. Sous aucun prétexte, il ne doit admettre ni les graines farineuses telles que pois, haricots, ni les sauces compliquées et chaudes, ni les roux, ni le farrago d'une cuisson étouffée. Son alimentation peut être succulente et riche impunément, mais jamais torturée : la simplicité en est la qualité indispensable. Surtout qu'on ne se récrie pas sur le peu de ressources d'un tel régime, sur les difficultés de son application : je n'imagine rien; ce que je conseille, je l'ai mis en pratique : l'habileté d'un chef de cuisine éclairé trouve encore à s'y exercer. Des légumes cuits à point, bien nourris dans leur cuisson, d'une couleur appétissante et verte, d'une saveur douce et veloutée, un rôti de gibier convenablement saisi, sont et resteront le *nec plus ultra* de la bonne cuisine et de la bonne hygiène, et aucun artiste sans mérite n'y parviendra.

Dans les nombreuses éprouvettes gastronomiques que j'ai faites avec quelques amis, rien ne m'a laissé une plus haute opinion de la cuisine que les légumes fades, tels que chicorée, cardons, épinards élevés par une préparation simple et savante au niveau des mets les plus exquis.

Nous avons dit le nombre et l'heure des repas, la qualité des alimens solides, c'est beaucoup; maintenant quelle sera la boisson? Un bon vin d'ordinaire, de deux à trois ans, qui se puisse boire mêlé à moitié, à deux tiers d'eau, convient au plus grand nombre. Ici, pourtant, chacun doit consulter sa disposition. L'un s'arrange d'un vin de Médoc ordinaire, l'autre préfère le Bourgogne léger. Qu'on y pense sérieusement; c'est une question importante que celle de déterminer la qualité du vin qui convient à un estomac donné. Le temps employé à de telles affaires ne peut l'être mieux; trop souvent la disposition de l'esprit en dépend. D'ailleurs, quelques jours d'attention accordés aux choses du régime assurent pour plusieurs années la facilité des digestions, la vigueur de l'esprit et du corps. Il est à désirer que la journée de travail finisse avant le dernier repas; que les soins de la société, la promenade, des distractions appropriées au goût, fassent diversion pendant les deux ou trois heures qui précèdent le sommeil.

Ce qu'on pourrait produire à ce moment est rarement regrettable; sauf de rares exceptions, le travail du soir manque du degré d'inspiration qui le rend profitable, ou bien marche au-delà. C'est une épreuve que j'ai faite souvent et que j'ai souvent fait faire aux autres. On arrête un plan de conduite le soir, on fixe quelques idées sur le papier, puis on va dormir; il est rare que l'esprit reposé approuve le travail de la veille, qui, presque toujours, manque de mesure et de vérité.

Ce qui importe pour l'homme préoccupé d'une idée, voué à l'exécution d'un grand ouvrage, ce n'est point tant de se livrer jour et nuit à sa tâche que d'éloigner les idées d'une nature différente. Dans un travail de longue haleine, on peut se reposer une demi-journée, une journée, et plus, et revenir plus apte à la méditation ; mais si l'on s'est laissé envahir, absorber par une étude d'une nature différente, on a souvent perdu son point de vue ; alors il est difficile de retrouver la disposition d'esprit favorable. Que le littérateur, que le savant ne se préoccupent donc point à l'excès de terminer ce qui est commencé, qu'ils s'abstiennent seulement d'entreprendre en même temps, deux études différentes et d'une égale importance. Il faut, ou que l'esprit se repose pendant que le corps se fortifie par l'exercice au grand air, par la conversation, ou bien qu'il reste en présence de l'objet de sa méditation. La digestion bien ordonnée peut rester active et facile, et la santé même peut se rétablir, avec une habitude de méditation qui fait compter pour rien les revers, les chagrins. Les jours se succèdent inaperçus dans une vie ainsi arrangée, et l'esprit goûte d'ineffables jouissances. L'homme qui se voue à l'activité de l'esprit doit se rappeler sans cesse que la santé de l'estomac en est le plus sûr garant ; et que cette santé, à laquelle il ne peut veiller assidûment, est assurée par un régime une fois tracé.

Il reste à éviter un écueil sérieux, c'est celui des dîners d'extra. L'amour de la science n'exclut pas la gourmandise, et, dans ce cas, il est difficile de résister à la tentation. Nous comprenons cette difficulté et nous voulons donner à choisir entre le moyen de l'attaquer de front, et celui de l'éluder. Vous êtes en présence d'un dîner préparé avec une science profonde, disposé avec art, que ferez-vous ? C'est une question délicate, vraiment ! Où en êtes-vous de votre travail ? Le plan en est-il arrêté ? Êtes-vous engagé dans une exposition, dans une simple description ? Eh bien ! si le dîner est bon, si les convives sont aimables, ne reculez pas ! après quelques cuillerées de potage, une gorgée simplement de vin de Madère ou de Xérès, ou bien de l'Ermitage, puis une ou deux entrées, une tranche de rôti, quelques bons légumes, un entremets sucré, le tout arrosé d'un bon vin vieux d'ordinaire, réchauffé de petits coups des meilleurs vins. — Allez hardiment, mais toujours avec esprit, avec discernement. Vous arriverez à bonne fin, ne craignez rien ; et le travail du lendemain n'en sera peut-être que meilleur.

Mais si votre esprit est occupé de la conception d'un plan, de la condensation ou du rapprochement des idées, soyez sage, sacrifiez la jouissance d'un moment, éloignez tout ébranlement, toute secousse violente ; préparez, avant de vous asseoir à table, votre plan de campagne, votre ordre de bataille. Une excellente habitude, qui commence à s'introduire dans les maisons où l'on dîne bien, vous en fournira le moyen : consultez la liste du menu déposée sous le couvert de chaque convive ; arrêtez bien vos choix ; une ou deux tranches de filet de main de maître, une bonne qualité de vin, de celles qui sont amies de votre estomac, et marchez sans crainte. Un tel dîner, loin de nuire à votre travail, activera la génération des idées; et si c'est en petit comité, entre gens qui savent vivre sans officier, vous vous rendrez utile en préparant les morceaux pour les convives, en soutenant l'attention pendant le premier service, par une causerie qui n'exige point de réponse, mais égaie les voisins.

§ 5. — Règles de l'hygiène de la digestion appropriées aux gens du monde.

Les personnes auxquelles ces pages sont destinées se font de la médecine une fausse idée; elles s'imaginent que la science doit les guérir sans qu'elles s'en mêlent; elles croient faire beaucoup en se prêtant à prendre quelques remèdes, mais elles ne veulent rien changer à la façon de vivre qui les rend malades; « elles voudraient être guéries pendant qu'elles travaillent à ruiner leur santé (Tissot). » Les lois de la physiologie ne se peuvent infléchir à de telles fantaisies; elles sont posées par la Providence qui les a faites immuables; celui qui leur obéit jouit de l'activité harmonique des fonctions, celui qui les enfreint s'achemine vers la maladie ou les infirmités. L'homme du monde, plus que le penseur, a besoin d'une sage direction des fonctions digestives, car il reçoit, par le fait de la génération, des dispositions en vertu desquelles il contracte plusieurs maladies; il en est même dont il apporte le germe en naissant.

Lorsque, par exception, il échappe à l'une et à l'autre de ces fatalités, l'amour de ses parens lui réserve des périls qu'il ne peut éviter; les organes de la digestion en sont les instrumens. L'enfant d'un homme riche et bien né ne peut être élevé, même dans la première année de sa vie, comme celui d'un paysan! L'idée seule du rapprochement répugne, aussi s'occupe-t-on de bonne heure à le rendre impossible; on force la quantité des premiers alimens, on rend leurs qualités plus riches et plus stimulantes, et, dès le début de la vie, les élémens de réparation portent, dans le sang, le germe d'une foule de dispositions fâcheuses. Il résulte de ces faits, ainsi que des influences inséparables de la génération, une constitution particulière pour les gens du monde, et aussi des règles particulières pour les règles de l'hygiène de la digestion. Nous devons les prendre tels qu'ils sont, et laisser de côté la tâche chimérique de les réformer. Eh bien! en acceptant la question ainsi posée, nous les trouvons avec des organes plus faibles, plus délicats, susceptibles pourtant, grâce à l'habitude, d'une nature et d'un degré de stimulation que ne recevraient point impunément les ouvriers les plus robustes. Le fermier qui vient au château pour régler ses comptes avec le maître, s'il est admis à sa table, par une bienveillance traditionnelle, pourra dévorer un lièvre tout entier, un pâté volumineux sans être indisposé; mais s'il mange de huit ou dix mets différens, s'il boit de plusieurs vins, s'il dîne, en un mot, comme son maître, il sera malade. C'est une épreuve faite bien des fois, et dont les résultats sont inévitables.

Pourquoi en est-il ainsi? Il en est ainsi parce que, qu'elle que soit la vigueur de la constitution, les organes de la digestion ne peuvent passer brusquement d'alimens doux et succulens, qui possèdent justement le degré de stimulation nécessaire, aux viandes de boucherie les plus excitantes, aux gibiers du plus haut goût, au jus de viandes, aux glaces, aux extraits gras, variés de mille manières, aux truffes, aux aromates les plus chauds, aux sucreries, aux pâtisseries, aux crêmes, enfin aux vins les plus généreux.

L'inverse est également vraie : l'homme du monde ne trouverait point, dans le repas du paysan, le degré de stimulation et de réparation compatible avec la santé. C'est là un premier point sur lequel repose une indication générale importante. Toutes les fois que, par le fait de l'éducation ou d'une disposition reçue des parens, les gens du monde ont la constitution délicate, irritable, une certaine nuance de névrose générale, la variété des mets, dans de justes limites, devient un auxiliaire de la digestion. Ces organisations-là fonctionnent d'une manière particulière, et ceux qui les abordent avec les principes trop absolus de la plus saine physiologie, ne leur sont pas toujours utiles. Émoussées qu'elles sont par les stimulations de toute nature, elles sont languissantes, assoupies, et veulent être réveillées. Dans un degré plus avancé, les dispositions nerveuses nécessitent, dans le régime, des modifications plus considérables, surtout lorsque se localisant, elles deviennent une névrose de l'estomac ou des intestins. Alors il n'est pas rare de voir des personnes qui ne peuvent manger le potage maigre le plus léger, un œuf frais sans éprouver des spasmes violens de l'estomac, digérer avec facilité une tranche de bœuf rôti, du mouton, ou même du jambon. Confondre cet ordre de faits avec les inflammations chroniques, c'est s'exposer à de grandes erreurs dans la direction du régime et même dans le traitement des maladies. C'est en fondant sur la classe des maladies dont nous parlons ici, ses spéculations coupables, qu'un charlatan de ce temps-ci s'est acquis, avec un grand renom, une fortune considérable. Nous renvoyons ce que nous avons à en dire au chapitre suivant, où il sera question des règles de digestion à donner aux constitutions maladives.

Il y a dans la nature même du régime de l'homme riche, accoutumé à une table bien servie, un écueil pour les deux instincts chargés de rappeler le besoin de réparation; viciés par la stimulation surabondante, ils sont sujets à communiquer au cerveau des impressions trompeuses ; ou bien ils ne parlent point alors que le corps souffre, ce qui arrive lorsque la faim ne se réveille que pendant le repas, ou bien ils appellent pour l'estomac un secours dont il n'a nul besoin. Ce fait qui se rattache au précédent est un motif pour mettre des bornes à la variété de stimulation.

« L'homme du monde nourri et abreuvé de choses chaudes et de haut goût qui, par l'impression flatteuse qu'elles font sur les papilles de la langue, le déterminent souvent à en prendre au-delà du besoin, commence par souffrir les maux que produit la trop grande quantité ; son estomac, sensible parce que les nerfs le sont trop, éprouve une irritation qui lui donne un malaise général ; le chyle composé d'une matière trop stimulante, porte l'agitation dans les vaisseaux ; la vitesse du pouls, quelques heures après les repas est une preuve de son effet ; et celui de la fièvre étant d'user les ressorts, cette fièvre qui se reproduit tous les jours, affaiblit inévitablement. Tous les organes de sécrétion étant irrités, toutes les fonctions se dérangent et le désordre s'établit dans toute l'économie animale. »

« Le moment d'un nouveau repas arrive ; on se met à table, quoique le besoin réel n'existe pas ; mais on est trompé par l'inquiétude de l'estomac qu'on devrait calmer avec un peu d'eau fraîche, et qu'on prend pour la faim ; on veut manger : la variété, l'odeur, la couleur, la saveur des mets y invitent ; on paraît décidé par un plat, on est servi, on le goûte, on le renvoie, on en essaie un grand nombre, on mange de quelques-uns, l'ensemble fait un volume, qui composé de plusieurs choses différentes, offre les plus grands obstacles à la digestion ; de là un long séjour sur l'estomac, une corruption plutôt qu'une digestion, une irritation continuelle qui est un obstacle à ce sentiment de bien-être qui caractérise la santé (Tissot). »

Comment prévenir ces tristes effets ? L'homme riche veut jouir de la fortune et compte au nombre de ses jouissances les plus chères celle que donne une table bien servie ; voilà les conditions qu'il nous faut accepter. Nous les acceptons ; mais dans l'intérêt même de l'art culinaire, c'est-à-dire de ses jouissances, il doit borner le nombre des mets qui paraissent chaque jour sur sa table ; deux ou trois plats de gras, autant de maigre, sérieusement étudiés, sont tout ce qu'il peut attendre d'un cuisinier de mérite, et c'est même beaucoup ; il n'est point de fortune ni de rang qui oblige à poser sur la table une multitude de plats d'un aspect séduisant, il est vrai, mais d'une qualité médiocre ; ceci convient dans les grands repas où le maître du logis pense plus à satisfaire sa vanité que son goût. Que l'ordinaire se distingue donc par l'étude, par la méditation qui ramène à la simplicité et non par le nombre et la quantité : viandes succulentes, poissons de choix, légumes savamment préparés, une seule espèce de vin de choix font les frais du dîner.

Le déjeuner dans la vie de l'homme du monde ne peut être qu'une légère réparation de l'estomac, à peine une interruption de son repos. S'il en était autrement, ce genre de vie devrait prendre plus d'activité. Rien d'ailleurs ici ne s'oppose à l'exercice, aux distractions de toute nature qui le plus souvent ont pris la place des occupations sérieuses et remplissent l'existence tout entière. Rendre sa vie active, occupée, lui donner un but, ce n'est point, pour l'homme riche et noble, faire rien qui soit indigne de lui; c'est tout simplement fuir les irritations et les névroses des entrailles, la goutte, les affections calculeuses, les maladies du foie et de la vessie; car ces ennemis sont à-peu-près inévitables lorsque les habitudes sédentaires et trop molles se joignent à une alimentation stimulante et chaude à l'excès.

En dehors de deux limites extrêmes dans le régime alimentaire, aucun aliment ni solide, ni liquide n'offre un degré de stimulation absolu, et l'estomac de son côté n'a point un degré de force et d'énergie absolus : le besoin de réparation est subordonné à la quantité des pertes et la force digestive au secours des fonctions auxiliaires ainsi qu'à la qualité plus ou moins stimulante de la nourriture. C'est de ce double point de vue qu'il faut partir pour faire une application éclairée des préceptes les plus sages. Ainsi, rien de mieux assurément pour chacun de nous que de connaître exactement la force, l'énergie, les répugnances, les prédilections, les caprices même de son estomac; que de manger de préférence ce qu'on digère bien et s'abstenir de ce qui incommode. Mais dans la pratique, la force de l'estomac est représentée par *deux* ou par *dix* selon que la vie est sédentaire ou vouée à l'exercice du corps, selon qu'on respire l'air renfermé dans les appartemens, ou qu'on se trouve exposé au grand air, selon que le repas se compose de légumes insipides ou de viandes de haut goût, de vins chauds et légers ou de boissons sans vigueur. Les répugnances habituelles et les caprices de l'estomac eux-mêmes sont subordonnés à ces conditions et à une foule d'autres. Pour l'homme du monde qui dispose de son temps et de celui des autres, cette règle sage est susceptible d'une grande élasticité. Il ferait bien assurément aussi de se conformer au précepte de tempérance qui veut que la faim soit apaisée mais jamais irritée, et pourtant dans la pratique rien n'est plus difficile que de rencontrer cette limite : la manière de préparer les alimens et celle de les servir, lui imprime de notables variations; sans cesser d'être simple, la préparation est plus ou moins engageante. Dans tous les cas, il est sage de proportionner une quantité d'alimens déterminée, à la puissance digestive également déterminée, car rester en-deçà, c'est s'exposer au besoin ; aller au-delà, c'est tomber dans l'écueil des digestions laborieuses. En thèse générale, ainsi que le fait remarquer notre savant confrère, le D. Réveillé-Parise, la force organique est d'autant plus active qu'elle s'exerce sur une moindre quantité de matières ; c'est-à-dire qu'elle agit en raison inverse des masses. Ce principe toutefois veut encore être compris ; au-dessous d'une certaine mesure, l'estomac languit et s'irrite sous l'influence même de la stimulation alimentaire, et son activité contractile la plus grande s'éloigne également, toutes choses égales d'ailleurs, et de l'excessive distension et de la distension la plus faible ; l'excessive sobriété et l'intempérance sont également redoutables. Il serait le plus souvent superflu de chercher à prémunir l'homme du monde contre le premier danger ; mais ce qu'il ne doit pas oublier, c'est que tant que ses organes sont sains, il pèche contre la physiologie et contre le bon sens, s'il prétend conserver sa santé en faisant dans ses organes une provision de calorique qui ne se dépense pas, et une provision de matériaux de réparation, sans pertes bien sensibles.

CHAPITRE V.

Règles de l'hygiène de la digestion appropriées aux constitutions maladives.

Le plus souvent la contention soutenue de l'esprit, le manque d'exercice et d'air renouvelé, la position assise, l'habitude du travail immédiatement après le repas, les veilles prolongées ont, pour résultat, une irritabilité générale des instrumens de la vie jointe à la lésion matérielle d'un organe en particulier : c'est là, nous l'avons dit, le danger qui menace les gens adonnés aux travaux de l'esprit ; et après le cerveau, il n'est point d'organes qui s'altèrent plus fréquemment chez eux que ceux de la digestion. La constitution surexcitée, énervée par la surexcitation même, chez les savans et les hommes de lettres, devient maladive aussitôt qu'un organe est le siége et le point de ralliement des phénomènes qui affaiblissent ou rendent douloureux les mouvemens de la vie. Les gens du monde, par des causes différentes, fournissent, après les précédens, le plus grand nombre d'exemples de constitutions maladives. Ces constitutions sont le partage des uns et des autres, et ne paraissent que par accident parmi les autres classes. Nous avons dit ailleurs avec détail les causes de ce triste privilége, et les faits eux-mêmes nous ont conduit à tracer en peu de mots les conseils contenus dans les deux paragraphes précédens; nous achèverons ici de donner la ligne de conduite appropriée aux deux dernières professions. L'homme d'étude et l'homme du monde d'ailleurs, assez disposés à se rire des conseils les plus sages, à abuser de leur santé, tant que l'épine de quelque névrose ou de quelque irritation ne s'est point fixée dans un organe déterminé, ne sont plus de même, lorsqu'ils se sentent pris; malins détracteurs de la science, quelques mois auparavant, ils s'y abandonnent alors sans restriction et se sentent disposés au respect et à l'obéissance aveugle; j'ai presque dit aux manifestations les plus candides de la foi. Ils ont besoin, dans ces conditions, d'ouvrir enfin les yeux sur les lois de leur machine; ils doivent être préservés de leur propre faiblesse.

Lorsqu'un organe s'est altéré par degrés à-peu-près insensibles, qu'il est atteint d'une lésion qui n'a point interrompu brusquement l'activité harmonique des fonctions, dans le milieu où vivent les hommes d'études et les gens du monde, presque toujours le retour à la santé est soumis à une marche lente et graduée, et les cas, où l'emploi des médicamens rétablit promptement l'équilibre, sont une exception rare : une mauvaise direction des agens de l'hygiène a plus ou moins gravement compromis la santé; une direction sage des mêmes agens peut et doit la rétablir.

Le régime alimentaire joue le rôle le plus important dans l'œuvre lente et délicate confiée au médecin, et s'il ne suffit pas toujours à rétablir la santé, les moyens les plus efficaces restent toujours impuissans, s'il ne leur vient en aide.

Les infirmités, dont peuvent être atteints les gens du monde et les hommes adonnés aux travaux de l'esprit, sont nombreuses et d'une expression variée à l'infini. Il est impossible par conséquent d'en fixer les formes diverses. Pourtant elles rentrent *sous le rapport du régime qui leur convient*, dans deux grandes classes auxquelles elles se peuvent toutes rattacher : ce sont *les irritations et les névroses*.

Les premières peuvent exister, 1° avec tendance à l'injection sanguine, à l'inflammation : c'est un genre très distinct et d'autant plus fréquent que l'homme est plus jeune.

2° Avec tendance à la suractivité des organes sécréteurs, elles produisent le trouble des sécrétions et l'altération des humeurs sécrétées : dire que celles-ci sont une nuance de la précédente, les traiter comme telles, c'est affirmer contre l'évidence, c'est s'exposer à de nombreux mécomptes.

3° Avec tendance aux productions morbides accidentelles : telles que squirrhes, tubercules, calculs, goutte, etc. Celles-ci supposent presque toujours la préexistence d'une disposition constitutionnelle, individuelle, le plus souvent transmise par la génération, des parens aux enfans.

Les névroses avec ou sans perturbation des sécréteurs diffèrent à tel point des irritations, que souvent, ni les écarts du régime le plus extravagant ni les exagérations d'une médecine incendiaire ne parviennent à les y ramener, et tel individu qui, avec des organes sains n'eût pu supporter sans irritation, sans inflammation même, une dose donnée de stimulation, supporte, atteint de névrose, une dose décuple de la même stimulation. La surexcitation, la lésion chronique, quelle qu'elle soit du système nerveux, paraît dans certains cas un préservatif tout puissant contre l'injection sanguine durable. Pour mettre nos théories en rapport avec la saine observation, relativement à ces maladies, nous avons encore tout à faire. J'ai toujours sous les yeux en même temps plusieurs individus atteints, les uns d'irritation chronique, les autres de névroses; et je ne puis comprendre comment nos maîtres, et nous avec eux, nous avons pu tomber dans l'erreur qui rapprochait et confondait pour ainsi dire ces deux états. C'est surtout entre les irritations et les névroses des intestins que la différence est notable. Voici deux faits extraits de mes notes qui la mettront en relief.

M. P., âgé de 38 ans, occupé d'études scientifiques, a souffert, pendant des années, d'une irritation chonique du petit intestin (entérite chronique). Pendant tout ce temps il a éprouvé des alternatives de diarrhée et de constipation, de courbature profonde et d'énergie musculaire, d'amaigrissement, de retrait et d'expansion des tissus; il a souffert du ventre assez habituellement, s'est trouvé sans énergie morale durable, et n'a pu entreprendre aucun travail original, de longue haleine; son humeur naturellement vive et enjouée est devenue triste, irritable. Les nombreux tâtonnemens qu'il a faits pour trouver le régime alimentaire approprié, l'ont ramené mille fois à l'essai de la stimulation des viandes chaudes et des bons vins qu'il n'a pu surpporter. L'odeur du rhum toute seule lui donnait la fatigue musculaire et un accès de spleen. Aujourd'hui, rétabli depuis des années, il se trouve dans un état de notable embonpoint et suffit à une vie active au-dehors; il a retrouvé sa bonne humeur, son aptitude au travail, ses digestions faciles et sans orage; grâce au régime de stimulation moyenne que je lui ai tracé, il peut enfin, une ou deux fois par mois, assister aux réunions gourmandes de quelques bons amis.

Eh bien! dans cet état de santé qui semble une résurrection, s'il boit, plusieurs jours de suite, un vin trop alcoolisé, s'il fait usage de légumes enveloppés de tissus ligneux ou de choux, s'il mange plusieurs jours de suite de grosses viandes ou du gibier, il sent dans son ventre, la réminiscence vague de ses anciennes douleurs; dans ses mucles les traces renaissantes de la courbature, dans son cerveau la tristesse, la disposition au découragement et l'empâtement, ennemi de toute lucidité d'esprit; la calorification redevient même ce qu'elle était autrefois, irrégulière; en excès sur plusieurs points des organes digestifs, en moins aux extrémités; un repas supprimé et l'exercice au grand air ramènent l'équilibre.

L'autre malade, moins avancé dans sa guérison, conserve peu de chances de rétablir sa santé; l'activité de son corps et celle de son esprit restent excessives l'une et l'autre, voici les points saillans de sa maladie et de son régime :

M. F., âgé de 48 ans, d'un tempérament nerveux et bilieux, sujet à des mouvemens tumultueux, à des douleurs nerveuses des intestins, éprouve souvent, à l'époque de la seconde digestion, du gonflement, des productions de gaz, de l'embarras du cerveau dont il triomphe à l'aide du café, du kirsch; il en prend jusqu'à cinq et six petits verres, après un repas. Lorsqu'il manque de faire, à la suite du dîner, plusieurs heures d'exercice à pied, il éprouve tous les désordres d'une digestion laborieuse, et pendant ce temps une incapacité notable de travail; il pense alors difficilement, s'exprime d'une manière confuse, oublie à chaque instant ce qu'il veut dire et ne trouve qu'à grand'peine les mots pour exprimer ses idées. Cet homme, l'un des littérateurs les plus faciles, tombe dans cette espèce d'hébètement, toutes les fois qu'il laisse son estomac travailler sur quelque plat nouveau, ou que par distraction il mange des choses qu'il sait contraires à sa santé. Mais il peut, toutes les fois qu'il le veut, prendre part à un dîner savant, user de plusieurs vins et de plusieurs viandes de haut goût sans aucun trouble de la digestion. — Je l'ai vu plusieurs fois, pendant l'été après de tels repas, s'acheminer vers Saint-Denis, Andilly, et revenir vers la fin de la nuit pour se mettre au travail dans les dispositions les plus favorables. Son régime, habituellement simple, est pourtant substantiel et stimulant; il ne connaît point la diarrhée, use de lavemens tous les jours et se trouve plusieurs fois, chaque année, dans la nécessité de recourir aux purgatifs. Depuis plus de vingt ans, il est atteint de cette entéralgie (névrose du petit intestin) qui ne l'empêche point de se livrer à une activité de corps et d'esprit tout-à-fait exceptionnelle.

Que trouvons-nous de commun entre ces deux maladies et ces deux régimes? Bien peu de chose assurément, quoique le siége du mal soit le même dans les deux cas. Un demi-verre de vin pur trouble, échauffe à l'excès la digestion chez le premier et détermine les douleurs d'entrailles; une quantité cinq à six fois plus considérable est nécessaire à la digestion chez le second. Celui-ci recherche le café qui le préserve de ses souffrances, celui-là s'en abstient parce qu'il y puise la réminiscence des maux passés; l'un évite certainement la digestion laborieuse et l'empâtement de l'esprit par cinq à six lieues de marche, l'autre y trouverait la courbature profonde, le relâchement des entrailles et l'incapacité du travail. Les purgatifs salins soulagent et rafraîchissent l'entéralgie chez le littérateur, ils réchauffent et endolorissent l'entérite chronique chez l'homme de science. La variété et la multiplicité sont nécessaires dans le régime alimentaire du premier, elles sont contraires et troublent l'activité du second. Si l'on étudie les deux états sans idée préconçue, on voit que la forme nerveuse reste névrose pendant vingt années, sans éprouver aucune tendance à l'irritation, et que la forme irritative, même effacée, reste irritation et ne parvient jamais à tolérer la dixième partie de la stimulation qui convient à l'état nerveux. J'ai bien des fois tenté la stimulation prolongée pour l'irritation chronique, et chaque fois les accidens m'ont obligé de revenir en arrière; j'ai bien des fois aussi tenté le régime adoucissant pour la névrose, la prostration des forces et le notable accroissement des douleurs ainsi que leur influence sympathique décuplée, m'ont fait une loi de revenir aux alimens chauds et stimulans. Je conclus de ces deux faits et d'un grand nombre d'autres de la même espèce, que l'irritation chronique et la névrose primitive sont deux états distincts, à tel point, que souvent on peut les déclarer géométriquement parallèles.

Je ne veux point tracer ici la limite du possible, je ne nie point que dans d'autres circonstances, l'un des états ne puisse se confondre avec l'autre; je dis seulement que chez les hommes adonnés aux travaux de l'esprit et chez les gens du monde, nous trouvons tous les jours des irritations chroniques des entrailles et des névroses des entrailles qui sont deux états distincts, très distincts, sans aucune tendance à se confondre.

J'ajoute que ce que nous observons pour les organes de la digestion, nous l'observons également pour tous les autres organes, qu'enfin le régime alimentaire qui convient à l'une des formes, non-seulement ne convient point à l'autre, mais l'aggrave souvent. Régime débilitant et réduit, aggravation de la névrose, amélioration de l'irritation; bains, exercice prolongé, amélioration de la névrose, aggravation de l'irritation et ainsi des autres agens hygiéniques.

Les affections chroniques sont donc, dans leur essence, moins diversifiées que dans leurs formes, celles-ci sont infinies, celle-là peut se ramener à deux types généraux : l'irritation chronique et la névrose. Les constitutions maladives dont nous traitons, sont telles, parce que l'une des deux formes a envahi un ou plusieurs organes. A la première forme se rapportent les simples chaleurs de l'estomac, les aigreurs et les douleurs passagères à l'occasion de la digestion, les gastrites, les entérites et les colites chroniques, les gonflemens douloureux du foie, les perturbations dans la sécrétion de la bile, les catarrhes de la vessie, les hémorrhoïdes, les dégénérescences diverses du tissu des organes, la congestion habituelle du cerveau qui provoque si souvent l'apoplexie chez les penseurs, l'action trop énergique du cœur, son état d'hypertrophie, les irritations variées de la substance des reins sous l'influence desquelles se forme un simple excès d'acide urique qui se dépose à l'air par le refroidissement des urines ou bien la gravelle, la pierre, la goutte, etc.

La seconde forme comprend les migraines, les névralgies crâniennes, les spasmes de l'estomac, l'hypochondrie, la mélancolie, la monomanie, la folie, les névroses du foie, des reins, des intestins, les paralysies partielles.

Lorsque J.-J. Rousseau, dans son horreur des médecins, s'écriait : « Qu'au moins la médecine vienne sans le médecin », il ne pouvait avoir en vue les affections chroniques dont nous venons de donner l'énumération, car pour la plupart de celles-là, c'est justement l'idée contraire qui est l'idée juste et vraie. L'homme atteint de quelqu'une d'elles aura raison s'il réclame le médecin sans la médecine. Cette idée que je recommande à la sérieuse attention de ceux qui me liront, n'est point une idée émise à la légère, elle est l'expression d'une conviction profonde, assise sur vingt-deux années d'études et de pratique. Les cures les plus remarquables de maladies chroniques, celles qui m'ont donné l'amour le plus vif pour mon art, offrent un contraste frappant entre la simplicité des moyens et la grandeur des résultats; et presque toujours j'avais congédié la médecine pour laisser agir librement le médecin. Pour mon compte, si j'avais à subir de nouvelles souffrances par suite de quelque affection chronique, même des plus graves, ma confiance serait, en grande partie, dans une sage application des agens de l'hygiène.

Dans les constitutions maladives, les habitudes, le genre de vie sous l'influence desquels la santé s'est altérée, l'organe qui souffre particulièrement, et se trouve pour les autres une occasion de malaise, doivent être connus du malade ou de son médecin, et cela d'une manière précise. Rien de sérieux ne peut être décidé sans cette connaissance préliminaire.

Une irritation chronique de la matrice chez la femme, ou de tout autre organe charnu dans l'un et l'autre sexe, amène souvent des productions de *calorique vicieux difficiles à tarir*, et pour lesquels un régime peu réparateur, et propre à exciter les sécrétions intestinales, convient essentiellement. J'ai vu l'usage à-peu-près exclusif des pêches et du raisin pendant plusieurs mois, associé aux boissons froides, éteindre ces foyers d'inflammation et ramener à une santé brillante.

Un second régime, plus réparateur que le précédent, mais qui s'en rapproche par la simplicité, se recommande dans toutes les irritations des organes, ou membraneux ou charnus (irritation avec tendance à une maladie organique). Ce régime se compose d'une seule espèce ou d'une seule série d'alimens; c'est le régime lacté, par exemple, dans lequel le malade se nourrit de pain et de lait, à l'exclusion de tout autre aliment, pendant une ou plusieurs années : entre plusieurs malades, j'en conserve un près de moi qui, depuis plusieurs années, jouit d'une bonne santé quoique considéré antérieurement comme atteint d'une maladie organique du cœur. Ce malade, sans interrompre ses occupations, a suivi, avec une admirable persévérance, le régime lacté et réduit, pendant quinze à seize mois.

La diète blanche, dans laquelle la chair des jeunes animaux, les œufs, les substances féculentes se joignent au laitage, fournit, sous le rapport de la réparation, toutes les nuances de nourriture douce jusqu'au degré de l'alimentation la plus substantielle. Ce régime est celui de toutes les constitutions maladives, où la calorification, trop prompte et trop active, menace les organes d'explosions inflammatoires; et dans tous les états de santé, il convient à tous les tempéramens qui fabriquent la chaleur en abondance. Les nombreux élémens qui s'y rapportent, depuis le régime éminemment réparateur qui conduit à l'obésité, jusqu'au régime débilitant, de réparation insuffisante, offrent toutes les nuances de réparation qui n'ont point pour objet d'activer la calorification. L'eau pure est l'auxiliaire naturel de ces différens régimes; le vin s'y associe ensuite, selon les habitudes antérieures ou les besoins actuels de chaque personne.

Toute une famille de constitutions maladives, réclame un régime alimentaire, qui n'a de commun, avec les précédens, que la simplicité. Son caractère, à lui, est de produire la stimulation au moins autant que la réparation; il répond à des états d'épuisement, ou généraux ou déterminés par une névrose locale, tels que les gastralgies dans lesquelles on verrait survenir la mort par perte de substance, si l'on ne recourait à temps, aux toniques, aux toniques astringens, aux stimulans. Le gibier, le poisson, le vin vieux, aidés d'infusions digestives, y sont de toute nécessité. Je dirige en ce moment une personne dont les digestions se rétablissent avec retour à l'embonpoint, sous l'influence de l'infusion de petit chêne, de l'eau de seltz et de Vichy, des décoctions de cachou et de ratanhia; cette dame est atteinte d'une gastralgie ancienne. Pour un grand nombre de névroses, la variété dans le régime est une nécessité. Quelle que soit d'ailleurs la nature des alimens qui conviennent à chaque constitution maladive, une même règle les gouverne toutes, c'est la mesure qui va souvent jusqu'à la quantité que nous appelons le régime réduit.

Quant aux règles précises du régime alimentaire qui convient à chaque personne atteinte ou d'irritation chronique, ou de névrose, il est impossible de les déterminer exactement ici ; elles varient d'un individu à l'autre, et d'un jour à l'autre pour le même individu. L'indication générale une fois posée, chacun doit faire un choix d'alimens convenables, en appeler à son expérience personnelle, et considérer comme le meilleur aliment celui qu'il digère le mieux. L'exposition du régime alimentaire d'une personne atteinte d'irritation chronique des intestins, mis en regard du régime d'une personne atteinte de névrose, établira d'ailleurs, d'une manière plus précise, les sympathies et les antipathies organiques les plus ordinaires aux deux formes dont nous avons parlé.

Irritation chronique. — Deux repas dans les vingt-quatre heures, en trompant la faim des espaces intermédiaires par un peu de sucre ou de gomme ; des deux repas, un seul à la viande ; le premier délicat, léger, composé d'œufs frais, de lait (lorsqu'il est supporté), de chocolat adoucissant, de légumes frais, de fruits doux, blanchis par une cuisson légère. Le second, substantiel et léger, composé d'un potage, d'une tranche de viande, avec ou sans légume, plat féculent sucré, et fruits cuits ; vin peu alcoolisé, étendu d'eau. Pour la quantité, régime réduit, de telle sorte, qu'après chaque repas, le corps soit dispos et l'esprit apte à la conversation vive.

Maladies nerveuses avec diminution de la contractilité. — Même nombre de repas, quelquefois à la viande tous deux, plus souvent inégaux et diversement composés, le premier de thé, d'un café pur et aromatique. Le second de plusieurs espèces de viandes chaudes par leur nature et relevées par l'art, de vin chaud et délicat, pris sans eau ou légèrement trempé.

Chacun de ces états compte un grand nombre d'alimens absolument contraires, les dispositions individuelles en augmentent encore le nombre. Nous aurions essayé d'en tracer ici le tableau, si notre dictionnaire n'avait pas pour objet spécial de les faire connaître. Nos articles *alimens*, *alimentation*, *digestibilité* et *régime*, résumeront les observations que chaque aliment comporte.

HYGIÈNE

DE LA DIGESTION.

TROISIÈME PARTIE.

DICTIONNAIRE DES ALIMENS.

INTRODUCTION.

Le docteur Aulagnier a publié un dictionnaire des substances alimentaires; c'est un ouvrage estimé. Etait-il nécessaire après le travail de notre confrère, de donner *un nouveau dictionnaire des alimens?* Nous nous proposons ici de répondre à cette question.

1° Nous avons étudié dans les deux premières parties de cet ouvrage, le mécanisme de la digestion ; le mode d'action de ses différens instrumens sur les alimens; nous avons recherché quelles parties sont, dans ces derniers, matière de réparation, quelles parties sont matière de rebut; nous avons constaté qu'un certain nombre de principes diversement répartis dans les végétaux et dans les animaux alimentaires, étaient destinés à devenir partie intégrante de notre corps; matière vivante, solide ou liquide, mobile ou fixe. Le complément nécessaire de notre hygiène de la digestion, était la détermination de la quantité et de la qualité de la matière réparatrice contenue dans chaque aliment, et cela d'après nos idées, à notre point de vue. L'ordre le plus naturel, le plus commode nous a paru être l'ordre alphabétique, et nous l'avons suivi : c'est ainsi que nous sommes conduit à publier *un nouveau dictionnaire des alimens.*

2° Dans la composition et la rédaction de ce dictionnaire, nous avons voulu surtout mettre en relief le fait pratique. Nous avons donné aux détails qui concernent le régime alimentaire toute la précision dont ils sont susceptibles. On ne pouvait trop s'appesantir, nous l'avons senti, sur les alimens qui entrent dans le régime de tous les jours; on ne pouvait dire trop exactement ce qui est réparateur en eux et ce qui ne l'est pas; la nature de réparation, la quantité, autant que possible, des élémens solubles et insolubles qu'ils contiennent; à quelle espèce d'alimentation ils se rapportent; dans quels climats, dans quelles saisons, à quel tempérament, à quel sexe, à quel âge, à quelle profession, à quelle constitution maladive, ils sont profitables ou nuisibles. Nous avons dit tout cela, mais rien que cela. Point de citations, point d'érudition; le fait pratique, et lui tout seul. Nous avons pu de la sorte compléter sur beaucoup de points et réduire considérablement la matière déjà traitée.

Nous ne voulons pas toutefois qu'on nous croie sur parole ou bien que l'on s'imagine que notre travail est incomplet. Nous mettrons nos lecteurs à même de juger de l'importance des modifications. Pour la lettre A, par exemple, nous avons laissé de côté ou renvoyé à d'autres articles les mots qui suivent : ABATIS, renvoyé à VOLAILLES. — ABAVI, grand arbre d'Éthiopie, dont le fruit est semblable à la citrouille, mieux vaudrait au gland : inutile pour nous. — ABDELAVI, espèce de melon d'Égypte : inutile pour nous. — ABEILLE, nous traitons du miel : inutile. — ABLE et ABLETTE, deux petits poissons assez mauvais, sans importance dans le régime. — ABRICOTIER, nous parlons longuement de l'abricot. — ABRUS, petit arbre de l'Inde, dont la racine est sucrée : inutile. — ABSTINENCE, traité dans *l'hygiène.* — ABU, espèce de bananier, à *bananier.* — ABUS, mauvais usage, traité dans l'hygiène. — ACAJOU, ses noix sont comestibles, sans importance. — ACANTHE, les Arabes mangent ses feuilles crues : inutile pour nous. — ACAPALTI, espèce de poivre de la Nouvelle-Espagne, nous en avons assez d'ailleurs : inutile. — ACARNE, poisson peu connu, de mauvaise qualité : inutile. — ACHE, renvoyé à céleri. — ACHIAR, espèce de confitures des Hollandais, condiment très âcre, supprimé. — ACHILLÉE, sans importance, mieux vaut de mauvais thé. — ACHOUROU, laurier d'Amérique, nous traitons du laurier. — ACOHO, espèce de coq de Madagascar, sans importance pour nous. — ACRIDOPHAGES, peuples qui mangent des sauterelles : ceci ne nous regarde pas. — ACROCHORDE, espèce de serpent : inutile. — ACTINÉE, renvoyé à COQUILLAGE. — ADANE, gros poisson du Pô, supprimé. — ADIPEUX, double emploi avec graisse, de côté. — ADRACHNÉ, arbrisseau de l'île de Candie, ses fruits se mangent : inutile pour nous. — ADY, voyez PALMIER. — AFFADISSEMENT, traité dans l'hygiène. — AGACEMENT, idem. — AGARIC, renvoyé à CHAMPIGNON. — AGAVÉ, arbre de l'Amérique du sud dont les tiges servent à faire une espèce de vin : nous avons mieux. — AGOU, voyez SAGOU. — AGUAXIMA, nom brésilien d'une espèce de poivre. — AGUL, arbre de Perse, qui donne une espèce de manne :

inutile pour nous. — AJY, piments des Péruviens, mis de côté. — AHATE, arbre des Indes, son fruit se mange. — AILE, renvoyé à la bête d'où elle est détachée. — AILERON, idem. — AIR, traité dans l'hygiène. — AIRI, palmier du Brésil, supprimé. — ALALUNGA, poisson. — ALBATROS, nous en mangeons peu. — ALBICOLORE, rapproché de maquereau. — ALÉPIDOTE, les poissons sans écailles. — ALEVIN, poisson petit et mauvais. — ALHAGI, manne dont se nourrissent quelques peuplades sauvages. — ALKALI, renvoyé aux ouvrages spéciaux. — ALLELUIA, l'oseille vaut mieux. — ALLIAIRE, mauvais assaisonnement. — ALSTROÉMÈNE, qui sert de nourriture aux nègres. — AMARANTHE, inusité chez nous. — AMBALAM, ses fruits se mangent aux Indes. Cinquante mots environ de la *même lettre* ont été laissés de côté, à la suite des précédens et par des raisons analogues. La même discrétion a présidé au classement des mots pour les lettres suivantes. Il ne se trouve pas dans tous ces mots, un seul article qui se puisse regretter au point de vue du régime alimentaire que nous suivons en Europe.

3° Nous avons pu concentrer de la sorte notre attention sur les articles d'une importance réelle, et donner à chacun les développemens qu'il comporte. Ici encore nous nous sommes appliqué à ménager l'attention, à ne l'appeler que sur ce qui peut servir au régime alimentaire : voici comment nous avons procédé. Pour le premier mot, par exemple, pour l'*abricot*. Le fruit est sous nos yeux; sa peau est une enveloppe ligneuse, réfractaire à l'action digestive; il en est de même de son noyau et de la pellicule qui renferme l'amande. La chair du fruit, sa pulpe, est un mucilage mucoso-sucré, assez riche en principes solubles. Ce fruit parfumé convient à toutes les personnes qui se portent bien, surtout aux personnes constipées, aux bilieux, à ceux qui produisent un calorique abondant; il relâche les personnes atteintes d'irritation chronique des intestins, etc. Voilà ce que nous avons dit. Son nom latin, *prunus armeniaca*, son origine; l'opinion des savants, etc., toutes connaissances bonnes à acquérir en général, nous ont paru déplacées ici. Nous ne les avons pas mentionnées.

4° Il nous a semblé inutile de reproduire les différentes analyses chimiques qui ont fait connaître la quantité exacte des différens principes admis dans la composition des alimens; cette précision d'analyse, où tout est représenté par des chiffres, a même, à nos yeux, le grave inconvénient de mettre dans les esprits, des notions ou fausses, ou inexactes, ou incomplètes. Les notions sont fausses parce que souvent les analyses ont été mal faites, et, qu'en les supposant même bien faites, elles n'ont de valeur rigoureuse que pour la matière actuellement en analyse. Je veux dire que l'analyse quantitative varie d'une substance à une substance de la même espèce, d'une pomme de terre, par exemple, à une autre pomme de terre, d'une variété du tubercule à une autre variété, et même d'un individu à un autre de la même variété, selon l'année, le climat, les états de la saison, les qualités du sol, etc.

La notion qui résulte de l'analyse chimique est, par sa nature même, incomplète et inexacte; en ce que l'analyse, fût-elle de tout point irréprochable, ne donne point, et ne pourra probablement jamais donner le dernier mot sur le fait de l'alimentation : ainsi, quoiqu'il soit exact de dire que la pomme de terre doit *principalement* ses propriétés alimentaires à la fécule; l'abricot, au mucilage sucré; la chair des animaux, à la fibrine et à la graisse, etc., il ne découle de cette connaissance aucun principe absolu pour le régime alimentaire. L'observation empirique peut signaler une multitude de nuances dans le degré de réparation et de stimulation produit par les alimens, sans que l'analyse chimique en rende raison.

Lorsque, s'étant mis à un point de vue différent, les recherches physico-chimiques auront acquis quelque consistance, lorsqu'elles auront obtenu quelque droit à notre confiance par une explication suffisante de quelques-uns des phénomènes de la vie, et, qu'ayant formulé des lois, elles pourront prévoir et déterminer à volonté des résultats physiologiques de quelque rigueur, en ce qui touche l'alimentation ; alors, et seulement alors, les auteurs qui, long-temps après nous, donneront un dictionnaire des alimens, devront à leurs lecteurs une mention des résultats exacts.

En attendant, nous serions accusé d'induire sciemment en erreur, si nous donnions un corps à ce qui n'est qu'une ombre, si nous précisions ce qui est vague et incertain de sa nature, si nous présentions comme fort et puissant par soi ce qui n'a de consistance qu'autant que l'observation empirique le confirme.

Lorsqu'on examine de près quelqu'une de nos sciences, que l'on pèse dans son esprit les élémens qui les constituent, on est étonné et affligé en même temps de voir que l'incomplet, l'incertain, le supposé, l'emportent de beaucoup sur la notion précise et certaine. Ceci s'applique à la physiologie et à la médecine, tout comme aux autres sciences. La conviction où je suis qu'il en est ainsi pour les connaissances auxquelles j'ai voué ma vie, est la raison qui me porte à rejeter tout ce qui paraît de nature à rendre plus faible encore la part du connu. La chimie appliquée à la physiologie, procédant, comme elle le fait aujourd'hui, étant à mes yeux la source d'erreurs nouvelles et nombreuses, bien plus que de vérités, je ne consens à l'admettre qu'avec une extrême réserve. En résumé, je ne tiens compte des résultats chimiques dans ce dictionnaire qu'autant que je les trouve de tout point d'accord avec l'expérience, avec la saine observation empirique, parce qu'ils me paraissent peu dignes de confiance par eux-mêmes.

NOUVEAU DICTIONNAIRE DES ALIMENS.

A

ABRICOT, fruit composé d'une enveloppe ligneuse réfractaire à l'action du suc gastrique, d'une pulpe (*sa chair*) mucoso-sucrée, fondante, parfumée et d'un goût exquis, d'une amande émulsive que protége une enveloppe ligneuse, dure et résistante (le noyau), et une pellicule d'enveloppe, également ligneuse.

L'abricot mûr, adoucissant et relâchant, convient à toutes les personnes qui se portent bien, est utile aux tempéramens échauffés, nerveux qu'il relâche; — il dérange les personnes atteintes d'irritation chronique des intestins avec tendance à la diarrhée; il leur cause même pendant les étés pluvieux, à température variable, des superpurgations douloureuses : alors elles ne doivent point le manger cru, mais blanchi et saupoudré de sucre. On voit dans ces années se dessiner, à grands traits, la différence que nous avons signalée entre le régime qui convient aux névroses et celui que réclament les irritations chroniques. Certaines personnes sédentaires qui souffrent de névroses des entrailles, consomment impunément chaque jour une grande quantité de fruits crus, et même s'en trouvent bien, tandis que celles atteintes d'irritation ne peuvent y goûter sans être malades : le blanchissage des fruits est pour ces dernières un complément nécessaire de la maturation; pour elles, ils ne sont mûrs que quand ils sont cuits. Mangé seul à jeun, l'abricot a pour tout le monde des propriétés laxatives qu'il perd en grande partie lorsqu'il est enveloppé de pain à collation. L'abricot frais et mûr pèse de 40 à 90 grammes; desséché à l'étuve ou à l'air sec, il tombe entre 8 et 15 grammes : cette grande diminution de poids par la dessiccation est commune à presque tous les fruits; ils ne présentent à l'organisation que des élémens rares de réparation solide. — Ce fruit appartient au régime doux, peu calorifiant, peu réparateur, et par conséquent, les organes de la digestion étant sains, ils convient aux climats et aux saisons d'une température douce; aux tempéramens bons producteurs de calorique; à la femme plus qu'à l'homme, aux professions sédentaires plus qu'à celles qui nécessitent la fatigue du corps (1). — La cuisson, le

---

(1) L'abricot se prépare à l'eau-de-vie; il entre dans des beignets, des tourtes, des gâteaux et des flancs; il sert à préparer des pâtes et des marmelades. Son noyau et son amande écrasés forment avec le sucre et l'eau-de-vie une liqueur tonique et agréable. (L'amande, à cause de l'acide prussique qu'elle contient, serait dangereuse en trop grande quantité).

mélange au sucre, à l'eau-de-vie, la combinaison avec la graisse et la farine diminuent les propriétés relâchantes de l'abricot.

ABSINTHE, plante aromatique et amère qui, seule ou ajoutée à d'autres substances de même nature, fournit par la simple infusion dans l'eau-de-vie ou par la distillation, des liqueurs chaudes, toniques et stomachiques. Toutes les liqueurs d'absinthe étant des boissons alcooliques fortes ne peuvent convenir que dans les climats froids et humides, pendant les saisons de même nature, aux tempéramens phlegmatiques, mauvais producteurs du calorique, peu inflammables. La jeunesse, la vie sédentaire, les irritations chroniques et les névroses rejettent ces liqueurs comme dangereuses. — Elles répondent plus souvent à un vice qu'à un besoin. Les gens du peuple adonnés aux excès combattent avec avantage certains spasmes de l'estomac par un petit verre d'absinthe.

ACERBE. Le goût acerbe tient de l'aigre, de l'acide et de l'astringent ; c'est le goût de presque tous les fruits avant leur maturité. Ces fruits sont alors de mauvais alimens qui resserrent ou relâchent le ventre ; ils fatiguent sans utilité les organes de la digestion, occasionnent des aigreurs, des douleurs d'estomac, des coliques et même des inflammations d'entrailles.

ACESCENT. Le goût acescent se rencontre dans les alimens qui vont tourner à l'aigre ou commencent à se décomposer. Ce goût indique que l'on doit s'abstenir de l'aliment qui le fournit.

ACÉTIQUE, nom de l'acide du *vinaigre*. Voy. VINAIGRE.

ACHE. *Voy.* CÉLERI.

ACIDE. Le vinaigre, les citrons donnent l'idée la plus vulgaire du goût acide ; le verjus est une des substances acerbes où domine pourtant ce goût. Il est dû à l'un des principes (*un acide*) qui entrent dans la composition des corps ou bien il y est développé artificiellement. — La plupart des fruits présentent à l'analyse quelque trace d'acide ; ceux où l'acide domine ont conservé le nom de fruits acides ou acidules, ce sont les *cerises*, *les groseilles*, *les pommes*, *les citrons*, *les oranges*, *les poires*, etc. Les feuilles, les tiges et d'autres parties des végétaux révèlent aussi la présence des acides. Les trois règnes en produisent : il y a des acides minéraux, des acides animaux, des acides végétaux.

Quel que soit le règne d'où provient un acide, il change en rouge les couleurs bleues de certains végétaux et enlève aux alcalis leur causticité. Purs et concentrés, les acides détruisent le tissu des organes et empoisonnent. Ce n'est point dans cet état qu'ils sont associés aux autres principes des végétaux alimentaires, ils y sont étendus d'eau, tempérés par la gomme, les huiles, le gluten, et le sucre qui leur donnent des propriétés simplement rafraîchissantes. L'acide citrique et l'acide malique sont ceux qui se rencontrent le plus souvent dans les fruits; l'acide oxalique existe, ou libre, ou combiné dans beaucoup de végétaux.

L'usage du vinaigre, du jus de citron et des acides rapprochés au même degré, amène l'amaigrissement et altère profondément la santé, s'il n'est suivi avec réserve, avec une grande réserve.

Les fruits moins acides que le citron sont agréables au goût et rafraîchissans; ils conviennent aux tempéramens qui produisent du calorique avec abondance; plus l'acide domine le mucilage et plus ils conviennent aux personnes échauffées : les pruneaux noirs, la pulpe de tamarins sont des laxatifs.

Dans certaines nuances d'irritation chronique de l'estomac et des intestins, les fruits acidules et même ceux dont la pulpe est mucoso-sucrée déterminent un agacement général, des douleurs gastriques, des mouvemens des intestins, s'ils n'ont été tempérés par un commencement de cuisson.

ACIDULE, légèrement acide.

ACRE, le goût âcre happe désagréablement le palais en l'échauffant, comme fait celui du *raifort;* il se trouve dans un grand nombre de condimens. Les constitutions délicates ou maladives doivent s'abstenir le plus souvent des mets qui ont l'une des saveurs *acerbe, acide, acidule, âcre, âpre,* ou du moins en surveiller avec grand soin les effets qui, presque toujours, sont nuisibles.

ÆGLEFIN, poisson de mer, à chair ferme, blanche, d'un goût agréable et de facile digestion. La délicatesse de son goût le rapproche du cabillot auquel il est souvent préférable. C'est un bon aliment, léger et réparateur; il convient aux climats et aux saisons tempérés, à la femme et à l'homme sédentaires, à tous les âges, aux constitutions délicates et maladives auxquelles il fournit avec la réparation convenable, le renouvellement abondant du calorique. Tous les poissons et surtout les poissons de mer sont, toutes choses égales d'ailleurs, plus stimulans et moins réparateurs que les viandes; ils les remplacent avec avantage dans les pays chauds.

AGARIC. *Voy.* CHAMPIGNON.

AGNEAU, petit de la brebis et du bélier. La chair de l'agneau de lait est blanche, tendre, mais peu réparatrice; elle conserve comme celle de la plupart des animaux trop jeunes, des propriétés rafraîchissantes et relâchantes quoique grillée ou rôtie; c'est une pauvre nourriture. La chair de l'agneau de six à huit mois n'est pas dans le même cas, elle fournit, grillée ou rôtie, un aliment réparateur comme celle du mouton; elle est pourtant plus tendre, moins chaude et convient mieux, pour ces raisons, aux personnes dont les organes de la digestion sont faibles, délicats et irritables. « Beaucoup d'estomacs ne s'accommodent pas de cet aliment, dit Aulagnier, parce qu'il lâche le ventre, il ne convient point aux personnes qui doivent être bien nourries, aux gens de peine, par exemple. » Le vieillard qui, avec un bon estomac, a besoin d'être réchauffé et stimulé n'en doit point faire usage.

AIGRE, AIGRELET, deux nuances d'un même goût qui, lorsqu'il se développe accidentellement dans les substances alimentaires y dénote un commencement de fermentation.

AIGREUR, rapports qui s'élèvent de l'estomac à la bouche, en laissant à la gorge et dans l'arrière-bouche une sensation mixte de chaleur et d'âcreté : que l'aigreur provienne de la mauvaise qualité des alimens ou d'une disposition maladive de l'estomac, elle annonce une mauvaise digestion, et commande la réserve dans le régime.

AIL, c'est un assaisonnement et non un aliment. L'ail doit à une huile volatile particulière, l'odeur forte, les propriétés âcres, toniques et stimulantes que tempère d'ailleurs, en partie, la fécule, le mucilage, quelques traces d'albumine et de sucre ainsi que de sel. L'ail cru, appliqué à la peau, y détermine la rubéfaction, la vésication et même l'ulcération; il n'est pas étonnant qu'il stimule et réchauffe les estomacs paresseux. Tout le monde connaît l'usage qu'on en fait pour donner à la chair du gigot des propriétés plus stimulantes : les habitans du midi de la France le mangent seul avec du pain, ou mêlé à la salade, aux ragoûts, aux champignons; c'est l'assaisonnement obligé de la plupart de leurs alimens. « Au reste, dit notre savant ami, le docteur Roques, l'ail des provinces méridionales est beaucoup moins âcre que celui qu'on cultive dans le nord. Les Gascons qui viennent à Paris ont bientôt remarqué cette différence, lorsqu'ils demandent chez nos grands restaurateurs de la morue à la provençale » (*Plantes usuelles*). J'ai mangé de l'ail au nord et au midi, je l'ai trouvé partout d'une odeur et d'une saveur désagréables, nuisible aux constitutions délicates, aux estomacs irritables, donnant à la respiration et aux émanations de la peau une odeur repoussante. Que le laboureur, que le marin, le soldat et l'ouvrier, soumis à de rudes travaux, y trouvent un assaisonnement salutaire, je ne le nie point; mais il ne peut entrer raisonnablement dans l'hygiène des gens qui vivent à l'abri du grand air, et de ses intempéries, privés de l'exercice du corps. « Son usage, dit Aulagnier, est parfois fort nuisible aux tempéramens chauds, secs et bilieux. » Dans les irritations chroniques du centre gastrique, la présence d'une parcelle d'ail, à peine perceptible au goût, est mise en évidence par les aigreurs et les rapports alliacés. Avec la propriété qu'on lui attribue d'exciter les organes de la digestion, il possède encore, dit-on, des vertus relâchantes, anti-venteuses, vermifuges, fébrifuges, antiseptiques, anti-spasmodiques, etc.; il entre dans la composition du *vinaigre des quatre voleurs*. *L'ayoli* est un condiment originaire de la Provence et de l'Italie; on le fait par un mélange d'ail, d'huile d'olives, de sel et de jaune d'œufs. *L'ail* blanchi, avant l'usage, perd beaucoup de ses propriétés chaudes et irritantes. Une autre espèce d'ail, la *rocambole* originaire de l'Europe septentrionale sert aux mêmes usages que l'ail; son odeur est un peu moins forte et son parenchyme moins excitant. *L'ail* cultivé (l'ail et la rocambole, proprement dite), n'est pas le seul bulbe de cette espèce qui serve dans la cuisine; nous avons encore : *la civette, l'oignon, l'échalote, le poireau* (voyez ces mots).

AIRELLE MYRTILLE ou **RAISIN DES BOIS**, petit arbrisseau dont les fruits, d'un bleu foncé à l'époque de la maturité, sont doux, acidules, d'une saveur agréable et rafraîchissante : quelques personnes s'en servent pour colorer les vins blancs.

ALBERGE, espèce de pêche à chair rouge. *Voy.* PÊCHE.

ALBRAN, jeune canard sauvage. *Voy.* CANARD.

ALBUMINE. L'albumine existe dans presque toutes les parties des animaux, mais le blanc d'œuf la présente isolée et abondante. Dans cet état, elle se digère facilement, si elle est crue ou à demi cuite, mais durcie par la chaleur, elle devient difficile à digérer.

ALCOOL. L'eau-de-vie, le vin, la bière, le cidre, le poiré et toutes les liqueurs où la fermentation s'est développée sous l'influence d'un ferment végétal et d'une matière sucrée, contiennent de l'alcool; on l'appelle esprit de vin, parce que c'est de cette liqueur qu'on l'a retiré d'abord et qu'elle en contient le plus et de la meilleure qualité; c'est à l'alcool que nos boissons fermentées doivent leurs propriétés enivrantes. L'alcool, le sucre, l'eau, sont la base de toutes les liqueurs de table. L'alcool conserve le goût de la substance qui l'a fourni et en porte le nom : de 20 à 22 degrés de l'aréomètre de Baumé, c'est *de l'eau-de-vie;* de 26 à 28 degrés, c'est *de l'eau-de-vie double;* au-delà de 30 c'est de l'alcool. L'au-de-vie de merise se nomme *kirschenwasser;* celle de mélasse, *rhum* ou *tafia;* celle de riz, *rack*. L'alcool n'entre point dans le régime alimentaire à l'état d'esprit, s'il n'est combiné comme nous l'avons dit.

ALE. Bière anglaise où le houblon n'entre qu'en petite quantité; elle est d'un goût agréable, mais enivrante. Mêlée à l'eau, elle est rafraîchissante et diurétique.

ALICANTE (Vin d'). Vin d'Espagne, justement renommé pour ses qualités stomachiques et toniques. On vend sous ce nom, des vins fort remarquables, qui se récoltent dans les provinces de Valence et du Murcie; ils sont corsés et généreux, leur parfum est exquis. « L'ardeur du climat, dit M. Leclerc dans son excellente monographie, leur communique une saveur sucrée de fruit cuit et une énergie alcoolique s'écartant beaucoup du type de perfection qui rend les vins d'un usage inoffensif: aussi les bons vins d'Alicante ne se prennent qu'à petits verres et comme *liqueur*. » Ce vin échauffe et stimule d'une manière agréable les estomacs paresseux; ceux qui sont trop chauds, nerveux, irritables doivent s'en abstenir. Il est difficile de l'avoir sans falsification.

ALIMENT. Est aliment tout ce qui, introduit dans l'estomac, cède au travail de la digestion les élémens propres à réparer les pertes; — aliment léger, toute substance qui cède l'élément réparateur à un travail facile et prompt; — aliment substantiel, celui qui cède en abondance l'élément réparateur; — aliment chaud et stimulant, celui qui, indépendamment de la quantité de substance réparatrice, favorise la reproduction de la chaleur animale; — aliment rafraîchissant, celui qui jouit de propriétés opposées, et ainsi de suite. Le caractère essentiel de l'aliment est donc de contenir des substances propres à réparer les pertes dans des conditions où il les cède au travail de la digestion.

Bien qu'aucune matière alimentaire ne puisse être déclarée identiquement semblable à une autre, les alimens se rapprochent pourtant sous le double rapport du degré de réparation et de stimulation qu'ils fournissent à nos organes.

Ainsi, dans le règne végétal, en tête des substances où l'élément réparateur domine, nous trouvons la classe des *alimens féculens amilacés*. Les semences des graminées, les céréales, le riz, le millet, le sorgo, le froment, le seigle, l'avoine, l'orge, sont la fortune des peuples et nourrissent des nations entières. Les semences légumineuses, haricots, pois, fèves, lentilles, fournissent aux estomacs robustes, un aliment réparateur. D'autres semences, telles que le sarrasin, les châtaignes, etc., ont un haut degré d'importance partout où la nature du sol s'oppose à la culture des céréales. La pomme de terre, qui figure en tête des racines où domine l'amidon, rivalise d'utilité avec les céréales. Elle se développe dans presque tous les climats, de l'équateur jusqu'en Sibérie, là où le seigle et l'avoine ne croissent plus, et du bord de la mer jusqu'à 1,500 toises au-dessus; elle produit dans le même espace huit fois plus que le blé; on a même calculé qu'un arpent pouvait rendre 25,000 livres de pommes de terre et suffire à la nourriture de vingt-quatre personnes pendant un an. L'Irlandais pauvre ne vit que par elle. D'autres racines fournissent encore de l'amidon en abondance; *le tapioka, la cassave* proviennent du jatropha manioc;

l'*arrow-root*, de racines tubéreuses de diverses espèces de maranta. Toutes les racines alimentaires sont une large contribution fournie par l'Amérique. L'Asie a puisé dans la tige et la moelle de plusieurs palmiers une source abondante de nourriture amilacée; le *sagou* est l'une de ses préparations. L'alimentation, fournie par les substance où domine l'amidon est douce et abondante; mais la qualité du combustible (du sang artériel) qui en provient est peu stimulante : un grande activité de mouvement, une intensité nerveuse notable sont incompatibles avec la prédominance de ce régime. Plus de la moitié du genre humain, nourrie presque exclusivement de cette classe d'alimens, prouve la vérité de ce que nous avançons ici.

Après cette première classe de végétaux alimentaires, nous trouvons, mais à un long intervalle, les fruits richement pourvus d'un mucilage sucré; aucun d'eux ne suffirait à la nourriture de l'habitant des zones, froide ou tempérée. L'arbre à pain, il est vrai, le cocotier et le bananier fournissent aux besoins de réparation et de calorification, mais dans des milieux où la température devient un puissant auxiliaire des centres de la vie : les figues et les dattes sont encore pour quelques peuples une précieuse ressource; mais pris un à un, ou tous ensemble, ils ne sauraient entrer en parallèle avec la classe précédente. Les abricots, les prunes, les gouyaves, les melons, les ananas, les pêches, les figues, le raisin sont importans, sans aucun doute, dans l'alimentation, mais ils n'y paraissent qu'en seconde ligne, presque toujours associés à d'autres alimens. La canne à sucre et la betterave, les plus précieuses des tiges et des racines, pourvues d'un mucilage sucré, fournissent la presque totalité des sucres employés aux usages culinaires. Si, sous le rapport de l'alimentation solide, cette classe de végétaux est au-dessous de la précédente, elle reprend la supériorité pour l'alimentation liquide; c'est elle qui est la base des boissons fermentées.

Les amandes des fruits, le parenchyme charnu de l'olive, la noix, le chenevis, le lin contiennent un principe huileux qui sert à former un troisième groupe, important par son mélange aux alimens des autres classes.

Les végétaux où domine le mucilage avec quelques traces seulement de sucre ou d'amidon, tels que les différentes espèces de gomme, l'ail, l'oignon, le navet, le panais, le salsifis, la carrotte, les cardons, les choux, les asperges, etc., se rattachent à l'alimentation douce et relâchante; ils ne suffisent pas seuls à réparer les pertes du corps.

Une cinquième classe contient, avec un mucilage rare et légèrement sucré, une eau de composition abondante et un acide dominant : les fruits et les feuilles qui la composent, tels que citrons, oranges, cerises, tamarins, grenades, groseilles, etc., donnent une alimentation insuffisante, mais rafraîchissent les organes. Sous le rapport de l'alimentation solide, ils n'ont de valeur que par leur association aux végétaux des autres classes, qu'ils aromatisent et rendent plus appétissans. La matière ligneuse ou fibreuse se mêle à toutes les parties des alimens que fournissent les plantes, et concourt efficacement au grand œuvre de la digestion, par la stimulation qu'elle donne aux organes ; elle est matière excrémentitielle, comme nous l'avons vu, et, à ce point de vue, son mélange aux végétaux est une condition de leurs effets salutaires. Les alimens où la matière ligneuse domine n'ont point d'importance comme élémens de réparation, mais peuvent soutenir ou réveiller l'appétit : tels sont les radis, quelques salades, les champignons, etc. Les champignons toutefois méritent un rang à part, comme fortement azotés et donnant, par la cuisson, le principe générateur par excellence de la chaleur animale ; je veux dire l'*osmazône*.

Le règne animal fournit les alimens les plus riches en élémens de réparation et de stimulation, mais il ne forme la nourriture exclusive d'aucun peuple civilisé. Les peuples du nord, qui lui empruntent la meilleure partie de leur régime, en tempèrent pourtant l'ardeur par le suc et la substance des végétaux. Il faut cependant reconnaître de notables différences entre la chair de tel animal et celle de tel autre ; car, s'il est vrai que la chair des animaux sauvages adultes, celle du chevreuil, du lièvre, de la perdrix, du faisan, etc., sont chaudes et stimulantes à l'excès, il ne l'est pas moins que la chair de tous les jeunes animaux, celle de l'agneau, de veau, du cochon de lait, etc., sont fades, humides, relâchantes et très peu réparatrices dans les premières semaines qui suivent la naissance ; la différence n'est pas moins grande entre la chair des animaux et celle des poissons, entre la chair de certains poissons et celle de certains autres. Il résulte de cette diversité dans le degré de stimulation et de réparation que fournit la chair des différens animaux, la nécessité de les diviser en plusieurs classes.

La nourriture chaude, forte et stimulante se trouve en abondance dans la chair du bœuf, du mouton, de la chèvre, du lièvre, du chevreuil, du daim, du chamois et du cerf ; dans la chair de la grive non vidée, de l'alouette, de l'oie, du canard, du pigeon, de la caille, de la perdrix, du faisan, de la bécasse, etc. ; dans la chair du maquereau, du saumon, du thon, de l'esturgeon, etc.

Des chairs moins réparatrices, toutes douées d'un moindre degré de stimulation sont fournies par les petits des mammifères domestiques, l'agneau et le veau ; par quelques oiseaux de basse-cour, le poulet, la poule, la poularde, le chapon, le coq d'Inde (les viandes blanches), etc. ; par la carpe, le barbillon, le merlan, le goujon, la truite, etc. ; les poissons même de cette série nourrissent peu, et pour obtenir une réparation en rapport avec les viandes dont nous parlons, il faut choisir les poissons à chair ferme de l'eau douce et de la mer : ce sont le brochet, le turbot, l'elbut, la barbue; les trois derniers surtout sont chauds et délicats. Le lait des mammifères tient, comme la chair des animaux qui précèdent, au régime doux, léger et substantiel.

La chair du porc, si précieuse à l'habitant des campagnes, ainsi que son sang et sa graisse, forme, avec tous les oiseaux de mer, avec quelques poissons, tels que l'anguille, le mulet, etc., une classe d'alimens lourds, indigestes et relâchans pour les estomacs débiles des citadins. Le sel, les aromates, la fumée et l'exposition prolongée à l'air donnent pourtant à la chair du porc plus de stimulant, comme il arrive dans les jambons bien préparés.

La plupart des poissons offrent aux organes de la digestion, avec une stimulation assez puissante, une réparation faible; et chez les personnes accoutumées à la viande, ils ne produisent qu'une réparation de peu de durée. Pourtant la merluche, la morue, par la fermeté de leur chair, et la plupart des coquillages, les crabes, les homards, les moules, etc., mériteraient d'être rapprochés des groupes précédens, si leurs qualités indigestes ne les en isolaient.

Avec les poissons blancs d'eau douce, la chair des animaux trop jeunes offre une réparation insuffisante et beaucoup moindre que les végétaux de la première série, seuls ou combinés à ceux de la seconde. Les condimens ont pour objet de donner aux alimens tirés des deux règnes des qualités appropriées, d'en rendre le goût plus agréable et la digestion plus facile : quelques-uns, tels que le poivre, le sel, le vinaigre, le sucre, sont devenus de première nécessité (*Voy.* CONDIMENS). Sous l'influence des condimens, des combinaisons plus ou moins heureuses, des préparations variées à l'infini, le cuisinier donne aux alimens des qualités nouvelles. Le plus grand nombre ne devient facilement digestible, alimentaire même qu'à cette condition. La classification que nous avons établie précédemment n'a rapport qu'aux qualités qui ressortent de leur constitution. Ainsi, par leur nature, certains alimens produisent de bon sucs et peu de matière excrémentitielle : ce sont, entre autres, le pain de froment pur, frais, bien fermenté et bien cuit, ainsi que les chairs des deux premières séries. D'autres sont moins nourrissans : tels que les poissons de la dernière classe, les animaux trop jeunes ou trop vieux, les fruits pauvres en mucilage sucré et en matière amilacée.

Il nous reste à tracer les différentes natures d'alimentation qui résultent de la réunion des groupes deux à deux, trois à trois, etc., conformément aux habitudes des peuples des régions tempérées où nous vivons (*Voy.* RÉGIME ALIMENTAIRE).

ALISE, fruit de l'alisier, âpre et astringent, devient d'un goût assez agréable, avec une chair pâteuse, lorsqu'il a été mûri sur la paille. Les enfans aiment ce petit fruit qui sert à faire avec l'eau une boisson assez salutaire pour les habitans de la campagne ; on peut en retirer par la fermentation une liqueur spiritueuse.

ALOSE. Nous mangeons ce poisson au printemps, époque à laquelle il remonte les rivières ; il est alors plus tendre, plus gras, plus savoureux et de plus facile digestion : grillé et placé sur du beurre manié de fines herbes, ou bien sur l'oseille, c'est un excellent aliment. Si l'alose n'est pas fraîche, elle a un goût âcre, elle irrite les gencives ; salée, elle ne convient qu'aux estomacs robustes des ouvriers.

Ce poisson succulent est un peu lourd, et les personnes dont l'estomac et les intestins sont délicats ou irritables, en doivent user avec réserve. — Une autre raison doit déterminer les mêmes personnes à ne faire un usage exclusif, ni de ce poison, ni d'aucun autre, c'est que la quantité de réparation offerte par un volume donné de poisson, n'est pas suffisante pour entretenir la santé, et qu'un volume plus considérable amène la surcharge. — Pour peu que ces personnes se livrent à une vie active et se portent bien, elles doivent réunir le plus haut degré de réparation, sous le plus petit volume ; en d'autres termes, la viande de bonne qualité est la seule base posible de leur régime.

ALOUETTE. Ce petit oiseau, jeune, tendre et gras, est un aliment léger, substantiel et chaud ; sa chair, dit Aulagnier, nourrit bien, donne un bon suc et est digérée par tous les estomacs ; grillée, rôtie, sautée au beurre, elle possède toutes ces qualités. Mais en salmis ou avec toute autre sauce, elle perd de sa saveur et convient moins aux constitutions délicates et maladives.

AMANDE. Nom de la semence de tous les arbres à noyaux : on dit une amande de pêche, une amande d'abricot, etc. Pourtant le mot *amande*, seul, signifie plus particulièrement le fruit de l'amandier commun. On connaît les amandes douces et les amandes amères ; les premières contiennent une huile fixe, abondante, (l'huile d'amandes douces), de l'albumine, un suc liquide, de la gomme et de l'eau ; les secondes réunissent à ces élémens de composition, de l'acide prussique, et une huile volatile, âcre, à laquelle elles doivent, ainsi qu'à l'acide prussique, des propriétés délétères : mêlées en petite quantité à des matières alimentaires, elles leur communiquent un goût agréable, c'est ce que tout le monde a observé dans les macarons et les massepains ; plusieurs liqueurs de table leur doivent un arome délicat ; mais seules, elles ne peuvent être considérées comme aliment. — Il n'en est pas de même des amandes douces, d'un goût agréable, de propriétés rafraîchissantes, elles nourrissent beaucoup, mais souvent elles chargent l'estomac. — Ces fruits, mangés frais ou secs, partagent avec les noisettes et les noix la sympathie de l'ami de la table et du bon vin ; ils occupent agréablement et excitent à boire. — L'homme sage doit y prendre garde, dit notre savant ami, le docteur Roques. Les amandes douces entrent dans un grand nombre de bonbons et de pâtisseries : biscuits, macarons, nougats, gâteaux, dragées, pralines, etc. (*Voy.* le *Pâtissier parisien* de Carème, le *Conservateur* et le *Traité de l'office*). Les amandes douces pilées dans un mortier avec le sucre et étendues d'eau, donnent une boisson des plus agréables qui se recommande par ses propriétés adoucissantes et calmantes ; voici la manière de préparer cette boisson que l'on nomme lait d'amandes : Prenez 30 grammes d'amandes douces, que vous dépouillez de leur tégument, après les avoir fait macérer quelques instans dans l'eau tiède ; pilez ces amandes dans un mortier avec 30 grammes de sucre, et ajoutez peu-à-peu 500 grammes d'eau ; passez au linge, et aromatisez la liqueur à votre goût. — L'*amandé* ou lait d'amande, peut être fait avec l'eau ou la décoction d'orge.

AMBRE *gris.* Substance odorante, qui répand une odeur vive et agréable, lorsqu'on la jette sur du charbon allumé. L'ambre n'est point un aliment, mais simplement un condiment excitant et aphrodisiaque. On en fait des liqueurs, des pommades. — Brillat Savarin en a fait plusieurs fois l'essai sur quelques amis dont l'amour avait épuisé les forces (Voy. *les classiques de la table*).

AMBRETTE (poire d') *Voy.* POIRE.

AMER. Le goût amer est un de ceux qui détournent de l'usage des substances que l'on aurait crues alimentaires. — Les *amers*, si l'on en excepte la chicorée, n'entrent pas dans le régime alimentaire, ils sont toniques et échauffans.

AMIDON. Poudre blanche sans saveur et inodore, craquant sous les doigts, insoluble dans l'eau froide, composée d'une multitude de grains arrondis, isolés, de forme et de dimension variables, susceptibles de s'éclater dans l'eau chaude et de s'y dissoudre en l'épaississant. L'amidon ou fécule, élément de réparation par excellence, tiré du règne végétal, donne aux grains et aux racines de la première classe, leurs qualités alimentaires. — La fécule fait la base des farineux qui servent à la nourriture, et ils sont plus ou moins nourrissans, selon qu'ils en contiennent plus ou moins ; les globules ou utricules qui contiennent l'amidon ne sont digestibles qu'autant qu'ils ont été éclatés par la chaleur humide, ou écrasés ; dans cet état, ils donnent l'alimentation douce, éminemment réparatrice (*Voy.* FÉCULE).

ANANAS. Ce fruit doit à un mucilage sucré mêlé à une grande quantité d'acide citrique des propriétés rafraîchissantes ; on le mange cru ou coupé par tranches, saupoudrées de sucre et arrosées de vin. Les Indiens en font des confitures et des gâteaux d'un goût exquis. — Son suc fermenté donne un vin agréable, mais enivrant. — Originaires de l'Amérique méridionale, des Indes orientales et de l'Afrique, ces fruits perdent beaucoup de leur douceur et de leur arôme lorsqu'ils sont cultivés dans nos climats. — L'ananas est imprégné d'un suc corrosif, qu'on lui enlève par une ou deux heures de macération dans l'eau-de-vie sucrée, on en fait des gelées, des glaces, des crèmes, etc.

ANCHOIS. Petit poisson de mer dont la chair grillée est délicate et de facile digestion. — Confit dans le vinaigre et le sel, il devient un assaisonnement qui excite la soif et l'appétit.—Il ne convient pas alors aux estomacs délicats, aux tempéramens chauds et irritables.

ANDOUILLE. Hachis de fraise de veau et de chair de porc, relevé par les fines herbes, le poivre, le sel et autres condimens chauds, et renfermé dans des boyaux de cochon. La graisse que l'andouille contient en abondance la rend d'une digestion difficile ; les condimens, dont l'objet est de stimuler l'estomac, lui communiquent des qualités échauffantes. Cet aliment, associé aux légumes cuits à l'eau, se digère plus facilement. La chair de veau hachée et roulée en ovale, forme *l'andouillette*, qui ne doit ses propriétés échauffantes qu'aux condimens qu'on y ajoute.

ANGÉLIQUE. Les tiges de l'angélique, imprégnées d'une huile essentielle et d'une gomme-résine très aromatique, sont employées par les confiseurs à la préparation d'une conserve d'un goût agréable, qui donne du ton à l'estomac et parfume la bouche. On fait avec l'angélique des liqueurs chaudes et agréables. Sous quelque forme qu'on l'introduise dans l'estomac, elle l'échauffe et le stimule.

ANGOBERT (poire d'). *Voy.* POIRE.

ANGUILLE. Ce poisson gras, d'une chair visqueuse, et pourtant d'un goût agréable, ne peut convenir aux estomacs faibles ou irritables ; les condimens de haut goût, à l'aide desquels on essaie de le rendre moins indigeste, sont, pour les personnes qui ont souffert des organes de la digestion, un motif de plus de s'en abstenir (*Voy.*, sur les diverses manières de la préparer, *l'art de la cuisine au* XIXᵉ *siècle*). Quelques jours de sel diminuent la viscosité de l'anguille et la rendent plus légère. « Elle ne convient, dit Aulagnier, qu'aux estomacs robustes et aux personnes qui exercent leurs forces. »

ANIS. Semence chaude, stimulante et stomachique, qui doit à une huile essentielle le goût qui la caractérise. On dit que l'anis fortifie, chasse les vents et pousse aux urines. La première propriété se réalise sur les phlegmatiques, la seconde est douteuse, et la troisième est imaginaire ; ajouté en très petite quantité au thé, il lui communique un montant agréable. L'anis est défendu aux tempéramens chauds et irritables, aux constitutions maladives. L'eau, l'anis, l'alcool et le sucre entrent dans la composition de l'*anisette*; l'anis sert à préparer plusieurs autres liqueurs (Voy. *le conservateur*) ; toutes participent des propriétés de cette semence et doivent être prises très modérément par toutes les personnes irritables ou à sang trop chaud.

APÉRITIF. On appelle apéritifs, les alimens et les médicamens qui ouvrent la voie aux sécrétions, rétablissent, activent celles de la bile, de l'urine, etc. De ce nombre sont les asperges, le persil, etc.

APHRODISIAQUE. Qualification de toute substance alimentaire ou médicamenteuse qui porte au rapprochement des sexes. Tous les aphrodisiaques sont chauds et stimulans; on attribue cette propriété à beaucoup d'alimens et de condimens où elle me paraît douteuse, entre autres aux truffes, aux champignons, à l'opium, à la vanille, à la canelle, à l'ambre gris, aux huîtres, aux poissons, etc. Le meilleur aphrodisiaque est un bon régime, suivi avec intelligence, même par les personnes dont le sens génital est languissant.

API (pomme d') *Voy.* POMME.

ARBOUSIER. Arbre qui croît dans nos provinces méridionales et donne un fruit de la grosseur et de la couleur d'une cerise. D'un goût assez agréable, ce fruit donne une eau-de-vie de bonne qualité.

AROMATE se dit du parfum et de la plante qui l'exhale. Nous disons une substance aromatique, lorsqu'elle répand une odeur forte et agréable : les aromates existent dans les racines, le tronc, l'écorce, les feuilles, les fleurs et les fruits des végétaux. Le but qu'on se propose, en ajoutant des aromates aux alimens, est d'en relever le goût et de leur communiquer des propriétés stimulantes. *Voy.* CONDIMENS.

AROW-ROOT. Fécule qu'on retire des tubercules de la racine de plusieurs arbres, en Amérique et aux Indes orientales; on en fait de bons potages. On l'a dite moins riche en principes nutritifs que la fécule de pomme de terre : on a eu tort, je crois, ou du moins, l'expérience sur laquelle on a assis cette opinion n'a point la valeur qu'on voudrait lui donner. — On a mis 5 décigrammes de fécule de froment dans 60 grammes d'eau bouillante, et on a obtenu une colle assez consistante; on a fait la même expérience sur la même quantité de fécules de pommes de terre, et l'on a obtenu le même résultat; enfin, on a versé 60 grammes d'eau bouillante sur la même quantité de fécule d'arow-root, et, parce qu'on n'a obtenu, dans ce dernier cas, qu'une eau légèrement mucilagineuse, on en a conclu que la fécule d'arow-root nourrit moins que les deux autres. Cette conclusion n'a rien de sérieux ; pour s'en convaincre, il suffit de poursuivre la cuisson : tandis que le potage d'arow-root s'épaissira, celui de fécule s'éclaircira de plus en plus et tournera en eau, comme disent les ménagères : la conclusion contraire serait plus rigoureuse. La chimie, qui considère toutes les fécules comme identiques, prouve bien peu, pour ce qui regarde le régime alimentaire. Chaque fécule se comporte à sa manière à la cuisson et donne une nature de réparation particulière. La fécule d'*arow-root* est une des meilleures : alimentation douce, réparatrice pour les convalescens, les estomacs délicats et les personnes sédentaires.

ARTICHAUT. Il se mange cru, avec le sel ou à la vinaigrette ; mais, comme toutes les crudités, il fatigue l'estomac et doit être retranché du régime des sédentaires, des personnes qui n'ont pas l'estomac solide. Cuit, l'artichaut doit à un mucilage assez dense ses qualités nutritives ; il fournit un aliment très légèrement stimulant d'une saveur agréable. On l'a dit aphrodisiaque : il l'est probablement comme tous les alimens sains, qui se digèrent bien. Comme beaucoup d'autres légumes, l'artichaut doit surtout ses qualités stimulantes et réparatrices à la manière dont on le prépare : farci de viandes succulentes et nourri convenablement par la cuisson lente, il devient un mets de haut goût, éminemment réparateur (Voy. *les cuisiniers*).

ASPERGE. Elle contient de l'albumine, une fécule verte, un principe volatil, une matière sucrée, un principe cristallin, ainsi que quelques sels. L'asperge est assez nourrissante, elle offre un aliment doux, délicat et de facile digestion ; elle entre dans les potages, les ragoûts et les garnitures : le plus ordinairement, on la sert à l'entremets, soit à la sauce blanche, soit en pointe seulement, à la façon des petits pois, soit à l'huile et au vinaigre. Ce légume, qui communique aux urines et à la transpiration une odeur désagréable, produit, dans certaines nuances d'irritation chronique des intestins, une débilitation et un sentiment de courbature qui doivent le faire rejeter. On attribue aux asperges une action sédative sur la circulation ; rien de bien démontré à cet égard. Aulagnier pense qu'elle nourrit plus que les autres légumes, qu'elle excite l'appétit, tient le ventre libre et fait couler les urines.

ASSAISONNEMENT. *Voy.* CONDIMENS.

AUBERGINE. On a supposé à ce fruit des propriétés vénéneuses qu'il n'a pas. Seulement il a besoin d'un degré de maturité complet, sans lequel il est âcre, indigeste. C'est un fruit des pays chauds, qui ne parvient point à sa maturité dans notre climat de Paris, s'il n'est l'objet de soins particuliers. L'aubergine appartient à l'alimentation douce, peu réparatrice et rafraîchissante ; les condimens de haut goût, qui l'accompagnent le plus souvent, en neutralisent les propriétés bienfaisantes. Lorsqu'elle sort du rang où nous la plaçons comme aliment, elle le doit à la richesse et à la variété de la cuisson.

AUVERNAT. Espèce de raisin. *Voy.* RAISIN.

AVOINE. Son gruau donne un bon aliment. L'avoine mondée, cuite dans du lait, avec addition d'amandes douces et de sucre, fournit une nourriture réparatrice de facile digestion, utile aux enfans et aux valétudinaires.

AZEROLE. Appelé pommette dans le Midi, ce fruit charnu, d'un goût acidule, est quelque peu astringent et lourd. On en fait de bonnes confitures (*Voy.* le *Traité de l'office*, de M. Étienne).

B

BAMBOU. Ses jeunes pousses, pourvues d'une moelle sucrée, sont alimentaires.

BANANE. Fruit du bananier, à chair pâteuse, sucrée, aigrelette, qui se mange cru ou cuit. La banane fournit une nourriture abondante, saine et agréable. Le vin qu'on fait avec la banane est une bonne boisson alcoolique.

BARBEAU. Poisson de rivière, à chair blanche, un peu molle, assez bon lorsqu'il est gros : les œufs de barbeau, comme ceux de brochet, doivent à une matière grasse de saveur âcre, des propriétés purgatives et vomitives : il faut s'en abstenir.

Le barbeau doit être rangé parmi les poissons qui donnent une alimentation de stimulation moyenne et peu substantielle.

BARBE DE CAPUCIN. Espèce de chicorée qui se mange en salade et nourrit fort peu. Elle doit à un principe amer, des propriétés toniques qui la rendent de facile digestion pour les estomacs solides. Elle est interdite, comme les autres crudités, à toutes les personnes qui offrent une grande irritabilité des organes de la digestion ou bien une diminution dans leur force contractile. Cette salade, comme toutes les autres, macérée dans le suc des viandes rôties, et mêlée à leur substance par la mastication, se digère beaucoup mieux. Le malaise et les douleurs qui résultent de l'usage de la salade, dans les cas d'irritation chronique de quelque point du canal digestif, se manifestent à des époques plus ou moins éloignées de celle du repas, selon le point malade. (*Voy.* le chapitre des rapports sympathiques entre les différentes parties de l'appareil digestif).

BARBUE. Ce poisson rivalise avec le turbot pour la blancheur et la délicatesse de la chair ; il est d'un goût excellent : une barbue de moyenne grosseur, bien tendre et cuite à point, est un plat de choix qui nourrit bien et rallume les foyers de calorification. Elle ne peut cependant suffire seule à l'alimentation chez les personnes dont les organes digestifs, affaiblis par les états chroniques prolongés, réclament le plus haut degré de réparation sous le plus petit volume.

BARTAVELLE. Perdrix rouge de la plus grosse espèce. *Voy.* PERDRIX.

BAVAROISE. Composée d'eau chaude ou de lait chaud et d'un sirop adoucissant (capillaire, guimauve, mauve, gomme, etc.), cette boisson, par sa température et sa composition, produit sur les bronches irritées un très bon effet. Dans les rhumes commençans, elle assoupit la faim et permet de continuer la diète, qui est, dans ce cas, le médicament pectoral par excellence.

BÉCASSE. Grasse et tendre, la bécasse est un oiseau d'un goût exquis : sa chair, noire, donne une nourriture éminemment chaude, stimulante et réparatrice. Ainsi que tous les autres gibiers, elle doit être *prise à point*, convenablement faisandée, et non pourrie, comme se l'imaginent les gens qui ne savent conserver en rien la mesure. Il y a un degré que chaque gibier doit atteindre *lentement*, une sorte de fusion des sucs que complète la cuisson ; c'est là ce qui fait la véritable venaison. Passé ce degré, la bécasse est de la chair en décomposition ; en manger est une action inintelligente. Le Groënlandais se nourrit parfois de poisson fermenté : on le lui pardonne, parce qu'il lui faut de la stimulation à tout prix. Aulagnier la trouve de digestion difficile, la défend aux estomacs délicats et ne la permet qu'aux gens qui font de l'exercice. Expérimentée, à mainte reprise, sur nous même et sur les autres, elle nous a paru assez facile à digérer ; et nous ne la défendrions aux personnes sédentaires qu'en vue de ses qualités chaudes et stimulantes. Les viandes ni trop grasses, ni trop dures, simplement rôties, grillées ou bouillies et peu condimentées, sont en première ligne dans le régime des personnes bien portantes ; elles donnent aussi les résultats les plus nets pour celles qui souffrent de quelque maladie chronique : c'est au médecin ou bien au malade qu'il appartient de déterminer par voie expérimentale, celle qui donne le degré voulu de stimulation. Quant à la bécasse, elle est un aliment convenable pour produire la réparation chaude et bien nette, deux qualités précieuses.

BÉCASSEAU. Oiseau des marécages, d'un goût agréable et d'une digestion assez facile.

BÉCASSINE. Elle a la chair plus délicate que la bécasse, et se digère facilement ; elle rentre, comme elle, dans la classe des alimens chauds et stimulans par leur nature.

BECFIGUE. Ce petit oiseau est à point pour la graisse dans le courant de l'automne. Alors sa chair est excellente et de facile digestion (Alimentation chaude). Le becfigue, l'ortolan, la grive et les autres petits oiseaux gras, qui se mangent en quelques bouchées avec une partie des os, donnent des qualités de sucs qui excitent et réchauffent les estomacs délicats, mieux qu'aucune autre nourriture.

BEIGNET, pâte cuite dans une friture de beurre ou d'huile et servant d'enveloppe à des tranches de fruits le plus souvent : c'est un aliment difficile à digérer comme toutes les pâtes frites ; beignets d'abricot, beignets au blanc-manger, beignets au fromage, beignets de pomme, etc., ont tous le même défaut à des degrés différens. On les accuse avec raison d'occasionner des vents et des aigreurs. Il faut avoir un estomac robuste, ou bien en manger avec réserve.

BERGAMOTTE. Espèce de poire. *Voy.* POIRE.

BETTERAVE. Mêlée à la salade, elle est d'un goût agréable, rafraîchissante et relâchante.

BEURRE. Matière grasse du lait, de la plus grande importance comme assaisonnement pour le poisson et les légumes. Mangé seul, il a les mêmes inconvéniens que les autres matières grasses ; il émousse l'appétit, occasionne des nausées et lâche le ventre. Le beurre est profondément modifié par le régime que suivent les vaches ; plus coloré et plus savoureux au mois de mai, il pâlit et perd de son arôme en hiver, il rancit facilement, et dans cet état communique aux alimens un goût désagréable. On sale et on fond le beurre pour le conserver, ou bien on le soumet en vase clos à une température de **70 à 80°** (*Voy.* le *Conservateur*). Il n'y a point de bonne cuisine sans beurre frais et fin.

BEURRE DE CACAO. Matière grasse qui se trouve dans l'amande de cacao et donne au chocolat ses propriétés douces et onctueuses ; trop abondant, le beurre de cacao rend le chocolat indigeste.

BEURRÉ. Poire de beurré. *Voy.* POIRE.

BIÈRE. Boisson fermentée, faite avec l'orge et le houblon. D'autres céréales peuvent également servir à sa confection ; il y en a un grand nombre de qualités dépendant de la quantité et de la qualité des grains, de la manipulation, du degré de la cuisson, etc. La bière double exige plus de grain pour sa fabrication. La bière la plus légère est blanche ou pâle, d'un montant agréable et piquant. Lorsqu'elle est bien digérée, elle engraisse, rafraîchit et calme ; elle convient par conséquent aux tempéramens chauds et irritables. Les bières de France sont légères, et les moins alcoolisées de nos boissons. La bière gâtée, et surtout passée à l'acide, trouble la digestion et produit des coliques.

BIGARADE. Orange amère dont le jus s'emploie pour assaisonner les viandes, comme le vinaigre, le verjus et le jus de citron; mûre, elle se confit.

BIGARREAU ou GUIGNE. Fruit indigeste à cause de sa texture interne et de la résistance de sa peau.

BISCOTIN. Pâtisserie sèche, d'un goût agréable et de facile digestion (Alimentation douce et réparatrice).

BISCUIT. Pâtisserie délicate, légère, nourrissante et de facile digestion : la farine, le sucre, les œufs et quelques aromates entrent dans sa composition; la mie trop abondante le rend moins facile à digérer. (*Voy.*, pour la confection des différens biscuits, *le Pâtissier de Carême* et *le Traité de l'Office* de M. Étienne).

BISCUIT DE MER. Pâte de farine de froment cuite et desséchée au four pour les voyages de mer. Tant qu'il n'est point avarié, le biscuit de mer donne une alimentation douce et réparatrice, beaucoup moins agréable cependant que le pain.

BISET. Pigeon sauvage. *Voy.* PIGEON.

BISHOP. Liqueur tonique et stomachique : le vin, le sucre et le jus d'orange en sont les ingrédiens; le bishop ne convient qu'aux estomacs solides; sa qualité varie comme celle du vin qui sert à le préparer : au point de vue hygiénique, le vin seul est préférable.

BISQUE. Potage composé de purée, où entrent tantôt les écrevisses, les champignons, le poisson, tantôt le gibier ou la volaille; il nourrit beaucoup, se digère assez bien, mais il appartient à l'alimentation chaude et stimulante à l'excès. Malheureusement, il entre le plus ordinairement dans le régime des personnes qui font peu de pertes, et marche avec une alimentation trop riche et trop substantielle. On peut, pour cette raison, le considérer comme acheminant aux maladies que fait naître la stimulation disproportionnée : mieux vaut un bon potage où le bouillon reçoit du pain, des racines tendres ou des pâtes.

BLANC-MANGER. Gelée animale tenant en dissolution du sucre, une émulsion d'amandes, et aromatisée d'eau de fleurs d'oranger et d'huile essentielle de citron : les amandes et la gelée animale, qui en sont la base, rendent cet aliment difficile à digérer pour certains estomacs; il est, d'ailleurs, d'un goût agréable, et se rapporte à l'alimentation moyenne.

BLANQUETTE. Vin blanc, léger et délicat : la meilleure blanquette est celle de Limoux. Le peu de durée de sa stimulation, son joli bouquet, en font un vin de dames : de toutes les boissons fermentées, c'est pour elles, la sensualité la moins dangereuse. *Voy.* VINS.

BLANQUETTE. Poire blanquette. *Voy.* POIRE.

BLANQUETTE. On donne ce nom à plusieurs mets assaisonnés d'une sauce blanche : on fait des blanquettes de veau, des blanquettes d'agneau, des blanquettes de poulet, etc. La nature de la sauce et la qualité des viandes rangent ordinairement les blanquettes dans l'alimentation douce et réparatrice. Lorsque les blanquettes n'ont point été condimentées par un praticien gascon, elles sont douces et moelleuses; dans le cas contraire, elles sont riches et stimulantes. Les blanquettes les plus douces pourtant ne remplacent pas les viandes simplement grillées, bouillies ou rôties pour les estomacs affaiblis ou malades.

BOEUF. La chair du bœuf, tendre, grasse et cuite à point, est la plus importante et la meilleure de toutes les viandes qui appartiennent au régime chaud. Rôtie et grillée, elle est plus forte et plus stimulante; bouillie, elle est plus douce et convient à plus d'estomacs. Le genre de vie actif qui entretient l'énergie contractile des organes digestifs y trouve la réparation et la stimulation fortes; mais les estomacs affaiblis par la vie sédentaire en sont fatigués; les constitutions maladives y puisent une calorification trop puissante et le réveil des points douloureux.

BOISSON. Nom donné aux liquides destinés à étancher la soif, à étendre les alimens et à réparer les fluides du corps. L'eau, la bière, le cidre, le vin sont les principales boissons; lorsque les boissons sont de bonne qualité, aucune d'elles n'est *absolument* ni salutaire ni dangereuse; leurs qualités sont relatives au genre de vie et à toutes les autres circonstances qui font varier la quantité et la nature des pertes. Celui qui dépense ses forces en exercices prolongés, a besoin de la stimulation des boissons fermentées; celui qui se livre à un exercice modéré ou qui reste immobile, trouve en elles une calorification au moins inutile. C'est à l'occasion des boissons surtout que le corps humain peut être considéré comme un foyer de combustion; car de toutes les substances dont nous faisons notre nourriture, il n'en est pas qui donne au combustible (le sang artériel) une excitation plus soudaine ni plus vive. L'habitude, je le sais, rend nécessaire une stimulation dont les commencemens ont souvent exposé la vie; pourtant, si l'on a dépassé pendant des années la mesure de l'excitation, on se trouve bien de la réduire par degrés. Il n'y a pas de raison sérieuse pour l'homme et la femme qui se portent bien d'user d'autres boissons que l'eau, si les pertes par le mouvement du corps sont faibles ou nulles; celui qui s'appliquerait cette simple indication se mettrait à l'abri de beaucoup de maladies. Le choix des boissons est une affaire capitale pour les constitutions maladives et pour les personnes qui souffrent d'une irritation chronique de quelque point du canal digestif : telle personne doit boire de l'eau, telle autre de l'eau étendue d'un vin léger et chaud, telle autre de l'eau étendue d'un vin moins alcoolisé, telle autre de la bière, telle autre un peu de vin pur et généreux ; telle personne doit boire beaucoup, telle autre peu. J'ai vu souvent de rapides améliorations de la santé uniquement dues à la détermination exacte de la quantité et de la qualité des boissons : mal choisies, elles perpétuent et aggravent les états de langueur ou d'irritation.

BOLET. *Voy.* CHAMPIGNON.

BONBON. Toutes sortes de friandises faites avec du sucre. Si l'on excepte quelques bonbons aromatiques et stomachiques, les sucreries sont au moins des superfluités : un grand nombre d'enfans leur doivent des dérangemens de la digestion; jamais utiles, souvent nuisibles, ils les empâtent et les dégoûtent des alimens simples. Je les exclus absolument de leur régime alimentaire.

BON-CHRÉTIEN. Poire de bon-chrétien. *Voy.* POIRE.

BONITE. Poisson dont la chair, quoique plus délicate que celle du thon, est encore de difficile digestion. *Voy.* POISSON.

BONITOT. Autre poisson, moins gros, d'une chair délicate et de facile digestion.

BONNET. *Voy.* CHAMPIGNON.

BOUDIN. Le boudin noir, dont tout le monde connaît la composition, est un aliment de difficile digestion par la graisse, par le sang coagulé; il ne convient qu'aux estomacs robustes, aux personnes qui font un grand exercice : les pesanteurs d'estomacs, les renvois désagréables, les aigreurs viennent souvent à la suite de son usage. — Le *boudin blanc* bien préparé est d'assez facile digestion.

BOUILLI. Le bœuf qui a servi à faire le bouillon gras s'appelle bouilli; il a perdu la moitié de son poids et la meilleure partie de ses qualités stimulantes : c'est une nourriture saine, appartenant à l'alimentation moyenne, qui se digère assez facilement. Les jeunes volailles bouillies qui se mettent dans la marmite une heure ou une heure et demie avant que le bouillon ne soit fait sont succulentes, légères, nourrissantes, et de très facile digestion.

BOUILLIE. Farine délayée et cuite dans le lait, nourriture douce et substantielle.

BOUILLON. Produit de la décoction de la viande ou des légumes dans l'eau. Selon l'espèce de viande, on a *bouillon de veau, de poulet, de mouton, de bœuf, de tortue, de grenouille*; selon l'espèce de légumes, on a *bouillon aux herbes, bouillon dépuratif*, etc. Lorsqu'on dit simplement : Donnez-moi *du bouillon, une tasse de bouillon, du bouillon gras*, on entend dans le centre et au nord de la France le bouillon de bœuf et rien autre chose; c'est bien le bouillon par excellence. En effet, le bouillon de veau, surtout de jarret, est une tisane, et aussi le bouillon de jeune poulet; le bouillon de mouton est aigrelet, légèrement âpre, et souvent laxatif; le bouillon de gélatine est une médecine et non un aliment ; il en est de même des bouillons végétaux.

Le bouillon fait avec la chair de bœuf seule, ou bien avec le bœuf et la poule, est un des alimens les plus sains ; il nourrit, échauffe et stimule par l'osmazône qu'il contient. — Le bon bouillon de bœuf, rapproché, consommé, a du corps et n'offre point les œils de la graisse qui fatiguent l'estomac, donnent des aigreurs et ne nourrissent pas.

BRANDADE. Mélange de morue pilée au mortier, d'ail et d'huile ; c'est un mets fort estimé en Provence, mais échauffant et lourd, comme tous les autres de sa classe ; il demande un estomac robuste et l'exercice du corps.

BREDDE. Nom donné à la tige de différens végétaux bouillis, et que l'on assaisonne comme les légumes herbacés. On mange des breddes de chou, d'oseille de Guinée, de pourpier, d'épinards, de citrouille, de houblon, etc. — Les breddes appartiennent à l'alimentation relâchante et peu réparatrice.

BRÊME. Poisson à chair blanche, délicate, mais grasse et de difficile digestion.

BRIGNOLES. Prunes desséchées qui viennent de Brignoles. *Voy.* PRUNES, PRUNEAUX.

BRIOCHE. Faite avec du beurre fin, des œufs frais et de la farine de première qualité, cette pâtisserie est d'un goût fort agréable et nourrit bien, mais à moins qu'elle ne soit bien cuite, elle est indigeste et occasionne des aigreurs (alimentation substantielle et douce).

BROCHET. Poisson à chair blanche et compacte, parfois visqueux et indigeste, surtout lorsqu'il vient des étangs. Le brochet de rivière est d'un goût plus agréable, d'une digestion plus facile ; toujours un peu fade, il a besoin d'être relevé par les assaisonnemens : son foie est estimé, ses œufs produisent des superpurgations (alimentation moyenne et chaude). — Le petit brochet que l'on appelle brocheton, est délicat et tendre, de facile digestion, au beurre ou en friture.

BROCOLI. Espèce de chou. *Voy.* CHOU.

BRUGNON. Pêche, à peau non velue, à chair plus ferme et de plus facile digestion que les autres variétés. *Voy.* PÊCHE.

C

CABILLAUD. Morue fraîche, d'un goût agréable, d'une chair tendre et de facile digestion ; toutes les fois que l'état du canal digestif n'exige pas le plus haut degré de réparation, sous le plus petit volume, ce poisson comme tous ceux de première qualité, fournit une alimentation suffisante. *Voy.* MORUE.

CABU. Chou pommé. *Voy.* CHOU.

CACAO. Amande du *théobromacacao*, qui sert à la confection du chocolat (*voy.* ce mot); son huile ou beurre peut servir de cosmétique. — L'amande de cacao, mangée seule, appartient à l'alimentation lourde et incrassante.

CACHOU. Cette résine d'un goût doux-amer, de propriété astringente, n'est pas sans importance dans le gouvernement des estomacs paresseux ou affaiblis, auxquels il redonne du ton. — Je l'ai souvent employée avec avantage chez les personnes qui étaient fatiguées de nausées habituelles; chez celles qui avaient perdu l'appétit ou qui digéraient difficilement : je ne précise rien sur les conditions favorables à son emploi; les médecins doivent les déterminer.

CAFÉ. C'est le nom de la graine du cafier; c'est aussi le nom de la liqueur qui se fait avec cette graine torréfiée.

CAFÉTERIE ou CAFETAL. C'est le nom de la propriété où s'exploite le cafier.

Après le café d'Arabie, connu sous le nom de café moka, on place ceux de la Guyane, de Bourbon et de l'île de France, ceux de Java et de quelques colonies hollandaises; viennent ensuite les cafés de la Martinique, souvent préférés mais beaucoup moins suaves; ceux de Saint-Domingue, du Brésil et d'autres pays où la naturalisation s'est faite plus tard.

Le café donne à l'analyse, un mucilage abondant, beaucoup d'acide gallique, une résine, une huile essentielle concrète, de l'albumine et un principe volatil; à ces principes se joignent ceux que l'on trouve dans la plupart des végétaux : la chaux, la potasse, le charbon, etc.

Peyssé y a trouvé un acide particulier nommé cafique ou kinique.

Seguin y signale un principe amer, de l'albumine, et, outre le principe acide, une huile inodore lorsqu'il n'est point torréfié : la torréfaction y développe une huile empyreumatique amère.

Pelletier a retiré du café une substance particulière qu'il appelle *caféine.*

Le café non torréfié est dur, corné, résistant, d'une saveur âcre, amère et d'une odeur herbacée. La torréfaction y développe l'arôme suave qui rend son infusion si agréable; elle y développe même des principes qui n'existaient point auparavant : du tanin et une huile empyreumatique, à laquelle on attribue l'arôme et les propriétés excitantes de l'infusion.

Si l'on suit les phénomènes que présente la torréfaction du café à l'air libre, on le voit d'abord augmenter de volume, sous l'influence du calorique; il pétille, se colore en fauve, et laisse aller l'*arille* ou pellicule qui le recouvre. A mesure qu'il se colore, il répand au loin l'odeur qui lui est propre; une vapeur assez intense s'en exhale, le grain fume et brunit;

l'odeur acquiert bientôt plus de mordant et devient légèrement empyreu-matique; la torréfaction doit être modérée, si l'on veut conserver l'arôme et ne pas décomposer l'acide, la gomme et la résine.

La torréfaction ajoute un principe nouveau, qui est le tanin (en très petite quantité); l'infusion à froid est très aromatique, mais peu chargée de mucilage et d'acide gallique; l'infusion à chaud conserve de l'arôme, et les principes dissous y sont dans des proportions qui flattent le goût. La décoction a peu d'arôme et est fort chargée de gomme et d'acide gallique; la résine même peut s'y trouver suspendue; elle est moins agréable que l'infusion.

Le café torréfié est broyé au moulin ou pilé au mortier. — Comment le préparer ? — Nous rejetons la décoction comme procédé grossier. — En effet, que veut l'amateur de café? — Il veut que son café conserve tout l'arôme et que cependant il ait du *corps;* pour atteindre ce double but, la décoction est mauvaise, nous l'avons dit, l'infusion rapide serait insuffisante. D'autre part les Orientaux, qui nous ont précédé dans l'usage du café, ont recours à un moyen qui ne serait pas du goût de nos gastronomes : il consiste à réduire d'abord le café en poudre impalpable dans un mortier et à jeter cette poudre dans l'eau bouillante. Après une infusion de quelques minutes, ils prennent le café avec le marc et ordinairement sans sucre; pourtant les plus entendus le sucrent, dit-on, légèrement, et s'en trouvent bien. Le *café à la sultane* est préparé par infusion, non avec la fève, mais avec son enveloppe extérieure soumise à une légère torréfaction.

L'infusion lente reste comme le moyen le plus sensé de préparer le café ; et l'on y devra joindre le soin de le réchauffer ou de le mijoter, si l'on veut qu'il ait toute la qualité désirable. — *Réchauffer le café* préparé avec la graine nouvellement torréfiée et broyée, ce n'est point le pousser de feu et le porter à l'ébullition; c'est le placer sur les cendres chaudes ou le tenir à une certaine distance du feu, dans une cafetière d'argent bien close, sans jamais l'exposer à bouillir.

Il faut qu'au moment de le servir, il frémisse seulement et soit ainsi très chaud pour posséder toutes ses qualités digestives. — *Le mijotage*, ou bien *un coup de feu vif*, marient, combinent les principes encore un peu isolés du café, ils en font le bouquet. Ils dégagent du café l'huile volatile et essentielle, ils lui donnent le fini. — Pendant le mijotage, il se sépare du café une substance résineuse, âcre et amère, tenue en dissolution, qui se suspend et tombe sous forme pulvérulente : on l'aperçoit quelquefois au fond de la tasse; les cafetières destinées à faire bouillir habituellement le café en offrent une couche plus ou moins épaisse.

Réchauffer le café doucement, le mijoter ou l'exposer au feu vif, sont trois opérations qui suivent sa préparation. L'infusion se fait à l'eau chaude ou à l'eau froide : le plus souvent à l'eau chaude, dans la cafetière dite Debelloy ou Dubelloy : c'est un filtre dont la forme et différens accessoires ont été modifiés de beaucoup de manières, mais sans progrès véritables, et l'appareil primitif simplifié reste le meilleur.

La matière qui sert à la confection de l'appareil n'est point indifférente ; le fer-blanc, par exemple, qu'on emploie si souvent, devrait être exclu. En voici la raison : d'une part, le café renferme de l'acide gallique; d'autre part, la lame de fer qui est recouverte d'étain ne l'étant jamais bien régulièrement, le fer s'oxyde, d'où il résulte qu'après peu de temps d'usage il se forme un sulfate de fer.

L'argent convient tout-à-fait pour la confection de l'appareil, mais son prix en restreindra toujours beaucoup l'usage. La porcelaine convient mieux qu'aucune autre substance à toutes les fortunes, puisqu'elle permet d'établir des appareils à 4, 6, 8, et 10 francs.

L'infusion convenablement préparée est une liqueur d'une couleur brun doré, d'une odeur aromatique et très suave, d'une saveur à-la-fois amère et agréable. Le café est un stimulant énergique, qui possède tous les avantages des boissons spiritueuses, sans aucun de leurs inconvéniens. Pris après l'ingestion des alcooliques, il en tempère même l'excitation fâcheuse. Le sentiment de bien-être qu'il détermine dans l'estomac, ainsi que la stimulation qu'il y développe, s'étendent bientôt à l'économie tout entière. Non-seulement il augmente l'action du système musculaire, mais il exalte, même à un haut degré, les facultés morales et intellectuelles. Les mouvemens du cœur et des vaisseaux sanguins sont plus développés, plus fréquens, les contractions musculaires plus faciles; l'imagination est plus vive, la pensée plus active et plus libre.

Prise après les repas, l'infusion de café facilite la digestion, la rend plus prompte et plus facile, et, chose remarquable! il est à tel point destiné à s'associer à la masse des alimens, aux bons alimens surtout, que son usage avant le repas empâte et échauffe l'organe plutôt qu'il n'excite l'appétit. Tous les effets que nous avons signalés jusqu'ici se produisent comme nous l'avons dit, mais à de certaines conditions, dont les principales sont, 1° l'intégrité des organes de la digestion, celle des centres nerveux; 2° un certain degré de culture de l'esprit et du cœur. Ses effets sont d'autant plus notables que la personne est moins habituée à l'usage du café. Seulement les hommes qui ont pris l'habitude de sa stimulation pour déterminer ou accroître l'activité du corps ou le travail de la pensée, sont frappés d'inertie s'ils en suspendent momentanément l'usage.

Le café, dans l'état d'intégrité où nous avons supposé les organes, ne mérite en aucune façon les reproches qui lui ont été adressés; et comme il est inutile de rappeler qu'il n'est point nécessaire, en principe, comme le sont le pain, la viande, les légumes, etc., on peut traiter de bavardage insignifiant toutes les déclamations contre cette liqueur, et réserver pour les malades les menaces de la médecine.

La crême, mêlée au café en très petite quantité, le rend plus onctueux, plus doux, plus tempéré, plus conciliant pour les tempéramens irritables.

Le café mêlé au lait dans les proportions d'un tiers, un quart, un cinquième, est une boisson très répandue dans les grandes villes; c'est avec le pain frais ou grillé le premier déjeuner du grand nombre, et dans toutes les classes. Ainsi associé, il est nuisible à beaucoup de personnes qui néanmoins s'obstinent à le prendre; les femmes s'en trouvent mal à Paris. Certains médecins, convaincus de sa fâcheuse influence, prétendent, qu'à l'inspection du teint d'une femme ils pourraient affirmer qu'elle fait usage du café au lait. Cadet-Gassicourt, qui s'élève avec force contre l'usage du café au lait, propose d'y substituer un mélange au moins aussi agréable et qui n'a aucun des inconvéniens du café au lait : c'est le mélange d'un jaune d'œuf frais, d'une tasse de café, d'une tasse d'eau et de sucre.

On met dans un vase le sucre et le jaune d'œuf; on verse peu-à-peu le café; on agite le sucre dissous et le jaune d'œuf bien délayé; on ajoute la tasse d'eau et on met au bain-marie. On continue d'agiter avec la cuiller pour prévenir la coagulation : on peut aromatiser à la vanille, à la fleur d'oranger, à la cannelle, selon le goût.

Pour terminer sur le café, disons qu'il est comme la poésie, qu'il ne supporte pas la médiocrité : point de café ou du bon café.

CAILLE. Ce petit oiseau, gras à point et rôti, est un morceau délicat. d'un bon suc et de facile digestion, lorsque la graisse ne l'engloutit pas : il appartient à l'alimentation chaude et stimulante; il donne de la finesse et de l'onctueux aux pâtés de gibier.

CAILLÉ, *caséum.* Partie coagulable du lait, qui se sépare naturellement ou artificiellement de la partie séreuse. Pour cailler le lait, on emploie la pressure, les acides étendus, le foin de l'artichaut. Le caillé est rafraîchissant, et lâche le ventre. Il abaisse la température du sanguin, il ne convient point aux bilieux, aux vieillards, aux intestins irritables qu'il agace. Il appartient à l'alimentation froide et peu réparatrice, lorsqu'il est séparé de toute la crême. *Voy.* LAIT.

CALANDRE. *Voy.* ALOUETTE.

CALVILLE. Pomme de calville, *Voy.* POMME.

CANARD. Le canard domestique et sa femelle, lorsqu'ils sont jeunes, sont tendres et assez savoureux. A la broche ou en ragoût avec des légumes, ils sont un aliment de bon goût, mais un peu lourd, indigeste pour les estomacs délicats. Pourtant le canneton gras aux navets, l'albran à la broche, mangés l'un et l'autre avec discrétion, sont des morceaux assez délicats, lorsqu'ils sont bien choisis et pris à point; de temps en temps, leur saveur récrée les estomacs délicats, mais l'usage habituel ne leur conviendrait pas. Vieux, ces oiseaux sont secs, durs, et très difficiles à digérer pour tout le monde. La chair du canard sauvage, plus parfumée, plus dense, et plus chaude, se digère mieux. Le canard de basse-cour, et le canard sauvage qui s'en rapproche le plus, sont le type d'une famille nombreuse; toutes les variétés de canards appartiennent pourtant à la même nature d'alimentation chaude, stimulante, et incrassante : leur chair ne convient qu'aux estomacs robustes aidés par l'exercice du corps.

CANNE A SUCRE. *Voy.* SUCRE.

CANNELLE. D'une saveur piquante, agréable, douce et fortement aromatique, elle est échauffante et stomachique. *Voy.* CONDIMENT.

CANTALOUP. *Voy.* MELON.

CAPRES. Boutons du caprier qui, confits dans le vinaigre, donnent un condiment de goût agréable, excitant l'appétit, mais de digestion difficile, *voy.* CONDIMENS.

CAPUCINES. Leurs boutons se font confire au vinaigre comme les capres, et ne conviennent pas plus qu'elles aux estomacs irritables.

CARDES. Nom que l'on donne aux côtes charnues de la poirée; elles sont un aliment doux, sain, mais peu réparateur; elles ont besoin d'être nourries par une cuisson savante, par le suc des viandes, et d'être relevées par les assaisonnemens.

CARDON. Ses feuilles, ses côtes et ses racines servent d'aliment; cette plante, traitée avec habileté, est un bon aliment; il est peu réparateur par lui-même, mais il acquiert du ton et de la substance par les jus et la moelle dont on l'assaisonne.

CARMINATIF. On nomme *carminatif* , certaines substances , ou liquides, ou solides, douées de propriétés chaudes et capables de dégager les gaz contenus dans le canal digestif : l'anis est le carminatif du peuple; la cannelle, l'éther avec l'anis, et beaucoup d'autres végétaux, sont carminatifs aux yeux des médecins. Les propriétés anti-venteuses des carminatifs, sont subordonnées à l'état des organes de la digestion. Le meilleur de tous les carminatifs est le régime mesuré et la sobriété constante.

CAROTTE. Cette racine doit à un suc mucilagineux , à du sucre incristallissable, et à de la fécule, ses propriétés alimentaires; saine, et d'un goût agréable, elle plaît généralement, elle aromatise les potages. On la combine très heureusement à plusieurs viandes, et on la prépare seule aussi; sous toutes les formes elle est agréable, et se rattache à l'alimentation douce, peu réparatrice. Pourtant, dans quelques nuances d'irritation intestinale, pour quelques estomacs peu contractiles elle se digère mal. Les matières des garde-robes offrent de notables différences selon la manière dont elle est reçue par l'estomac; chez certaines personnes, elle est rendue à-peu-près comme elle a été prise, chez d'autres sa couleur disparaît presque entièrement dans la masse excrémentitielle, et n'y peut être distinguée que par un examen très attentif.

CARPE. Sa chair molle, et d'un goût agréable, est assez pesante; les personnes sédentaires, celles qui ont l'estomac peu contractile, doivent en user avec réserve; elle appartient à l'alimentation moyenne et chaude. Les œufs de carpe se mangent, pourtant ils sont indigestes. Certaines carpes ont la chair d'une teinte rose, on les appelle carpes saumonnées et on les préfère. Les carpes des étangs vaseux ont un goût désagréable et sont moins faciles à digérer que les autres. Les carpes du Rhin doivent à des qualités réelles, la réputation dont elles jouissent auprès des gourmands; elles sont, plus qu'aucun autre poisson de la même espèce, savoureuses et délicates.

CARRELET. Poisson de mer dont la chair blanche, molle, offre un aliment délicat, de bon goût et de facile digestion; le carrelet appartient à l'alimentation légère et chaude. Ce poisson a sa saison comme beaucoup d'autres poissons de mer; il est meilleur vers la fin du printemps. Comme le turbot, il se fond, à certaines époques, lorsqu'on le fait cuire. Classer ce poisson, ainsi que la plupart des autres, dans l'alimentation douce, est une erreur assez commune et qu'il importe de relever ici. Les personnes qui en attendraient, confiantes dans ses propriétés supposées, la diminution de leur agacement nerveux, de leur irritabilité, pourraient attendre long-temps; car il y a au fond de toute alimentation par le poisson, une pointe de stimulation particulière que ne présentent pas le poulet au gros sel, le bœuf bouilli, par exemple.

CARRY. Condiment composé. *Voy.* CONDIMENT.

CARVI. La semence du carvi fait partie des quatre semences chaudes majeures, elle est stomachique et très échauffante.

CASSAVE. Gâteau fabriqué avec la fécule extraite de la racine du manioc, d'un goût agréable, doux et substantiel.

CASSIS. On fait, avec de l'eau-de-vie, du sirop et les grains mûrs du fruit de cet arbrisseau, une liqueur corsée, parfumée et stomachique : ce ratafia est, au bout d'un ou deux ans de bouteille, un des plus agréables.

CASSONADE. Sucre non raffiné. *Voy.* SUCRE.

CAVIAR. Nom que l'on donne aux œufs marinés de l'esturgeon : on le mange seul ou bien en assaisonnement.

CÉDRAT. Grosse variété de citron dont on fait des conserves et des liqueurs. (*Voy.* le *Conservateur* et le *Traité de l'Office* de M. Étienne).

CÉLERI. Variété cultivée de l'ache; ses côtes tendres et charnues, ainsi que sa racine, se mangent crues et cuites. Le céleri doit à une huile volatile son odeur pénétrante. Cru, il a un goût plus agréable, mais se digère difficilement; cuit au jus, il a moins de parfum, mais plus nourrissant et plus digestible, il convient même aux convalescens. Le céleri entre dans bon nombre de potages et de ragoûts (*voy.* Carème et Plumerey): alimentation chaude et peu réparatrice.

CERFEUIL. Sa feuille et sa jeune tige entrent dans les bouillons et se mêlent aux autres plantes potagères : il est diurétique. Le *cerfeuil musqué*, ou cerfeuil anisé, sert de condiment pour les ragoûts et les salades.

CERISE. On donne ce nom à plusieurs variétés d'un fruit acidule, et aussi à plusieurs autres variétés dont la pulpe est sucrée. Les cerises de primeur, cerises précoces, sont fades; elles ne sont bonnes qu'en proportion de ce qu'elles coûtent. Les guignes blanches, rouges et noires qui paraissent en même temps, sont plus nourrissantes, mais moins délicates. Les bigarreaux moins hâtifs, les griottes qui sont grosses, se rapprochant des précédentes par les qualités, en ont aussi les défauts. Les meilleures sont la cerise de Montmorency, la cerise anglaise, et plusieurs autres variétés, de goût plus ou moins acidule : ce sont les plus saines. Les cerises acidules sont un fruit excellent; elles rafraîchissent, mais nourrissent peu. Crues ou cuites, les cerises conviennent aux convalescens qui éprouvent de la chaleur dans les entrailles, aux personnes resserrées, aux bilieux et aux sanguins. On en fait du vin, des tisanes, et des boissons rafraîchissantes, un ratafia estimé, des confitures, et des conserves. (*Voy.* le *Conservateur*).

CERNEAU. Noix verte assaisonnée ordinairement avec le sel et le verjus moins indigeste que la noix sèche.

CERVELAS. Viande de cochon hachée, poivrée, fortement épicée, et renfermée dans un boyau du même animal : aliment indigeste et chaud qui exige un estomac robuste et l'exercice vigoureux du corps.

CERVELLE. La cervelle des animaux cuite, est d'une digestion assez difficile, elle empâte et diminue l'appétit. Frite ou relevée par quelque condiment, elle passe mieux, mais n'est jamais légère qu'aux estomacs robustes (alimentation moyenne et chaude).

CHAMOIS. Chèvre des Alpes, isart des Pyrénées; viande noire, tonique et chaude; de facile digestion lorsqu'une marinade l'a attendrie, ou lorsqu'elle provient d'un jeune animal.

CHAMPAGNE. Le vin de Champagne, je dis *le vin rouge* de Champagne, peu connu dans le reste de la France est à mes yeux le plus délicat, le plus parfumé, le plus agréable de tous les vins de notre pays. Le vin blanc de Champagne est connu, nous en parlerons à l'article VIN.

CHAMPIGNONS. Un grand nombre de champignons sont vénéneux, et tous les champignons alimentaires deviennent malfaisans s'ils ne sont point cueillis et mangés à point. Les personnes qui aiment les champignons doivent s'appliquer à distinguer par elles-mêmes les champignons salutaires des champignons vénéneux, et à reconnaître les caractères qui annoncent dans les bons, des qualités malfaisantes : l'*Histoire des champignons comestibles et vénéneux du docteur Roques* les mettra à même de juger les variétés de cette nombreuse famille. Les bons champignons se recommandent en général par une odeur et une saveur agréables, ils fournissent une nourriture assez substantielle et chaude : peu sont d'une facile digestion.

Ils se peuvent ranger tous, dans six tribus : la première, celle des *clavariées* fournit des champignons charnus et fragiles, taillés en massue ou divisés en rameaux verticaux, sans chapeau distinct, ce sont :

1° *La clavaire coralloïde* (barbe de chèvre, pied de coq, manine jaune) qui pousse dans les bois en automne, et s'élève à la hauteur de 3 à 4 pouces ; elle fournit une nourriture saine et d'assez facile digestion ;

2° *La clavaire cendrée* (manine grise), offre comme la précédente, un tronc épais d'où partent un grand nombre de rameaux pleins, elle s'élève plus qu'elle, a la même qualité, et, comme elle, ne peut être confondue avec aucun champignon malfaisant ;

3° *La clavaire améthyste*, de couleur lilas, s'élève à 1 ou 2 pouces au-dessus de la terre, et présente des formes plus exiguës ;

4° *La clavaire nivelée* pousse dans les prés, sur les pelouses et au bord des bois, elle porte un grand nombre de ramifications qui s'élèvent toutes à la même hauteur ;

5° *La clavaire botryde* se distingue par la teinte rosée que présentent à leur sommet ses nombreuses ramifications ;

6° *La clavaire crépue* est de forme arrondie, acquiert un volume considérable et offre une couleur rousse ou jaunâtre ;

7° *La clavaire en pilon*, simple, de 4 à 6 pouces, arrondie en forme de massue, est d'une qualité médiocre ;

On ne compte dans ce groupe aucune plante vénéneuse. (*Voy.* pour leur préparation *Carême* et *Plumerey*, et l'*Histoire des champignons du docteur Roques*).

La tribu des *helvellacées* se compose de champignons à mitre charnue, d'un tissu ferme, et compte :

1° L'helvelle en mitre, fragile et transparente comme de la cire ; elle porte son chapeau formé de plusieurs lobes réfléchis, diversement contournés, crépus et disposés en manière de mitre; il y en a trois variétés, l'helvelle blanche, la fauve et la brune; toutes trois comestibles, elles ont un goût analogue à celui de la morille;

2° L'helvelle élastique, d'un blanc jaunâtre, a aussi toutes les qualités d'un bon champignon;

3° L'helvelle comestible porte son chapeau plissé ou lobé, d'une couleur brun rougeâtre. Aucune espèce d'helvelle n'est vénéneuse;

4° La morille comestible présente un chapeau conique, percé extérieurement d'alvéoles comme un gâteau d'abeilles; elle croît en abondance dans les bois et le long des haies : c'est un champignon excellent qui se mange seul et frais, ou bien desséché et mêlé aux viandes qu'il parfume; il est blond ou brun;

5° La morille délicieuse, à chapeau de forme cylindrique de couleur jaunâtre, se rapproche beaucoup de la précédente pour les qualités, on la trouve pourtant plus délicate;

6° La morille à moitié libre, de couleur jaune pâle, porte son chapeau adhèrent au pédicule par sa moitié supérieure seulement. Les morilles ont la chair ferme, quoique d'un goût agréable, elles ne conviennent qu'aux estomacs vigoureux.

Les *hydnacées* qui forment la troisième tribu ont un chapeau rarement régulier, oblique, quelquefois horizontal, quelquefois nul, elles comprennent :

1° L'hydne sinueux qui a été à tort considéré comme vénéneux;

2° L'hydne écailleux, dont le goût et les qualités sont les mêmes;

3° L'hydne violet qui tire son nom de la couleur de son chapeau;

4° L'hydne blanc qui est le meilleur du groupe;

5° L'hydne cure-oreille qui croit sur les cônes des pins sauvages. Ce groupe qui n'est point d'un usage général, forme avec le groupe hérisson cette troisième tribu; ce dernier n'a point de chapeau, il est rameux et hérissé de pointes; il compte :

6° Le hérisson tête de méduse;

7° Le hérisson commun;

8° Le hérisson corail.

La tribu suivante se compose des *bolétacées*, et présente :

1° L'hypodrys hépatique (foie de bœuf, langue de bœuf) qui pousse dans les bois, est d'un rouge brun et de grandes dimensions;

2° Le polypore pied-de-chèvre;

3° Le polypore en bouquet;

4° Le polypore gigantesque;

5° Le polypore truffe ;

6° Le polypore tubérastre. Toutes variétés peu connues et recherchées des amateurs seuls. Les bolets proprement dits plus connus sous le nom de ceps, continuent la tribu et fournissent :

7° Le bolet bronzé (cep noir, cep bronzé) fort estimé des gastronomes ;

8° Le bolet comestible dont le chapeau large de couleur fauve ou rouge brique, couvre une chair blanche et de bon goût ;

9° Le bolet rude moins recherché ;

10° Le bolet orange (roussile, gyrole rouge); on peut, malgré la passion des habitans du midi pour cette tribu, la déclarer indigeste.

La cinquième tribu formée de *champignons à chapeau*, dont le dessous offre des feuillets rayonnans est de beaucoup la plus nombreuse, la plus connue et la plus précieuse, c'est à elle qu'appartiennent le champignon de couche, l'oronge, le mousseron, etc.

1° La chanterelle comestible (gérille, gyrole, jaunelet, mousseline, etc.) est un champignon couleur d'or, à chapeau contourné et festonné sur ses bords, sain et d'un goût agréable;

2° L'agaric alutacé porte un chapeau de couleur rose, doublé de lames jaunâtres; il ne doit pas être confondu avec l'agaric émétique et l'agaric sanguin, champignons très vénéneux ;

3° L'agaric sapide, l'agaric esculent et l'agaric doré sont trois variétés également alimentaires ; mais aussi moins sûres que la chanterelle;

4° L'agaric verdoyant a le chapeau de couleur verte, la chair blanche et agréable; il est estimé dans le midi sous le nom de verdette; l'agaric fourchu qui s'en rapproche par la couleur est vénéneux ;

5° L'agaric poivre est d'une médiocre qualité et quelque peu suspect, quoique plusieurs personnes le mangent;

6° L'agaric lactaire ainsi nommé à cause du suc laiteux qu'il répand, est estimé dans le nord.

7° L'agaric délicieux, quelque peu suspect ne se mange que rarement en France ;

8° L'agaric comestible, ou champignon de couches est un bon aliment lorsqu'il est sain, on le mange à mille sauces, ou seul, ou combiné aux viandes ;

9° L'agaric comestible à feuillets blancs ou cluzeau est encore fort estimé ;

10° L'agaric virginal, quoique assez bon, est rarement recueilli ;

11° L'agaric améthyste, ainsi nommé à cause de sa couleur, n'a pas plus d'importance que le précédent;

12° L'agaric tigré est encore une variété alimentaire;

13° L'agaric en entonnoir, l'agaric luisant et l'agaric anisé, sans avoir rien de vénéneux, sont peu employés;

14° Il en est de même de l'agaric blanc d'ivoire ;

15° L'agaric nébuleux assez agréable se digère assez facilement ;

16° L'agaric mousseron, renommé pour son parfum suave, pour son goût agréable, est un condiment justement recherché;

17° L'agaric aromatique qui diffère du précédent par un chapeau d'un roux tendre et plus grand que le précédent, entre aussi avec avantage dans les ragoûts;

18° L'agaric oreillette est estimé dans l'Orléanais ;

19° L'agaric du panicaut dont la chair est blanche et assez délicate;

20° L'agaric des pacages est également salutaire;

21° L'agaric jaune, l'agaric du houx, l'agaric blanc de neige, l'agaric russule, l'agaric palomet, l'agaric faux mousseron, et beaucoup d'autres servent encore comme aliment ou comme assaisonnement en France et au midi de l'Europe;

22° L'agaric oronge est le plus fin et le plus délicat des champignons; la fausse oronge qui lui ressemble, pour le port et la couleur du chapeau, est vénéneuse; la véritable oronge semble sortir d'une coquille d'œuf complète et entr'ouverte, la couleur de son chapeau est d'un beau jaune orangé et unie; la fausse oronge, au contraire, sort d'une enveloppe incomplète, offre un chapeau écarlate tacheté de peaux blanches : la véritable oronge a un parfum agréable et des lames jaunes; l'odeur de la fausse oronge est vireuse et ses lames sont blanches;

23° L'agaric oronge blanche, est encore un aliment sain et de goût agréable.

La sixième tribu est formée par les *truffes*, champignons souterrains, en forme de tubercules à chair marbrée et compacte qui produit quatre principales variétés :

1° La truffe noire;

2° La truffe grise;

3° La truffe violette;

4° La truffe à odeur d'ail. Jeune, la truffe est blanchâtre, molle, peu odorante et fade; ce n'est que lorsqu'elle approche de sa maturité, au mois de décembre, dit notre savant ami, le docteur Roques, qu'elle devient ferme et plus brune, que ses principes sapides et aromatiques s'élaborent, se combinent pour les délices des palais sensuels et délicats. (*Voy.* pour la manière de préparer, de conserver les truffes et les autres champignons, le *Conservateur*, Carême et Plumerey). Tous les alimens tirés de cette grande famille ont à différens degrés des propriétés stimulantes qui les font rechercher;

tous produisent du calorique, et, par conséquent, se rattachent à l'alimentation chaude ; mais ils ne conviennent qu'aux estomacs énergiques : j'ai
presque constamment retrouvé dans la matière des garde-robes la partie
charnue des champignons, chez les jeunes enfans à intestins irritables, et
chez les grandes personnes atteintes d'irritations chroniques des voies digestives. Au lieu de donner ici une liste inutile des champignons dangereux,
nous recommandons aux amateurs de n'en jamais cueillir un seul pour la
première fois, sans avoir été guidés par les gens d'expérience : une fois
connu, le bon champignon ne s'oublie jamais.

CHAPON. Sa chair tendre, délicate et grasse se recommande aux estomacs délicats. Le chapon rôti ou au gros sel est un aliment substantiel et
léger, préférable même à la poularde presque toujours trop grasse ; c'est la
meilleure des viandes blanches : (alimentation douce, éminemment réparatrice).

CHARLOTTE. C'est une compote ou une crème entourée de pain grillé
au beurre, ou de biscuits : la plus commune est la charlotte de pommes,
d'un goût agréable, mais quelquefois de difficile digestion.

CHASSELAS. Raisin blanc d'un excellent goût, doux et rafraîchissant :
les chasselas les plus estimés qui se mangent à Paris viennent du midi ou de
Fontainebleau, et se vendent tous, sous le nom de raisin de Fontainebleau.
Ce fruit bien mûr appartient à l'alimentation douce, peu réparatrice ; il
convient pour tempérer la calorification vicieuse et s'emploie hygiénique-
ment pour faire disparaître les productions de calorique qui émanent des
grands foyers de la vie. Sa pellicule et ses pepins sont réfractaires à l'action
des sucs intestinaux.

CHATAIGNES. Bouillies ou grillées, les châtaignes fournissent une
nourriture douce et substantielle, d'un goût agréable. Le pain que l'on fait
de la farine est de bon goût, mais lourd ; elles sont la principale nourriture
du peuple dans plusieurs départemens ; elles pèsent souvent à nos estomacs
sans vigueur. La plupart de nos alimens farineux, indigènes doivent à
quelque principe particulier, ou bien à une pellicule d'enveloppe, des
propriétés qui les éloignent du régime des personnes sédentaires, des
estomacs faibles ou délicats. Ils chargent les organes, y développent des
gaz et fatiguent par un usage quelque peu continué. Les haricots et les
lentilles ont cet inconvénient au plus haut degré ; les châtaignes l'ont à un
degré moindre et le perdent presque entièrement, si elles sont desséchées et
réduites en farine. La purée et les potages qui s'en font, sous cette dernière
forme, sont digestibles pour tout le monde à-peu-près. La pomme de terre
en purée, sa fécule en potage sont, sous ce rapport, le meilleur des alimens
farineux, ils conviennent au plus grand nombre. (*Voy.*, pour leur préparation de l'office, le *Conservateur*).

CHATAIGNE D'EAU ou **MACRE.** Fruit du trèfle d'eau, de goût agréable et sain, qui se mange cru comme les noisettes, ou bien en bouillie lorsqu'il est réduit en farine; il appartient à l'alimentation douce et substantielle.

CHÊNE. Notre chêne commun porte un gland qui n'entre pas ordinairement dans le régime alimentaire; son goût âpre, quelque peu amer, et ses qualités peu digestibles, le font rejeter. Une variété du chêne, qui croît surtout dans les pays chauds, donne un gland d'un goût recherché. Un chêne commun en Espagne porte un gland plus gros que le nôtre. « Il » est doux, dit Aulagnier, excellent à manger et d'une saveur si délicate, » principalement dans le royaume de Grenade, qu'il est à préférer au goût » des avelines; on en envoie même à la cour où l'on en fait un agréable » régal. » Le gland doux, torréfié et broyé sert à préparer une liqueur qui remplace le café pour les personnes nerveuses et irritables.

CHEVALIER. Espèce de pluvier dont la chair est délicate, de facile digestion, il appartient à l'alimentation substantielle et chaude.

CHÈVRE. Plusieurs qualités recommandent la chèvre à notre attention; elle vit au milieu de la famille où elle se plaît; elle s'attache à son maître, et aussi au nourrisson qu'elle abreuve de son lait; elle se nourrit à peu de frais et mange presque tous les végétaux qu'on lui présente; son lait est une excellente nourriture; le beurre qu'on en fait est un peu pâle, mais le fromage est exquis. Sa chair est dure, d'un goût désagréable et peu digestible. *Voy.* LAIT.

CHEVRETTE. Ce petit crustacé marin, d'un goût agréable, appartient à l'alimentation chaude, moyennement réparatrice : il est assez pesant pour l'estomac.

CHEVREUIL. Sa chair prise à point est tendre, de facile digestion, réparatrice et chaude, pourtant quelques personnes la trouvent relâchante comme celle du mouton; c'est le meilleur gibier de nos forêts. C'est un aliment de la saison froide, des tempéramens qui ont besoin d'excitation, des professions actives, de la vieillesse ou de l'âge mûr, faits à la stimulation. Usage rare du chevreuil pour le jeune âge, pour les personnes sédentaires; abstinence complète pour ceux qui portent dans les organes de la digestion quelques foyers de calorification vicieuse ou quelque point d'irritation.

CHICORÉE DES JARDINS (endive). C'est une salade légèrement amère, agréable et tonique, interdite aux personnes que les crudités fatiguent. Cuite, la chicorée devient un aliment doux et moelleux; elle convient alors aux estomacs les plus délicats.

CHICORÉE SAUVAGE. Elle se mange quelquefois en salade.

CHOCOLAT. Mangé sec, il est digestif pour beaucoup d'estomacs ; le chocolat au lait ou à l'eau est un aliment agréable, de facile digestion, il convient aux personnes sédentaires et aux estomacs faibles. Pourtant ses propriétés varient suivant la manière dont on le fabrique ; ainsi le chocolat où se trouvent seuls, les amandes de cacao torréfiées et le sucre, sans addition de fécule ni d'aucun aromate, est le moins riche de tous : c'est le chocolat de santé ; le chocolat où se mêlent les aromates est plus chaud et plus digestif ; celui qui contient des fécules est moins délicat et plus nourrissant ; enfin le chocolat médicamenteux reçoit des drogues qu'il contient des propriétés nouvelles. Notre ami, le docteur Roques, parle du chocolat en connaisseur, dans son excellent *Traité des plantes usuelles* :

« Tout le monde connaît aujourd'hui, dit-il, le chocolat, boisson nutritive, délicieuse, qu'on prépare avec le cacao, le sucre et quelques aromates. Le mot *chocolalt*, dont nous avons fait chocolat, nous vient des Indiens. Lors de leur arrivée au Mexique, les Espagnols ne furent pas trop affriandés par cette boisson alimentaire à laquelle on ajoutait du maïs et surtout une effrayante quantité de piment pour la rendre plus piquante. Leur premier soin fut de la modifier en substituant au piment, des aromates plus doux, plus agréables.

» Le chocolat ainsi perfectionné ne fut pas plus tôt connu, que le goût s'en répandit dans toute l'Amérique espagnole : et, au bout de quelques années, cette seule préparation faisait consommer dans le Nouveau-Monde douze millions de livres du sucre. L'usage du chocolat devint général parmi les créoles, et bientôt on le vendit dans les marchés.

» Chaque pays a son mode de préparation. Les uns vantent le chocolat que l'on fait à Naples, à Rome ou à Milan ; d'autres préfèrent le chocolat préparé à Londres. Nous avons les chocolats de Bayonne, de Bordeaux, etc.; mais nous croyons que ceux de Paris l'emportent sur tous les chocolats du monde quand le charlatanisme n'y met point la main. Pâte fondante et moelleuse, parfum, finesse, saveur exquise, les chololats de M. Gallais réunissent toutes les qualités qu'on peut attendre des soins d'un artiste habile et, pour ainsi dire, élevé au milieu des raffinemens et des caprices du beau monde.

» Le chocolat, pris le matin à déjeuner, est pour ceux qui en ont l'habitude et qui le digèrent bien, un aliment aussi sain que délicieux, surtout lorsqu'il est légèrement imprégné de vanille. Il ne suffirait point pour soutenir les forces si l'on avait un travail manuel à exécuter, une longue excursion à faire, comme une partie de chasse ; mais l'homme de lettres, le savant, l'artiste, ceux qui se livrent aux travaux assidus de l'esprit, qui exercent des fonctions difficiles, s'en trouveront à merveille, et l'organe de la pensée n'aura point à s'émouvoir du trouble de l'estomac. Les personnes douées d'une constitution nerveuse, sujettes à des mouvemens spasmodiques concentrés sur les viscères, ne sauraient s'accommoder d'une alimentation chaude, stimulante; mais le chocolat les soutient, les restaure, sans laisser la moindre trace d'irritation dans les organes digestifs.

»Cette boisson alimentaire n'est pas moins favorable aux hommes d'un tempérament sanguin, ardent, bilieux. En y ajoutant quelques tranches de pain, on attend sans peine l'heure du principal repas. Cependant il est des estomacs robustes qui ne sauraient se contenter d'un déjeuner aussi simple. Ceux-là peuvent faire précéder la tasse de chocolat de quelques œufs frais, d'un peu de viande rôtie ou d'un plat de légumes. Mais alors le chocolat doit être plus léger, plus liquide. Ce déjeuner réussit à merveille à ceux dont les entrailles s'irritent par l'usage du vin.

»Le chocolat convient beaucoup moins aux personnes d'un tempérament lymphatique, froid, inerte, qui font habituellement peu d'exercice. Si elles ne peuvent se passer de cette douce nourriture, qu'elles la réchauffent du moins par un peu de cannelle ou de vanille, mais qu'elles se gardent bien d'y faire ajouter de la polenta, du salep et autres fécules dont l'usage peu rationnel affaiblit le système musculaire, embarrasse les fonctions organiques et rend l'esprit paresseux. Ces mélanges ne sont utiles que dans certains cas d'épuisement ou de convalescence. »

Manière de préparer le chocolat. Les Américains préparent leur pâte de cacao sans sucre. Lorsqu'ils veulent prendre du chocolat, ils râpent dans leur tasse une certaine quantité de cacao qu'ils délaient ensuite dans de l'eau bouillante en y ajoutant du sucre et des aromates.

Notre chocolat est préférable. Nous l'avons en tablettes, sucré, aromatisé suivant notre goût. Une once et demie de chocolat et cinq onces d'eau suffisent pour une tasse. On coupe le chocolat par petits fragmens, on le met avec l'eau dans un poêlon d'argent ou de cuivre bien étamé; on le laisse bouillir pendant huit ou dix minutes, en remuant avec une spatule de bois, et lorsque l'écume s'élève on le verse dans la tasse. Ainsi préparé, il est léger, moelleux, ni trop consistant ni trop liquide. Lorsqu'on met une plus grande quantité d'eau, on est obligé de prolonger la cuisson, et alors les principes aromatiques s'évaporent.

« Il ne s'agit pas de prendre son chocolat dans une coupe d'or enrichie par un lapidaire, il faut laisser ce luxe à l'homme vain qui aime mieux satisfaire ses yeux que son palais ; mais choisissez une tasse de porcelaine d'une forme élégante, à bords très minces et non renversés, afin de savourer dignement cette douce ambroisie.

»On ajoute quelquefois un peu de lait au chocolat, et ce mélange est surtout convenable lorsqu'on veut avoir un chocolat plus pectoral, plus adoucissant, mais il est des estomacs qui le digèrent moins bien.

»Le chocolat simple ou sans aromates, qu'on appelle vulgairement *chocolat de santé*, mérite peut-être moins ce nom que le chocolat aromatisé. Ne disputons point sur les mots, et disons que si les organes intérieurs sont irrités ou très susceptibles, il ne faut ni canelle, ni vanille, ni ambre, ni aucune substance stimulante; que si, au contraire, tout le système organique est dans un état de faiblesse et de langueur, on digérera beaucoup mieux le chocolat imprégné d'aromates.

»Le charlatanisme, qui altère tout ce qu'il touche, nous offre de temps en temps son mauvais chocolat, tantôt sous sa dénomination originelle, tantôt sous des noms burlesques et emphatiques, afin d'attirer les niais dont la capitale abonde.

»Les enfants rachitiques, les vieillards décrépits, les hommes épuisés par les plaisirs, par la fatigue ou la maladie, les femmes dont le teint se décolore; toute cette clientelle lui appartient, et court s'approvisionner comme si elle était menacée de la disette.

»Eh bien ! cette ambroisie céleste n'est autre chose qu'un chocolat médiocre, ou plutôt une matière féculente sucrée, et légèrement imprégnée de cacao et de vanille ou de tout autre aromate. Ce mélange, au reste, n'est point malfaisant; il est doué de propriétés nutritives, mais il ne vaut pas à beaucoup près le chocolat ordinaire.

»D'autres marchands, que les journaux n'ont pas encore *illustrés*, vous donneront du chocolat de santé à vingt et trente sols la livre. C'est tout bonnement de la farine de froment, de riz, de marrons, de fèves de marais, etc., avec du sucre et une très petite quantité de cacao commun. Méfiez-vous du chocolat qui a un goût pâteux, qui exhale une odeur de colle à son premier bouillon quand on le prépare, ou qui s'épaissit en forme de gelée quand il est refroidi; il contient une substance farineuse plus ou moins abondante, eu égard à la manière dont ces effets sont plus ou moins marqués.

»Nous ne saurions blâmer certains mélanges qui ajoutent de nouvelles propriétés au chocolat. C'est ainsi que le salep de Perse le rend plus nutritif, plus substantiel; que le cachou lui donne une qualité astringente, le quinquina une vertu tonique, etc. Mais ces chocolats médicinaux rentrent dans la pharmacologie, et ne conviennent guère à l'homme bien portant. »

CHOU. Légume peu nourrissant, d'une odeur désagréable. Beaucoup de personnes ne peuvent le manger sans éprouver du gonflement, des productions de gaz, des renvois désagréables. Pour les estomacs robustes, il s'associe bien aux perdrix, à la charcuterie, etc.

Le docteur Roques veut le réhabiliter.

« L'analyse chimique, dit-il, vient confirmer l'excellence des choux. Quels sont leurs principes ? L'analyse y trouve de la fécule, de l'albumine, du mucilage plus ou moins sucré avec un principe un peu âcre dont la cuisson le dépouille. Dans la Basse-Bretagne, dans la Normandie, dans quelques provinces méridionales, en Allemagne, en Suède, en Hollande, en Belgique on mange abondamment de ces crucifères, et on s'en trouve bien. »

Notre savant ami reconnaît avec nous que le choux demande un vigoureux estomac.

« L'homme, dit-il, qui ne vit que dans une sorte d'inertie musculaire, qui ne sort que lorsqu'il fait beau temps, ne saurait s'occommoder de cette simplicité rustique ; il demande des essences, des extraits alimentaires, des mets qui puissent réveiller sa langueur, et pour les digérer, il lui faut des vins du Rhône ou du Roussillon.

»Les choux ne conviennent pas non plus aux convalescens, ou du moins faut-il qu'ils en usent avec une extrême réserve. »

CHOU CARAIBE. Une des meilleures racines et des plus farineuses ; elle appartient à l'alimentation douce et substantielle.

CHOU-CROUTE ou *Sauer-Kraut.* C'est une préparation de choux découpés, assaisonnés, pressés et fermentés pour être conservés dans la saumure. Les peuples du Nord en font une grande consommation ; c'est pour eux un aliment de tous les jours. L'usage de la chou-croûte s'est répandu dans les départemens de la France, limitrophes de la Hollande, de l'Allemagne et de la Suisse et maintenant elle est très recherchée à Paris par un bon nombre d'amateurs. Toute celle que l'on y mange ne vient pas de Strasbourg, comme le veulent faire entendre les marchands, afin de la vendre plus cher ; elle se fait à Paris même, par des Allemands qui y sont établis.

Toute espèce de choux-pommés peut être employée à la préparation de la chou-croûte ; il faut choisir les plus durs. Il est reconnu que les choux d'Allemagne sont plus propres que les autres à cette fabrication, et c'est ce qui fait préférer dans l'intérieur de la France la chou-croûte de Strasbourg.

On découpe les choux en rubans minces ; plus ils sont fins, plus la chou-croûte est estimée. Ensuite on les met et on les entasse dans un tonneau, en saupoudrant chaque couche de sel et de quelques aromates, tels que les graines de genièvre, d'aneth ou de carvi. Ces couches doivent être bien comprimées et bien battues. Les vieilles futailles d'eau-de-vie ou de vin aident mieux que les autres la fermentation. On place ordinairement le tonneau à la cave ; mais tout endroit frais où la gelée n'a point d'accès est également convenable. La fermentation acide ne tarde pas à s'établir dans cette masse qu'on a soin de comprimer avec un couvercle chargé de grosses pierres. Avant que d'apprêter la chou-croûte, on la lave au sortir du tonneau et on la presse entre les mains.

On la prépare comme les choux, avec du bouillon, avec du jus de viande, de la graisse de volaille, et on y joint du lard fumé de Strasbourg, du cervelas, du saucisson, etc. On la digère mieux que les choux qui n'ont point fermenté. Les banquiers allemands font à merveille les honneurs de la chou-croûte. Rien n'est plus majestueux que cette masse énorme de choux surchargée de toute la charcuterie de Strasbourg, et qui pourrait suffire au repas d'un régiment.

La chou-croûte simplement préparée avec du bouillon, avec de la graisse et du beurre, est un aliment très sain, nourrissant, doué d'une vertu anti-scorbutique. On devrait en introduire l'usage dans les lieux de détention, dans les dépôts de mendicité, dans les hospices, etc. (*Traité des plantes usuelles*).

CHOUFLEUR. Il a, dans un degré moindre, les mêmes inconvéniens que le chou ; pourtant il se digère assez facilement, quand il est bien cuit ; il appartient à l'alimentation douce et peu réparatrice.

CIBOULE, CIBOULETTE. Ail civette. Elle fournit à la cuisine un assaisonnement aromatique, piquant, un peu âcre, qui lui a fait donner le nom d'*appétit*. Les estomacs irritables et délicats doivent s'en abstenir, car elle leur cause des vents et des rapports ; elle trouble même sérieusement leur digestion.

CIDRE. Boisson fermentée, piquante, d'un goût agréable. La pomme à cidre qui fournit le meilleur, est peu estimée comme aliment. Le cidre bien clarifié, après quelques mois de bouteille, est une excellente boisson ; après le vin, il occupe le premier rang. Dans tous les pays où on en use habituellement, dit Aulagnier, la pierre et la gravelle sont rares, les deux sexes jouissent de beaucoup de vigueur, de plus de fraîcheur et d'embonpoint que dans les autres pays. Le cidre doit être vieux, car nouvellement fait, il gonfle, donne des coliques, des maux de tête et empâte l'estomac.

CITRON. Etendu d'eau, le suc du citron donne une boisson tempérante, acidule et rafraîchissante ; il remplace avec avantage le vinaigre et le verjus comme assaisonnement ; il rafraîchit, réveille l'appétit et se combine heureusement à la plupart de nos alimens. (*Voy.*, pour les usages de l'office, le *Conservateur* et le *Traité de l'Office*, de **M.** Etienne).

CITROUILLE. Elle fournit une alimentation fraîche, douce et peu réparatrice, qui convient aux estomacs robustes et aux tempéramens chauds.

CLAVAIRE. *Voy.* CHAMPIGNONS.

COCHON. Sa chair appartient à l'alimentation substantielle et suppose chez celui qui la mange l'exercice soutenu du corps; elle est lourde et indigeste pour les personnes sédentaires. Salée et fumée, elle devient plus stimulante, et telle personne qui ne pourrait manger impunément un morceau de petit salé, digère sans peine une tranche de jambon. L'usage habituel de cette viande ne convient qu'aux gens de peine. La chair du cochon de lait est muqueuse, peu nourrissante et de difficile digestion.

COCOTIER. Les bourgeons et les fruits du cocotier servent de nourriture à plusieurs peuples de l'Asie et de l'Amérique, qui y trouvent une alimentation douce et réparatrice.

COING. Fruit astringent et tonique qui fournit une excellente gelée; la marmelade de la pulpe, ses quartiers confits sont denses, et de digestion difficile.

COMPOTE. Fruits légèrement cuits avec le sucre; cette préparation rend les fruits à chair compacte, et les fruits acidules, salutaires à beaucoup d'estomacs qui ne pourraient les supporter crus. (*Voy.* le *Traité de l'Office*, de M. Étienne).

CONCOMBRE. Aliment froid, lourd, et indigeste; peu réparateur.

CONDIMENT. Nom donné à toute substance introduite dans les alimens, avec l'intention de leur communiquer des propriétés plus stimulantes et un goût plus agréable. La condition la plus ordinaire du condiment est de contenir peu de matière réparatrice. Un condiment qui ne rend pas la nourriture plus agréable et plus digestible en même temps, ne mérite pas ce nom. Un condiment qui produit une stimulation générale vive, ou détermine des foyers de calorification partielle intenses, doit être rejeté.

Les premiers et les plus importans de tous sont les condimens salins. Le chlorure de sodium, sel marin, sel gemme est, comme les alimens les plus précieux, un objet de première nécessité; les végétaux fades, beaucoup de viandes, les poissons seraient indigestes et peu sapides, si le sel ne leur communiquait ses propriétés stimulantes. Le chlorure de sodium est presque le seul employé, pourtant le chlorure d'aluminium doué de propriétés éminemment conservatrices (*voy.* les beaux travaux de M. Gannal sur la conservation des viandes alimentaires), et tous les autres sels solubles alcalins, les chlorures de magnésium, de calcium, de potassium, le sulfate et le nitrate de potasse jouissent des qualités condimentaires. Cette classe de condimens doit être employée avec réserve, car lorsqu'elle entre en trop grande abondance dans les alimens, elle échauffe, irrite, dessèche les muqueuses, et excite une soif vive.

Les condimens acides, moins importans que les précédens, viennent ordinairement du règne végétal : ce sont le vinaigre, le verjus, le jus de citron, etc. Le vinaigre, aromatisé avec l'estragon, les framboises, les pétales de roses, ou combiné aux végétaux que l'on y met confire, aux cornichons, aux câpres, aux jeunes boutons de genêt, aux capucines, est toujours la base du condiment. Cette classe est rafraîchissante, et pâlit les membranes muqueuses, comme le font tous les acides étendus ; elle ne convient point dans certaines nuances d'irritation chronique des intestins où elle cause des courbatures générales, des malaises et des coliques.

Les condimens sucrés : le sucre joue dans le régime alimentaire un rôle presque égal à celui du sel ; comme lui d'abord, il améliore la plupart des alimens, et enlève à un grand nombre les propriétés malfaisantes qu'ils auraient pour les constitutions délicates et les intestins irritables ; il masque l'amertume, enveloppe les principes acides, et se combine aux principes toniques dans les compotes ; il rend sapides, et de facile digestion, beaucoup de mets fades et indigestes : c'est de tous les condimens celui dont on peut abuser avec le moins de danger.

Les condimens âcres et chauds, ressource des palais blasés, sont chez nous plus souvent nuisibles qu'utiles ; ils irritent, enflamment les organes auxquels ils sont appliqués, et communiquent à toute la machine une excitation souvent funeste : le poivre, la moutarde, qui sont les plus employés, conviennent tout au plus dans les contrées froides et humides, chez les sujets flegmatiques. Il faut faire ici une réserve au sujet de quelques condimens chauds dont l'action, toute locale, est l'auxiliaire obligé de la digestion dans les pays très chauds. Le piment de tous le plus usité, est d'un usage journalier au Brésil, et d'une grande utilité pour tirer les organes digestifs de l'épuisement où les jette la température élevée.

Certains condimens doivent à une huile volatile, une odeur pénétrante, une saveur toujours chaude et stimulante, plusieurs ont en même temps un goût sucré ; cette classe, moins malfaisante que la précédente se compose d'un grand nombre d'écorces chaudes et stomachiques, de feuilles, de fleurs, de tiges et de graines douées des mêmes propriétés : la noix muscade, le macis, la coriandre, la cannelle, le clou de girofle, le thym, le laurier, l'anis, le genièvre, etc., en font partie, et ne peuvent convenir que lorsque la stimulation est nécessaire aux organes.

Les condimens sulfurés sont encore producteurs de calorique, et nuisent à la plupart des personnes sédentaires s'ils ne sont convenablement mitigés : ce sont les différentes espèces d'ail, le cochléaria, le raifort, la moutarde, etc.

Les condimens simplement balsamiques, tels que la vanille, l'ambre, quoique doués de propriétés stimulantes, irritent moins les organes et relèvent l'innervation épuisée.

23

Les condimens qui proviennent de la décomposition putride des matières animales, tels que les poissons pourris et le garum, ne sont vraiment permis qu'aux peuples, dont l'existence, menacée par les intempéries de l'air, réclame la stimulation à tout prix. Quoi qu'il en soit des harmonies naturelles en vertu desquelles chaque climat produirait les alimens et les épices les plus propres à nourrir ses habitans, les végétaux et les minéraux qui servent de condiment n'ont point tous une égale importance : ainsi le sel marin est nécessaire ; le poivre et la moutarde sont d'une utilité douteuse, ou du moins ne sont utiles aux habitans des pays chauds qu'à la condition d'en user avec une extrême réserve. Les acides étendus, qui ne sont condiment que dans cet état, sans être nécessaires le plus souvent, ont un haut degré d'utilité auquel ne peuvent prétendre les condimens chauds et stimulans tels que la cannelle. Ceux-ci pourtant, doués d'une action locale moins incendiaire, trouveraient dans le régime alimentaire, comme aromatiques, toniques, et stimulans généraux, une application plus profitable que les condimens âcres. A tous les peuples du globe, les condimens salins comme nécessité, les condimens sucrés comme utilité et agrément ; aux pays intertropicaux, les condimens âcres et chauds employés avec réserve, comme objet d'utilité ; aux pays froids, aux pays humides les condimens aromatiques, les sulfurés, et les boissons alcooliques comme objets d'utilité ; aux pays tempérés, aux étés chauds de ces pays, les condimens acides comme objets d'utilité ; aux gourmands de tous les pays, les condimens de toute sorte comme instrumens de jouissance pour eux-mêmes et comme moyen de fortune pour les médecins qui les soignent.

CONFITURE. Nom que l'on donne aux fruits, aux fleurs, aux sucs de certains végétaux mêlés au sucre, et soumis la plupart à une cuisson plus ou moins prolongée. Les confitures sont un bon aliment qui participe des qualités du végétal qui l'a fourni, et serait moins souvent nuisible si l'on n'avait contracté l'habitude de les manger comme objet de gourmandise, à la fin du repas, alors que l'appétit a cessé depuis long-temps. (*Voy.* pour la préparation, le *Conservateur*).

CONGRE. Poisson de mer, gros, compacte, peu nourrissant, et indigeste : les condimens sulfurés l'aident à franchir l'estomac.

CONSERVATION DES ALIMENS. Un livre tout pratique, et d'une rare utilité, a été consacré à reproduire tous les procédés de conservation anciens et nouveaux, c'est le *Conservateur* ; nous y renvoyons nos lecteurs.

CONSERVE. Confitures sèches : les meilleures conserves sont faites de fruits et de fleurs stomachiques, telles sont les conserves de coing, de fleurs d'oranger, etc.

CONSOMMÉ. Bouillon gras rapproché, chaud et succulent; il fortifie, et fait promptement succéder au sentiment de la faim et de l'épuisement, le sentiment de force et de bien-être.

COQ. Lorsqu'il est jeune, sa chair est tendre, parfumée, et agréable; lorsqu'il est vieux, elle est coriace et peu réparatrice.

COQ DE BRUYÈRE. Ce gibier assez rare, fournit un aliment délicieux, fort recherché, et qui se digère bien. Les vieux sont durs et peu réparateurs.

COQUILLAGES. Les coquillages des fleuves sont tous sans importance alimentaire; les coquillages de mer nourrissent, en partie, les habitans du littoral; ils fournissent un aliment salubre, chaud, mais quelquefois de difficile digestion.

CORIANDRE. Condiment aromatique. *Voy.* CONDIMENT.

CORME. Ce fruit, comme l'alize, sert à faire une boisson astringente, assez agréable et saine. La corme, mûrie et ramollie sur la paille, perd de son goût acerbe, se sucre un peu, et fait alors un petit fruit passable.

CORNICHON. Confit dans le vinaigre, il fait partie des condimens acides. *Voy.* CONDIMENT.

COTIGNAC. Confiture de coing, chaude et stomachique.

COUCOU DE MER ou GRONDIN. Poisson de mer, rouge, à chair blanche, ferme, feuilletée, légère, d'un goût agréable, et de facile digestion.

COURGE. Sa chair, douceâtre, pesante, nourrit peu, et relâche le ventre; elle est moins bonne que celle du potiron.

COURLIS. Jeune, il donne un aliment tendre, délicat, et de facile digestion.

CRABE. Espèce de cancre qui fournit une alimentation chaude, mais assez lourde.

CRASSANE, CRASANE. Poire de crasane. *Voy.* POIRE.

CRÊME. Partie grasse du lait qui, mangée seule, empâte, fatigue l'estomac et relâche le ventre.

CRÊME. On connaît, sous ce nom, un grand nombre d'entremets sucrés, d'un goût agréable, et d'assez facile digestion, composés de lait, de sucre, d'œufs, et d'aromates, qui appartiennent à l'alimentation douce et légère. (*Voy.* Carême et Plumerey).

CRÊME DE RIZ. Farine de riz en bouillie : aliment doux, léger et substantiel.

CRESSON. Le cresson de fontaine sert de condiment sous les viandes, il se mange en salade, seul ou mêlé avec la laitue et la chicorée; ses propriétés chaudes et dépuratives le font rechercher : c'est une crudité indigeste.

CRESSON ALÉNOIS. Autre plante employée comme assaisonnement. Même propriété.

CRÊTE. Appendice érectile qui orne la tête de plusieurs oiseaux. Les crêtes de coq, quoique recherchées, sont un aliment compacte et souvent indigeste.

CREVETTE. Petit crustacé d'un goût agréable, mais lourd comme la plupart des autres alimens de la même famille.

CRUDITÉ. Nom donné aux alimens végétaux qui n'ont point éprouvé l'action du feu. Les estomacs delicats, irritables doivent s'abstenir de crudités.

CRUSTACÉS. Poissons couverts d'une carapace articulée, tels que le homard, l'écrevisse, etc. D'une chair nourrissante, mais compacte et de difficile digestion : cet aliment, qui réclame les condimens chauds sulfurés ou aromatiques, ne convient qu'aux estomacs robustes, aux personnes qui font de l'exercice

CUMIN. Condiment de la classe des aromatiques. *Voy.* CONDIMENT.

CURCUMA. Condiment sulfuré. *Voy.* CONDIMENT.

CYGNE. On dit la chair du jeune cygne, tendre, agréable, et saine. On la mange rarement.

D

DAIM. Sa chair, lorsqu'elle est tendre, est l'un des meilleurs alimens fournis par les mammifères sauvages : elles appartient à l'alimentation chaude et réparatrice.

DAMAS. Prunes de damas. *Voy.* PRUNE.

DARD. Poisson blanc de rivière, à chair molle, mais saine et d'assez facile digestion. *Voy.* POISSON.

DATTES. Fruit du dattier, légèrement tonique et astringent, substantiel et réparateur; on en retire une farine saine et d'un goût agréable. Mangées en abondance, les dattes empâtent et chargent l'estomac.

DAURADE, DORADE. Poisson de mer d'un goût agréable, d'une chair assez délicate, mais de digestion difficile pour certains estomacs. La daurade, qui vient au printemps dans les étangs marins, est plus grosse et plus grasse, mais son goût est moins agréable et sa chair plus indigeste.

DAURADON. Des taches sur le dos font distinguer ce poisson de la daurade; il est un peu moins gros qu'elle, moins succulent et plus difficile à digérer.

DÉBILITANT. L'aliment débilitant est celui qui donne une réparation et une stimulation insuffisantes : la gélatine, le bouillon de jarret de veau, etc.

DÉLAYANT. Les boissons délayantes se préparent le plus ordinairement avec les fruits aqueux et acidules.

DEMI-ENTONNOIR. *Voy.* CHAMPIGNON.

DERBIO. Poisson à chair grasse et d'une digestion assez difficile. *Voy.* POISSON.

DIGESTIBILITÉ. Faculté des alimens d'être digérés promptement et sans effort perçu dans l'estomac. La chair des animaux, lorsqu'elle est tendre et cuite à point, se digère plus facilement que leur graisse; la chair des animaux les plus délicats devient d'une digestion difficile, lorsqu'elle est pénétrée d'une graisse trop abondante. Les végétaux simplement farineux se digèrent plus facilement que les amandes qui renferment de l'huile; l'albumine liquide est de facile digestion, l'albumine coagulée par la chaleur est lourde et indigeste. Ces exemples suffisent pour faire comprendre que par leur nature les alimens sont plus ou moins faciles à digérer. Les différens degrés d'action que nécessitent les alimens de la part des instrumens de la digestion, pour être assimilés à notre substance, sont ce que nous appelons leur *digestibilité relative*. Nous nous proposons de donner ici le tableau des alimens rangés selon leur plus ou moins grande digestibilité; mais avant de le tracer, nous devons faire plusieurs réserves importantes, afin qu'on ne lui donne pas une valeur absolue qu'il ne peut avoir.

Ainsi les idiosyncrasies ou dispositions individuelles font que souvent tel aliment, indigeste pour le plus grand nombre, est facilement digéré par une personne en particulier : les boissons acides, après le repas, suspendent ou troublent le travail de la digestion, c'est le cas le plus ordinaire; certaines personnes cependant trouvent dans ces boissons un auxiliaire de la fonction. Le lait est facilement digéré par le plus grand nombre, et pourtant il n'est pas rare de trouver des personnes qui ne le digèrent pas ou le digèrent mal. Telle personne qui ne peut manger les mets féculens les plus légers, digère à merveille une tranche de jambon; telle autre qui ne peut goûter les liqueurs alcooliques, sans éprouver des spasmes violens de l'estomac, s'accommode à merveille de l'omelette au rhum, du pudding qui contient la même liqueur : ces idiosyncrasies et une multitude d'autres constituent des exceptions bien dignes d'attention, mais elles ne sont point une infraction à la règle de digestibilité relative des alimens : elles signifient simplement que chaque personne, loin d'accepter comme un article de foi notre tableau de digestibilité, doit le soumettre au contrôle de son estomac, et le considérer seulement comme facilitant la recherche.

Les dispositions accidentelles de l'organisme tout entier ou bien seulement des instrumens de la digestion, dispositions qui se produisent sous une infinité d'influences physiques et morales plus ou moins appréciables, changent encore, ou passagèrement, pour un jour, pour un seul repas, ou d'une manière plus durable, pour une saison ou pour plusieurs années, la digestion d'une personne, d'une famille, d'une population tout entière, et amènent de notables perversions dans le degré de digestibilité des alimens. Après avoir appété pendant long-temps les alimens chauds fortement azotés, l'estomac réclame les alimens solubles, peu réparateurs et doux, et réciproquement. Les influences des climats, des saisons, des tempéramens, des âges, des professions, des impressions morales, expliquent souvent la cause de ces changemens, souvent aussi cette cause reste inconnue et le fait seul nous frappe : telle personne qui a digéré facilement telle nourriture en est incommodée, et se nourrit avec plaisir d'alimens qu'elle avait jusque-là reconnus indigestes.

Les irritations chroniques de l'estomac, ses névroses et celles de ses annexes, amènent encore de tels changemens dans la manière dont les alimens sont digérés, que chaque nuance de ces affections nombreuses nécessite un tableau particulier de digestibilité tracé d'après nature, c'est-à-dire sur le patient lui-même.

Une nouvelle source de variations résulte de la qualité variable des alimens : ainsi, de ce côté, rien d'absolu non plus ; le veau, par exemple, est de facile digestion, lorsqu'il est assez âgé et mangé à point ; trop jeune il fournit une chair muqueuse, humide, qui peut fatiguer l'estomac ; trop vieux et mal nourri il perd de sa blancheur, prend de la consistance, se divise mal sous les dents et fatigue les organes de la digestion. Mangé peu de temps après la mort de l'animal, il est encore dur comme presque toutes les viandes trop fraîches ; privé des condimens qui lui communiquent la stimulation appropriée, il est fade et charge l'estomac. Le beurre frais et fin, mêlé aux légumes dans de justes proportions, leur donne un goût agréable et des qualités digestibles ; prodigué, il charge et empâte l'estomac ; rance, il occasionne des aigreurs et des renvois ; il en est de même de tous les alimens, leur digestibilité varie selon une foule de circonstances qui font une chimère de toute classification absolue ; la quantité fait varier comme la qualité, la digestibilité propre de l'aliment : tout le monde sait que le plus léger et le plus sain, s'il est pris trop abondamment, donne une indigestion. Il est donc entendu que, pour les tableaux qui vont suivre, nous supposons l'individu qui digère, bien portant et dans les conditions les plus ordinaires ; nous supposons l'aliment à digérer en quantité proportionnée à la force de l'estomac et de bonne qualité ; la viande, s'il est question du régime animal, est le tissu musculaire pourvu de la quantité de graisse qui le rend succulent et non indigeste ; le végétal parvenu au degré de maturité qui lui convient ; le condiment de choix et doué de la vertu stimulante voulue.

Les expériences qui servent de base à ce tableau ont une durée de quinze années, elles ont été faites sur nous-même et sur les autres; la plupart des alimens ont été pris un à un, étudiés chacun dans les conditions variées où les placent une demi-douzaine de préparations différentes; il a été tenu, pour deux des personnes observées, un compte exact des influences de saison, de température, d'habitation, de vêtement, de dispositions morales ou physiques qui, peu importantes ici, trouveront leur place dans les autres parties de l'ouvrage.

Notre première classe, qui se compose des alimens les plus faciles à digérer sans sauce savante, les suppose bouillis, grillés ou rôtis, simplement condimentés; elle comprend :

1° La chair de poulet, de la poularde, du chapon, du veau, de l'agneau, du coq-d'Inde, le bœuf bouilli, les œufs frais cuits à la coque, le lait de vache; tous les poissons à chair blanche et tendre, qui ne sont ni gras comme le mulet, ni visqueux comme la tanche; quelques légumes, l'épinard, le céleri cuit, les asperges, les cardons, les artichauts, la chicorée cuite; toutes les marmelades et les compotes de fruits mucoso-sucrés, et même de plusieurs fruits acidules dépouillés de leur enveloppe ligneuse, les poires, les pêches, les abricots, les prunes, les pommes, les cerises, etc.; les mêmes fruits simplement blanchis et couverts de sucre, etc.; les farines de blé, d'orge, de riz, de maïs, de châtaignes, l'avoine mondée et concassée, le pain de froment; quelques racines, telles que navets, salsifis, pommes de terres, etc. Tous ces alimens non-seulement sont de facile digestion, mais ne communiquent qu'une stimulation moyenne et appartiennent à l'alimentation douce et substantielle. Une seconde classe d'alimens qui se digèrent également bien, mais produisent plus de calorique et exigent une action contractile plus énergique de la part de l'estomac, se compose :

2° De la chair du chevreuil, du lièvre, du daim, du bœuf rôti et grillé (le filet), du mouton, du faisan, de la perdrix, du coq de bruyère, de presque tous les gibiers non aquatiques, du pigeon jeune; de quelques légumes, purées de carottes et d'oignons, et de quelques fruits à tissu serré et de saveur aromatique, les dattes, etc.; de quelques poissons à chair ferme, non huileuse, tels que le saumon, le brochet, le maquereau, etc.

La troisième classe, moins digestible que les deux précédentes, et ne convenant qu'aux estomacs les plus robustes, aux personnes vouées à une vie active, est réellement indigeste pour tout ce qui mène une vie sédentaire, pour tout estomac irritable et délicat; elle compte :

3° Toutes les viandes des deux premières classes, gâtées par la graisse, par l'excès des condimens, par les sauces inintelligentes, et de plus, la chair du porc, tous les oiseaux de mer, le canard domestique adulte, l'oie domestique, la plupart des oiseaux sauvages des marais, le sang cuit, les poissons à chair grasse tels que le mulet, le lait caillé, les œufs sur le plat, les légumes crus, les salades, les choux, les graines farineuses associées à leur enveloppe ligneuse réfractaire à l'action du suc gastrique, haricots, fèves, pois, lentilles, etc. Tous les fruits crus à pepins non fondans, les figues sèches, les pruneaux, toutes les pâtisseries, les confitures trop sucrées, les friandises du confiseur, qui ne sont ni aromatiques, ni stomachiques.

Notre quatrième classe comprend les substances immédiatement indigestes pour beaucoup de personnes, indigestes à la longue pour toutes, ce sont :

4° Les graisses, les huiles, les parties fibreuses des animaux, les os, le blanc d'œuf durci par la chaleur, la plupart des champignons, les truffes, les noix, les amandes.

5° Les enveloppes ligneuses des fruits, les fécules non éclatées, les tissus aponévrotiques sont absolument réfractaires à l'action de l'estomac.

Enfin, il faut se rappeler que les irritations chroniques de l'estomac et des intestins, que les névroses des mêmes organes peuvent faire passer un aliment, comme nous l'avons dit, d'une classe à la classe suivante, et même de la première à la dernière. Chez les jeunes enfans dont l'estomac n'est point conduit, par degrés, de l'alimentation liquide, à l'alimentation solide, il n'est pas rare de retrouver dans les garde-robes, les petits morceaux de veau, tels qu'ils ont été ingérés. Le même fait se présente chez les adultes dont l'estomac est affaibli.

Nos études comparatives des matières des garde-robes chez les personnes sédentaires, et chez celles plus contractiles qui exercent leur corps, nous ont prouvé qu'on s'expose à de graves erreurs, lorsqu'on prend, pour type de résidu, celui que fournissent les hommes adonnés aux travaux de l'esprit, même lorsqu'ils sont bien portans. En effet, beaucoup de matières végétales, absorbées en partie, en partie confondues avec le résidu chez les seconds, restent souvent à-peu-près intactes chez les premiers.

DINDON. Le dindon de l'année fournit une chair nourrissante, délicate, et de facile digestion; sa femelle est préférée avec raison. La manière de découper le dindon a une grande influence sur sa qualité : les ailes, enlevées dans leur épaisseur, et divisées en trois ou quatre tronçons charnus et épais, sont sèches le plus souvent et peu savoureuses : les mêmes parties, au contraire, enlevées en aiguillettes minces, et pénétrées d'un jus condimenté à point, sont succulentes. (Diète blanche et réparatrice).

DIURÉTIQUE. Nom donné à toute boisson et à tout aliment qui favorise la sécrétion des urines.

DOUCELLE. Poisson de la Méditerranée, à chair délicieuse et de facile digestion. Alimentation chaude, moyennement réparatrice.

DOUVILLE. Poire de douville. *Voy.* POIRE.

DOYENNÉ. Poire de doyenné. *Voy.* POIRE.

DRAGÉES. Espèce de bonbons composés d'une amande recouverte de sucre durci. Les dragées sont indigestes et empâtent l'estomac.

DRAINE. Oiseau du genre des grives, mais beaucoup moins succulent; il a peu de graisse le plus souvent, et son goût est désagréable. Alimentation chaude.

E

EAU. C'est la boisson par excellence : donnez la stimulation que réclame la santé, à l'aide de l'aliment solide et sous presque toutes les latitudes, l'usage de l'eau sera le plus sûr moyen d'assurer le bien-être et la vigueur.

Les diverses qualités des eaux ont fixé l'attention des médecins depuis la plus haute antiquité. Hippocrate avait reconnu et tracé les caractères des eaux salutaires, et ceux des eaux dangereuses. « Les eaux de marais, d'étang et toutes les eaux dormantes en général sont nécessairement chaudes en été, épaisses et d'une mauvaise odeur, par cela même qu'elles ne sont point courantes. Alimentées sans cesse par de nouvelles pluies et brûlées par l'ardeur du soleil, elles doivent être louches, malsaines et propres à augmenter la bile. En hiver, au contraire, les neiges et les gelées les rendent froides et troubles, de manière qu'elles augmentent beaucoup la pituite, et qu'elles deviennent très propres à causer des enrouemens.

»Ceux qui en font usage ont toujours la rate très volumineuse et dure; le ventre dur, émacié, chaud ; les épaules, les clavicules et la face sont décharnés. Ils mangent beaucoup et sont toujours altérés. Ils ont besoin de purgatifs. Ils sont, de plus, sujets à des hydropisies aussi fréquentes que mortelles; car il y règne en été beaucoup de dyssenteries, de diarrhées et de fièvres quartes très longues; prolongées, ces dernières maladies finissent par jeter les sujets ainsi constitués dans des hydropisies mortelles. Telles sont les maladies qui les affligent pendant l'été. »

Pas un mot à ajouter à ce passage d'Hippocrate : tracé sur les paysans des plages marécageuses de la Touraine, du Berri, de Rochefort, etc. Il serait exactement tel que nous le trouvons dans le *Traité des Eaux;* c'est là le cachet du génie. — Le traitement par les purgatifs est encore aujourd'hui le meilleur.

« Les plus mauvaises après celles-là sont celles qui sortent des rochers calcaires, parce qu'elles sont nécessairement dures.

»Les meilleures eaux sont celles qui coulent des lieux élevés et des collines de terre. Elles sont agréables au goût, claires; il ne faut qu'une très petite quantité de vin pour les altérer. De plus, elles sont chaudes en hiver, et fraîches en été. Mais il faut surtout recommander celles qui coulent du côté du levant, parce qu'elles sont nécessairement plus limpides, dépouillées de toute odeur et légères.

»Toute eau salée, crue et dure est en général mauvaise à boire.

»Toutes les eaux qui cuisent très facilement et qui sont fort molles, doivent aussi humecter le ventre; au lieu que les eaux dures et difficiles à cuire le resserrent et le dessèchent.

»Quant aux eaux de pluie et de neige, les premières sont les plus légères, les plus douces, les plus subtiles et les plus limpides de toutes les eaux : cela doit être; car le soleil attire et enlève les parties les plus subtiles et les plus légères de tous les fluides. ·

»Les bonnes qualités de l'eau de pluie viennent, en second lieu, de ce que (indépendamment de la première évaporation dont je viens de parler) l'eau, une fois altérée et élevée par le soleil, se mêle et se porte de tous les côtés avec l'air. Voilà pourquoi l'eau pluviale doit naturellement être la meilleure : elle a néanmoins besoin d'être bouillie et filtrée; autrement elle acquiert une mauvaise odeur.

»Pour ce qui est des eaux de neige ou de glace, elles sont en général toutes mauvaises : c'est que l'eau une fois glacée ne recouvre plus sa qualité première, parce que la congélation ne lui laisse que sa partie la plus pesante. »

Rien ne nous était plus facile que de prendre ces passages du père de la médecine pour nous les approprier; les précédens ne nous auraient pas manqué : nous ne l'avons pas voulu. Il nous paraît plus utile, plus honorable pour nous-même et pour notre profession de montrer quels génies composent le sénat auguste de la médecine. Rien de mieux, rien de plus précis que cet article ne serait fait aujourd'hui, n'en déplaise à nos physiciens et à nos chimistes, n'en déplaise aux génies qui pullulent autour de nous. Sur beaucoup d'autres points encore, si l'on ne voulait pas avoir l'honneur de la création, on trouverait que nos pères, sauf les explications naïves qui montrent le plus souvent que l'opium fait dormir, parce qu'il a une vertu dormitive, ont tout dit, tout précisé. En somme, que l'eau soit limpide, pure de toute matière animale ou végétale capable de la corrompre, de toute matière minérale, de sels calcaires qui la rendent indigeste, qu'elle soit suffisamment aérée. La meilleure eau est celle des fleuves, des rivières, de la pluie et des sources éloignées de gisemens calcaires; à Paris, l'eau de Seine clarifiée est excellente. L'eau qui caille le savon et ne cuit pas les légumes est fade et lourde : telle est celle de tous les puits de Paris, et à un moindre degré, l'eau d'Arcueil. Faire bouillir ll'eau et la filtrer au charbon est un moyen de la préserver de la putréfaction, et aussi d'assainir les eaux corrompues comme sont celles des mares et des étangs. La mauvaise qualité des eaux est une raison suffisante pour s'en abstenir; elles peuvent dans ces conditions occasionner des maladies. L'eau froide calme la soif et donne du ton à l'estomac. Combinée à la substance des végétaux et des animaux, l'eau joue encore le principal rôle dans l'alimentation.

EAU-DE-VIE. Liqueur alcoolique, fortement alcoolique, obtenue par la distillation du vin, des graines, des pommes de terre, des marcs de raisin, du cidre, du poiré, de la mélasse, du riz, des cerises, du suc de l'érable, etc. On la boit seule ou servant de base à une infinité de liqueurs de table. L'eau-de-vie est une boisson incendiaire dans les pays chauds : la température basse, l'humidité en peuvent seules justifier l'usage pour les tempéramens lymphatiques, les estomacs paresseux et les gens de peine. La vie sédentaire, la constitution délicate, la chaleur du tempérament, les irritations chroniques et les névroses imposent l'obligation de s'en abstenir.

« Il est essentiel, dit Aulagnier, d'en connaître les falsifications, qui ont lieu au moyen de substances âcres, narcotiques, que l'on emploie pour la rendre plus forte et plus enivrante. On se sert pour cela du poivre, du laurier-cerise, du *capsicum annuum*, du *datura stramonium*, de *l'agrostema*. Cette dernière substance fait que l'eau-de-vie forme des perles; c'est aussi ce que les marchands désirent pour prouver sa bonté. Le laurier-cerise est un poison violent. (*Voir* l'article LAURIER-CERISE).

On emploie des alambics de cuivre avec des chapiteaux et des conduits du même métal, pour la distillation de l'eau-de-vie. Comme le liquide que l'on veut soumettre à la distillation contient déjà un peu d'acide, il passe une certaine quantité de vin aigre avec l'eau-de-vie.

Le vinaigre bouillant ne dissout pas si bien le cuivre que lorsqu'il reste en contact pendant pendant quelque temps avec ce métal. Le cuivre de l'alambic est donc difficilement attaqué, mais les tuyaux réfrigérans se couvrent de vert-de-gris, qui se dissout ensuite dans l'eau-de-vie contenant du vinaigre. Toutes les eaux-de-vie de grains contiendraient du cuivre, si l'on n'observait pas la plus grande propreté dans les vaisseaux réfrigérans.

On découvre l'eau-de-vie qui contient du cuivre, en y versant de l'ammoniaque; elle acquiert alors une couleur bleuâtre. Quand l'ammoniaque est volatilisé, il se dépose un sédiment floconneux verdâtre.

On peut aussi plonger un morceau de chaux dans l'eau-de-vie; si elle se couvre d'une croûte verte, c'est qu'elle contient du cuivre. (Remer, *Police judiciaire*).

Le réatif le plus sensible, d'après Bouillon-Lagrange et Vogel, est le prussiate de potasse. Un atome de cuivre est indiqué par un précipité d'un rouge marron.

Parfois on a mis de l'alun dans l'eau-de-vie, ce qui la rend douceâtre et astringente. Cette fraude se reconnaît en y versant du carbonate de potasse, qui en précipite l'alumine en sédimens floconneux.

Si l'eau-de-vie contient du fer, une décoction de noix de galle donnera au liquide une couleur noire.

Si elle contient du zinc, la potasse précipite en blanc.

D'après Frank, on y ajoute de l'*holoturia*, dont les Chinois se servent pour rendre l'*arack* plus âcre.

On met parfois dans l'eau-de-vie de pomme de terre, de la coque du levant.

Dans l'examen des seize espèces d'eau-de-vie d'*Helmstadt*, on en a trouvé quinze contenant du cuivre. D'après cela, il serait assez probable que plusieurs des accidens qui arrivent aux buveurs d'eau-de-vie sont dus à la décomposition de ce métal; dans ce cas, d'après Gallet, de Rouen, le sucre produirait des effets salutaires.

L'eau-de-vie ne peut convenir, même modérément, qu'aux tempéramens lymphatiques, aux personnes dont l'estomac est paresseux, aux gens de peine. Les jeunes gens, les tempéramens sanguins, ceux qui sont irritables, doivent regarder toute boisson alcoolique comme un véritable poison. On a observé que les grands buveurs d'eau-de-vie meurent d'hydropisie. Enfin cette liqueur produit l'ivresse et les plus grands désordres dans l'économie animale. »

EAUX MINÉRALES ACIDULES. L'eau de Seltz et toutes celles de cette classe exercent souvent sur les organes de la digestion une excitation salutaire.

ÉCAILLES DE POISSON. Matière muqueuse, réfractaire à l'action du suc gastrique.

ÉCHALOTE. Elle aime les terrains légers, sablonneux, exposés au midi. On la plante ordinairement en bordure dans les jardins potagers, où elle forme des gazons agréables à l'œil. On sépare les petites bulbes, et après avoir tracé un léger sillon, on les enterre à 4 ou 5 pouces de distance les unes des autres.

L'échalote croît naturellement dans la Palestine près d'Ascalon, ville célèbre, souvent nommée par les historiens sacrés et profanes. Dès la plus haute antiquité elle y était l'objet d'une culture spéciale. Elle fut apportée en France du temps de la première croisade. Dans le treizième siècle, on la cultivait en grand aux environs d'Étampes. On la vendait dans les marchés, et l'on criait dans les rues de Paris : *Bonnes Eschaloignes d'Étampes.*

Dans les climats chauds, dans nos provinces méridionales, elle est plus douce à l'odorat et au goût qu'aux environs de Paris et dans les départemens du Nord. Ses qualités se rapprochent, du reste, de celles de l'ail et de l'oignon; mais son odeur est moins forte, moins pénétrante, et sa saveur moins âcre. Au printemps, on se sert des feuilles vertes aussitôt qu'elles ont poussé, et ensuite des nouvelles bulbes, même avant la maturité parfaite.

L'échalote stimule agréablement le palais, relève le goût des alimens fades, froids ou visqueux, réchauffe l'estomac et accroît sa force digestive; mais il faut en user modérément. Tous les gastronomes connaissent les vertus admirables de la sauce aux échalotes; c'est leur ancre de salut lorsque l'appétit les abandonne. Cette espèce d'aiguillon les excite, les ramène au combat plus forts, plus courageux, ils vont se couvrir de *nouveaux lauriers.* Pour que cette sauce soit plus agréable, et qu'elle réveille d'autres organes, certains amateurs y mêlent quelques lames de truffes. On connaît notre opinion sur tous ces condimens aphrodisiaques : ils réveillent à peine les hommes froids de leur long sommeil; ils irritent, ils épuisent les hommes d'une organisation ardente. (Le docteur *Roques*).

En somme, l'ail échalote, moins puant que l'ail, relève le goût des alimens fades, froids ou visqueux, réchauffe et stimule l'estomac. (*Voy.* CONDIMENS SULFURÉS). L'échalote est rejetée du régime de toute personne dont la santé n'est pas robuste et le corps excité par l'exercice.

ÉCHAUDÉ. L'une des pâtisseries les plus saines, les plus légères : ce petit gâteau est de facile digestion.

ÉCHAUFFANT. Qualité de tous les alimens et de tous les condimens qui surexcitent les foyers de calorification.

ÉCREVISSE. D'un goût agréable : la chair compacte de ce crustacé est difficile à digérer, elle appartient à l'alimentation chaude, aphrodisiaque, dit-on.

ÉLAN. Cet animal de la famille des cerfs, a la chair tendre, chaude et d'assez facile digestion.

ÉLIXIR. On donne ce nom à plusieurs liqueurs de table dont la plus connue est l'élixir de garus : l'aloès, la myrrhe, le safran, la cannelle, le girofle et la muscade s'associent pour lui donner des vertus toniques et stomachiques : le plus sage est de s'en abstenir.

ÉPERLAN. Petit poisson d'une chair tendre, d'une saveur agréable et de facile digestion qui, le plus souvent, se mange frit : alimentation légère, moyennement substantielle et chaude.

ÉPICES. *Voy.* CONDIMENS.

ÉPINARDS. Ils ont une grande importance dans le régime alimentaire des personnes qui doivent être peu soutenues et rafraîchies. C'est la première nourriture que les médecins accordent aux convalescens après les inflammations abdominales, parce qu'elle est légère et aqueuse, parce qu'elle humecte, rafraîchit, relâche les tissus gastriques, et glisse, pour ainsi dire, sur les intestins.

« Lorsque les chaleurs de l'été ont été excessives, les personnes d'un tempérament sec, bilieux, ardent ou mélancolique, éprouvent à l'automne des chaleurs d'entrailles, une constipation rebelle qu'elles cherchent à vaincre par des purgatifs répétés, par les pilules d'Anderson, par les *grains de santé* et autres remèdes prônés par les charlatans; mais bientôt leurs souffrances augmentent, l'estomac et les intestins s'irritent, et le médecin le plus habile peut à peine les sauver de la gastro-entérite.

»C'est ici que les épinards triomphent. Si la constipation vous tourmente; si vous avez les entrailles irritées, la tête chaleureuse, mangez des épinards simplement préparés au beurre frais, prenez des lavemens aux épinards, appliquez tous les soirs, sur le ventre, un large cataplasme d'épinards arrosé d'huile d'olive, j'ose vous promettre que vous ne tarderez pas à ressentir les heureux effets de cette médecine domestique. »

Les épinards, comme on vient de le voir, remédient à la constipation, et guérissent aussi la diarrhée, lorsque ces deux affections maladives tiennent à un état d'échauffement ou d'irritation du système gastrique.

« Nous recommanderons aussi les épinards aux tempéramens sanguins, aux hémorrhoïdaires, aux hypochondriaques; aux personnes sujettes aux inflammations intérieures, aux phlegmasies de la peau, à la couperose, aux dartres, etc. Tous ces gens-là doivent user modérément des substances stimulantes, fortement azotées, et avoir soin de les corriger avec les herbes potagères, comme les épinards, la laitue, l'oseille, etc.

»Les hommes emportés, irascibles, violens, impatiens, hargneux, d'un caractère difficile, doivent admettre dans leur régime alimentaire les plantes oléracées d'une nature douce, relâchante, le laitage, les fruits succulens, sucrés ou légèrement acides. On ne saurait croire combien le régime influe sur nos passions, nos penchans, notre caractère. Quelques cueillerées d'épinards vous rendent plus bienveillant, plus doux, plus aimable; vous caressez vos amis, vos enfans, votre femme; la paix, le bon accord règnent chez vous. La veille vous aviez mangé du gibier, vous aviez bu du vin de Madère, vous aviez pris du café, du rhum ou de l'eau-de-vie; votre air était sombre, menaçant, un seul mot eût réveillé votre colère. (Voir pour plus de détails, l'excellent *Traité des plantes usuelles*).

En somme, ce légume, d'une saveur fade appartient à l'alimentation douce, relâchante et très peu réparatrice; c'est un de ceux dont il faut dire : tant vaut la cuisson, tant vaut le légume.

ÉPINE, d'été, d'hiver, rose, trois variétés de poires. *Voy.* POIRE.

ÉPINE-VINETTE. Ses fruits rouges à leur maturité, sont acidules, d'un goût agréable et de propriétés rafraîchissantes : on en fait des confitures. (*Voy.* le *Conservateur*).

ÉRABLE A SUCRE. Grand arbre dont la sève fournit un sucre doué des mêmes propriétés alimentaires que le sucre de canne.

ESCARGOT. La chair du limaçon, lourde et indigeste, est douce et calmante : elle réclame les condimens, les fines herbes le plus souvent, et l'*ayoli* en Provence.

ESTRAGON. Plante aromatique, d'un goût agréable, qui condimente les mets fades, et leur communique des propriétés doucement stimulantes : un poulet gras à l'estragon, judicieusement conduit, est un bon aliment. Le vinaigre à l'estragon résulte de la macération de cette plante dans le vinaigre.

ESTURGEON. Ce poisson, dont la saveur est analogue à celle du veau, rentre dans la classe des poissons à chair compacte et grasse ; quoique délicat, il est d'assez difficile digestion et ne convient qu'aux estomacs sains, fortifiés par l'exercice du corps : alimentation réparatrice et chaude, mais pesante.

EXCRÉMENTITIEL. On appelle fluide excrémentitiel, produit excrémentitiel, tout élément usé ou bien inassimilable destiné à être rejeté.

EXOCET VOLANT. Poisson volant, d'une saveur agréable, d'une digestion assez facile.

F

FAGARIER POIVRÉ. Poivrier de Japon, dont les feuilles, l'écorce et les capsules sont employés comme condiment au lieu de poivre et de gingembre.

FAINES. Fruit du hêtre, d'un goût de noisette, d'où l'on tire une huile de bonne qualité et qui se rancit difficilement.

FAISAN. Ce bel oiseau fournit un aliment succulent, réparateur, d'un goût délicat et d'une digestion facile : le jeune faisan est délicieux. Beaucoup de personnes qui s'imaginent avoir mangé du faisan à point, n'ont usé que d'une viande pourrie et malsaine. Le travail lent qui amène les gibiers à leur point, en combinant leurs sucs dans une décomposition commençante, n'est pas la même chose que la putréfaction hâtée ; il faut se bien pénétrer de cette différence, si l'on ne veut pas se rendre malade, en mangeant de la venaison et des oiseaux sauvages faisandés. Ce que dit Grimod de la Reynière du faisan : « qu'il est bon à manger, lorsque suspendu par la queue, il s'en détache facilement » a besoin d'être compris.

Les faisans appartiennent à l'alimentation chaude, légère et réparatrice.

FALSIFICATIONS. La falsification en ce qui touche les alimens, consiste à ajouter à une substance quelque matière propre à en augmenter le volume ou le poids apparent, à lui faire supposer des qualités qu'elle n'a pas ; le résultat le plus constant des falsifications est d'altérer les alimens et de les rendre dangereux pour la santé. (*Voyez* les *Traités spéciaux*).

FARCE. Nom donné à un mélange de viandes, d'herbes, de poisson, d'œufs hachés et assaisonnés, servi seul ou renfermé dans un autre aliment. *Volaille farcie, artichaut farci.* La farce offre les qualités des élémens qui la forment ; le plus souvent elle est chaude et fortement condimentée.

FARINE. C'est le nom que l'on donne à la poudre qui résulte du broiement de toutes les substances féculentes, amilacées. La farine du froment est le type des farines et la plus employée.

« Une farine de bonne qualité doit être d'un blanc légèrement jaunâtre. Un blanc mat annonce qu'elle a été privée de ses gruaux, qui en sont les parties substantielles. Un blanc terne fait connaître que le blé ou la farine qui a été employée est avariée. La farine doit avoir une odeur douce ; lorsqu'elle est vieille, on le sent à une odeur de moisissure. Une farine pure, mise dans la bouche, forme une pâte liante et légèrement sucrée. Dans le cas contraire, elle a un goût de savon ou elle est âcre. La bonne farine doit être douce au toucher, quoique faiblement grenue, faire corps et s'étendre sous les doigts. On ne doit pas l'employer aussitôt qu'elle est sortie du moulin, parce qu'elle y a acquis une grande chaleur. On doit l'exposer à l'air et l'y laisser refroidir avant de s'en servir (Aulagnier). »

Les farines séparées des débris de l'enveloppe ligneuse, éclatées par l'action de la chaleur appartiennent à l'alimentation douce et substantielle, il en est de même des pâtes sèches, telles que vermicelle, macaroni, etc.

FARINEUX. Les alimens farineux nourrissent beaucoup, mais leur usage exclusif empâte, et ralentit les mouvemens des fluides.

FAUVETTE. La chair de la fauvette est légère et de facile digestion.

FÉCULE. Pour être alimentaire, la fécule doit être éclatée par la chaleur, elle sert à préparer un grand nombre de gâteaux, de crèmes, etc. (*Voy.* Carême).

FÈVE. Ses semences cuites et crues sont un aliment nourrissant, mais venteux et de difficile digestion. Elles augmentent la difficulté de respirer, resserrent le ventre et produisent des obstructions. Elles ne conviennent qu'aux personnes robustes, aux gens de la campagne.

Les variétés les plus remarquables sont les suivantes : la fève des champs, la féverole, la naine, la julienne, le verte, la fève à longue cosse, la fève de marais, la grosse fève de Windsor. Alimentation réparatrice, assez chaude, mais lourde.

FIBRINE. *Voy.* la première partie de cet ouvrage.

FIGUE. La figue est très nourrissante par le sucre et le mucilage qu'elle contient. Dans les contrées méridionales, on y vit de figues et de pain pendant une partie de la belle saison. C'était aussi la nourriture des anciens.

En hiver, les figues sèches de Marseille viennent se réunir aux raisins secs de Malaga pour orner nos desserts. Il nous en vient aussi de la Catalogne et de Smyrne. On fait, avec les figues sèches bien sucrées, bien conservées, une boisson adoucissante, mucilagineuse, qui apaise les irritations de la gorge, de la poitrine et des intestins.

Les figues fournissent, par la fermentation, une sorte de liqueur vineuse que les Romains appelaient *sicita*. Pline donne la manière de la composer.

Les animaux ne sont pas moins friands des figues que l'homme. Dans les pays où elles abondent, on les donne à la volaille, et surtout aux oies, pour les engraisser. On en fait une sorte de pâtée en y mêlant du lait et de la farine d'orge ou de maïs. En peu de temps elles acquièrent une graisse très fine, et leur foie est délicieux.

Bien mûr, ce fruit fournit une alimentation douce et peu réparatrice. Il s'associe au raisin, aux pêches, aux épinards, etc., dans le régime des personnes dont la température a besoin d'être abaissée.

FLATUEUX, qui cause des vents : les choux, les haricots sont flatueux.

FOIE. Le foie des oiseaux de basse-cour est fort recherché, il est léger et digestif ; le foie de mouton, celui de veau et de cochon fournissent une assez bonne nourriture, mais doivent être mangés avec réserve : le degré de cuisson a sur la digestibilité du foie une très grande influence ; passé le degré convenable, le foie devient sec, coriace et indigeste.

FONGE. *Voy.* CHAMPIGNON.

FRAISE. Ce fruit, d'un goût exquis, est rafraîchissant et nourrit peu ; beaucoup de personnes ont besoin de l'associer au sucre et au vin pour le rendre facile à digérer.

Les fraises offrent une nourriture douce, rafraîchissante, relâchante, aux tempéramens sanguins ou bilieux, aux hémorrhoïdaires, aux hypochondriaques.

Il est rare que les convalescens ne désirent point des fruits d'une acidité agréable, surtout après les inflammations, après les fièvres putrides ou bilieuses. La fraise, par son doux arôme, va les ranimer, les rafraîchir.

FRAISE DE VEAU. Mésentère et boyaux du veau ; la fraise de veau fournit une nourriture onctueuse, agréable mais difficile à digérer pour beaucoup de personnes : elle appartient à la diète animale, douce et réparatrice.

FRAMBOISE. Fruit d'un parfum agréable, savoureux et peu réparateur, qui se mange seul ou mêlé aux fraises : on en fait des confitures et un sirop. (*Voy.* le *Conservateur*).

FRANCHIPANE. Poire franchipane. *Voy.* POIRE.

FRANC-RÉAL. Poire de Franc-Réal. *Voy.* POIRE.

FRANGIPANE. Pâtisserie composée de crême, de jaune d'œuf, de sucre et de fleur d'orange : c'est un aliment agréable, qui ne convient pas à tous les estomacs.

FRITURE. On appelle friture tout aliment jeté et cuit dans la graisse, dans le beurre ou dans l'huile bouillante : les viandes, les légumes, les fruits et la pâte servent à faire des fritures. La friture bien faite est un aliment agréable et sain pour les personnes bien portantes. Les pâtes frites sont pourtant pesantes et indigestes.

FROMAGE. Le fromage frais, fromage à la crême, d'un goût très agréable, est froid et lourd pour beaucoup d'estomacs : les fromages faits, raffinés, fermentés, mangés avec réserve, sont toniques et stimulans, ils excitent à boire et aident à saisir les meilleurs qualités de vins. Trop fermentés, pourris, les fromages ont un goût âcre, quelquefois amer, et sont de mauvais alimens.

FROMENT. Sa farine donne le meilleur pain. *Voy.* PAIN.

FROMENTEAU. L'une des meilleures espèces de raisin. *Voy.* RAISIN.

FRUITS. Les fruits avant la maturité, les fruits succulens surtout, sont de mauvais alimens; mûrs, ils doivent, chacun, à la nature de ses élémens des propriétés distinctes. Parmi les fruits succulens, les acidules sont les moins nourrissans; la cuisson et l'addition du sucre paraissent absorber l'acide et les rendre plus réparateurs. Les mucoso-sucrés, tels que les figues, le raisin, les dattes sont plus nourrissans; les mêmes, desséchés, sont encore plus réparateurs. Les fruits secs et huileux nourrissent plus, mais chargent l'estomac; enfin, ceux où domine la fécule et quelque trace de sucre suffisent à la nourriture des habitans pauvres de plusieurs départemens. Les fruits succulens, à chair fondante, conviennent aux personnes qui digèrent bien, mais ils gonflent souvent ou purgent les estomacs faibles et délicats. La cuisson rend plus faciles à digérer, les fruits succulens de toute espèce et paraît même y mettre en évidence des principes utiles. Souvent les poires crues, de laxatives et rafraîchissantes qu'elles sont, deviennent par la cuisson légèrement toniques et quelque peu astringentes. Ces nuances dans les qualités des fruits n'ont point d'importance pour les personnes robustes; il n'en est point de même pour celles qui sont irritables et chez qui les organes de la digestion ont souffert : la plus légère modification dans les qualités de l'aliment exerce souvent une influence décisive.

G

GARDON. Poisson blanc, à chair molle et fade, que l'on mange particulièrement en friture.

GARUM. Condiment formé de débris de poisson pourri. *Voy.* CONDIMENT.

GATEAU. Nom donné à un grand nombre de pâtisseries et d'entremets sucrés. La plupart des gâteaux sont indigestes : celui fait avec le riz ou la fécule de pommes de terre est substantiel, réparateur et d'assez facile digestion. Les gâteaux appartiennent à l'alimentation douce, éminemment réparatrice. Mêlée aux fruits cuits en compote ou en marmelade, la pâte des gâteaux se digère mieux.

GAUDE, ou *les Gaudes.* La gaude est une bouillie de farine de maïs, nourrissante et d'assez facile digestion.

GAUFFRES. Pâtisserie légère, sèche et nourrissante.

GÉLATINE. C'est la gelée provenant de la géline passée à l'état de dessiccation. De nombreuses expériences prouvent que la gélatine proprement dite, ou colle, n'est point alimentaire. (Voir les beaux travaux de M. Gannal et les expériences de la commission de l'Académie des Sciences).

GELÉE. La gelée de fruits, sucrée et convenablement aromatisée, est d'un goût agréable, assez nourrissante et facile à digérer : les plus ordinairement usitées sont les gelées de pommes, de groseilles, de coing, etc. ; la plupart des fruits peuvent en fournir. (*Voy.* le *Conservateur*).

GELÉE. Produit de la décoction de la géline.

GELINOTTE. Un peu plus grosse que la perdrix rouge, la gelinote est un gibier d'un goût agréable, de facile digestion, qui appartient à l'alimentation chaude et réparatrice.

GENEVRIER. Ses baies, d'un bleu glacé, ont des propriétés aromatiques et chaudes. Les boissons, le vin et le ratafia, qui se font avec ce vin, sont stimulantes et digestives ; leur goût ne plaît pas à tout le monde.

GIBIER. Dénomination générique de tous les animaux qui vivent en liberté et dont l'homme fait sa nourriture. Le gibier, dans les parages où l'air est vif, la nourriture abondante et de bonne qualité, est un aliment chaud, succulent et réparateur.

GINGEMBRE. Substance aromatique chaude. *Voy.* CONDIMENT.

GIRAUMON. Espèce de potiron. *Voy.* ce mot.

GIROFLE. Le clou de girofle est un condiment tonique et échauffant. *Voy.* CONDIMENT.

GLACE. C'est l'eau rendue solide par l'abaissement de la température.

Mêlée aux boissons pendant les chaleurs de l'été, la glace leur donne des propriétés toniques. Pour que les boissons à la glace produisent cet effet, elles ne doivent être employées que d'une manière passagère ; car, de quelque manière que le froid soit appliqué à nos organes, il est sédatif, s'ils en éprouvent le contact prolongé.

On fait avec les sucs des fruits, les liqueurs alcooliques, et avec les sirops, des boissons solidifiées par l'abaissement de la température, et qui toutes ont une action tonique. Les glaces ne conviennent ni aux convalescens ni aux vieillards. Pendant les années où l'été est orageux et les variations de la température extrêmes, il n'est pas rare de voir les glaces produire des coliques, des indigestions dont la violence peut faire supposer l'empoisonnement.

GLAND. Fruit du chêne. Plusieurs espèces de glands donnent un aliment doux, agréable et réparateur, dont on peut même faire du pain : tels sont les fruits de l'*ilex*, d'un chêne commun en Espagne et du chêne ballotte.

GLUTEN. Principe immédiat des végétaux. Le gluten donne à la farine de froment des propriétés fermentescibles ; le rôle qu'il joue dans l'alimentation n'a pas encore été bien déterminé.

GOES ou GOET. Gros raisin blanc, douceâtre. *Voy.* RAISIN.

GOMME ARABIQUE. Elle forme avec l'eau un mucilage doux, nourrissant et fade. Les habitans de l'Afrique l'emploient dans leur alimentation.

GOUJON. Pris dans les eaux courantes, ce petit poisson, d'un goût agréable, fait une excellente friture.

GOYAVIER. Les fruits du goyavier, qui contiennent une pulpe charnue et douce, sont considérés comme un aliment sain et rafraîchissant ; elle sert à faire des pâtes et des gelées. Mêlée au sucre et à l'eau, sa pulpe fait une limonade agréable.

GRAISSE. Toutes les causes qui tendent à diminuer l'activité du mouvement du sang favorisent l'accumulation de la graisse dans les tissus des animaux : la vie sédentaire, le repos des sens et le sommeil sont les conditions les plus avantageuses pour engraisser les animaux. Une nourriture appropriée, jointe à ces conditions extérieures, sert à élever les volailles les plus grasses. La graisse, associée aux alimens dans de justes proportions, en relève la qualité ; mais par elle-même et seule, elle est indigeste, affaiblit et empâte l'estomac, produit des nausées et le dégoût. Elle doit même, comme condiment, n'être employée qu'avec réserve. Les vieilles graisses deviennent rances et cessent d'être alimentaires.

GRAS-DOUBLE. Aliment tiré du premier ventricule du bœuf d'un goût assez moelleux ; il ne convient qu'aux estomacs robustes, aux personnes qui font de l'exercice.

GRAVE. Vin de Grave. *Voy.* VIN.

GRENADE. Fruit du grenadier qui donne un suc acidule ; son écorce possède des propriétés astringentes.

GRENOUILLE. Les cuisses de la grenouille fournissent un aliment doux, agréable, et assez réparateur ; on en fait un bouillon léger pour les convalescens.

GRILLADE. Tranche de viande exposée sur un gril, à l'action des charbons ardens. La grillade bien faite a toutes les qualités d'un bon rôti, et l'emporte même pour la sapidité : elle est une des manières les plus simples et les plus saines de préparer les viandes.

GRIOTTE. Variété de cerises acides qui servent, de préférence, à faire le ratafia de cerises.

GRIVE. Cet oiseau est un aliment chaud, réparateur, et de facile digestion ; mais la graisse et le parfum qui le font rechercher, n'existent qu'après les vendanges, époque à laquelle elles se nourrissent de raisin. Cuites à la broche, et sans être vidées, les grives sont exquises alors ; avant ou après, elles sont assez médiocres, et doivent être vidées. Celles qui ont mangé des baies de genièvre et de myrte, contractent un goût qui ne plaît pas à tout le monde.

GRIVETTE. Espèce de grive de l'Amérique, également agréable et bonne.

GROSEILLE. Rouge ou blanche, la groseille est acidule, la seconde pourtant un peu moins que la première ; elle rafraîchit et fortifie ; mais elle doit être mangée avec réserve, parce que l'état où s'y trouve l'acide citrique la rend fatiguante pour les estomacs délicats, pour les irritations chroniques des intestins où les acides nuisent : la gelée de groseille est une des plus usitées. (*Voy.* le *Conservateur*).

GROSEILLE A MAQUEREAU. Elle pousse sur un arbrisseau défendu par des épines, sa chair est croquante, plaît aux enfans ; elle est peu acide quand elle est mûre : on la met parfois comme assaisonnement dans les viandes et le poisson : on en garnit aussi des tartelettes.

GRUAU. Grain d'orge, de froment ou d'avoine concassé et dépouillé de son écorce. Cuit au maigre et au gras, ou bien combiné avec les jaunes d'œufs et le sucre, le gruau rafraîchit, nourrit assez bien, et engraisse. La bouillie du gruau d'avoine plaît généralement.

GRUYÈRE. Le fromage de gruyère, qui rentre dans la classe des fromages fermentés, est d'un goût et d'une odeur particulière, et possède les propriétés des fromages fermentés ; pourtant c'est un des moins propres à éclairer dans la dégustation des vins.

GUIGNARD. Espèce de pluvier, d'une chair succulente, réparatrice, et de facile digestion.

GUIGNE. Espèce de cerise à chair douce et ferme, plus nourrissante et plus lourde que les cerises acides.

H

HARENG. La chair de ce poisson, tendre, de bon goût, est d'une assez facile digestion, quoique un peu grasse; salé, le hareng est une assez mauvaise nourriture, chaude et desséchante pour les muqueuses. Salé et fumé (hareng saur), il acquiert un goût et une nature de montant qui le font rechercher de quelques personnes; il suppose un bon estomac.

HARICOT. Ce légume, en grain, est sain, nourrissant, et assez tonique pour les estomacs robustes; mais il gonfle et charge les estomacs délicats; son enveloppe ligneuse, réfractaire à l'action du suc gastrique, nuit aux intestins irritables : point de haricots pour les personnes sédentaires, pour celles qui se livrent aux travaux de l'esprit, elles en seraient fatiguées. Les haricots verts sont légers mais peu réparateurs (*voy.* le *Conservateur*, pour les moyens de les garder pendant l'hiver). Le mélange de la farine de haricot à celle des céréales, augmente la quantité du pain, mais diminue ses qualités digestives.

HATIVEAU. Poire hâtiveau. *Voy.* POIRE.

HELVELLE. *Voy.* CHAMPIGNON.

HERBES POTAGÈRES. On donne ce nom à beaucoup de végétaux qui entrent dans notre régime alimentaire; pourtant ce nom est plus particulièrement réservé à quelques plantes recherchées pour faire des bouillons rafraîchissans ou pour servir de condiment.

HOCCO. Cet oiseau, de la grosseur d'un petit dindon, est originaire de l'Amérique du sud; sa chair, blanche et réparatrice, est d'un goût agréable et de facile digestion; apprivoisé, il accroîtrait le nombre de nos espèces domestiques et les ressources de la diète blanche, douce et substantielle.

HOCHEPOT. Ragoût de viandes et de légumes farineux, substantiel et très réparateur. Nous l'excluons du régime des personnes sédentaires ainsi que tous les autres de la même espèce; l'homme, adonné aux travaux de l'esprit, doit s'abstenir de ces préparations, s'il veut tenir libre et indépendante, l'activité de son cerveau.

HOMARD. Sa chair, blanche, compacte, est de difficile digestion; comme plusieurs coquillages, il cause parfois des coliques vives qui font craindre un empoisonnement.

HOUBLON. Cette plante, grâce à son huile volatile, à son principe amer, et à sa résine, rend la bière plus stomachique et plus agréable.

HUILE. Les différentes espèces d'huile, telles que l'huile d'amande douce, l'huile de colza, l'huile de faine, l'huile de noix, l'huile d'œillet, quand elles sont fraîches, sont employées comme l'huile d'olive en qualité d'assaisonnement. Le prix de plusieurs, inférieur à celui de l'huile d'olive, détermine les commerçans à opérer des mélanges qui diminuent la qualité de cette dernière. On emploie l'huile à la place du beurre et de la graisse dans plusieurs pays, mais jamais avec avantage. Elle a, comme condiment, toutes les qualités et les défauts des graisses.

HUITRES. Fraîches, elles sont faciles à digérer et excitent l'appétit; on les dit aphrodisiaques. Les convalescens les mangent avec plaisir et les digèrent bien.

HYDROMEL. Boisson composée de miel et d'eau; non fermenté, et très étendu d'eau, l'hydromel rafraîchit; fermenté ou vineux, il est tonique et stimulant : ces qualités sont encore augmentées par les condimens aromatiques.

I — J

IGNAME AILÉE. Sa racine féculente est un aliment doux et réparateur.

JAMBON. Les plus estimés sont les jambons de Bayonne, de Mayence, de Portugal et de Westphalie; ils appartiennent à l'alimentation chaude et stimulante, et ne conviennent qu'aux estomacs robustes. Une tranche de jambon, sans excès de sel, et parfumée, est la charcuterie la plus saine, quoi qu'on en ait dit. Les légumes doux, herbacés, tempèrent avantageusement les qualités irritantes de cet aliment.

JUJUBIER. Le fruit de cet arbre est doux à sa maturité, d'un goût agréable mais un peu lourd; il sert à faire les décoctions et les tablettes pectorales.

JUS. On emploie parfois, dans le régime alimentaire, les jus des herbes, des fruits, et de la viande, séparés des parenchymes qui les contiennent; ils ont, en général, les propriétés concentrées des substances qui les fournissent. On donne encore le nom de jus de viande à une décoction concentrée de veau, de bœuf, de mouton, etc., qui forme les fonds de cuisine dans les grandes maisons : ces jus de viandes, éminemment chauds et réparateurs conviennent aux tempéramens et aux estomacs qui, sans être irritables, ont besoin d'être restaurés.

L

LAGOPÈDE. Un peu plus gros que la bartavelle, cet oiseau fournit un aliment d'un goût agréable et réparateur.

LAIT. Dans sa destination primitive, le lait sert à la nourriture des petits chez les animaux mammifères; nous devons le considérer ici comme faisant partie du régime alimentaire à tous les âges. Le lait de vache est le plus employé; voici sa composition rapprochée de celle du lait de femme, du lait de chèvre, et du lait d'ânesse.

LAIT DE VACHE. *Sa quantité.* La quantité de lait, fournie journellement par une vache, varie beaucoup; suivant la race, l'époque plus ou moins éloignée de la délivrance, la nourriture et le pays : à Paris et aux environs, 8 à 10 litres par jour sont une quantité raisonnable. Les bonnes vaches suisses donnent 22 litres. Les bonnes vaches normandes, dit *la Maison rustique du dix-neuvième siècle*, donnent, dans les herbages de la vallée d'Auge, 24 litres et au-delà, depuis le commencement de mai jusqu'à la fin de juillet, et 16 litres depuis cette époque jusqu'à la fin d'octobre. La race anglaise de Teeswater, donne communément 30 litres, et, dans le comté de Suffolk, les vaches qui sont de petite taille, mais excellentes laitières, donnent pendant deux ou trois mois 22 et 23 litres, les bonnes 27, et les meilleurs 36 litres, au commencement de juin.

« Les vaches des environs de Paris, dit M. Quevenne dans son excellent Mémoire, donnent des quantités qui varient de 2 à 24 litres par jour. Mais il faut observer qu'il ne se trouve pas beaucoup de vaches dans ces extrêmes, car il n'y en a qu'un petit nombre qui, au moment du vélage, atteignent 24 litres; la plupart ne vont pas au-delà de 18, 16, et même 14. D'un autre côté, dès qu'elles sont réduites à 2 ou 3 litres, les nourrisseurs les vendent aux bouchers. » En somme, la quantité de lait fournie par trente ou quarante vaches renfermées dans une étable, à Paris, au milieu des conditions ordinaires, est en moyenne, de 10 à 12 litres par tête de bétail.

Ces premiers faits nous fixent suffisamment sur la quantité de lait fournie par les vaches; passons à l'étude de *ses qualités.*

Vu à l'œil nu, et sans y regarder de trop près, le lait est une émulsion, d'un blanc opaque, d'une saveur douce et agréablement aromatique : quelquefois neutre, quelquefois acide; il est le plus souvent alcalin. M. le docteur Donné, dans son savant *Traité de microscopie*, considère le lait comme alcalin en général, et n'offrant un léger degré d'acidité qu'accidentellement et par exception. « Sauf ces exceptions, dit-il, j'ai toujours »trouvé le lait alcalin, soit en hiver quand les vaches sont nourries de

»foin, d'avoine et d'autres fourrages secs, soit en été quand elles ont des
»fourrages frais. Le lait d'ânesse offre également ce caractère; et, quant
»au lait de femme, la réaction alcaline est très prononcée. »

Analyses chimiques du lait. — L'analyse chimique a donné pour 1,000
parties de lait de vache écrémé, d'une pesanteur spécifique de 1,033 :

Eau. 928,75
Matière caséeuse avec trace de beurre. 28,00
Sucre de lait 35,00
Hydrochlorate de potasse 1,70
Phosphate de potasse. 0,25
Acide lactique, acétate de potasse. 6,00
Phosphate de fer 0,05

Cent parties de crème d'une pesanteur spécifique de 1,024, ont donné :

Beurre 4,05
Fromage. 3,05
Petit-lait, sucre de lait et sel 92,00

Cette analyse de Berzélius ne peut être qu'approximative; on le comprend
bien. Il en faut dire autant de celles fournies par MM. Chevallier et Henry,
et par M. Lecanu. La première donne, pour cent parties de lait pur, non
écrémé :

Beurre. 3,13
Caséum. 4,48
Sucre de lait, matières extractives et sels. 5,37
Eau. 87,02

La seconde analyse offre dans les proportions de notables différences,
inséparables, comme nous l'avons dit, de l'étude des fluides animaux; elle
donne pour cent parties de lait :

Beurre. 3,60
Caséum. 5,60
Sucre de lait, matières extractives et sels. 4,00
Eau. 86,80

Voilà les élémens du lait de vache tels que nous les donne l'analyse
chimique; mais cette sorte de dissection du liquide ne nous fournit aucune
donnée sur l'état et les rapports de ses élémens. Passons donc à d'autres
moyens d'investigation.

Examen microscopique du lait. — Etudiée au microscope, une goutte
de lait présente un grand nombre de globules, bien déterminés et variant
en grosseur depuis $\frac{1}{500}$ de millimètre jusqu'à $\frac{1}{100}$. M. Donné les compare à
des perles brillantes. Leur existence individuelle bien distincte dans le lait
de bonne qualité, l'uniformité assez grande de leur diamètre, leur transpa-

rence, leur pouvoir réfringent, leur donnent un aspect particulier, tout spécial. — Ce caractère et quelques autres, recueillis dans l'étude du lait, des caractères analogues fournis par l'étude des autres produits animaux, doivent inspirer une grande réserve à la chimie pour ses rapprochemens, ses comparaisons et ses généralisations.

Globules (Beurre). — Mais quelle est la nature de ces globules ? — Ils sont la matière grasse (le beurre) en suspension dans le liquide; ils lui communiquent en grande partie la coloration blanc-opaque que nous lui connaissons. — M. Raspail les considère comme doués d'une organisation utriculaire. M. Donné rejette la membrane enveloppante de Raspail, et pourtant il incline à admettre une organisation dans les globules. — Comment, sans elle, expliquer leur régularité, leur isolement constant, même sous l'influence de la chaleur (portée au-dessus de 100°, elle en confond à peine quelques-uns), enfin, leur résistance momentanée aux réactifs puissans.

La pesanteur spécifique des globules de matière grasse est moindre que celle des autres élémens du lait, ce qui fait qu'ils viennent à la surface former au bout de quelques heures une couche de crème.

Détermination du caséum en suspension. — Les globules gras sont-ils la seule matière en suspension dans le lait et concourent-ils à sa coloration à l'exclusion de tous les autres élémens ? nous ne le pensons pas ; nos propres recherches nous ayant montré une partie notable de caséum à l'état de suspension, nous partageons l'opinion de plusieurs savans, et sans restriction celle d'un homme plein de sagacité. M. Quevenne vient de mettre hors de doute ce fait qu'une notable partie de caséum (les $\frac{3}{4}$ ou les $\frac{4}{5}$) se trouve aussi dans le lait à l'état de suspension. — Les globulins qui composent cette portion suspendue sont de beaucoup moins volumineux que les globules gras ; pourtant, ils apparaissent distincts, surtout dans le lait d'ânesse; la filtration d'un lait que nous avions fait traire sous nos yeux, et l'étude analytique par l'éther de la matière restée sur le filtre, nous avaient démontré jusqu'à l'évidence que le caséum est en suspension dans le lait.

Lait abandonné à lui-même. — Le lait abandonné à lui-même, à une température de 10 à 12°, au contact de l'air, ne tarde pas à se séparer en deux couches bien distinctes, divisées l'une de l'autre par une couche plus mince qui participe des deux. La couche supérieure est la crème, dont l'ascension commence après quelques instans de repos, et devient complète au bout de vingt-quatre heures. Elle forme une croûte épaisse, molle et blanche; elle se compose des globules de matière grasse (du beurre), d'une certaine quantité de sérum et de globulins caséeux. La couche inférieure se compose du sérum ou lait écrémé : c'est, comme nous le savons, de l'eau tenant en suspension le caséum, des traces encore notables de matière grasse, et en dissolution le sucre de lait, la plus petite partie du caséum et des sels. — La couche intermédiaire, moins consistante et moins onctueuse que la crème, d'un blanc opaque, se compose de globules de matière grasse, moins volumineux que les autres, entourés des globulins du caséum en suspension qu'ils ont entraînés avec eux. La ligne de démarcation entre la couche de crème et cette couche intermédiaire est tellement tranchée dans le lait caillé, que, dans beaucoup de départemens où l'on se sert de pots de grès pour faire crêmer le lait, la ménagère n'emploie pas d'écrémoire pour enlever la crème; elle passe simplement son doigt autour du pot pour détruire l'adhérence, et, par une légère inclinaison, fait glisser la couche de crème dans le vase destiné à la recevoir.

Qualités du lait proportionnées à la quantité relative de ses élémens. — S'il est certain que le lait considéré dans son ensemble est alimentaire, il n'est pas moins certain qu'il l'est à différens degrés, selon les proportions diverses de ses élémens. Un lait peu fourni de matière grasse est moins alimentaire qu'un lait abondamment pourvu de cette matière. Le *lactoscope,* que nous devons aux ingénieuses recherches de M. Donné, est destiné à déterminer la richesse du lait par la quantité de cet élément. Le caséum plus ou moins abondant fait varier aussi pour sa part les qualités alimentaires du lait; plus ou moins abondant dans ce liquide, il en modifie la densité : le *lacto-densimètre* de M. Quevenne a pour objet de déterminer par l'étude de la densité, la qualité de ce liquide. Nous parlerons plus tard de ces deux instrumens.

Comparaison du lait fourni par les vaches de Paris et des environs avec le lait fourni par les vaches de la Normandie et d'autres lieux. — Avant de recourir à des moyens plus précis, nous pouvons dire que le lait de Paris (nous parlons du lait pur) est moins agréable au goût que le lait des vaches nourries dans les herbages; que le beurre qui en provient est moins savoureux, moins parfumé; qu'il ne peut être employé, dans les bonnes maisons, qu'à la cuisine; qu'enfin il se conserve moins bien que nos beurres de Bretagne et de Normandie. Le lait de Paris et des environs est fourni par des vaches de choix, abondamment nourries des végétaux les plus propres à augmenter les proportions de matière grasse; mais elles sont privées d'air et d'exercice, et nourries de végétaux cultivés, toujours moins aromatiques que ceux qui croissent naturellement. De là résulte la moindre qualité du lait; mais pour la quantité des élémens appréciables, les végétaux cultivés reprennent l'avantage : ainsi le lait de divers pays considéré en masse (1)

(1) Ces faits résultent des belles expériences entreprises par M. Quevenne.

fournit en moyenne 500 grammes de beurre de ménage pour 14 litres de lait, c'est-à-dire 35 grammes par litre; tandis que 12 litres de lait de Paris suffisent pour faire la même quantité de beurre, c'est-à-dire que ce dernier contient 40 grammes par litre.

L'analyse chimique est d'accord avec ces faits : elle montre que les laits des divers pays, considérés en masse, fournissent en moyenne 29 grammes de beurre *pur* par litre, tandis que celui de Paris en fournit 34 grammes (*Voy.*, à l'appui de ces faits, les tableaux publiés dans le *Mémoire sur le lait*, par M. Quevenne). Ainsi les habitans de Paris qui prennent dans les laiteries ou qui reçoivent des environs un lait prétendu pur, et vendu pour cette raison 35 et 40 cent. le litre, doivent avoir un aliment peut-être moins aromatique et moins savoureux que le lait récolté en Normandie, mais au moins aussi riche en principes nutritifs. Que l'on remarque bien que nous ne parlons point ici du lait qui se vend dans les rues au prix de 15 à 25 cent.; nous saurons plus tard ce qu'il en faut penser. Nous devons ajouter que, sous le rapport de la densité, le lait pur de Paris et des environs n'éprouve point des variations aussi grandes que l'on pourrait le supposer. J'ai vu, dit M. Quevenne, que cette densité ne varie, dans la très grande majorité des cas, que de 1029 à 1033 pour le lait avec sa crême, et de 1033 à 1037 pour le lait écrêmé. (C'est, à peu de chose près, la densité moyenne du lait sur les points les plus éloignés de la France).

Précisons avant de quitter ce sujet un fait que nous nous sommes borné à indiquer, la différence dans la quantité de crême fournie par le lait d'une même vache entre le commencement et la fin de la traite. Celui du commencement peut ne donner que $\frac{5}{100}$ de crême, tandis que celui de la fin de la même traite peut aller jusqu'à $\frac{20}{100}$, $\frac{30}{100}$ et plus.

De ces différens faits bien connus des laitiers découlent les moyens de falsification les plus usités et les plus profitables.

1° En laissant reposer le lait huit à dix heures, le marchand de lait voit monter à la surface de ses vases une notable quantité de crême; il la retire, et le lait, ainsi dépouillé de son élément le plus léger, augmente de densité. Le marchand rétablit la densité par l'addition de l'eau. Cette première falsification donne, au lieu de lait pur, le lait moins le tiers, la moitié, les trois quarts de sa crême, plus de l'eau dont la quantité peut varier de $\frac{1}{10}$ à $\frac{5}{10}$.

2° Le marchand peut retirer la même quantité de crême que dans le cas précédent, mettre de côté le tiers du lait écrêmé, remplacer cette proportion par de l'eau, et mêler de nouveau la crême à ce lait affaibli ; il vendra le lait étendu d'eau et riche en crême pour du lait pur, au prix de 35 ou 40 cent., et la portion écrêmée 20 ou 25 cent. le litre.

3° Le marchand qui recueillera à part les deux premiers tiers de la traite et le dernier tiers, vendra la première partie pour du lait pur, et la dernière pour de la crème. (Nous verrons a l'article des instrumens nouveaux , les moyens simples de découvrir la fraude et d'en préciser le degré).

Altération naturelle du lait. — Nous avons vu ce que devient le lait lorsqu'il est abandonné à lui-même vingt-quatre ou trente-six heures. Cette séparation de ses élémens est un commencement d'altération, mais la dissociation de ses parties ne s'arrête pas à ce point. Si la crème reste à sa surface, elle se dessèche, prend une odeur et une saveur rances ; elle acquiert même à sa partie inférieure un degré prononcé d'acidité, à cause de son contact avec le sérum , qui devient lui-même très acide. Si la température dépasse 10 à 12°, le lait se caille, s'aigrit et donne les produits variés de la fermentation putride. J'aurai l'occasion de poursuivre ces phénomènes et d'en rechercher l'explication dans un autre ouvrage où j'étudierai le fromage , ainsi que les autres substances alimentaires.

Nous poursuivons ici un autre ordre de faits, ceux relatifs *aux altérations du lait par suite de l'état de maladie des animaux qui le fournissent.* Rappelons d'abord quelques faits physiologiques. La qualité de la nourriture modifie la qualité du lait : la drèche, par exemple, lui donne la propriété de se cailler plus promptement. La betterave le rend plus abondant et plus riche. — L'administration des médicamens à la mère communique à son lait des propriétés médicamenteuses qui se manifestent sur le petit. Voici les faits constatés et admis de tous ; ils suffisent pour établir *à priori* que l'animal ne peut devenir malade sans que les qualités du lait s'en ressentent d'une manière plus ou moins notable. L'animal , avant la parturition , pouvait être malade ; il peut le devenir par le fait même de la parturition. Dans ces deux cas , le lait éprouvera certaines modifications qu'il convient de signaler : il pourra conserver plus long-temps le caractère séreux ; la mouille offrira une densité plus grande que dans l'état normal ; la crème , en proportion faible ou excessive, se séparera du sérum plus promptement que dans le lait normal ; le lait lui-même, soumis à l'ébullition, se prendra en bouillie épaisse par le refroidissement ; sa saveur sera plus ou moins altérée, ainsi que la couleur de la crème et du beurre qui en proviendront.

La vache pourra être atteinte d'un état pathologique général ou d'une maladie des mamelles : dans l'un et l'autre cas, le lait présentera des caractères pathologiques qui pourront rentrer dans ceux que nous venons d'indiquer. Il sera moins opaque, et, vu en gouttes, simplement opalin. Le microscope y fera découvrir des agglomérations de la matière grasse , des globules muqueux, des globules purulens à surface pointillée, à bords déchiquetés ; des globules de sang, signalés par leur couleur jaunâtre , leur forme aplatie en disque, et leur noyau central. Il n'est d'ailleurs point nécessaire que ces matières étrangères soient mêlées au lait dans une forte proportion pour être facilement reconnues. M. Quevenne, ayant ajouté 0,20 de pus provenant d'un abcès à 200 grammes de lait, a toujours retrouvé dans une goutte de ce mélange quelques globules purulens.

Il est important d'ailleurs de ne point négliger l'emploi du microscope dans l'étude du lait provenant d'animaux malades, car il peut avoir une couleur et une consistance convenables sans odeur ni saveur particulières, et cependant contenir des globules étrangers au lait, que l'instrument seul fera découvrir.

Falsification du lait. — Les diverses falsifications que l'on peut faire éprouver au lait se ramènent à celles qui tendent à augmenter ou diminuer son opacité, qui font varier sa densité, ou par la soustraction de sa crême, ou par l'addition de l'eau et d'autres matières étrangères. Les marchands de lait enlèvent une partie plus ou moins considérable de la crême, et rétablissent la densité par l'addition de l'eau; ils ramènent la coloration et la consistance, pour ainsi dire onctueuse, par un peu de cassonade, par une émulsion d'amandes douces ou de chenevis : c'est une première falsification qu'ils pratiquent d'ailleurs rarement complète. Ils y ajoutent de l'amidon pour rétablir l'opacité et donner de la consistance. Ils y mêlent, dit-on, parfois, de la cervelle de mouton ou de cheval suspendue en émulsion. Enfin on les accuse encore d'y joindre des blancs ou des jaunes d'œufs, de la gomme arabique, etc., etc. Parmi ces nombreux moyens de frauder, il faut établir une distinction entre ceux qui sont faciles et profitables et ceux qui sont difficiles et onéreux. On verra ainsi que la soustraction de la crême et l'addition de l'eau réunissent les premiers caractères; que celles du sucre, de l'huile, des liquides émulsionnés, de la gomme arabique ou adragant réunissent les seconds : que par conséquent la falsification par les premiers moyens doit être très fréquente, que la falsification par les seconds doit être très rare. L'observation est d'ailleurs d'accord avec ces données. Nous citerons à l'appui de cette opinion quelques pages remarquables de M. Quevenne sur les altérations que l'on fait éprouver à la qualité du lait.

« Les expériences nombreuses auxquelles je me suis livré, dit-il, la quantité assez grande d'échantillons de lait du commerce pris au hasard, que j'ai examinés, m'ont conduit à conclure que la croyance généralement admise par les gens du monde que l'on ajoute une infinité de substances dans le lait, qu'on le fabrique, pour ainsi dire, de toutes pièces, est fort exagérée. Sans doute celui qui est livré à la consommation est rarement pur, mais en fait de falsification tout s'est réduit à le laisser reposer pour enlever une partie de la crême et à ajouter de l'eau; du moins je n'en ai jamais rencontré qui fût autrement falsifié dans le commerce.

»Ainsi quant à l'amidon, à la farine, aux décoctions de son, de riz, etc., *que la chimie peut si facilement déceler*, je dois dire que je n'en ai pas trouvé une seule fois. Ce qu'on a dit des émulsions d'amandes, de chenevis, n'est pas mieux fondé, et je puis invoquer en ma faveur le témoignage de MM. O. Henri et A. Chevallier qui, dans leur mémoire sur le lait, émettent une opinion analogue. Ils ont même fait, à ce sujet, des expériences qui leur ont démontré que certains de ces mélanges ne sont pas faisables, à cause de la saveur étrangère et reconnaissable qu'ils communiqueraient au liquide. »

Blancs et jaunes d'œuf. — Au sujet de l'albumine et des jaunes d'œuf que l'on pourrait avoir ajoutés au lait, je ferai observer que sans doute, s'il y en avait beaucoup, on les reconnaîtrait par les grumeaux qu'ils formeraient par l'ébullition ; mais dans le cas où l'on y en met, ce ne peut être, comme nous le verrons plus loin, qu'en quantité très-minime, et pour les déceler il faudrait commencer par filtrer un peu du lait soupçonné ; puis porter à l'ébullition le liquide séreux filtré. Dans le cas de la présence de l'albumine, il se formerait des flocons plus ou moins abondans, suivant la proportion de celle-ci ; mais certains laits, d'ailleurs fort bons, contenant naturellement un peu d'albumine, ou du moins d'une matière qui, comme elle, se coagule par l'ébullition, il en résulte que la formation de flocons dans cette circonstance n'autorise point à conclure qu'on y avait mis du blanc d'œuf.

Gomme arabique. — Pour la gomme que l'on pourrait ajouter au lait, il faut dire d'abord que son prix ne permettrait pas de le faire avec avantage, et que dès-lors cette falsification ne doit pas se rencontrer. En effet, je me suis assuré que l'augmentation de densité communiquée à l'eau par la gomme arabique nécessite l'emploi d'un poids de cette substance correspondant sensiblement à trois fois le nombre de cette augmentation pour 1 litre ; de sorte que, pour élever la densité de l'eau jusqu'à 1030, poids du lait normal, il faudrait 90 grammes de gomme ; or, si nous supposons celle-ci à 2 fr. 40 cent. le kilogr. , ces 90 grammes vaudront 21 cent. 1/2 ; la chose n'est même pas faisable, en ne supposant le prix de la gomme qu'à 2 fr. le kilog. Sachant le prix de revient du lait aux crèmiers, je dis qu'ils ne perdront pas leur temps à faire une falsification qui serait pour eux sans bénéfice.

Dans tous les cas, voici le mode à suivre pour découvrir cette substance. Quand on coagule du lait pur par un peu d'acide acétique, et qu'on verse de l'alcool dans le sérum filtré, il se forme des flocons ; mais ceux-ci sont peu abondans, très légers, d'un blanc quelque peu bleuâtre, légèrement diaphanes. Si l'on fait la même expérience avec un lait qui contienne de la gomme, le précipité offre un aspect très différent et facile à distinguer quand on l'a vu une fois : il est blanc, mat, opaque et d'ailleurs beaucoup plus abondant. On peut, si le cas l'exige, constater ultérieurement les propriétés de la gomme dans le précipité isolé et lavé.

Gomme adragant. — La gomme adragant a aussi, je crois, été signalée comme étant ajoutée au lait. Cette substance, à la dose où il serait possible de l'employer dans ce cas, ne changerait, pour ainsi dire, pas sa densité, et conséquemment le lacto-densimètre décèlerait l'état de dilution de celui-ci avec l'exactitude ordinaire. Du sérum de lait coagulé et filtré, dans lequel j'avais préalablement ajouté de la gomme adragant, m'a fourni, par l'addition de l'alcool, un précipité peu abondant sous forme de flocons légers se réunissant en longues traînées filandreuses.

Sucre. — Le sucre est signalé par MM. Raspail (1) et Barruel (2), comme ayant été ajouté au lait par fraude, et pour dissimuler la saveur fraîche et plate que lui communique toujours l'eau qu'on y ajoute, surtout si c'est en forte proportion. Il faut dire d'abord que 2 pour 100 de sucre ajoutés au lait lui donnent une saveur sucrée prononcée, et par conséquent reconnaissable pour tout le monde, et même qu'un lait qui n'en contient que 1 pour 100 se fait déjà remarquer par une légère saveur sucrée anormale. Du reste, rien de plus facile que d'en signaler la présence ; il s'agit simplement d'y mettre un peu de levûre de bière (3), et de placer le tout à une température de 25 à 30° cent.; si le lait a été additionné de sucre, la fermentation est établie au bout de deux à trois heures, et il y a un dégagement de gaz rapide et abondant. Jamais le lait seul et pur ne fermente en si peu de temps, le sucre de lait étant une substance *très difficile* à faire entrer en fermentation ; et alors même qu'on parvient à le faire fermenter, ce n'est jamais que d'une manière faible et lente ; tandis que si l'on ajoute la moindre portion de sucre de canne ou de glucose, la fermentation est prompte et tumultueuse. Pour les personnes qui seraient peu familiarisées avec l'observation du phénomène de la fermentation, je dirai que l'expérience est rendue plus palpable si l'on commence par coaguler le lait pour isoler le sérum, dans lequel, en raison de sa limpidité, on voit mieux ce qui se passe.

Amidon. — Il ne serait possible d'ajouter dans le lait qu'une très petite portion d'amidon, à cause de la propriété que l'on connaît à celui-ci d'épaissir considérablement les liquides aqueux dans lesquels on le fait

---

(1) *Nouveau système de chimie organique*, Paris, 1838, t. III, p. 144.
(2) *Annales d'hygiène*, t. 1, p. 404.
(3) 10 pour 100 environ.

bouillir ; et c'est à peine si l'on pourrait, par ce moyen, augmenter la densité du lait de trois degrés au lacto-densimètre.

« Voici les caractères que m'a présenté un lait étendu d'eau, et en partie écrémé, dans lequel j'avais fait bouillir 15 grammes de fécule de pomme de terre par litre : degré du lait avant l'addition de la fécule, 22 ; après l'addition, 25. Ce lait, par un repos de vingt-quatre heures, se sépare en deux couches (indépendamment de la crème), dont la supérieure est fluide et l'inférieure un peu épaisse, grumeleuse. Le tout ayant été remêlé offre une consistance un peu plus grande que celle du lait pur ; quand on remplit un vase de verre, puis qu'on décante, on voit que les parois restées humides sont tapissées par une multitude de *petits points grumeleux diaphanes* se dessinant sur un fond blanc mat. Au microscope, on n'aperçoit que difficilement les globules d'amidon si le jour est très clair ; mais en diminuant l'intensité de la lumière, on les voit se dessiner d'une manière assez marquée et considérablement gonflés. En ajoutant un peu de teinture d'iode, on leur communique une belle couleur bleue intense qui les rend très visibles et très distincts des globules gras, d'ailleurs bien plus petits ; quand l'amidon est en quantité aussi considérable dans le lait, le microscope n'est pas nécessaire pour apprécier la réaction caractéristique de la teinture d'iode, et la couleur bleue qui se produit est très visible à l'œil nu. Ce n'est que dans les cas où il y aurait peu d'amidon qu'il faudrait recourir à cet instrument, ou coaguler le lait pour faire agir la teinture d'iode sur le sérum refroidi. Le lait additionné d'amidon brûle facilement sur le fond du vase dans lequel on le fait bouillir ; mais ce n'est pas là un caractère qui ne soit produit que par l'amidon, et le lait, exempt d'additions, mais qui commence à s'altérer, peut également le présenter. Le signe le plus simple qui fasse soupçonner de prime abord la présence de l'amidon est fourni par les petits grumeaux diaphanes qui se voient sur les parois d'un vase transparent. »

Difficultés d'augmenter la densité du lait par fraude. — « Enfin, il faut dire que l'addition des substances étrangères au lait, dans la vue d'augmenter sa pesanteur spécifique, n'est pas aussi facile qu'on se l'imagine. Il faut en effet qu'une substance, pour remplir ce but, réunisse au moins cinq conditions : 1° qu'elle soit à bas prix dans le commerce ; ainsi nous avons vu que la gomme était déjà trop chère pour être employée à cet usage, et, règle générale dans le commerce, les falsificateurs ne se contentent pas de gagner peu ; 2° qu'elle soit insipide par elle-même, sans quoi on la reconnaîtrait de suite ; 3° pour la même raison elle doit être inodore ; 4° il faut qu'elle ne puisse pas faire tourner le lait en bouillant ; 5° qu'elle jouisse de la propriété d'augmenter assez fortement la densité de l'eau en s'y dissolvant : ainsi la fécule, par exemple, dont on a tant parlé comme ajoutée au lait, l'épaissit beaucoup, mais n'augmente pas considérablement sa densité, comme nous venons de le voir. D'ailleurs je puis dire, et je démontre par l'expérience, que les laitiers ne se donnent pas tant de peine : ils se bornent tout simplement à enlever la crème et à ajouter de l'eau : aussi est-il très facile de connaître la qualité d'un lait quelconque, pris au hasard dans le commerce, à l'aide d'un bon lactomètre.

»Il existe, au sujet de l'altération du lait par soustraction de crème et addition d'eau, une variante dont j'ai rencontré un exemple le 10 décembre 1840, et que je rapporterai ici, car il pourrait sembler au premier abord, à ceux qui examineraient un pareil lait par le lacto-densimètre et l'éprouvette graduée, que les instrumens sont en défaut, tandis qu'on trouve là, au contraire une preuve de leur exactitude. »

Lait étendu d'eau, et contenant cependant la quantité de crème voulue. — « Un lait non écrémé marquait au lacto-densimètre à la température de 15° 23, 1, et se trouvait ainsi sensiblement au point intermédiaire entre 2⁊10 et 3⁊10 d'eau. Reposé dans le crémomètre pendant vingt-quatre heures, il laisse séparer 12 1⁊2 de crème, c'est-à-dire à-peu-près ce que le bon lait pur en contient ou même plus. Cette quantité de crème fournie par un lait qui contenait une proportion d'eau sur la limite de 2⁊10 pouvait à la rigueur sembler naturelle. Toutefois elle devait exciter des soupçons. N'en ayant point mis dans une tasse en même temps que dans le crémomètre, j'étais privé du renseignement fourni par la troisième opération de mon système d'essai, qui eût levé l'incertitude; mais, comme pour un autre objet, j'avais mis de côté un litre du même lait dont je devais extraire le beurre, je ne tardai pas à avoir un élément de vérification qui me donna l'explication de l'anomalie observée. En effet, la crème recueillie sur 1 litre de ce lait me donna, par l'agitation, 38 grammes de beurre, c'est-à-dire une quantité très rapprochée de la moyenne fournie par les bons laits, laquelle est de 40, tandis que, en se basant sur cette moyenne et admettant seulement 2⁊10 d'eau dans le lait, on n'aurait dû avoir que 32 grammes de beurre. Voici donc, je suppose, ce qui était arrivé : par un repos de quelques heures on avait séparé une portion de la crème, et, admettant que l'on ait agi sur 10 litres par exemple, on avait, après avoir mis de côté la première crème montée sur ces 10 litres, retiré 2 litres de lait écrémé, que l'on avait remplacés par 2 litres d'eau, puis on avait réajouté à ce mélange toute ou presque toute la crème. On avait ainsi trouvé moyen de faire avec 10 litres de lait pur : 1° 2 litres de lait qui, étendus d'une quantité d'eau suffisante, devaient être vendus au prix de 20 centimes le litre; 2° 10 litres de lait qui contenaient la quantité de crème voulue. L'acheteur qui n'aurait examiné ce dernier lait qu'avec le tube gradué, ou même en extrayant le beurre, l'aurait trouvé fort bon ; il fallait donc l'emploi simultané du pèse-lait et de l'éprouvette graduée pour en apprécier la valeur.

» Il est deux circonstances, dont l'une s'observe journellement, qui peuvent faire croire à l'addition de substances étrangères dans le lait : c'est d'une part la propriété que celui-ci présente souvent de brûler sur le fond du vase quand on le fait bouillir sur un feu vif ; de l'autre de former quelquefois un léger dépôt blanc quand on le laisse ainsi reposer après avoir bouilli. »

Instrumens destinés à constater la qualité du lait au moment où il passe des mains du marchand dans celles du consommateur. — Dans l'idée que nous avons dû nous former du lait, nous avons vu que les globules de matière grasse en suspension lui communiquaient en grande partie l'opacité qui le caractérise, et nous avons été conduit par voie d'analyse rigoureuse à cette affirmation. Plus donc le lait est riche en crème, plus il est opaque. C'est sur ce fait qu'est fondée la construction du lactoscope, instrument simple et ingénieux, proposé dans ces derniers temps par M. Donné. Cet instrument, présenté à l'Académie des sciences et examiné par une commission composée de MM. Thenard, Chevreul, Boussingault, Regnault et Seguier, a donné des résultats satisfaisans. Il donne simplement le degré de richesse du lait sans révéler la présence ou l'absence de l'eau ; voici en quoi il consiste :

Lactoscope de M. Donné. — Une sorte de lorgnette composée de deux tubes entrant l'un dans l'autre et munie de deux verres parallèles qui se rapprochent jusqu'au contact, ou s'éloignent plus ou moins l'un de l'autre au moyen d'un pas de vis très fin ; supérieurement un petit godet communiquant entre les deux verres et destiné à recevoir le lait ; inférieurement, la poignée de l'instrument. Le tube qui se visse dans l'autre, forme la partie antérieure, où l'œil s'applique ; il porte les divisions au nombre de 50, et les chiffres qui indiquent la richesse du lait.

L'instrument étant mis à zéro (1), c'est-à-dire les lames de verre étant appliquées l'une contre l'autre, le lait que l'on veut examiner est versé dans le godet : ce godet étant plein, on écarte les verres l'un de l'autre, en tournant le tube oculaire de droite à gauche jusqu'à ce que tout le liquide ait pénétré entre les surfaces des verres et qu'il soit réuni à la partie inférieure. Alors une bougie ou une chandelle allumée est placée à l'extrémité opposée à celle où l'œil s'applique, à une distance de 3 pieds ; les lames de verre sont rapprochées en donnant au pas de vis un mouvement inverse au pre-

____

(1) *Traité de Microscopie*, page 387.

mier, et cela jusqu'à ce que la flamme du flambeau apparaisse à travers le liquide : on s'arrête à ce point et l'on imprime de nouveau un léger mouvement de retour jusqu'à ce que, par un peu de tâtonnement, on soit arrivé à perdre la flamme de vue; c'est là définitivement le point où il faut s'arrêter. Il ne s'agit plus que de lire le chiffre de la division auquel la flamme a disparu.

Le lait de vache léger, donnant environ 5 p. 100 de crème, marque 40 à 35 au lactoscope.

Le lait de vache ordinaire, donnant de 5 à 10. p. 100 de crème, marque 35 à 30.

Le lait de vache assez riche, donnant de 10 à 15 p. 100 de crème, marque 30 à 25.

Le lait de vache très riche, donnant de 15 à 20 p. 100 de crème, marque 25 à 20.

Le lait de vache très faible marque 150 (3 tours de l'oculaire).

Le lait d'ânesse de bonne qualité marque 50 à 80.

Le lait d'ânesse très-faible marque 150 à 200.

Le lait de chèvre riche marque 10 à 15.

Le lait de femme riche et substantiel marque 20 à 26.

Le lait de femme moyen marque 30 à 35.

Le lait de femme faible marque 40 à 45.

Une très petite quantité d'eau ajoutée au lait, un 20ᵉ par exemple, change le degré de transparence du liquide (20 grammes de lait pur additionné de 20 grammes d'eau passent de 30 à 61) (1).

Nous renvoyons au *Traité de Microscopie* de M. le docteur Donné, où l'on trouvera tous les renseignemens désirables.

Passons maintenant à d'autres moyens de constater le degré de pureté et la richesse du lait, et rappelons succinctement les principes sur lesquels ils reposent.

1 litre d'eau pesant 1000 grammes;

1 litre de lait pur pèse 1029-30, 31, 32 grammes à la température de 15 degrés.

Ce lait pur, abandonné à lui-même pendant 24 heures, et séparé de sa crème, pèse 1033, 34, 35, 36, 37 grammes à la même température. — Additionné d'un ou deux dixièmes d'eau lorsqu'il a été ainsi écrémé, il est ramené à sa densité naturelle. Le lacto-densimètre de M. Quevenne qui a pour objet de constater la densité du lait, est fondé sur les variations de densité que nous venons de signaler, et est destiné à les faire connaître.

____

(1) M. Soleil, opticien, rue de l'Odéon, n. 35, a été chargé de la confection du lactoscope.

M. Quevenne cite dans son premier mémoire, l'exemple d'un marchand de lait de Paris qui emploie un moyen d'essai basé sur le principe de la variation de densité du liquide, et qui lui suffit depuis un grand nombre d'années, quoiqu'il soit beaucoup moins fidèle : une grande bouteille en fer-blanc, contenant exactement 10 litres, et qui, étant remplie d'eau, contiendrait nécessairement un poids de 10 kilog., pèse, quand elle est remplie de lait, dit-il, 32 grammes de plus par litre, ce qui fait en totalité 10 kilog. 320 grammes; et il ajoute que la variation pour les différens laits purs qu'il reçoit est, pour cette quantité, renfermée dans une limite de variation de 1 à 2 grammes par litre. Ce fait tout pratiqué est entièrement en faveur des recherches de M. Quevenne et de son lacto-densimètre.

Crémomètre. — Le crémomètre est une éprouvette graduée destinée à recevoir 100 parties de lait qui viennent affleurer à la dernière division, où est marqué zéro. Cette éprouvette, une fois remplie à ce degré, est déposée dans un lieu d'une température de 10 à 15 degrés environ, où elle reste pendant 24 heures; au bout de ce temps on examine combien il s'est séparé de degrés de crème à la surface du lait. Si l'on en compte de 10 à 18 et 20, il est probable que le lait n'a point été écrémé : 10 à 14 sont dans ce cas les limites ordinaires. Si au bout de ce temps il ne s'est séparé que de 5 à 8 ou 9 degrés de crème, le lait a été écrémé ou bien il est de la première partie de la traite; en tout cas, il est pauvre.

Lacto-densimètre de M. Quevenne. — Les aréomètres, les pèse-lait ne donnaient que des notions vagues sur les qualités du lait. L'ignorance du degré des variations du lait pur dans sa densité, le peu de compte que l'on tenait de la température, enfin, l'absence des graduations destinées à apprécier la qualité du lait sans la crème, exposaient ces instrumens à de graves erreurs. Le lacto-densimètre de M. Quevenne est au contraire un instrument de précision où chacune des causes d'erreur signalées dans le pèse-lait disparaît ou du moins reçoit de l'instrument des rectifications rigoureuses. La forme extérieure du lacto-densimètre a de l'analogie avec les autres pèse-liqueurs; voici la description qui en est donnée par l'auteur :

Description de l'instrument. — Je dirai d'abord que l'instrument dont il s'agit ici a pour base le *densimètre*, c'est-à-dire qu'il donne en réalité le poids d'un litre de lait à la balance, poids qui, en terme de science, est ce que l'on appelle la densité ou pesanteur spécifique : le nom de *lacto-densimètre* donné à l'instrument veut donc dire *mesure de la densité du lait.*— Seulement, comme pour indiquer ce poids réel en grammes, cela eût pris trop de place sur la tige de l'instrument, on n'y a marqué que le surplus de 1,000 grammes. Un exemple fera mieux comprendre ce que je veux dire : on a un échantillon de lait qui, au lacto-densimètre, marque 30; on en prend 1 litre, *très exactement mesuré*, on le pèse dans une balance très juste, et l'on trouve que son poids est de 1,030 grammes. Il en est de même pour tous les degrés de l'instrument : en ajoutant 10 à la gauche du chiffre marqué, on a toujours le poids d'un litre de liquide pesé. Ainsi, le degré 28, trouvé dans l'essai d'un lait, veut dire qu'un litre de ce lait pèse 1,028 grammes; 35, qu'un litre de ce lait pèse 1,035 grammes. Or, un litre d'eau pesant exactement 1,000 grammes, c'est-à-dire 1 kilogramme, on voit sur l'instrument qu'un litre de lait pur peut varier depuis 1,029 jusqu'à 1,033 grammes.

Sur chacun des côtés de l'échelle où sont marqués ces degrés se trouvent placées des accolades dont les unes sont destinées, comme on lit sur la tige de l'instrument, à peser le lait avec sa crème, et les autres, le lait écrémé. Dans chaque série d'accolades, la première indique si le lait est pur, et les suivantes s'il y a 1/10, 2/10, etc., d'eau ajoutée. Par exemple, un lait non écrémé marque 29; comme ce degré est encore compris dans l'accolade du lait pur, j'en conclus que le lait examiné est pur : seulement, comme ce degré est tout-à-fait sur la limite de la deuxième accolade, qui indiquerait 1/10 d'eau mélangée, je dis que c'est du lait pur, mais probablement de qualité inférieure. Si, au lieu de marquer 29, comme je viens de le supposer, son degré n'est que de 25, je dis que c'est du lait dans lequel on a ajouté 2/10 d'eau; si j'avais à examiner du lait qui eût été écrémé, je me servirais de l'autre série d'accolades désignée par le mot *écrémé*, et j'opérerais absolument comme je viens de l'indiquer.

Des qualités du lait de vache, comme aliment, au point de vue hygiénique des tempéramens et des dispositions particulières ou naturelles, ou maladives. — Le lait est l'unique aliment de l'homme pendant les huit ou dix premiers mois de sa vie, et continue à faire partie de son régime dans les périodes suivantes. Il convient plus ou moins cependant selon les différens tempéramens. Les personnes d'un tempérament lymphatique ou bilieux; celles qui ont l'intestin grêle naturellement irritable, qui sont faciles à purger; celles qui ont l'estomac affaibli, celles enfin dont la vie est sédentaire s'en accommodent rarement. Le lait convient beaucoup au contraire aux tempéramens nerveux et irritables, à certaines femmes chez lesquelles le genre de vie des grandes villes développe des foyers de calorification vicieux et des courans d'innervation qui les conduisent à des affections nerveuses d'aspects et de symptômes infiniment variés. Pour la première catégorie que nous avons établie, le lait peut devenir un bon aliment, selon les idiosyncrasies, lorsqu'il est associé au thé, au café, à la décoction d'enveloppes de cacao, au chocolat. Le milieu dans lequel vivent les personnes qui font usage du lait a encore une grande influence sur la manière dont il est digéré : ainsi telle personne qui use du lait à la campagne avec un véritable avantage, n'en peut prendre à Paris sans en éprouver du gonflement, une certaine pesanteur générale, des courbatures, des douleurs sourdes et profondes dans le ventre, et même de la colique.

Le lait ne convient point toutes les fois que la bouche est pâteuse au réveil, que la bouche se remplit de salive, que l'haleine est aigre; il augmente ces dispositions. Les personnes qui ont long-temps souffert de l'entérite chronique, membraneuse ou non, qui sont sujettes à des débâcles, reviennent difficilement à son usage : celles-là pourtant pourraient le rendre moins malfaisant en y joignant un jaune d'œuf. Lorsque le lait est bien supporté, il est d'un grand secours dans les convalescences et surtout dans les maladies chroniques. J'ai vu des malades, de ceux qui étaient assez persévérans pour se soumettre à son usage pendant plusieurs mois, se débarrasser contre toute prévision d'états chroniques, d'altérations qui paraissaient organiques. Dans tous ces cas le lait doit être essayé avec réserve : car, pour qu'il serve, il faut qu'il soit convenablement digéré.

LAIT D'AMANDES. Boisson adoucissante composée d'amandes pilées et d'eau : les potages de riz, de vermicelle, de croûtons au lait d'amandes, sont nourrissans et calmans; mais, à cause de la matière grasse de l'émulsion, ils chargent certains estomacs.

LAITE, LAITANCE. Matière séminale des poissons, qui fournit un aliment délicat, nourrissant et chaud, mais quelque peu empâtant. Les meilleures laitances sont celles de hareng, de carpe et de maquereau; elles relèvent et rendent beaucoup plus agréable la chair de ces poissons, avec laquelle on les mange le plus souvent. On a trouvé dans la laite quelques traces de phosphore.

LAITUE. Légume aqueux, peu réparateur, appartenant à l'alimentation douce et même un peu calmante. Les anciens l'avaient déclaré froid, humide, portant au sommeil, capable d'augmenter la sécrétion du lait, de tenir le ventre libre, de calmer les irritations de l'estomac et l'âcreté des humeurs. Crue, en salade, elle rafraîchit; cuite au jus, elle participe des qualités toniques du jus qu'elle atténue.

LAMANTIN. Grand poisson, dont la graisse fine et délicate remplace le beurre, dont la chair appartient à l'alimentation succulente, mais de difficile digestion.

LAMPROIE. Moins visqueux que l'anguille, ce poisson de mer remonte les rivières au printemps; il est un aliment recherché, substantiel, mais d'une digestion assez difficile.

LANGOUSTE. La langouste, commune dans la Méditerranée, est de goût agréable, mais assez difficile à digérer; c'est là le défaut de tous les crustacés compacts. Les personnes dont l'estomac est délicat ou irritable, dont les habitudes sont sédentaires, celles qui éprouvent des foyers de calorification vicieuse doivent s'en abstenir.

LANGUE. On mange avec plaisir la langue de plusieurs animaux : celles du veau, du mouton, du cochon, du chevreau, de l'agneau, du bœuf ; mais pour qu'elles soient nourrissantes et de facile digestion, elles doivent être séparées des parties grasses qui les entourent et échaudées à plusieurs eaux avec le plus grand soin. Ces précautions négligées font des langues, l'aliment le plus indigeste. Les langues de bœuf fumées, celles de Hambourg particulièrement, sont un aliment chaud, stimulant, qui appelle les vins fumeux et convient aux phlegmatiques. Elles ont pour les autres tous les inconvéniens, au plus haut degré, des viandes salées et fumées.

LANSAC. Poire de Lansac. *Voy.* POIRE.

LAPEREAU. Le jeune lapin de six mois, tué dans une garenne, sur les côteaux, ou nourri à l'air libre, dans les basses-cours, de chicorée sauvage, de carottes, de persil et d'orge, est un aliment tendre, délicat, nourrissant et de facile digestion.

LAPIN. Lorsqu'il n'est pas trop vieux, sa chair, plus ferme que celle du lapereau, est pourtant agréable et se digère assez bien ; elle est laxative pour quelques personnes : abstenez-vous du lapin domestique, ou mangez de ceux qui sont nourris avec les grains et des plantes aromatiques.

LAPIN DES INDES ou **COCHON D'INDE.** Sa chair est délicate, tendre, mais graisseuse et difficile à digérer.

LARD. Cette matière graisseuse, qui est entre la couenne et la chair du porc, est difficile à digérer. L'association aux légumes bouillis, tels que choux, carottes, navets, pommes de terre, haricots, en fait une nourriture forte pour les personnes vouées à l'exercice du corps.

LAURIER-SAUCE (*Laurier d'Apollon*). Ses feuilles, aromatiques et chaudes, servent de condiment dans la cuisine. Le *laurier-cerise* fournit à la cuisine des feuilles dont la macération dans le lait, et dans quelques entremets sucrés, communique à ces alimens un goût d'amandes amères assez prononcé. Ce goût est dû à la présence de l'acide prussique qui impose une grande réserve dans l'usage des feuilles du laurier-cerise.

LAZAGNE. Cette pâte d'Italie, nourrit beaucoup, mais elle est compacte et lourde pour certains estomacs.

LENTILLE. Légume enveloppé d'un tissu ligneux réfractaire à l'action du suc gastrique. La lentille nourrit beaucoup, comme tous les végétaux farineux ; mais aussi, comme tous ceux qui portent une enveloppe ligneuse, elle est de digestion difficile, et ne convient qu'aux personnes bien portantes, à estomac robuste, et qui font de l'exercice. Sa purée nourrit plus encore et se digère mieux.

LEVREAU, jeune lièvre. Le levreau de six à sept mois, est une nourriture chaude, tendre, réparatrice, et de facile digestion.

LIÈVRE. Sa chair marinée est de bon goût et nourrit bien. Mais il ne convient point, comme habitude, aux personnes qui ne dépensent point par l'exercice du corps, il leur est trop chaud.

LIMANDE. Ce poisson plat a la chair blanche, tendre, assez agréable au goût, et d'assez facile digestion; il appartient à l'alimentation chaude, moyennement réparatrice.

LIMON. Mêmes propriétés et mêmes usages que le citron. *Voy.* CITRON.

LIMONADE. Boisson rafraîchissante, préparée avec le limon ou le citron; crue, elle purge assez souvent.

LIQUEUR. Dénomination de toute substance liquide dans le régime alimentaire; en terme d'office surtout, on entend par liqueurs, des boissons spiritueuses qui ont pour base l'eau-de-vie ou l'alcool. Les hygiénistes comparent leurs effets à ceux de l'abus du vin, qui sont d'accélérer la circulation, de disposer les tissus à l'inflammation, de déterminer les affections organiques du foie, des reins, de la vessie, du cerveau, ainsi que la goutte et les douleurs rhumatismales. A la surexcitation qu'elles déterminent dans les organes succèdent le relâchement et la faiblesse; elles font naître les nausées, les vomissemens accompagnés de dégoût, les tremblemens dans les mains, etc.

« Les liqueurs alcooliques, dit Aulagnier, à petites doses seulement, ne conviennent qu'aux tempéramens phlegmatiques, et dans les pays froids. Dans les régions brûlantes et dans nos climats, elles ne sont bonnes qu'après un repas copieux, et encore faut-il que le tempérament l'indique. »

L'abus des liqueurs amène souvent les congestions cérébrales, l'imbécillité, la folie, l'apoplexie, la paralysie, et une mort prématurée.

LOBIER. Champignon du genre bolet. *Voy.* CHAMPIGNON.

M

MACARON. Pâtisserie composée de sucre, de blancs d'œuf, d'amandes douces, et d'amandes amères pilées. Le macaron est d'un goût agréable et diversement aromatisé, mais il est pesant à cause des amandes.

MACARONI. Pâte d'Italie, de la même composition que le vermicelle, mais beaucoup plus grosse. Le macaroni, ramolli par la décoction dans l'eau bouillante, s'assaisonne au beurre et au fromage; il donne une alimentation substantielle et réparatrice.

MACÉDOINE. Mélange de plusieurs viandes ou de plusieurs légumes.

MACHE. Elle se mange en salade; son goût fade la rapproche de la laitue; comme toutes les autres crudités, elle est interdite aux personnes qui n'ont point un bon estomac.

MACREUSE. Oiseau aquatique, gras, coriace, et de difficile digestion. Dépouillée, la macreuse est moins indigeste, mais c'est toujours un pis-aller.

MADÈRE. Le vin de Madère, sec, chaud, est stomachique, et éminemment digestif; c'est l'auxiliaire obligé des dîners d'*extrà*, où chaque convive veut faire des prodiges. Mais pour l'homme dont les organes conservent toute leur vigueur, il ne doit pas entrer dans le régime alimentaire de tous les jours, plus que les liqueurs proprement dites. La plupart des madères qui se boivent à Paris sont des eaux-de-vie de qualité médiocre.

MAIS. Sa farine sert à former des bouillies et des gâteaux; dans le midi de la France et en Italie, la polenta, la millasse ou cruchade; les gaudes, les galettes et les gâteaux qui en sont faits, sont estimés, et rentrent dans les alimens doux et réparateurs, de facile digestion.

Le maïs fournit une nourriture saine et abondante à une grande partie des peuples de l'Asie, de l'Afrique et de l'Amérique. En Italie, et dans les provinces méridionales de la France, on s'en nourrit également. Le docteur John Gorham, qui l'a soumis à l'analyse chimique, y a trouvé une fécule amilacée, une matière gommeuse, de l'albumine, du sucre, un principe extractif, et une substance particulière, appelée *zéïne*.

La farine de maïs ne contenant point de matière glutineuse, se refuse à la panification. Sans mélange de froment, elle donne un pain sec, dur, indigeste. Il faut manger le maïs en bouillie, c'est la meilleure manière de le préparer. Pourtant, mêlé pour un cinquième environ à la farine de froment, il donne au pain un goût agréable. Son usage prolongé contribue à donner de l'embonpoint.

J'ai mis à l'usage des gaudes, plusieurs personnes atteintes d'irritations des entrailles avec constipation opiniâtre; j'ai très souvent vu cesser la constipation qui entretenait la fluxion et s'opposait à la guérison de la maladie.

MALAGA. Vin d'Espagne, récolté dans le royaume de Grenade, éminemment parfumé et tonique, d'une grande perfection quand il est vieux, il redonne du ton aux estomacs faibles, et aux convalescens. Ainsi que la plupart des autres vins de cette contrée, on le prend par petit verre comme la liqueur.

MALT. Orge germée qui sert à la fabrication de la bière.

MALVOISIE. Le vin de Malvoisie, stomachique et d'un goût exquis, se sert sur les meilleures tables; il est sucré. Ce vin est originaire de l'île de Malvoisie en Grèce : la plupart de nos malvoisies viennent du midi de la France, ou sont fabriqués de toute pièce à Paris.

MANIOC. Ses racines, plus grosses que des betteraves, contiennent une fécule qui, par des lavages répétés, devient alimentaire. Le suc qui enveloppe cette fécule est un poison violent, mais il en est séparé par les lavages, et la farine du manioc devient ainsi un aliment doux et réparateur, dont on fabrique du pain et des pâtisseries.

MAQUEREAU. Poisson de mer, à chair tendre, grasse et savoureuse; le maquereau fournit une nourriture chaude et assez réparatrice, mais lourde pour beaucoup d'estomacs. Les personnes irritables, à estomac faible, doivent s'en abstenir, ou du moins le manger en petite quantité. Serait-il bien digéré, qu'il aurait encore l'inconvénient de ne point offrir, pour ces dernières personnes, une nature suffisante de réparation sous un volume donné.

MARASQUIN. Liqueur alcoolique faite avec une petite cerise nommée marasca : c'est une griotte. Le marasquin de Hara, de Bologne et de Dalmatie, est une liqueur moelleuse et stomachique, dont il faut user avec modération.

MARCASSIN. Rôti, le marcassin est tendre, mais un peu lourd et trop muqueux. Cette nature d'alimentation empâte les organes digestifs, les énerve, et y fait affluer les sécrétions.

MARINADE. Le plus ordinairement le vinaigre, le poivre, le sel, et les fines herbes forment les marinades, où l'on fait macérer les viandes et les légumes; pourtant on marine aussi les viandes au vin, à l'eau-de-vie, à l'huile, etc.

MARJOLAINE. Plante condimentaire, aromatique, d'un goût agréable.

MARMELADE. C'est la pulpe des fruits et d'autres parties charnues des végétaux, réduite en bouillie et cuite avec le sucre. (*Voy.* le *Conservateur*).

MAROUETTE. Cet oiseau, au dire d'Aulagnier, est le meilleur de nos gibiers. Sa graisse savoureuse lui paraît au-dessus de celle de l'ortolan, et sa chair plus délicate que celle de la caille. La marouette appartient à l'alimentation chaude et réparatrice.

MARQUISE. Poire marquise. *Voy.* POIRE.

MARRON. Grosse châtaigne : les Vosges, le Limousin, le Périgord, la Saintonge, produisent d'excellentes châtaignes.

Pour conserver les châtaignes il faut les mettre dans un lieu sec, ne pas les entasser, et les remuer de temps en temps. On peut aussi les garder dans du sable bien desséché. Parmentier conseille de les placer sur des claies et de les exposer au soleil.

La châtaigne parfaitement desséchée peut se conserver non-seulement pendant tout l'hiver, mais encore d'une année à l'autre, sans rien perdre de sa bonne qualité; c'est un fruit excellent, qui contient, outre une fécule abondante, du vrai sucre cristallisable, et un principe tonique.

Les marrons sont servis sur les tables les plus délicates. On les mange grillés ou cuits sous la cendre, ou bouillis dans l'eau salée, avec du fenouil, avec des feuilles de céleri, de laurier, de sauge ou de thym, suivant les goûts.

Les marrons appartiennent à l'alimentation douce et réparatrice; mangés seuls, ils ne fournissent pas une dose de stimulation suffisante et laissent un peu lourdes nos populations qui en font leur base alimentaire.

MASSEPAIN. Pâtisserie composée d'amandes douces, de beurre, de farine et de sucre; on peut l'aromatiser diversement; d'un goût agréable, le massepain est assez lourd.

MAUVIETTE. *Voy.* ALOUETTE.

MAUVIS. Petite grive, d'un goût agréable et de facile digestion.

MELON. D'une chair sucrée, aqueuse et parfumée, le melon rafraîchit, calme la soif, mais est froid et lourd pour beaucoup d'estomacs. De toutes les variétés de melons, le cantaloup à chair rougeâtre exquise est le plus facile à digérer. — On mange le melon avant ou après la soupe, ou bien en entremets, saupoudré de sucre; la première et la troisième manière le rendent moins indigeste; un peu de bon vin, vieux et chaud aide sa coction.

Comme espèces jardinières nous avons les variétés suivantes :

Melon maraicher ou *brodé*, ordinairement rond, moyen, couvert de rides, plus ou moins sucré, à chair rouge, épaisse et très juteuse.

Melon sucrin de Tours, ordinairement gros, plus ou moins arrondi, également brodé et très sucré.

Melon des Carmes, chair délicieuse. Cette variété a donné, en 1822, sur le même pied, deux fruits de trente à trente-deux livres, au Jardin des Plantes.

Melon ananas. Sa forme est à-peu-près globuleuse, sa chair succulente et parfumée.

Melon de Coulommiers et *melon de Honfleur.* Fruits également bons, et quelquefois d'un volume énorme.

Melon sucrin, à chair blanche. Excellente espèce, qui vient parfaitement en pleine terre.

Melon de Malte, *melon de Candie.* Espèces très estimées, à chair fondante, d'une saveur délicate, aromatique.

Melon cantaloup ou *melon d'Arménie.* Espèce à côtes saillantes recouverte de verrues, de gales et d'excroissances. Chair vive, d'un parfum suave et délicat. Ce melon vient de l'Arménie. Le melon est un des fruits les plus délicieux de l'été. Sa chair est une agrégation de petites vessies pleines d'une eau sucrée et aromatique; elle calme la soif, elle rafraîchit singulièrement les organes échauffés, irrités par une température brûlante. Son suc, convenablement délayé, dit le docteur Roques, est un remède agréable contre les fièvres inflammatoires.

L'usage modéré du melon apaise la chaleur et la fièvre des phthisiques.

M. le docteur Ségalas, qui est une autorité puissante pour les graveleux, leur conseille ce fruit doué d'une action spéciale sur les reins et la vessie. Les sujets d'un tempérament chaud, bilioso-sanguin, tourmentés par la constipation ou par les hémorrhoïdes, sont également soulagés par le melon, qui les rafraîchit, les tempère, les relâche.

Les habitants des pays chauds, où les melons sont excellens, trouvent dans leur usage journalier une grande ressource contre l'influence du climat.

Le melon, parvenu à un degré de maturité convenable, bien sucré, bien parfumé, enfin un bon melon, fournit un aliment délicieux, très rafraîchissant, mais en même temps son abus affaiblit les facultés digestives, provoque la fièvre, la diarrhée, la dyssenterie et même le choléra. Le melon est surtout nuisible aux vieillards, aux personnes délicates ou douées d'un tempérament froid, lymphatique.

Il appartient à l'alimentation douce, froide et peu réparatrice.

MELON D'EAU, pastèque. Il est sucré, aqueux et rafraîchissant comme l'autre melon, mais il ne mûrit pas bien à Paris. Ils appartiennent tous deux à l'alimentation douce, peu réparatrice.

MENTHE. L'eau de menthe, les liqueurs de menthe sont chaudes et stomachiques : on dit la menthe aphrodisiaque.

MERINGUE. La pâte meringuée qui sert à faire beaucoup de petits gâteaux, est sucrée et agréable au goût; la meringue se compose de deux demi-sphères de pâte meringuée entre lesquels on met de la crème ou des confitures.

MERISE. Fruit du merisier, d'un goût agréable, quelque peu stiptique; on en fait des boissons avec l'eau, des ratafias, des confitures, du vin et une liqueur, le kirschwasser d'un goût de noyau agréable, limpide, éminemment stomachique.

MERLAN. Quoique très commun à Paris, ce poisson est estimé; sa chair, tendre, légère, est de facile digestion : il appartient à l'alimentation chaude, légère et moyennement réparatrice.

MERLE. Assez bon à l'époque des vendanges, il n'atteint pourtant jamais la finesse de la grive : il fournit un aliment chaud et substantiel.

MERLUCHE. Morue sèche et salée, le plus souvent dure et indigeste.

MESSIRE-JEAN. Poire de messire-jean. *Voy.* POIRE.

MIEL. Mangé avec le pain, le miel bien parfumé est une nourriture agréable; il lâche le ventre; on dit qu'il pousse aux urines, calme la toux et s'oppose à la putridité : c'est possible. — Il appartient à l'alimentation chaude. — On en peut faire des boissons fermentées.

MILLET. Dépouillé de son enveloppe et cuit au lait il donne un aliment doux et réparateur.

MIRABELLE. Prune de mirabelle. *Voy.* PRUNE.

MIROTON. Mélange de viande, d'oignons et de pommes de terre fricassés ; ou bien composé de lard, de champignons et de fines herbes. Le miroton peut être d'un goût fort agréable, mais de quelque manière qu'il soit préparé, ce ragoût ne convient qu'aux estomacs solides.

MOELLE (de bœuf). Mangée en petite quantité, elle donne une nourriture agréable, substantielle et chaude ; mais en sa qualité de substance grasse, elle a des tendances à relâcher et affaiblir l'estomac. La moelle des autres animaux moins abondante se mange rarement seule ; celle du veau est plus douce.

MORILLE. *Voy.* CHAMPIGNON.

MORILLON. Raisin noir d'un goût agréable et assez léger. *Voy.* RAISIN.

MORTADELLE. Gros saucisson d'Italie qui offre une alimentation très chaude et indigeste pour beaucoup d'estomacs.

MORUE. D'une chair blanche et feuilletée, elle fournit quand elle est fraîche, un aliment tendre, succulent, réparateur et assez facile à digérer ; son foie est estimé ; sa langue, même salée, est un aliment délicat.

La morue salée et à moitié séchée, ou morue blanche, a la chair plus compacte et déjà moins facile à digérer.

MOUILLE-BOUCHE. Poire mouille-bouche. *Voy.* POIRE.

MOULE. Les moules de mer, les seules estimées, d'un goût agréable et d'assez facile digestion en automne et en hiver, offrent parfois des propriétés vénéneuses et donnent lieu à des coliques, à des vomissemens, à des éruptions cutanées ; elles appartiennent à l'alimentation chaude moyennement réparatrice.

MOUSSERON. *Voy.* CHAMPIGNON.

MOUSSEUX. Le vin mousseux doit à la continuation de la fermentation dans les bouteilles, l'acide carbonique et l'aspect pétillant qu'il offre ; il est stomachique et porte à la gaîté, mais il se montre souvent un auxiliaire insuffisant dans les dîners copieux et choisis : son action vive et passagère n'aide pas la digestion jusqu'au bout et laisse l'estomac dans l'embarras.

MOUSSEUX. *Voy.* CHAMPIGNON.

MOUTARDE. Condiment composé de la graine de moutarde noire réduite en farine et délayée avec du mout, ou mieux avec un peu de farine et de vinaigre ; ce condiment, sulfuré, âcre et piquant, facilite la digestion chez les vieillards et les phlegmatiques ; il est le condiment obligé de tout aliment chargé de graisse ou fade.

MOUTON. Sa chair, qui appartient à l'alimentation chaude et réparatrice, est l'un des mets les plus sains. Le mouton nourri sur les prés salés et dans les pâturages secs est parfumé, à fibre fine et très tendre lorsqu'il est pris à point. Cette viande, qui convient à toutes les personnes bien portantes, est en côtelettes la consolation des estomacs affaiblis ; elle restaure, elle excite moins que celle du bœuf.

MUCILAGE. Composé d'eau, de gomme, d'albumine végétale, associées à des résines, à des principes sucrés et acides ; le mucilage est contenu en abondance dans la plupart des plantes.

MULET DE MER. Sa chair tendre, d'un goût agréable, nourrit et se digère bien, lorsqu'il n'est pas trop gras.

MULET BARBARIN. Fort recherché, ce poisson a la chair ferme, blanche et feuilletée ; il est un peu compacte et lourd pour quelques estomacs.

MURE. Fruit du mûrier, doué de propriétés calmantes et rafraîchissantes ; son sirop est de goût agréable, mais assez fermentescible.

MURE SAUVAGE. On en fait un sirop rafraîchissant.

MURÈNE. Ce poisson, à chair blanche, ferme et d'un goût agréable, nourrit bien mais se digère assez difficilement.

MUSCATELLE, poire de muscatelle. *Voy.* POIRE.

MUSCAT. Raisin sucré et parfumé lorsqu'il est mûr ; le vin fait avec ce raisin est stomachique et digestif : les meilleurs muscats sont le Frontignan et le Lunel.

N

NAUSÉUX. Qualité des substances dont le goût et l'odeur font naître l'envie de vomir.

NAVET. La chair de cette racine, douce et parfumée, est d'un goût agréable et d'assez facile digestion.

Le navet contient un jus doux, sucré, mucilagineux, mêlé à un principe pénétrant, un peu âcre, qui se détruit par la cuisson. Diversement préparé, il sert à varier le régime propre aux irritations nerveuses, aux phlegmasies viscérales chroniques, etc. On le donne avec le laitage et les farineux.

Sa pulpe est savoureuse et nutritive, lorsqu'elle est simplement préparée. On délaie sa pulpe bien cuite dans du lait en y ajoutant un peu de sucre. On en fait de fort bons potages gras ou maigres.

On fait d'ailleurs avec les navets toutes sortes de ragoûts. On les sucre, on les glace, on les combine de mille manières ; enfin on les mêle avec la volaille, avec le mouton, avec le veau dont ils relèvent agréablement la saveur.

Les variétés les plus renommées de navets chez nous, sont les navets de Freneuse à petite racine en fuseau, le petit berlin, le navet des Vertus, à chair blanche, et le navet du Palatinat, à chair rose. Ces navets sont tendres, très sapides, très délicats lorsqu'on les cultive dans un terrain sec et sablonneux. On dit le navet venteux, propre à augmenter la sécrétion de la semence et celle du lait; on lui prête aussi des qualités aphrodisiaques. Lorsqu'il devient fibreux, il perd de son parfum et nourrit très peu; on doit s'en abstenir alors. Le navet appartient à l'alimentation douce, moyennement réparatrice.

NÈFLE. Fruit du néflier, qui, avant sa maturité, happe la bouche par une saveur acerbe et astringente. Déposées sur la paille, les nèfles se ramollissent, perdent leur goût acerbe, deviennent douces, mais conservent leurs propriétés astringentes : les enfans les aiment généralement.

NOISETTE. Fruit du coudrier, d'un goût très agréable, assez nourrissant, mais difficile à digérer; la noisette fraîche passe mieux, la noisette sèche excite la toux.

La grosse aveline qu'on obtient par la culture paraît au dessert sur les meilleures tables; elle accompagne ordinairement les amandes à coque tendre, les raisins de Malaga et les figues de la Provence. Les confiseurs les recouvrent de sucre, et en font d'agréables dragées.

Les meilleures avelines viennent de Naples et de Constantinople. Le nom d'aveline (*avellana*), qu'on donne à ce fruit, lui vient du territoire de la ville d'*Abella* ou *Avella*, dans la Campanie, aujourd'hui *Avellano*. Ce pays est encore renommé pour les bonnes noisettes ou avelines.

NOIX. Les noix vertes ou cerneaux sont un aliment d'un goût agréable, mais d'assez difficile digestion; sèches, elles sont plus lourdes encore, et excitent à boire. La pellicule qui recouvre le fruit est, comme toutes les autres enveloppes, d'une nature ligneuse, et par conséquent réfractaire à l'action des organes digestifs. Les noix sont défendues à toutes les personnes qui ont l'estomac irritable ou délicat; elles appartiennent à l'alimentation douce, indigeste et moyennement réparatrice. Les vertes servent à faire des confitures et des liqueurs. (Voy. le *Conservateur*, et le *Traité de l'Office* de M. Étienne).

NOIX DE COCOTIER. Elle est très nourrissante. Son sucre et son huile sont également connus comme des principes nourrissans. La liqueur renfermée dans le noyau a beaucoup d'analogie avec le lait animal. Ce qui constitue dans le lait la matière caséeuse est remplacé ici par le mucoso-sucré, et l'huile épaisse peut représenter le beurre tiré du lait animal.

NOIX MUSCADE. Noyau ferme et compacte, fragile cependant, odorant, un peu ridé à l'extérieur, de couleur presque cendrée, panaché au-dedans de veines d'un rouge brun et d'un jaune blanchâtre.

Les tempéramens chauds, irritables, les jeunes gens doivent s'abstenir de ce condiment, qui est très échauffant. *Voy.* CONDIMENT.

NOUGAT. Cet aliment, composé d'amandes mondées et blanchies et de sucre au caramel, est difficile à digérer. Le nougat qu'on estime le plus est celui que l'on confectionne avec le miel blanc; il n'en est pas moins de difficile digestion à cause des amandes. Cet aliment ne peut convenir qu'aux estomacs robustes.

NOULE. Espèce de pâte formée avec la farine de froment. On met dans cette pâte une petite quantité de beurre, pour la rendre plus savoureuse, et après l'avoir bien battue, on en forme des plaques minces, que l'on replie sur elles-mêmes et que l'on coupe de la largeur de 3 ou 4 lignes. On fait sécher ces espèces de rubans pour la conservation. On les fait cuire dans l'eau et on les assaisonne. C'est un plat sain et économique. Les noules appartiennent à l'alimentation douce, éminemment réparatrice.

OEUFS. Les œufs appartiennent à la nourriture douce et réparatrice; ils contiennent plus d'élémens de réparation qu'aucun autre aliment; il n'y en a pas, dit Aulagnier, de plus restaurant, de plus délicat, de plus facile à digérer, et de plus sain que les œufs bien frais à la coque. Ils sont une précieuse ressource dans toutes les circonstances où l'estomac et surtout les intestins, travaillés d'irritation chronique, ne peuvent supporter de grandes masses d'alimens sans s'échauffer et se contracter; aucun aliment n'est aussi utile dans ces circonstances. On reconnaît qu'un œuf n'est pas ancien, lorsqu'en le *mirant* à la lumière d'une chandelle, on aperçoit le blanc, clair et transparent, sans aucun vide produit par l'évaporation. Ce dernier signe est peu concluant, car si le marchand a eu le soin de conserver ses œufs dans l'eau, ils n'ont plus ni leur fraîcheur, ni leur saveur agréable, et pourtant ils n'ont subi aucune perte appréciable. Le goût des œufs varie avec la nourriture que l'on donne aux volailles; celles qui mangent des grains et de l'herbe donnent les œufs les plus savoureux. On a observé que l'orge fonce la couleur du jaune, et le rend plus délicat. La coquille de l'œuf est composée de sels calcaires et magnésiens, de soufre, d'oxide de fer, et de matière animale, qui paraît servir de lien à ces diverses substances. Le blanc de l'œuf, ou l'albumine, est en grande partie composé d'albumine et d'eau. Le jaune contient une huile douce et jaune, de l'albumine aussi, du soufre, etc.

Les meilleurs œufs sont ceux de poule et de pintade; viennent ensuite ceux de cane, de dinde, d'oie, etc. Les œufs dont l'albumine a été coagulée par la chaleur (œufs durs), sont lourds et indigestes. (Pour conserver les œufs, *voy.* le *Conservateur*).

OIE. Sa chair, noire et dense, se digère difficilement : elle n'est un aliment sain et chaud que pour les estomacs robustes, et pour les personnes qui font de l'exercice. Ses cuisses confites sont fort estimées dans le midi. Sa graisse est fine et sert de condiment. Ses foies gras sont un mets recherché des gastronomes, mais un peu lourd; on doit le manger avec réserve : alimentation chaude, réparatrice, mais indigeste. (Pour la préparation des cuisses confites, *voy.* le *Conservateur*).

OIGNON (*Ail oignon*). Condiment et aliment, l'oignon est chaud et fortifiant; il se digère difficilement lorsqu'il est roussi dans le beurre, et donne des renvois désagréables.

L'oignon contient un principe sucré, du mucilage, du gluten coagulable à la chaleur, de l'acide phosphorique, du citrate de chaux, de l'acide acétique, du soufre, une huile blanche âcre, et une matière végéto-animale. Cette combinaison chimique place l'oignon parmi les alimens excitans et diurétiques.

OILLE ou JULIENNE. Potage composé de racines et de viandes.

OLIVE. Fruit de l'olivier qui sert à faire l'huile la plus estimée. L'olive, de quelque manière qu'on la prépare, confite à l'eau et au sel, farcie d'anchois ou de câpres, marinée dans l'huile ou dans le vinaigre, est lourde et indigeste. L'excitation qu'elle communique monentanément à l'estomac ne compense pas le travail qu'elle lui donne.

ORANGE. Son suc, doux et rafraîchissant, fait avec l'eau et le sucre une excellente boisson; elle est un condiment agréable et sain. Son écorce fournit un condiment aromatique et stomachique.

Tout est salutaire dans l'oranger, feuilles, fleurs et fruits. La feuille est un doux excitant des nerfs, la fleur les apaise, le fruit les rafraîchit. L'infusion des feuilles à laquelle l'huile volatile a donné son arôme plaît généralement. C'est la boisson des femmes hystériques, délicates, des hommes affectés de mélancolie, d'hypochondrie.

Cette même infusion ranime les voies digestives, souvent affaiblies chez les personnes nerveuses, dissipe les flatuosités, et calme la migraine.

Les fleurs jouissent également d'une vertu calmante, anodine, antispasmodique. On se sert plus particulièrement de leur eau distillée empreinte d'un peu d'huile volatile, pour les coliques nerveuses, les spasmes, etc. Une demi-cuillerée d'eau de fleur d'oranger mêlée à une tasse d'eau sucrée, modifie la sensibilité de l'estomac altérée par une digestion pénible, et fait quelquefois cesser les spasmes douloureux qui l'accompagnent.

L'écorce d'orange donne une huile volatile jaune, et un principe extractif amer; elle stimule puissamment les organes de la digestion.

La chair de l'orange est pour ainsi dire le remède de l'écorce. L'une échauffe, excite vivement nos entrailles ; l'autre les tempère, les humecte, les relâche, et leur donne un sentiment de fraîcheur qui se répète sur tous les appareils organiques. Les estomacs un peu trop sensibles, qui supportent difficilement l'acide du citron, se trouvent bien, au contraire, de la pulpe douce, mucilagineuse et sucrée de l'orange.

Étendu dans une suffisante quantité d'eau, le suc d'orange forme la boisson la plus convenable pour les tempéramens chauds, bilieux et sanguins.

ORGE. La farine d'orge fait un pain grossier et moins nourrissant que le pain de froment. L'orge sert à la confection de la bière. L'orge contient, outre les principes qui lui sont communs avec les autres céréales, un principe particulier, l'*hordéine*, poudre ligneuse, jaunâtre, insoluble dans l'eau, qui rend le pain d'orge pailleux. L'orge mondé fait de bonnes tisanes ; son gruau, cuit à petit feu, avec du beurre ou bien dans le bouillon gras, est un aliment aussi sain que réparateur ; perlé, il fait d'excellens potages.

ORGEAT. *Voy.* SIROPS.

ORONGE. Le meilleur des champignons. *Voy.* CHAMPIGNON.

ORTOLAN. Ce petit oiseau, renfermé dans une chambre peu éclairée, où l'on jette du mil en abondance, s'engraisse en quelques jours. L'ortolan est alors l'un des gibiers les plus fins ; il fournit une alimentation chaude, succulente et réparatrice.

OSEILLE. Cette plante potagère acide est peu réparatrice ; elle rafraîchit et excite l'appétit ; elle relève et aiguise le goût des viandes et des poissons fades.

OSMAZONE. Principe soluble, éminemment sapide et tonique, contenu dans la chair musculaire des animaux adultes, dans leur cervelle, dans les champignons, etc. L'osmazône s'obtient par l'alcool, par les décoctions aqueuses concentrées des matières alimentaires qui le contiennent ; il est d'un brun rougeâtre, d'une odeur aromatique, très soluble dans l'eau et dans l'alcool : Raspail considère l'osmazône comme une combinaison impure de l'albumine. Berzélius le considère comme formé de l'actate de soude et de matière animale ; Thomson croit que ce n'est que de la fibrine légèrement altérée. Il entre pour un huitième, dit M. Orfila, dans la composition du bouillon de bœuf qui lui doit son odeur et sa saveur. Indépendamment de ses propriétés nutritives, l'osmazône agit comme tonique ; c'est à ce principe qu'est due surtout la différence entre les effets du bouillon de bœuf, et ceux des bouillons qui en sont privés, tels que les bouillons de poulet, de grenouilles, de veau de lait.

OURSIN ESCULENT. Ce coquillage, d'un goût agréable est assez difficile à digérer ; il appartient à l'alimentation chaude : on le dit aphrodisiaque.

OUTARDE. La chair de cet oiseau est noire, chaude, d'un goût agréable; prise à point, elle est tendre, fort estimée et se digère bien; les outardes pèsent jusqu'à 30 livres. Petite outarde ou canepetière, beaucoup moins grosse que la précédente, elle fournit comme elle un aliment chaud, réparateur et délicat.

OXYCRAT. Mélange d'eau et de vinaigre; avec du sucre, c'est une boisson qui remplace très bien la limonade et qui rafraîchit comme elle.

P

PAIN. Fait avec la farine pure du froment et convenablement fermenté, le pain bien cuit est, par excellence, l'aliment doux et nourrissant; le pain de seigle et de froment (de méteil) nourrit moins; mais son goût agréable et ses qualités rafraîchissantes le font rechercher; le pain de seigle seul, relâche le ventre; les pains d'orge, d'avoine, de millet, de châtaigne, de sarrasin, etc., sont des pis-aller; ils pèsent sur l'estomac, sont moins nourrisans et moins agréables au goût. Lorsqu'on déguste en même temps deux pains faits de la même farine de froment, l'un fermenté et l'autre sans levain, on constate au goût douceâtre, aux qualités indigestes du second que la fermentation est un phénomène de la plus grande importance pour la qualité du pain. La différence est si grande qu'il serait plus facile et plus sûr de se nourrir du pain d'orge le plus grossier, mais bien levé que du pain le plus beau de froment non fermenté. Le pain peu cuit est indigeste et produit des aigreurs; le pain trop vieux moisit le plus souvent, il devient acide et indigeste; on a recommandé de tout temps de ne pas faire abus du pain, parce que, dit-on, il produit des crudités, des obstructions, il fait trop de sang et l'épaissit.

M. Gannal qui s'occupe depuis plus de quinze ans de la panification, nous communique la note suivante sur les différentes qualités de pains, sur leur composition et leurs propriétés alimentaires : on lira ce travail avec intérêt.

« Le pain sert de base alimentaire à la majeure partie des peuples de l'Europe; mais sous le nom de pain, on comprend des substances alimentaires qui varient énormément sous le rapport de la *nature intime, de la couleur, de la saveur, de l'odeur, du goût, des qualités assimilables,* et cela, suivant la nature de la substance qui sert à sa préparation.

»Le pain le plus mauvais (*sous tous les rapports*) que j'ai eu occasion de manger est celui que confectionnent pour leur usage les paysans (les serfs) russes. Voici comment je l'ai vu préparer. Le grain dont il leur est permis de faire usage est la criblure du froment, et contient plus de vingt espèces de grains ; l'orge et l'avoine dominent. Ce grain est moulu sous des meules à bras semblables à nos meules à moutarde. La farine est passée au tamis de crin. Le pain provenant de ce mélange lève assez bien, il est bis comme le pain de seigle. Ces paysans le mangeaient, sans en paraître incommodés ; mais il nous causait des spasmes douloureux de l'estomac ; et de plus, les paillons qu'il contient ne se divisant point convenablement, nous produisaient des épreintes vives vers la fin de l'intestin.

»Après le pain russe, il faut placer le pain d'orge des Finlandais et de quelques autres peuplades du Nord. C'est une masse lourde de saveur âcre et d'une digestion difficile ; ce pain ne contient pas 15 pour 100 de matière assimilable.

»Vient ensuite le pain de sarrasin ou blé noir. Ce pain est lourd, fort dur, âpre de goût et brun noirâtre. Il est rebutant pour toutes les personnes qui n'ont pas été accoutumées à s'en nourrir : la faim peut seule faire manger le pain qui sert de nourriture habituelle aux Westphaliens. Il ne contient pas 18 pour 100 de matière assimilable.

»Le maïs sert de nourriture à une grande partie de la population de la Bourgogne, de la Franche-Comté. Mais on en fait rarement du pain, c'est de la bouillie, ou une espèce de galette qui tient lieu de pain. Le pain de maïs contient 20 pour 100 de matière assimilable. Ce n'est que par nécessité qu'on fait du pain d'avoine ou de fève, au moment des disettes.

»Dans le nord de la France, dans la Prusse, dans la Bavière, la Saxe et une grande partie de la Pologne, le peuple ne vit que de pain de seigle ; il est brun foncé, humide, peu levé, d'un goût particulier, auquel on s'habitue facilement ; ce pain est rafraîchissant et nourrit dans la proportion de 25 à 30 pour 100.

»Dans quelques contrées de la France, dans la Prusse rhénane et dans le centre de l'Allemagne, on cultive beaucoup d'épeautre ; la farine est aussi belle, aussi bonne que la bonne farine de froment. On en confectionne le pain de luxe et les gâteaux. Le jour de la fête du pays chaque habitant fait son gâteau avec la farine d'épeautre et le lait. Cette brioche paraît d'autant meilleure, qu'elle se mange à côté du pain de blé noir ou du pain de seigle.

»Ce que nous appelons ici du pain, est le produit de la farine de froment. Le pain de Paris peut être pris comme type du genre. Sa composition ne varie jamais. Sur plus de quatre cents analyses, j'ai toujours trouvé 50 pour 100 de fécule, 33 pour 100 d'eau, et 17 pour 100 de leste ou corps indigestible, gluten et ligneux. 100 parties de bonne farine ont besoin de 66 parties d'eau pour faire 166 parties de pâte qui donne 148 parties de pain cuit. Or, 1 kilogramme de pain nourrit autant que 500 grammes de fécule ou 700 grammes de riz. La farine contient toujours de 3 à 5 pour 100 de sucre. C'est ce sucre qui se décompose pendant la fermentation et donne naissance à de l'acool et à l'acide carbonique : ce gaz soulève la pâte et forme les vides qu'on voit dans le pain (les yeux).

»Le pain bien fait a une odeur spéciale qui provient du gluten torréfié, un goût agréable qui participe un peu de celui de la noisette ; mais quand les levains sont mal faits, et surtout quand on a fait usage de vieux levain, la fermentation, au lieu d'être vineuse, est acétique, et alors le pain à une odeur aigrelette et une saveur acide.

»La cupidité qui ne respecte rien, altère même le pain, et, malgré la vigilance de l'autorité, des fraudes ont souvent lieu. Quelques-uns ne font pas cuire suffisamment le pain pour lui conserver plus de poids; d'autres pétrissent les farines avec de la bouillie de riz au lieu d'eau ; enfin, il en est qui ajoutent de la bouillie de pommes de terre.

»Aucun de ces mélanges n'est nuisible à la santé, mais tous diminuent les qualité alimentaires du pain. Dans tous les cas, il serait facile de constater la fraude en partant de ce principe : que le pain doit peser un poids déterminé, et ne doit contenir que 33 pour 100 d'eau. Or, si l'on pèse 1000 grammes de pain, si on les fait dessécher, ils devront donner 660 grammes, et s'ils pèsent moins, on peut affirmer que le boulanger a fraudé. »

PALMIER. Cette famille de plantes fournit un assez grand nombre d'espèces d'une importance majeure pour les habitans des pays où elle croît : boissons douces et salutaires, alimentation de même nature, nourriture réparatrice, assaisonnement délicat et fin se trouvent dans les différentes espèces de palmiers. Pour ne parler ici que de l'une des matières alimentaires qu'ils produisent, le *sagou*, retiré du tronc de quelques espèces, nous offre une fécule réparatrice et de facile digestion : c'est un des meilleurs potages pour les convalescens.

PALOMBE, PIGEON-RAMIER. Plus gros que notre pigeon mondain, ce gibier, lorsqu'il est tendre, offre un aliment chaud, substantiel et réparateur.

PANADE. Soupe faite de pain, d'eau, de beurre et de sel; cette soupe, douce et réparatrice, peut être rendue plus agréable par l'addition du lait ou des œufs, mais elle se digère moins facilement.

PANAIS. Racine jaune pâle, aromatique et chaude, qui donne au bouillon un goût agréable et du montant; moyennement réparateur, le panais ne convient comme aliment qu'aux estomacs robustes, aux tempéramens qui ne font point de la chaleur en excès.

PARMESAN. Le fromage de parmesan ne se mange que fermenté.

Voy. FROMAGE. Il donne du montant et son arôme au bouillon gras; il sert le plus souvent à préparer le macaroni.

PASTENAGUE DE MER, poisson. Sa chair est grasse, huileuse, d'une saveur désagréable et de difficile digestion.

PASTÈQUE. Espèce de melon d'eau, que l'on cultive dans les pays méridionaux. Ce fruit, marbré à l'intérieur, est d'un beau rouge, aqueux, très sucré, d'une grande fraîcheur. Il étanche la soif, mais il pèse sur l'estomac. Son usage convient dans les grandes chaleurs aux tempéramens chauds, aux jeunes gens.

PASTILLE. Bonbon diversement aromatisé : les pastilles de menthe, chaudes, stomachiques, excitent et irritent l'estomac; celles de citron et d'orange sont agréables et rafraîchissantes.

PASTOURELLE, poire pastourelle. *Voy.* POIRE.

PATATES. Racines tuberculeuses, dont l'intérieur est jaunâtre et d'un goût de miel lorsqu'elles sont cuites. Elles contiennent beaucoup de matière sucrée. La culture de la patate réussit très bien dans nos départemens méridionaux.

C'est un aliment farineux, salubre, restaurant, et facile à digérer. Leur saveur approche de celle du marron.

PATÉ. Cet aliment se compose de viande ou de poisson cuit dans une croûte faite de farine, d'eau et de beurre, et quelquefois simplement renfermé dans une terrine : la croûte est toujours lourde et ne convient qu'aux estomacs solides; la digestibilité de la viande dépend de la qualité de l'animal qui l'a fournie; pourtant le résultat le plus ordinaire de cette manière de faire cuire les viandes est de les rendre plus lourdes pour l'estomac; elles conservent tout leur suc, il est vrai, mais elles cuisent à l'étouffée et se pénètrent de graisse : le pâté de Chartres aux cailles et aux perdrix est un aliment savoureux, excellent, sans aucun doute, et pourtant les perdrix et les cailles rôties sont de plus facile digestion.

PAVOT. L'*huile d'œillette*, qui sert à falsifier l'huile d'olive, et la remplace même souvent, s'obtient de la graine du pavot.

PÊCHE. La chair succulente de ce fruit, ou rose, ou blanche, ou jaune, est fondante, fine et délicieuse; elle appartient à l'alimentation rafraîchissante et peu réparatrice. Rien de comparable à la sensation calmante et douce qu'elle produit dans l'estomac surexcité par les boissons alcooliques; elle en modère la stimulation diffusible. Un peu froide, la pêche s'associe avec avantage au sucre et au vin; elle convient surtout aux tempéramens chauds. Dans le Midi, elle est plus adoucissante. Sa pellicule d'enveloppe ne se digère pas; celle qui recouvre l'amande est dans le même cas.

Les pêches adhèrent au noyau ou s'en séparent facilement. Ce caractère a fait distinguer deux espèces principales de pêches : les pavies ou alberges et les pêches proprement dites. Il y a de nombreuses variétés : la madeleine rouge, grosse, fondante et parfumée ; la pêche hâtive, petite, blanche et sucrée ; la pêche de Malte, la bourdine, l'admirable, le téton de Vénus, la pavie rouge, la pêche de Pau, le brugnon musqué, etc.

PERCHE. Poisson à chair blanche, tendre et de facile digestion. Son usage, comme celui de plusieurs autres poissons, produit parfois des éruptions à la peau.

PERDRIX. Cet oiseau, lorsqu'il est jeune, fournit un aliment tendre, chaud et réparateur : on le dit aphrodisiaque. Les vieilles perdrix, dures et moins succulentes, se mangent aux choux. La qualité de ce gibier dépend beaucoup, comme celle de tous les autres, du pays qu'il habite et de la nourriture qu'il y trouve ; il est surtout granivore.

La perdrix grise, convenablement faisandée, est un mets recherché ; la perdrix rouge, plus commune dans les pays couverts ou accidentés, a la chair plus blanche, plus ferme et au moins aussi chaude que la grise. Ces oiseaux sont l'aliment des saisons froides, des tempéramens qui ne produisent pas le calorique en excès. Point de perdrix aux tempéramens chauds, aux mélancoliques, aux organes de la digestion sujets aux points partiels de calorification vicieuse.

PERSIL. Plante potagère qui fournit un condiment chaud et d'une odeur agréable.

PETIT LAIT. C'est le sérum du lait, contenant encore quelques parcelles de matière caséeuse et de matière grasse. Cette boisson est rafraîchissante.

PÉTONCLE. Coquillage d'un goût agréable, mais moins facile à digérer que l'huître.

PIED. Les pieds de plusieurs animaux nous fournissent une nourriture saine, douce et moyennement réparatrice, lorsqu'ils sont cuits et assaisonnés avec soin : tels sont les pieds de veau, de mouton, de cochon.

PIGEON. Sa chair noire et chaude appartient à l'alimentation réparatrice et calorifiante ; celle des jeunes pigeons est tendre, savoureuse et convient même aux convalescens.

PIMENT. Condiment âcre et chaud, qui ne convient qu'aux phlegmatiques dans nos climats, et doit être pris avec réserve dans les pays chauds. Il y a un grand nombre d'espèces.

PIMPRENELLE. Plante vivace employée comme condiment parfumé et légèrement tonique.

PINTADE. Ses œufs sont les meilleurs après ceux de la poule ; sa chair, quand elle est tendre, est délicate, substantielle et appartient à la diète blanche.

PISSENLIT. Aliment tonique et rafraîchissant, que l'on mange ordinairement en salade.

PISTACHE. Amande douce, substantielle et indigeste, dont on se sert pour aromatiser les glaces et les crèmes.

PLIE. Poisson de mer, plat, à chair tendre et blanche, moyennement réparatrice et chaude.

PLONGEON. Cet oiseau aquatique a la chair noire, chaude et assez difficile à digérer.

PLUVIER. Le pluvier est un des gibiers les plus estimés ; sa chair tendre, succulente et d'un goût délicat, se digère bien et produit de la chaleur.

POIRE. Le plus estimé des fruits à pepin, perfectionnés par la culture et la greffe. La poire se recommande par sa chair tendre, par son goût infiniment diversifié, selon les variétés, par ses qualités alimentaires, humectantes et légèrement toniques. Aulagnier y savoure le sucre, le miel, la cannelle, le girofle, y sent le musc, l'ambre, la civette ; en un mot, il y trouve l'excellence jointe à la beauté. Un avantage de ce bon fruit est d'offrir dans ses espèces une variété suffisante pour fournir au dessert pendant huit ou neuf mois de l'année : les premières, telles que l'amiré joannet, le petit muscat, et les dernières, le catillac, sont les moins bonnes. Ces dernières pourtant servent à faire des compotes excellentes, savoureuses, toniques et astringentes. Voici les principales variétés par ordre de saison :

L'amiré joannet, le petit muscat, le muscat robert, la madeleine, la blanquette. Ou fondans, ou cassans, ou quelque peu pâteux, ces premiers fruits n'ont ni le suc ni le parfum de ceux qui suivront : ils sont recherchés, parce qu'ils viennent les premiers.

La poire d'épargne, le rousselet de Reims, la bellissime d'été, le parfum d'août, l'épine d'été, la cassolette, la salviati, la chair à dame, la poire de rose, nous offrent une seconde tribu, dont les sucs, plus achevés, font espérer mieux encore. L'une d'elles est déjà d'une grande ressource pour l'office ; le rousselet de Reims est excellent en compotes, en confitures et à l'eau-de-vie.

Le doyenné, le beurré gris, le beurré d'Angleterre, le beurré romain, la bergamote d'été, le bon-chrétien d'été, la verte longue, la crasane, le messire-jean sont par excellence, les fruits de l'été et du commencement de l'automne.

Le saint-germain, qui commence à mûrir en novembre, *le beurré d'hiver, le beurré d'Ardempont, le martin sec, l'épine d'hiver, le bon-chrétien d'hiver* ferment dignement la nombreuse série des poires : plusieurs se conservent jusqu'à Pâques.

Le catillac et *la poire de quarante onces*, dont la chair ferme, blanche, cassante, a le goût acerbe, servent à faire les meilleures compotes; elles ne se mangent jamais crues. La peau des poires, comme celle des autres fruits, est réfractaire à l'action des sucs intestinaux, elle n'entre dans l'estomac que pour servir de résidu; leur chair, qui contient un principe mucilagineux, beaucoup de sucre et de l'acide malique, adoucit et rafraîchit agréablement les tempéramens chauds et les entrailles irritables; le convalescent dont les intestins sont paresseux use avec avantage des plus douces et des plus fondantes. Dans les affections chroniques des intestins, rien ne console mieux de la privation des fruits crus que les compotes de poires faites avec soin; elles sont d'une digestion facile et fournissent un aliment agréable et des plus substantiels parmi les fruits mucoso-sucrés. Dans les irritations où la production de calorique paraît inépuisable, chez certains enfans de familles riches, chez les femmes du monde, elles servent, avec les pêches et le raisin, à faire des cures remarquables. On fait avec les poires une liqueur enivrante : on les prépare en compotes, confites, tapées ou simplement cuites au four; elles entrent dans le résiné. (*Voy.* le *Traité de l'Office*, de M. Etienne).

POIRÉ. Liqueur vineuse, claire comme le vin blanc, que l'on retire par la fermentation du suc des poires. Les fruits les plus âpres sont ceux qui donnent le meilleur suc pour le poiré. Cette boisson a une saveur fort agréable; cependant elle est moins estimée que le cidre, moins saine et plus capiteuse. Elle attaque le genre nerveux, et ne convient qu'aux personnes très grasses et aux phlegmatiques.

Le poiré est clair et limpide, il ressemble beaucoup au vin blanc.

Soumis à la distillation, il donne une eau-de-vie de meilleure qualité et plus abondante que celle que l'on tire du cidre. On en retire aussi de bon vinaigre.

POIS. Les nombreuses variétés de pois que l'on cultive aux environs des grandes villes fournissent, en vert, aux personnes bien portantes une alimentation douce, agréable et moyennement réparatrice pendant plusieurs mois. Le pois vert, frais, tout récemment tiré de sa cosse, est du goût de presque tout le monde, et pourtant, comme toutes les autres graines enveloppées de ligneux, il occasionne des vents et trouble souvent la digestion des personnes qui n'ont point une contractilité énergique de l'appareil digestif; il produit du gonflement et de la douleur aux entrailles irritables. La purée de pois n'a pas ces inconvéniens au même degré. (*Voy.* le *Conservateur*, pour les conserves de pois).

POISSON. La chair des poissons, douée d'un nombre infini de saveurs, de degrés de digestibilité, de puissance réparatrice, se rattache pourtant par un côté à une seule et même nature d'alimentation, elle est échauffante et aphrodisiaque ; quoique moins nourrissante que la viande, elle stimule plus certains appareils. La fibrine, la géline et l'albumine, qui composent les tissus des poissons, contiennent quelques traces de phosphore. Les premiers de tous sont les poissons de mer, plus nourrissans et plus sains que ceux d'eau douce, ils l'emportent aussi de beaucoup pour la variété des espèces.

Plusieurs poissons de mer remontent les rivières et y perfectionnent leur chair. Ces espèces ont probablement donné la première idée d'acclimater dans les eaux douces, un assez grand nombre de poissons de mer et de coquillages, tels que *les huîtres, les homards, les moules, les chevrettes, les crabes, le mulet, la loche de mer, le congre, la sardine, l'alose, la grande et la petite lamproie, la limande, la sole, le boulereau, le turbot, l'éperlan, le surmulet, le carrelet, le hareng, la morue, le langoustin, le saumon, l'anguille,* etc.

Par leur nature, les poissons offrent un aliment ou léger, ou lourd ; ceux à chair tendre, non abreuvée de graisse sont dans le premier cas ; ceux qui sont compactes et huileux dans le second. La qualité des eaux où les poissons vivent a encore une grande influence sur leur digestibilité : ainsi, de deux poissons de la même espèce, l'un, pêché dans une eau vive et courant sur un lit de sable, sera de goût agréable et de facile digestion ; l'autre, pêché dans une eau stagnante et bourbeuse, sera d'un mauvais goût, visqueux et indigeste. Les tempéramens et les constitutions qui ont besoin d'élémens de réparation substantiels ne les trouvent pas dans le poisson ; il leur arrive souvent, après un repas fait exclusivement de poisson, de ressentir, au bout d'une ou deux heures, l'épuisement qui réclame une nourriture d'une autre espèce. Nous rangerons tous les poissons dans trois classes par rapport à la nature d'alimentation qu'ils fournissent.

1re *classe.* — Alimentation peu stimulante, légère et peu réparatrice : l'able, l'ablette, le barbeau, le boulereau (petit goujon), le brocheton, le carpeau, le coucou de mer ou grondin, le dard, le gardon, le meunier (médiocre), le nase.

2e *classe.* — Alimentation stimulante, saine et plus réparatrice : l'able (saumon), l'æglefin ou égrefin, l'albicolore, espèce de marquereau (un peu lourd), l'alose, l'altavèle, l'aphye ou loche de mer (usage modéré), l'apron, le balaou, la barbue (exquis), la bécasse de mer, la bonite, le brochet, le cabillaud (morue fraîche), le canus ou rochau, la carpe (un peu lourde), le carrelet, la cheiline ou denté, la dorade (un peu lourde), la donzelle, la dorée, le dorsch, l'esturgeon (lourd), l'exocet ou poisson volant, l'éperlan, le goujon de mer, le labeon, le labre, la limande, le loup de mer (un peu lourd), le maquereau (un peu lourd), le merlan, le merlan noir, le mulet (un peu lourd), le négoil, l'ombre, l'ombrine, le paru, la perche, la perche de mer, le pilote, la plie, le poisson royal, la raie prise à point, le rouget, la sardine, le saumon (un peu lourd), le scare, la sole, plusieurs spares, le tacaud, la tanche de mer, les différentes espèces de truites, le turbot.

3ᵉ *classe.* — Alimentation stimulante, indigeste ou lourde : l'aigle de mer, l'aiguille, l'alalunga ou thon blanc, l'amie, l'anguille d'eau douce et de mer, la baleine (sa queue et sa langue), la barbotte, la bonite, la brême, la brême de mer, le calmar, le congre, le dauphin, le dauradou, le derbio ou biche, le diodon, l'épaulard, l'ésoce, l'espadon, la girelle, le labre paon, la lamproie, le leblen, le lépidope, le marsouin, la merluche, la morue salée, le muge, la murène, le poisson lune, la raie fraîche, la sèche, la tanche, le thon, la torpille, etc.

POIVRADE. Condiment composé où entrent le poivre, le sel, le vinaigre et souvent l'ail et le girofle. *Voy.* CONDIMENT.

POIVRE. Condiment chaud qui, employé en petite quantité, stimule agréablement les estomacs froids ; il ne convient ni aux tempéramens chauds, ni aux estomacs irritables.

POLENTA. Bouillie douce et réparatrice, faite avec diverses farines : celles d'orge, de châtaignes ou de maïs la composent le plus ordinairement : quiconque, dans une saison froide, fatigue son corps par le travail, doit avoir une nourriture plus substantielle. Alimentation douce et réparatrice.

POMME. Ce fruit appartient à l'alimentation rafraîchissante, peu réparatrice; et les estomacs faibles ou froids ne s'en arrangent pas; pour certaines nuances d'irritations chroniques des intestins, sa chair même cuite est trop relâchante, elle provoque par son acide les douleurs locales, le malaise général et la courbature. Les différentes espèces de pommes se succèdent comme les différentes espèces de poires et sont pour les desserts une ressource précieuse : la pomme, plus aqueuse, plus acide que la poire, relâche plus facilement et nourrit moins.

Les pommes les plus estimées, à cause de la finesse de leur chair, de la délicatesse de leur goût, de leur parfum et de leur durée, sont : *la rainette franche, la rainette blanche, la rainette dorée, la rainette grise, la rainette de Canada, la rainette d'Angleterre, le calville malingre, le calville rouge, le calville blanc d'hiver, la non-pareille et la haute bonté.*

Les autres pommes plus hâtives sont moins fines, ce sont, *le calville d'été, le pigeonneau, la pomme Saint-Jean, la violette, le rambour d'été, la pomme de châtaignier, le gros faros.*

L'api d'été, l'api et le fenouillet rouge, forment un petit groupe d'une couleur agréable et d'une saveur fine.

Les pommes en compote sont rafraîchissantes, humectantes et de facile digestion : les hypochondriaques, les hémorrhoïdaires constipés, les femmes irritables et échauffées se trouvent bien des pommes cuites. Une pomme de rainette, bouillie dans 1 litre d'eau, fournit une tisane parfumée, rafraîchissante. Les pommes amères ou acerbes, mêlées à quelques pommes douces, font un cidre d'excellente qualité. Cette boisson, lorsqu'elle est saine est piquante, claire, ambrée, agréable au goût et à l'odorat : c'est une boisson très bonne qui nourrit, humecte, rafraîchit et désaltère. (*Voy.* pour les marmelades, compotes et confitures, *le Conservateur*, et pour les usages culinaires, *Carême* et *Plumerey*).

POMME D'AMOUR. Le suc de la pomme d'amour ou tomate est aigrelet, rafraîchissant et humectant; il se combine aux viandes fades dont il relève le goût.

POMME DE TERRE. Elle est, après le froment, la plus précieuse de nos ressources alimentaires; légère, de facile digestion, elle appartient à l'alimentation douce et réparatrice : elle ne produit ni aigreurs, ni flatuosités, ni pesanteur, comme le font la plupart des farineux. En poursuivant les essais de Parmentier, M. Gannal est arrivé à confectionner un pain de pommes de terre d'excellente qualité (nous l'avons goûté plusieurs fois), et qui peut être vendu avec bénéfice à 35 centimes les 4 livres.

La pomme de terre fournit une fécule dont on fait d'excellens potages ; on en tire aussi de l'eau-de-vie et de l'alcool.

Toutes les espèces de pommes de terre contiennent les mêmes principes réparateurs, mais dans des proportions différentes : les blanches sont en général plus précoces, plus productives; les rouges moins aqueuses, plus sapides, se conservent mieux; les jaunes ont la pulpe plus fine et plus délicate. Les pommes de terre doivent surtout à une résine et à une matière animale particulière la saveur et l'arôme qu'elles offrent; cette saveur et cet arôme sont surtout développés lorsqu'elles sont cuites à sec, sous la cendre : on les dit aphrodisiaques.

PONCIRE. Espèce de citron.

PORREAU ou POIREAU. L'ail poireau sert surtout à parfumer le bouillon, auquel il donne, avec la carotte, le navet et le céleri, un goût agréable : il se digère assez facilement.

PORTER. Bière forte qui ne peut convenir qu'aux habitans phlegmatiques des contrés froides et humides.

POTAGE. Aliment qui possède les qualités alimentaires des substances qui le forment, le potage au pain, la soupe, nourrit moins que les pâtes et les fécules ordinairement plus épaisses. La plupart des potages, les derniers surtout, appartiennent à l'alimentation douce et substantielle.

POTIRON. Espèce de citrouille qui fournit une alimentation douce, peu réparatrice et rafraîchissante.

POTIRON ou **BOLET COMESTIBLE.** *Voy.* CHAMPIGNON.

POULARDE. Nourriture fine, légère et substantielle : l'excès de graisse la rend parfois indigeste et masque en partie la saveur de la chair.

POULE. Jeune, elle fournit un aliment délicat et substantiel qui convient à tout le monde.

POULE D'EAU. Sa chair noire, grasse et compacte, ne convient qu'aux estomacs robustes.

POULET. Gras à l'automne il vaut la poularde; plus jeune, il appartient à l'alimentation douce, légèrement rafraîchissante et moins réparatrice.

POURPIER. Cette plante se mange en salade, en potage et sous les viandes rôties; il est aqueux, fade et peu réparateur.

PRALINE. Amande rissolée dans le sucre, de difficile digestion : toujours inutile, elle est souvent nuisible à l'estomac qu'elle fatigue et empâte.

PRUNE. Les meilleures espèces de prunes doivent à une chair mucoso-sucrée des propriétés adoucissantes et relâchantes assez marquées ; elles nourrissent moins et fatiguent bien plus souvent les entrailles lorsqu'elles sont crues. Transformées en *pruneaux*, les espèces de choix ne sont réellement qu'adoucissantes en compotes ; il n'en est pas de même des marmelades faites avec le fruit cru, car elles sont relâchantes. Leur peau ainsi que leur noyau sont réfractaires à l'action des sucs intestinaux comme toutes les autres enveloppes ligneuses. On compte un grand nombre de variétés dont les plus estimées sont la *reine-claude, la mirabelle, le gros damas de Tours, le damas rouge, la royale, le perdigon blanc, violet et rouge, l'impériale violette, la sainte Catherine, la prune de monsieur,* etc.

PRUNELLE. Fruit du prunier sauvage, petit, âpre et astringent; on ne le mange pas : les habitans des campagnes en font une boisson saine.

PUDDING. Mets anglais dont on compte plus de cent espèces : la farine, les œufs, la moelle ou la graisse de bœuf, le sucre, des fruits et des aromates chauds, entrent dans un grand nombre. Les puddings sont en général d'un goût agréable, très nourrissans, mais un peu lourds pour nos estomacs ; celui que nos cuisiniers reproduisent le plus ordidairement est le pudding où entrent le rhum et les raisins secs.

PUNCH. Que le punch soit fait avec l'eau-de-vie, le rhum, l'alcool ou le rack, c'est une boisson chaude et tonique, dont l'usage ne convient qu'aux personnes bien portantes, qui ont besoin d'être stimulées. — Le jus de citron, le sucre et l'eau, ou l'infusion de thé qui entrent dans sa composition, permettent d'ailleurs d'en atténuer les qualités stimulantes :

abstinence complète pour les jeunes gens, pour les tempéramens chauds et irritables, pour les constitutions maladives ; usage modéré pour les autres.

PURÉE. Pulpe des fruits, des légumes secs, des racines réduite en pâte demi solide ; on fait aussi des purées de viande. — Les purées ont les qualités alimentaires des substances qui les fournissent ; elles leur sont même préférables, lorsque leur confection a pour objet de rejeter les parties réfractaires à la digestion comme il arrive pour les purées de pois, de haricots, de lentilles, etc.

PYROLIGNEUX. Acide, composé d'acide acétique et d'une huile empyreumatique ; on l'obtient de la distillation du bois.

R

RACK. Eau-de-vie de grains. Les Anglais qui la tirent de *Batavia* et de *Malaca*, s'en servent ordinairement pour faire le punch.

RADIS, RAVES et RAIFORT. Les radis et les raves sont longs ou ronds, blancs, rouges ou violets, ils sont recherchés à cause de leur saveur légèrement piquante ; mais comme les autres crudités, ils ne conviennent qu'aux estomacs robustes. Le radis noir ou raifort, qui se mange surtout en automne et en hiver, a la chair ferme, croquante et la saveur plus tonique et plus chaude que celle des radis, il ne convient d'ailleurs non plus qu'aux bons estomacs ; il occasionne aux autres, des vents, des renvois, des aigreurs et des maux d'estomac.

RAFRAÎCHISSANT. On appelle rafraîchissans, les fruits et les boissons qui apaisent la soif et tempèrent la production de la chaleur, comme sont les fruits et les boissons acidules.

RAGOUT. Combinaison de viandes, de sauces et de condimens qui excitent l'appétit ; tous les ragoûts doivent être proscrits du régime alimentaire pour les personnes dont l'estomac est délicat, faible ou irritable.

RAIE. Fraîche, elle est dure ; prise à point, elle a un montant qui n'est pas du goût de tout le monde. Ce poisson dont il se fait une grande consommation, n'a pas le goût délicat des bons poissons, mais il donne une alimentation chaude, assez réparatrice : son foie est justement estimé.

RAIFORT SAUVAGE. Son goût chaud et acre le fait rechercher comme condiment.

RAIPONCE. La feuille et la racine se mangent en salade ; le goût de cette plante est chaud, il excite l'appétit.

RAISIN. Le raisin est l'un des meilleurs fruits mucoso-sucrés, lorsque bien mûr, il est choisi parmi les bonnes espèces de raisin de table ; il nourrit, engraisse et lâche le ventre ; humectant, il favorise à un haut degré les sécrétions et opère parfois des cures remarquables de certains états chroniques. Tous les médecins ont dans leur pratique quelques faits de cette nature à citer. — « Je trouve dans mes notes, dit le docteur Roques, qu'un de mes malades mélancoliques n'a pas pris d'autre nourriture pendant deux mois. Il consommait par jour 6 à 8 livres de raisin et quelquefois davantage. La constipation qui avait été jusque-là invincible, fut suivie d'évacuations abondantes de matières noires et visqueuses, etc.—Le malade revint à la santé. »

Ces cures par le raisin sont fréquentes dans le midi, et telle personne qui avait désespéré de son rétablissement, à la suite des traitemens les mieux combinés a recouvré la santé par l'usage prolongé du raisin. — Ces faits sont du domaine de la médecine et ne doivent point nous occuper ici : la peau et les pepins cornés du raisin sont réfractaires à l'action de l'estomac ; mangé seul ou avec d'autres alimens, il charge et gonfle parfois. — Le *raisin chasselas de Fontainebleau* est un des plus délicats ; ceux du Midi, dont la peau est plus consistante et la saveur plus sucrée nourrissent plus et humectent moins. Un grand nombre d'espèces de raisins servent de dessert : *le morillon noir (pineau ou auvernat)*, *le morillon blanc*, *le muscat blanc* et *le muscat noir*, *le damas*, *le muscat de ribesalte*, *le jennetin*, *le muscat de Malvoisie*, *le sauvignon*, etc. —Les raisins secs, plus nourrissans et plus lourds, se préparent en grande quantité dans le midi de la France, en Espagne, aux îles de Zante et de Lipari, d'où viennent les raisins de Corinthe les plus parfumés. — Le raisin, avant sa maturité, est acide et acerbe, son suc étendu d'eau, donne une tisane agréable dans les maladies aiguës ; il sert aussi à remplacer le vinaigre et le jus de citron, comme condiment. — Mûr et pilé, le raisin fermente et donne le vin. *Voy.* ce mot.

RAISINÉ. Confiture faite avec les poires et le vin doux ; son goût agréable, quelque peu acide, et ses qualités stomachiques le font rechercher de beaucoup de monde.

RALE DE GENET. Gibier délicat, savoureux, qui appartient à l'alimentation chaude et substantielle.

RALE D'EAU. Moins délicat que le précédent, il se rapproche pour le goût et les propriétés alimentaires, des autres oiseaux aquatiques.

RAMBOUR, pommes de rambour. *Voy.* POMME.

RAMIER. *Voy.* PIGEON et COLOMBE.

RANCE. Les corps gras, exposés à l'air, contractent un goût âcre, une odeur désagréable et provoquent des renvois ; ils sont rances.

RATAFIA. On donne le nom de ratafia à toute liqueur alcoolique et sucrée, où on a fait macérer les fruits ou quelque autre partie des végétaux : les ratafias de cassis, de coing, de framboises, d'écorce d'orange, de cerises, sont le plus en usage; ils échauffent l'estomac et lui donnent du ton; ils conviennent comme toutes les autres liqueurs aux estomacs froids ou paresseux : les tempéramens chauds, les constitutions délicates et irritables doivent s'en abstenir. (*Voy.* le *Conservateur* pour la confection des ratafias).

RAVES. Ces racines qui peuvent devenir énormes, ont des qualités adoucissantes, mais elles sont difficiles à digérer et provoquent les vents. — On attribue aux raves quelques propriétés pectorales.

RÉGIME ALIMENTAIRE. On entend par régime alimentaire, la règle et l'ensemble des habitudes que l'on observe dans le boire et le manger; il varie, on le comprend bien, selon les climats, les saisons, les tempéramens, les sexes, les âges, les professions et les dispositions individuelles naturelles ou acquises. Nous n'avons pas l'intention de reprendre ici l'ensemble des faits qui ont rapport au régime alimentaire, nous nous bornerons à signaler les principales espèces de régime, en faisant connaître leurs tendances, leurs avantages et leurs inconvéniens.

Le régime alimentaire dont la base animale est choisie parmi les viandes chaudes, aiguisées par les condimens aromatiques, est celui, non des gastronomes, mais des gourmands. Les vins les plus fumeux contribuent avec les alimens solides, à exalter passagèrement la puissance gastrique; l'homme dans ce régime mange habituellement huit et dix fois plus qu'il n'est utile; s'il le soutient, il se place dans de nombreuses imminences morbides. Le résultat inévitable de ce genre de vie est le relâchement définitif de la puissance contractile des organes de la digestion; dans la jeunesse, il dispose aux inflammations des entrailles et des autres parties du corps, aux congestions sur les grands organes; pour l'âge mûr, il réserve des états sub-aigus ou chroniques non moins redoutables : ce sont des maladies de la peau hideuses, des névroses de l'abdomen, la mélancolie, l'hypochondrie, la goutte, la gravelle, la pierre, l'ébranlement et la désorganisation des centres nerveux. Notre confrère, le docteur Descuret, a traité avec un rare talent des diverses maladies qui sont le résultat des excès habituels dans le boire et le manger, nous renvoyons à son livre, *la Médecine des passions.* L'hygiène n'a rien à faire avec cette classe de mangeurs, les tableaux terribles et vrais de la médecine suffisent à peine à les émouvoir. Il ne faut pas les confondre avec les hommes d'esprit qui cultivent la gastronomie comme l'une des sources les plus fécondes de jouissances vives et durables; ceux-ci ne disent point : *courte et bonne,* mais font au contraire durer leurs plaisirs, entremêlent avec intelligence les végétaux et les viandes, le sec et l'humide, le chaud et le froid; ils parviennent par la méditation et l'observation, à maintenir la santé du corps et de l'esprit, au milieu des dangereuses séductions de la table : leur science ne s'enseigne pas, elle est en grande partie d'inspiration. Que les prédestinés lisent la *Physiologie du goût*, les *Classiques de la table* et se rappellent que la lettre tue et que l'esprit vivifie.

Le régime alimentaire qui vient après celui des mangeurs aveugles et passionnés est celui qui convient aux hommes robustes, voués à l'activité du corps et de l'esprit, en même temps, ou seulement à l'activité du corps : les viandes chaudes et les viandes douces, le poisson, les légumes, le vin de bonne qualité, les fruits, les salades, dans de justes proportions leur conviennent également. La quantité pour eux est la seule chose importante, cette quantité qui convient, se mesure par la qualité et par la nature des pertes; elle se trouve facilement, si une stimulation exagérée ne pervertit point le sens des organes digestifs. Tous nos conseils se résument pour eux en une seule prescription, écouter les inspirations de l'estomac et ne point lui en suggérer. Et comme corollaire, rester un peu en deçà de l'appétit. C'est le plus sûr préservatif des maladies.

Le régime alimentaire plus chaud que froid, celui qui admet la stimulation de deux ou trois espèces de vins choisis, et de quelques aromates, est fait pour les climats et pour les saisons humides; il convient aux phlegmatiques et à quelques nuances d'organisations nerveuses et sans contractilité suffisante, soit que cet état tienne au tempérament, soit qu'il résulte de quelque circonstance accidentelle. Il n'y a point encore dans ce régime d'exclusion bien tranchée : le choix est fait parmi les substances alimentaires, toutes plus ou moins utiles. Au-delà de cette limite, l'homme n'est plus omnivore, l'homme n'est plus robuste; il tombe inévitablement dans notre domaine, et le cercle de ses besoins se restreint, et les appels de son estomac doivent être appréciés, jugés par les résultats. L'expérience personnelle, les lumières de l'hygiène combinées doivent éclairer le choix et présider au repas : le plus grand nombre des hommes cultivés, les femmes, les enfans des grandes villes sont dans ce cas.

Les constitutions sont délicates et irritables, la contractilité générale est affaiblie, et les organes de la digestion manquent de ton comme tous les autres. Le régime alimentaire léger et substantiel se compose de viandes légères et réparatrices, des meilleurs poissons, des légumes farineux sans enveloppe ligneuse, des légumes adoucissans, de fruits mucoso-sucrés ou acidules, de ces derniers avec réserve, de l'eau ou du vin étendu d'eau pour boisson ordinaire; il exclut les alimens où la graisse abonde, les légumes à enveloppe ligneuse, les crudités, le vin pur, les liqueurs et le café, comme usage habituel au moins. La préparation est simple et d'une stimulation moyenne dans ce régime, le nombre des mets s'y réduit à deux ou trois pour chaque repas : une ou deux espèces de viandes bouillies, grillées ou rôties ou simplement condimentées, et des poissons ou des légumes, quelques entremets sucrés. Le jeu des fonctions est harmonique encore ; aucune sensation douloureuse ne part des organes, leur mécanisme est seulement léger et sans vigueur, par le fait du milieu où l'homme vit ou par celui de sa constitution. Dans ces constitutions délicates, les prédominances marquées font incliner le choix des alimens et l'ensemble du régime tantôt dans un sens, et tantôt dans un autre ; celles où les fluides blancs dominent, réclament les toniques, non point à profusion et sans discernement, mais avec mesure ; celles où le système nerveux l'emporte, avec une calorification exceptionnelle, veulent être saturées d'alimens aqueux combinés à la nourriture d'une stimulation subtile, d'une réparation nette.

Le régime réduit est imposé aux constitutions maladives : *peu et de peu* doit être leur devise ; ces constitutions, bien gouvernées, usent les plus robustes ; leur part n'est point mauvaise encore : les recherches de la cuisine ne leur sont point interdites ; mais elles doivent opter entre plusieurs mets d'un aspect séduisant, d'une saveur exquise ; le meilleur pour elles est celui qui renferme les sucs les plus nets, les plus bienfaisans, et celui-là n'est pas toujours le mets que l'habitude fait considérer comme le plus léger : entre une poularde perdue dans la graisse, par exemple, et un morceau de filet de bœuf tendre et mis à point par la marinade, il n'y a point à hésiter, presque toujours ce dernier devra recevoir la préférence. Ce qu'il faut éviter aux organes de la digestion dans ce cas, c'est la fatigue des graisses qui les amortit.

Au-delà, les régimes se diversifient à l'infini, selon les vues de la médecine et les dispositions individuelles révélées par l'expérience : telle personne atteinte d'une irritation chronique s'en débarrasse en faisant un usage exclusif pendant des années de la diète lactée ; telle autre, du raisin, des pêches pendant plusieurs mois. Dans certaines nuances de névrose, au contraire, la variété est un besoin de la vie, sa condition la plus importante.

Nous nous abstiendrons de mentionner ici les principes généraux relatifs au régime alimentaire. Tout le monde sait l'importance des bons sucs tirés des alimens ; tout le monde connaît les dangers des sucs trop chauds ou âcres qu'ils portent dans nos fluides ; ces derniers proviennent aussi sûrement des meilleurs alimens, pris en excès, que des alimens malsains par leur nature. Le régime alimentaire trouve à Paris, dans la surveillance vigilante de l'autorité municipale, une garantie salutaire, mais pourtant insuffisante encore : le pain n'y peut être de mauvaise qualité, ni par le vice des farines, ni par le manque de cuisson, il est vrai; mais les viandes y sont parfois de mauvaise qualité; elles proviennent d'animaux malades ou bien d'animaux nourris dans des caves, dans des réduits obscurs et d'alimens malsains; de toutes les viandes, celle du porc y est la moins sûre; l'avidité des nourrisseurs est servie à souhait par les instincts voraces de l'animal : les poissons, les fruits et les légumes ne laissent rien à désirer. Tout ce qu'on peut dire sur le régime se réduit à ces trois faits : choix, mesure et régularité.

RÉGLISSE. Racine pectorale et adoucissante.

REINE-CLAUDE. Prune reine-claude. *Voy.* PRUNE.

REINETTE. Pomme reinette. *Voy.* POMME.

RELACHEMENT. Tous les alimens qui tendent à diminuer la contractilité des organes, et particulièrement des instestins, sont relâchans.

RÉMOULADE. Condiment chaud, où la moutarde, le poivre, le vinaigre et la ciboule produisent la stimulation.

RENNE. La chair de cet animal est bonne et se digère bien; le lait des femelles sert à la nourriture : il est gras et agréable au goût.

RHUM. Eau-de-vie, tirée de la canne à sucre; le rhum ne peut convenir que dans les pays à température basse et humide; partout ailleurs, il est nuisible; dans les pays chauds, il est incendiaire, et décime la population qui se livre à son usage. C'est un fait digne de la plus attentive observation que les natures diverses de stimulation exercée sur nos organes par les alimens solides ou liquides. Tout le monde reconnaît que dans les pays à température très élevée, les organes épuisés par la chaleur trouvent dans la stimulation des aromates un aiguillon nécessaire; eh bien! dans ces mêmes pays, les boissons alcooliques augmentent cet épuisement et détruisent les organes.

RIZ. Le riz fournit une nourriture douce, éminemment réparatrice et légère; il suffit à la subsistance du quart environ des habitans du globe. Il renferme trop peu de gluten pour fournir un pain de bonne qualité; mais cuit à l'eau, il rassasie et soutient long-temps. La fécule s'y trouve associée à une matière végéto-animale, au sucre, à la gomme et à quelques sels. « Rien, dit notre savant ami, le docteur Roques, ne répare un estomac délabré comme le riz au jus de viande. » Le riz est un des alimens qui s'associe le mieux aux condimens chauds; il en reçoit des qualités plus digestibles, et atténue ce qu'ils ont d'irritant; il est légèrement astringent.

ROCAMBOLE. Ail rocambole. *Voy.* AIL.

ROGNONS. Cette partie des animaux est compacte, d'une saveur spéciale qui ne convient pas à tout le monde; les rognons ne se digèrent pas facilement.

ROMARIN. Plante condimentaire, aromatique et excitante.

RONCES NOIRES. Les baies de cette ronce, d'un rouge foncé lorsqu'elles sont mûres, ont une saveur sucrée : elles nourrissent et relâchent un peu le ventre.

ROTA. Le vin de Rota, en Portugal, est chaud et stomachique.

ROTI. On donne ce nom aux viandes rôties. Le rôti est une des nourritures les plus saines, et donne la nature d'alimentation de l'animal qui le forme : les rôtis bien saisis et d'une cuisson moyenne, sont éminemment réparateurs et stimulans.

ROTIES. Tranches de pain grillées destinées à être mêlées à une boisson alimentaire, ou bien à recevoir le suc des alimens solides.

ROUGET. Poisson d'un goût agréable et de facile digestion. *Voy.* POISSON.

S

SAFRAN. Le safran, d'une odeur pénétrante et aromatique, est échauffant : c'est un condiment dont il faut user avec réserve.

SAGOU. Aliment féculent qui se retire de la moelle du sagouïer ou sagoutier; il sert à préparer des potages légers, de facile digestion, et réparateurs; alimentation douce.

SALADE. Ce mets, composé d'herbes et de légumes assaisonnés de sel, de vinaigre, d'huile et de poivre, rentre dans les crudités contraires aux entrailles délicates ou irritées. On fait aussi des salades de poisson, de viande, de coquillages, assaisonnées de la même manière. Enfin, on prépare des salades de fruits sucrés, assaisonnées de sucre, d'eau et de rhum, ou d'eau-de-vie.

SALAISON. On désigne par ce nom toutes les viandes ou les poissons qu'on a conservés dans le sel marin. Le sel, en retirant aux viandes une partie de leurs cas de décomposion, les rend plus sèches, plus denses et de plus difficile digestion; il leur communique en outre des qualités âcres et chaudes que ne supportent point les estomacs faibles et irritables.

SALEP. Ce bulbe, préparé en Orient, nous arrive desséché; cuit dans l'eau, dans le lait, dans le bouillon, il se convertit en gelée, forme des potages nourrissans et de facile digestion. C'est un aliment très convenable pour les convalescens, il les soutient, sans trop les exciter. La gomme et l'amidon qu'il contient lui donnent ses propriétés alimentaires.

SALMI. Ragoût de gibier que l'on a d'abord fait cuire à la broche : le vin et les condimens irritans en font un aliment de haut goût et peu convenable aux estomacs débiles, aux entrailles sensibles ou souffrantes.

SALSIFIS. Cette racine douce, moyennement réparatrice, est saine, d'un goût agréable, et se digère bien.

SANG. Le sang, et les alimens que l'on en fait, sont lourds et compactes ; un estomac énergique et l'exercice du corps sont deux conditions utiles à leur digestion.

SANGLIER. Les morceaux de choix du sanglier sont un aliment parfumé, et de plus facile digestion que la chair du cochon, mais ils ne conviennent encore qu'aux estomacs robustes.

SARCELLE. Petit canard, dont la chair savoureuse est noire, et assez difficile à digérer.

SARDINE. Ce petit poisson, frais ou lorsqu'il n'a reçu qu'un sel, est d'un goût fin, agréable, et de facile digestion ; rattaché à l'alimentation chaude, moyennement réparatrice comme tous les poissons de mer, il est l'un des meilleurs. Salée, la sardine est un aliment vulgaire qui partage tous les inconvéniens des autres salaisons.

SARRASIN ou BLÉ NOIR. Le pain de sarrasin est mauvais et grossier ; mais les bouillies et les gâteaux qu'on en fait, d'un goût agréable, sont réparatrices et se digèrent assez bien : le lait caillé ou le cidre, qui servent à délayer la farine, communiquent à ces pâtisseries un goût acidule, et des qualités digestibles.

SARRIETTE. Plante aromatique, d'un goût piquant et agréable, employée comme condiment pour relever le goût des légumes et en faciliter la digestion.

SAUCE. Les qualités des sauces dépendent des substances qui servent à les former ; elles ont pour objet de rendre les alimens plus agréables ou plus digestibles, ou bien l'un et l'autre. La confection des sauces est l'une des branches les plus importantes et les plus difficiles de la cuisine. La mesure convenable dans le degré de stimulation qu'elles communiquent aux alimens, doit être l'ambition de tout artiste éminent. (*Voy.* les *Sauces* de Carême).

SAUCISSE. La saucisse, en qualité de charcuterie grasse et épicée, ne convient qu'aux estomacs robustes, aux personnes qui font de l'exercice.

SAUCISSON. Plus compate que le précédent, ce mets est plus chaud et plus lourd.

SAUGE. Condiment aromatique. *Voy.* CONDIMENT.

SAUMON. Poisson excellent, mais un peu compacte et lourd ; le saumon nourrit beaucoup. Salé ou fumé, il perd de sa qualité.

SAUPIQUET. L'une des sauces les plus chaudes.

SCORSONÈRE. Racine qui se prépare comme le salsifis ordinaire, et qui jouit des mêmes propriétés alimentaires.

SÈCHE. Poisson de mer. *Voy.* POISSON.

SEIGLE. Le pain que l'on fabrique avec la farine de seigle, n'approche jamais du pain de froment pour l'aspect, le goût, ni la digestibilité; plus difficile à bien manipuler, il est le plus souvent épais, gluant, froid et indigeste. Les seuls avantages du pain de seigle bien fait, sont de se conserver frais et savoureux plus long-temps que le pain de froment, de tenir le ventre libre. *Voy.* PAIN.

SEL MARIN. C'est le condiment par excellence, à-peu-près le seul indispensable; également salutaire pour l'homme et les animaux domestiques, il concourt efficacement à leur alimentation, en communiquant aux alimens une saveur qui les rend plus faciles à digérer et plus sains. L'abus du sel est nuisible comme l'abus des meilleures choses, il stimule alors et irrite les organes de la digestion en réveillant une soif vive. L'abus du sel et des salaisons favorise le développement du scorbut et des maladies de la peau. (*Voy.* le *Conservateur* pour les conserves par le sel).

SEMOULE. Pâte sèche faite avec la plus belle farine de froment; la semoule forme d'excellens potages, elle appartient à l'alimentation douce éminemment réparatrice.

SERPOLET. Plante aromatique et excitante, employée dans l'assaisonnement des viandes : c'est un bon condiment.

SIROPS. Les sirops sont des préparations de consistance liquide, visqueuse, faites *à chaud ou à froid* dans lesquelles, le suc des fruits, le parfum des fleurs et les vertus médicamenteuses des plantes se conservent, grâce à une heureuse combinaison de l'eau et du sucre qui en sont la base. Pour que le sucre et l'eau soient dans les sirops en proportion convenable, il faut qu'ils marquent bouillans, 30 degrés à l'aréomètre de Baumé, et refroidis 35 degrés. — Le simple examen du sirop qui tombe en gouttes arrondies, lentes à se déformer, suffit aux praticiens pour leur faire juger cet état convenable.

Lorsque l'eau est employée seule avec le sucre dans la confection des sirops, elle donne *le sirop de sucre*. L'eau chargée par infusion, par décoction ou par distillation des principes des végétaux donne naissance par sa combinaison avec le sucre à des sirops qui prennent le nom du végétal employé; tels sont les *sirops de fleurs d'oranger, de capillaire, de guimauve*, etc. Les sucs des plantes, le vinaigre, etc., donnent naissance par leur combinaison avec le sucre à des sirops également recherchés : tels sont les sirops d'orange, de citron, de groseille, de vinaigre, etc.

La proportion générale du sucre aux liquides, dans la confection des sirops, est d'un peu moins de deux parties de sucre pour une de liquide; ils s'obtiennent d'ailleurs par la solution à froid ou par l'ébullition. Le sucre qui entre dans le sirop par solution doit être en pain et de la meilleure qualité ; les cassonades des îles et le sucre dit des quatre cassons peuvent servir pour la confection des sirops par ébullition. La quantité de sucre nécessaire pour la bonne fabrication des sirops varie suivant la nature des liquides employés : les sirops simplement aqueux sont ceux qui en réclament la plus grande quantité ; ainsi lorsque le liquide est le produit d'une infusion ou d'une décoction, la proportion du sucre au liquide est 1 kilogramme de sucre pour un demi-kilogramme de liquide ; dans le cas où le liquide est un suc acide comme le jus de groseille, etc., la proportion du sucre est un peu moindre de 125 grammes (4 onces) de sucre de moins, c'est-à-dire 875 grammes (1 livre 12 onces) suffisent pour un demi-kilogramme de suc. Les sirops par ébullition doivent être cuits vivement, à gros bouillons, un feu lent ou irrégulier nuirait sensiblement à leur qualité. La clarification des sirops s'opère avec les blancs d'œuf. L'albumine qui les constitue est préalablement divisée par un peu d'eau que l'on bat avec eux ; quelques cuillerées pour chaque blanc d'œuf. La manière de faire cette opération varie selon les habitudes des praticiens ; pourtant les deux procédés suivans résument tout ce qui peut s'exécuter d'utile à cet égard : ou bien les blancs d'œuf battus avec un peu d'eau sont jetés dans le sirop bouillant ; ou bien des blancs d'œuf battus à l'eau comme précédemment sont, avant de mettre sur le feu, intimement incorporés à la cassonade ou au sucre dans le fond de la bassine ; le jus est ensuite versé par dessus en agitant. Lorsqu'on donne la préférence à ce dernier procédé, on met de côté le tiers environ du blanc d'œuf battu pour abattre le bouillon.

Sirop de sucre. — Prenez 4 kilogrammes et demi (9 livres) de sucre pour 2 kilogrammes et demi (5 livres) d'eau ; mettez l'eau en ébullition ; jetez-y le sucre en agitant ; continuez la cuite, en ayant soin de tenir prêts vos blancs d'œuf battus ; jetez-les dans le sirop bouillant ; donnez un nouveau bouillon ; vérifiez la cuite ; si elle est suffisante, passez à la chausse ; laissez refroidir et mettez en bouteilles pour porter dans un endroit frais. Pour apprécier le degré de cuisson de ce sirop comme de tous les autres, voyez ce que nous venons de dire de la cuisson des sirops en général.

Sirop de gomme arabique. — Préparez le sirop de sucre, comme il a été dit dans la recette précédente ; quelques minutes avant qu'il n'ait atteint son point de cuisson, versez-y une solution faite à froid, de gomme arabique lavée et mondée que vous aurez préalablement passée à travers un linge ; continuez l'ébullition du sirop pendant cinq à six bouillons ; passez sur un blanchet ; laissez refroidir, et mettez en bouteilles. La gomme se dissout dans un poids d'eau égal au sien ; un demi-kilogramme de gomme suffit pour 4 kilogrammes de sirop.

Sirop de guimauve. — Prenez 90 grammes (3 onces) de racine de gui- mauve sèche et bien saine que vous faites macérer pendant vingt minutes dans 2 kilogrammes d'eau ; ajoutez 3 kilogrammes et demi de sucre ; agitez, clarifiez au blanc d'œuf ; vérifiez la cuisson, comme il a été dit précédem- ment ; passez au blanchet ; laissez refroidir et mettez en bouteilles. Ce sirop est de ceux qu'il importe le plus de maintenir bien bouchés et dans un lieu frais, pour prévenir la fermentation.

Sirop de capillaire. — Prenez 60 grammes (2 onces) de capillaire de Canada que vous faites infuser dans 1 kilogramme et demi d'eau ; ajoutez 2 kilogrammes et demi de sucre ; faites un sirop que vous clarifiez au blanc d'œuf. Quand il est cuit, jetez-le bouillant, dans un bain-marie où vous aurez mis 30 grammes (1 once) de capillaire ; laissez infuser pendant deux heures, passez ; laissez refroidir et mettez en bouteilles. La seconde infusion de sirop et de capillaire a pour objet de fixer les principes aromatiques que la décoction du sirop a détruits. Quelques personnes même font le sirop de sucre comme il a été dit, hachent 30 grammes (1 once) de capillaire pour 2 kilogrammes de sirop et le versent, cuit à point et bouillant, sur cette plante.

Sirop d'orgeat. — Prenez un demi-kilogramme d'amandes douces ; 150 grammes (5 onces) d'amandes amères, 1 kilogramme et demi d'eau, 3 kilo- grammes de sucre et 180 grammes (6 onces) d'eau de fleurs d'oranger.

Jetez les amandes pendant dix minutes dans de l'eau bouillante retirée du feu, mondez-les de la peau et passez-les à l'eau fraîche, réduisez-les en une pâte fine dans un mortier en ajoutant quelques cuillerées d'eau et un demi-kilogramme de sucre, ajoutez le reste de l'eau en remuant pour opérer une mixtion exacte ; passez et exprimez fortement, ajoutez le reste du sucre et faites fondre au bain-marie, à feu très doux ; passez à travers un linge fin, laissez refroidir à vase couvert, délayez la croûte sucrée formée à la surface du sirop dans l'eau de fleurs d'oranger, mêlez exactement, mettez en bouteilles, bouchez et portez à la cave.

La proportion des amandes douces aux amandes amères varie ; quelques personnes les mettent à parties égales. De quelque manière que soit fait le sirop, il convient de tenir les bouteilles qui le contiennent dans un lieu frais et le goulot renversé.

Sirop d'oranges. — Prenez des oranges de bonne qualité, pas trop mûres, exprimez-en le suc que vous filtrez ; pour 1 kilogramme de ce suc, prenez 2 kilogrammes au plus de sucre que vous y faites dissoudre à une chaleur douce ; passez, laissez refroidir, mettez en bouteilles et portez à la cave.

Les sirops de citrons, de coings, de grenades, de groseilles, de framboises, de pommes, de vinaigre peuvent se préparer de la même manière. Les recettes qui suivent offrent quelques modifications à la précédente.

Sirop de groseilles. — Prenez en poids quatre parties de groseilles, une de cerises et une de framboises; égrappez les groseilles, séparez les cerises de leurs noyaux; écrasez le tout et exprimez le jus que vous passez au tamis pour le laisser reposer dans une terrine pendant vingt-quatre heures. Au bout de ce temps, et lorsque le liquide s'est pris en masse qui se laisse couper facilement, versez sur la chausse pour laisser le suc s'écouler; mettez dans la bassine le sucre en morceaux à la dose de 1 kilogramme pour un demi-kilogramme de jus, faites fondre au bain-marie; laissez refroidir et mettez en bouteilles.

Sirop de vinaigre. — Ce sirop peut se préparer à froid, en faisant fondre 1 kilog. de sucre dans un demi-kilog. de vinaigre rouge. On peut aussi le faire en mêlant à 1 kilog. de vinaigre, 2 kilog. de sucre cuit au soufflé que l'on retire du feu après le premier bouillon pour le faire refroidir et le mettre en bouteilles.

Sirop de vinaigre framboisé. — Ce sirop peut se préparer à froid en faisant fondre du sucre dans le vinaigre où les framboises ont infusé, les proportions de sucre de la recette précédente; on peut encore, lorsqu'on a fait infuser pendant huit jours dans de bon vinaigre des framboises bien mûres, séparer le vinaigre des framboises au tamis, le faire chauffer couvert, à une douce chaleur, y faire fondre le sucre; laisser refroidir et mettre en bouteilles. Pour ce sirop comme pour tous les autres, la solution à chaud ou l'ébullition permettent de diminuer légèrement la quantité de sucre : ainsi par demi-kilogramme de suc on pourra retrancher 60 grammes (2 onces) de sucre.

Sirop de violettes. — Prenez de pétales de violettes mondées de leurs calices, un demi-kilog.; d'eau bouillante, 1 kilog.; de sucre, 2 kilog.

Lavez les pétales de violettes dans une eau à quarante-cinq degrés; retirez-les de cette eau pour les bien égoutter; placez-les au bain-marie avec la quantité d'eau bouillante que nous avons dite; faites infuser douze heures; passez et exprimez fortement à travers un linge préalablement lavé pour lui enlever le peu d'alcali qu'il aurait pu conserver de la lessive; laissez reposer quelques heures et décantez par inclinaison; remettez la liqueur au bain-marie avec le sucre; faites-le fondre à une douce chaleur pour ensuite laisser refroidir et mettre en bouteilles : la violette cultivée est préférable à la violette sauvage.

Les sirops d'œillets, de camomille se préparent de même, mais sans lavage.

Sirop de fleurs d'oranger. — Prenez-un demi-kilog. d'eau distillée de fleurs d'oranger dans laquelle vous faites fondre à froid 1 kilog. (2 liv.) de sucre; vous passez le sirop au filtre de papier et vous mettez en bouteilles.

Les sirops de roses, de cannelle se préparent de la même manière.

Sirop d'écorces d'oranges. — Prenez 180 gram. (6 onces) d'écorces fraîches d'oranges sur lesquelles vous versez 1 kilog. d'eau bouillante; laissez durer l'infusion vingt-quatre heures; passez et faites dissoudre dans le liquide 2 kilog. de sucre à une douce chaleur; laissez refroidir et mettez en bouteilles.

Le sirop d'écorces de citrons se prépare de la même manière.

Sirop d'absinthe. — Prenez 60 gram. (2 onces) de sommités sèches d'absinthe sur lesquelles vous versez un demi-kilog. d'eau bouillante; vous continuez l'infusion douze heures, vous passez avec forte expression au bout de ce temps et vous filtrez. 1 kilog. de sucre en morceaux est ajouté à la liqueur, et sa fusion s'opère en vase clos, à la chaleur douce du bain-marie. La liqueur refroidie est mise dans les bouteilles.

Sirop de vanille. — Prenez 120 grammes (4 onces) de vanille que vous traitez par la macération à froid dans 1 kilog. d'eau distillée. Au bout de huit jours de cette macération, filtrez au filtre de papier, faites fondre dans cette liqueur 2 kilog. de beau sucre; mettez en bouteilles et conservez à la cave.

Sirop de cerises. — Prenez des cerises bien mûres que vous séparez du noyau, pour en exprimer le jus. Vous laissez reposer ce jus pendant vingt-quatre heures et vous décantez; vous prenez la liqueur pour la mettre sur le feu avec le sucre que vous faites fondre à petit feu; vous donnez un bouillon et vous écumez : un nouet de cannelle donne au sirop un arôme agréable. Le sirop retiré du feu, refroidi, est mis en bouteilles.

Sirop de café. — Prenez un demi-kilog. de café de la meilleure qualité pour le griller et le broyer au moulin. Faites avec 1 kilog. d'eau bouillante, en vase clos, une infusion que vous laissez à l'étuve jusqu'au lendemain. Passez, au bout de ce temps, votre infusion à travers un linge avec forte expression; filtrez. Faites cuire au cassé une quantité de sirop double de la liqueur; versez-la dans ce sirop pour donner un bouillon; retirez du feu; laissez refroidir et mettez en bouteilles.

Sirop d'abricots. — Prenez 2 kilog. d'abricots que vous faites bouillir dans 4 kilog. d'eau; écrasez, exprimez le suc et passez à la chausse. Ajoutez un demi-kilogr. de sucre pour un kilog. de suc et cuisez à consistance sirupeuse.

SOLE. Ce poisson de mer est l'un des meilleurs; sa chair ferme et délicate fournit une nourriture chaude, légère et moyennement réparatrice.

SORBET. Mélange glacé de suc de fruits et d'aromates.

SORGHO. La farine du sorgho sert à faire des bouillies et des gâteaux d'un goût agréable et assez nourrissans. Le pain de sorgho est pesant; l'addition de farine de froment l'améliore, mais ne le rend jamais aussi léger que le pain de froment.

SOUPE. La soupe participe des qualités alimentaires du pain et des sucs de viande ou de végétaux qui servent à la préparer.

STOCFISCH. Poisson sec : ce mets est difficile à digérer et ne convient qu'aux estomacs robustes.

SUCRE. L'usage du sucre comme condiment est d'une grande utilité; il est digestible par sa nature, d'une grande importance pour tempérer ou masquer certaines saveurs des végétaux alimentaires; qu'il ne suffise pas seul pour nourrir, personne aujourd'hui ne le conteste, mais il convient à beaucoup d'estomacs qu'il aide dans le travail de la digestion et qu'il tient en haleine pour attendre l'heure des repas. Le sucre, mêlé au mucilage et aux autres matières végétales contenues dans la canne donne de l'embonpoint.

SURMULET. Poisson d'un goût agréable, mais un peu lourd à l'estomac.

T

TACAUD. Poisson de mer, tendre, feuilleté et de facile digestion.

TAFIA. Eau-de-vie faite avec le sirop de sucre de canne.

TAMARIN. La pulpe de tamarin, fraîche et mêlée à l'eau, est une boisson acidule et rafraîchissante.

TANCHE. Poisson d'eau douce souvent visqueux et indigeste; les tanches de rivière, plus sèches, sont agréables et faciles à digérer.

TAPIOCA. Nourrissant et adoucissant comme le sagou, le tapioca est de facile digestion même pour les convalescens; il provient de la racine de manihot, coupée par tranches, infusée dans l'eau, séchée au soleil et réduite en poussière.

TARTE. Pâtisserie recouverte de crême, de fruits ou de confitures : les tartes aux fruits sont les plus agréables et se digèrent mieux.

TAUMATTE. *Voy.* POMME D'AMOUR.

THÉ. Le thé est chaud et digestif, contraire aux tempéramens délicats et irritables, aux irritations des entrailles qu'il agace et surexcite; il convient à toutes les personnes qui, par le fait de leur constitution ou de quelques dispositions individuelles, ont besoin d'un excitant général subtil; il les calme même en les fortifiant. Son abus énerve l'estomac.

Le thé reçoit des noms différens, suivant la forme et la couleur des feuilles, l'époque de leur récolte, leur préparation, etc. Ainsi le commerce distingue une foule de variétés de thé vert ou de thé noir. Parmi les thés verts les plus estimés, on compte le thé impérial, fort rare en Europe et d'un prix excessif; le thé hayswen ou hyson, d'un vert argenté, le thé perlé, roulé en petits grains, et le thé poudre à canon. Le thé noir a aussi plusieurs variétés plus ou moins précieuses; le thé saotchaou, le thé camphou, le thé congo et le thé pékao à pointes blanches, sorte de thé d'un parfum délicat, exquis, quand l'industrie des marchands ne l'a point altéré. De tous les thés consommés en Europe, les plus agréables, les plus parfumés sont ceux qui nous viennent de la Chine par terre, et que les caravanes apportent à Saint-Pétersbourg.

Le thé, considéré sous le rapport de ses propriétés chimiques, fournit une matière extractive, du mucilage, de la résine, de l'acide gallique et du tanin.

THON. Ce poisson, à chair ferme et blanche, est gras et assez difficile à digérer; le plus ordinairement on sale le thon ou bien après l'avoir fait cuire on le conserve dans l'huile : de toute façon, il est lourd et ne convient qu'aux estomacs robustes.

THYM. Condiment aromatique, échauffant, contraire à toutes les personnes qui ont la fibre chaude et irritable.

TOKAI. Le vin de Tokai, en Hongrie, est le premier des vins de liqueur; il se trouve difficilement pur dans le commerce.

TOPINAMBOUR. Ce tubercule à chair ferme et blanche, dont le goût a quelque analogie avec celui de l'artichaut, doit ses qualités alimentaires au mucilage, au gluten et à l'albumine; il appartient à l'alimentation douce, moyennement réparatrice.

TORPILLE. Poisson de mer difficile à digérer. *Voy.* POISSON.

TORTUE. Sa chair nourrisante et réparatrice est un peu lourde à l'estomac : les bouillons de tortue sont adoucissans et conviennent au commencement des convalescences à la suite des maladies aiguës.

TOURTERELLE. Sa chair, chaude et réparatrice, est un aliment recherché, lorqu'elle est grasse.

TRUFFE. On dit les truffes très nourrissantes, très échauffantes et aphrodisiaques; elles sont à nos yeux un condiment chaud d'un parfum exquis mais de propriétés alimentaires fort douteuses. Pour ne point porter atteinte aux illusions des gastronomes, nous les renvoyons aux méditations savantes de Brillat-Savarin et aux éloges passionnés de notre savant ami le docteur Roques.

TRUITE. Poisson de rivière de chair blanche ou rouge, légère et délicate, est l'un des alimens les plus faciles à digérer. La truite brune, la truite de montagne, la truite saumonée sont des variétés fort estimées.

TURBOT. Le turbot et la barbue marchent sur la même ligne en tête des poissons de mer ; leur chair blanche, ferme et succulente, nourrit bien et se digère assez facilement.

V

VACHE. Son lait est l'un de nos meilleurs alimens ; sa chair, plus sèche que celle du bœuf, se digère moins facilement.

VANILLE. Condiment chaud, stomachique et l'un des plus agréables.

VANNEAU. La chair de cet oiseau, sèche, maigre et noire, est recherchée à cause de son parfum ; lorsqu'elle est tendre, elle appartient à l'alimentation chaude et réparatrice.

VEAU. La chair du veau appartient à l'alimentation douce, moyennement réparatrice ; trop jeune, le veau est visqueux et nourrit mal.

VERJUS. Espèce de raisin dont les grains verts sont employés comme condiment acidule et rafraîchissant. — On se sert, pour le même objet, de toutes les espèces de raisins prises avant leur maturité.

VERMICELLE. Pâte sèche, faite avec les plus belles farines de froment ; le vermicelle est un aliment doux et très nourrissant.

VESPETRO. Liqueur tonique et stomachique réservée aux estomacs froids, aux climats humides et froids.

VIANDE. La viande est de tous les alimens le plus rapproché par sa composition, de la composition de nos tissus ; elle est aussi l'aliment par excellence. La viande de bonne qualité préparée simplement, donne à la digestion des résultats à-peu-près constans ; combinée aux substances féculentes, au pain surtout, elle forme le mélange qui nourrit le plus, sous le plus petit volume. Déterminer d'une manière absolue, la quantité de viande qui doit entrer dans le régime alimentaire de chaque personne est chose impossible ; car cette quantité subordonnée à l'âge, au sexe, au tempérament, au climat, à la saison, au genre de vie, à la profession, varie encore selon des dispositions individuelles inappréciables. Pourtant on peut dire en thèse générale, que l'intensité et la durée des mouvemens, doivent régler la quantité de viande qui entre utilement dans le régime de chacun : des statistiques établisent qu'un Anglais mange, dans un an, onze fois plus de viande qu'un habitant de nos campagnes. Il y a peut-être excès chez nos voisins, mais un peu de viande ajoutée au régime alimentaire de nos paysans rendrait leur activité plus énergique et leurs récoltes plus abondantes. (*Voy.* pour la conservation des viandes, le *Conservateur ;* pour leur préparation, *Carême* et *Plumerey*).

VIN. Le vin est de toutes les liqueurs spiritueuses la plus utile et la plus agréable; il active le mouvement du fluide générateur et développe l'énergie des foyers de calorification. Pour les personnes dont les organes sont sains, le vin est le premier des cordiaux et des stomachiques. Sa saveur agréable, ses propriétés excitantes le rendent aussi l'une des boissons les plus dangereuses par l'abus; aucune boisson ne nous trouve plus disposés à boire sans soif, à nous exciter sans besoin d'excitation; c'est grand dommage vraiment pour ceux qui abusent du vin et pour ceux qui en sont privés. Une distribution intelligente de la viande et du vin entre les hommes, basée sur le tempérament, l'âge, la saison de l'année, le climat, le genre de travail, augmenterait de beaucoup la moyenne de la durée de la vie humaine et doublerait les richesses de la terre. Mais il n'en est point ainsi, celui qui n'a à faire aucune dépense de vie ou de calorique, c'est tout un, en amasse dans ses organes des provisions qui tournent à sa ruine, et celui qui trouverait la dépense de la stimulation dans des travaux utiles est privé de l'agent le plus capable de la produire. Un inconvénient plus grave encore de la manière dont chaque personne use du vin, se rencontre dans les classes ouvrières surtout, où la vie sobre et laborieuse de la semaine est interrompue par les habitudes d'ivrognerie et de crapule du dimanche ou du lundi. Nous ne pouvons trop recommander à nos lecteurs *la Médecine des passions* de notre ami M. le docteur Descuret où se trouvent exposées avec talent les conséquences funestes de l'abus du vin. Pour nous qui nous sommes proposé de tracer la règle hygiénique de son usage, nous devons appuyer sur ce qu'il y a d'essentiel dans sa manière d'agir : sa propriété calorifiante et incitatrice des mouvemens. Il possède cette propriété à des degrés infiniment variés selon les proportions de ses principes constituans. Quelques tentatives faites dans l'intention de déterminer la quantité relative des principes du vin ont prouvé l'impuissance de la chimie bien plus que la composition de cette précieuse liqueur : l'eau, l'alcool, le sucre, le gluten, l'acide tartrique et la matière colorante en sont les élémens les plus ordinaires, l'acide carbonique s'y joint dans les vins mousseux. Rien de plus vague que ces données, rien de plus insuffisant pour traiter de son action sur l'économie. Dans cent parties de vin de Bordeaux on en a trouvé treize d'alcool, et dans cent parties de vin de Bourgogne, quatorze; eh bien! y a-t-il quelque rapport entre cette différence légère du principe alcoolisant et l'énorme différence qui existe entre les deux vins? Pas le moins du monde. Il faut donc ici encore laisser de côté la chimie et revenir à l'observation empirique.

Comme tout le travail de la vinification se fait dans la fermentation, ajoutons ici quelques notions exactes sur le point de départ et sur la nature de ce mouvement dans le raisin. Si l'on cueille avec soin les grappes du raisin, si on les laisse séparées l'une de l'autre, *les grains intacts*, ils ne se manifestera en elles aucun phénomène de fermentation alcoolique. Si, au contraire, les grappes cueillies sont jetées pêle-mêle dans un vase, *les grains déchirés*, on voit se développer presque immédiatement le phénomène de la fermentation. La différence entre ces deux résultats a fixé l'attention de plusieurs esprits sérieux. Fabroni, aux travaux duquel nous sommes redevables de la théorie de la vinification, découvrit le premier que le sucre et le gluten existent dans le grain du raisin, séparés l'un de l'autre, et occupant chacun des organes spéciaux. Ce fait de physiologie végétale une fois admis, voici comment tout s'est expliqué : 1° le sucre et le gluten, agens nécessaires de la fermentation, restant isolés dans les raisins entiers, le phénomène de la vinification est impossible. Mais dès qu'une solution de continuité vient à opérer le mélange des deux substances, la fermentation se manifeste.

« Le point de départ de la vinification est donc la combinaison intime du sucre et du gluten contenus dans le grain de raisin. »

La chaleur du climat tend à faire dominer le principe sucré ; la température basse l'empêche de se développer et laisse exister en excès le gluten et les matières végétales qui donnent aux vins les goûts acerbes, durs, acidules, etc. — Les vins chauds et spiritueux appartiennent aux climats chauds, parce que ces climats, en développant le principe sucré, fournissent à la fermentation alcoolique son agent essentiel (le sucre). — Il peut même arriver que les raisins contiennent en excès le principe sucré ; dans ce cas, une partie n'étant point employée par la fermentation et restant libre, le vin conserve le goût sucré. — Dans les conditions inverses où la fermentation est faible ou presque nulle, à cause de la petite quantité de sucre, la fermentation ne se développe qu'imparfaitement encore ; mais le vin que l'on obtient alors pèche par le manque des qualités essentielles, et réunit le plus souvent tous les défauts des mauvais vins. — Le vin des environs de Paris, fait sans addition de sucre, nous donne une idée de cette nature de boisson. — La distillation des vins à la température de 100° donne avec l'alcool, un peu d'acide, une huile végétale et quelques traces d'acide carbonique. — Les vins varient pour la couleur entre le rouge foncé et le blanc, et présentent une multitude de nuances : rouge-violet, rouge-rutilant, rouge-pâle, œil de perdrix, gris, etc., et blanc. En général, les vins les plus chargés, quoiqu'ils puissent contenir une grande quantité d'alcool, sont lourds et pâteux : les bons vins de cette couleur veulent être soutirés un grand nombre de fois, et attendus dix, douze, quinze ans et plus : tels sont les vins de Cahors ; ils se décolorent lentement, et devenus paillets, ils sont légers, délicats et chauds. — Les vins blancs s'améliorent moins sûrement et moins fréquemment que les rouges par le progrès des années, et si l'on excepte quelques crus d'élite, on les voit jaunir, épaissir ou s'effacer. — Parmi les premiers crus même, les vins blancs les plus renommés, sont sujets à noircir : l'un des vins blancs les plus robustes, les plus chauds et les plus estimés est le Sauterne Ichem. — On observe d'ailleurs dans les vins blancs une variété au moins aussi grande que dans les rouges. — Rien de léger et de moelleux au goût comme les vins blancs de Latour, en Médoc, soignés et livrés à la consommation par la maison Guestier et Barton, de Bordeaux. — Les vins mousseux blancs ou rosés, d'une stimulation passagère mais vive, forment une tribu intéressante, dont la Champagne approvisionnait seule, dans le principe, le monde tout entier. Les meilleurs de ces vins et les plus pétillans sont encore ceux de Champagne. Le meilleur de tous ces vins est le *silléri* appelé *vin de la maréchale.*

Le vin d'Aï a un bouquet aromatique, d'une odeur analogue à celle de la pomme de pin.

Les vins rouges de Champagne ne sont pas assez connus : rien n'égale leur bouquet et leur goût net. Malheureusement ils voyagent mal.

Les vins d'Autvilliers, d'Epernay, de Pierry, de Bouzi, et le clos des vins rouges de Saint-Thierry, près de Reims, rivalisent avec ceux d'Aï.

Les vins blancs conviennent moins que les rouges, pour l'usage habituel; ils excitent les nerfs et sont moins toniques. — De tous les vins rouges, ceux de Bordeaux et de Bourgogne sont les plus estimés; mais dans ces vins encore il y a des nuances et des qualités infiniment variées. Les connaisseurs ont classé comme il suit, les principaux vins de Bordeaux.

Quatre premiers crus. — Château-Margaux, Château-Laffitte, Latour, Haut-Brion.

Onze seconds crus. — Rauzan, Mouton-Branne, Léoville (Barton), Léoville (Lascazes), Léoville (Poiféré de Serres), Gruau-Larose (ou Fonbedeau), Pichon de Longueville, Durfort de Vivens, de Gorses, Lascombe, Cos-d'Estournel.

Dix-sept troisième crus. — Le Château d'Issan, Pougets à M. Ganets, Pougets à M. de Chavaille, Kirwan, MM. Becker, Palmers, Brown, Desmirail, Malescot. Les héritiers de Lacolonia, Ferrière, Giscours, Langoa, Bergeron; aux héritiers Ducru, Lagrange, Calon-Ségur, Monrose.

On nomme ensuite les crus à-peu-près comme il suit :

Talbot, M. Duluc aîné, Saint-Pierre, MM. Roullet et Galoupeau, Saint-Pierre, M. Bontemps du Barry, le Château de Beychevelle, le Château de Carnets, Milon, la Lagune, Dubignon, De Therme, Durand, etc., etc.

Il serait fort difficile, dit M. Joubert, pour ne pas dire impossible, d'indiquer les différences qui existent entre les vins d'une même classe. L'on y trouve, au choix des amateurs, une très grande variété de bouquets. Je me bornerai donc à dire qu'il s'y trouve aussi des vins légers et corsés : ainsi, par exemple, il arrive le plus souvent que, dans les quatre premiers crus, les Haut-Brion et les Château-Margaux sont plus légers que les Laflitte et les Latour. Ce dernier est, sans contredit, le plus plein des quatre.

Les vins de Bourgogne ne le cèdent en rien à ceux de Bordeaux des premiers crus; plus chauds, en général, ils ne sont pas moins délicats. — Notre bon ami, M. Bouchard, les a caractérisés dans une notice pleine de clarté et de précision, insérée dans le *Conservateur;* il s'est borné aux grands crus à ceux de la Haute-Bourgogne, il en a raisonné d'ailleurs comme un grand commerçant qui met le bon renom avant le gain.

Nomenclature et classification des grands vins de Bourgogne (1). — Les vins distingués de la Haute-Bourgogne, dit-il, se récoltent sur la droite de la grande route qui conduit de Dijon à Châlons-sur-Saône; tous ceux qui viennent sur la gauche sont, sans exception, des vins plus ou moins communs...

Le classement des vins de Bourgogne est facile : en établissant deux catégories bien distinctes et en y groupant les produits qui leur appartiennent, on arrivera à un résultat assez clair.

D'après cette première donnée, les vins de Haute-Bourgogne se divisent en deux classes bien distinctes : *les vins de la côte de Nuits et ceux de la côte de Beaune.*

Les premiers sont corsés, forts et vineux; les seconds sont fins, friands et délicats; nous commencerons notre étude par les vins de la côte de Nuits.

Vins de la côte de Nuits. — Là comme ailleurs les noms des vins varient comme les noms des communes, et chaque commune subdivise son territoire de telle sorte que chaque parcelle de terre a son nom et son classement....

Les principaux vins de cette côte sont : *Romanée, Chambertin, Latache, Richebourg, Saint-Georges, Vosne, Nuits, Prémeau, Chambolle, Morey, Clos de Vougeot.*

Les vins de la côte de Nuits, je veux dire les onze espèces que je viens de nommer, ont un goût commun entre eux, et qui les distingue des autres grands vins de Bourgogne; ce goût particulier peut se comparer plutôt à celui des Bordeaux qu'à tout autre; et pourtant il a plus de vinosité....

(1) La maison Bouchard, père et fils, de Beaune (Côte-d'Or), qui nous a communiqué les notes sur lesquelles nous avons rédigé cette nomenclature, est une des plus anciennes et des plus honorablement connues de la Bourgogne.

Pour terminer ce qui regarde les vins de la côte de Nuits, voici le classement de qualité qui me paraît le plus propre à éclairer le consommateur :

En première ligne, les vins de Romanée, Chambertin, Latache, Clos de Vougeot. Le prix de ces quatre espèces est à-peu-près le même.

En seconde ligne, ceux de Richebourg, Saint-Georges, Vosnes. Leur prix est de 5 p. 100 au-dessous de celui des précédens.

En troisième ligne, ceux de Nuits, Prémeau, Chambolle, Morey. Leur prix est de 5 p. 100 au-desous de celui des précédens.

Les vins de Beaune proprement dits sont les vins produits par les côteaux qui avoisinent la petite ville de ce nom. Ils ont une grande valeur et rendent d'immenses services au commerce du pays. Ce territoire étant fort étendu, contient des qualités très diverses, et sous ce nom, on peut fournir, sans qu'il y ait la moindre fraude, des vins très ordinaires et des vins très remarquables. Cette observation d'ailleurs s'applique à tous les vignobles, mais Beaune est de tous, celui où on peut le mieux se convaincre de sa justesse.

Les produits de Beaune ont du corps et de la vinosité, mais moins de finesse que ceux de Volnay. Leurs prix varient grandement (de 100 à 400 fr. la pièce de 228 litres).

L'opinion des gourmets, conforme à la qualité et à la valeur réelle de ces vins, leur assigne à chacun la place qui suit :

1° *Grands vins de Bourgogne.* —Corton, Volnay, Pomard, Beaune, Chassagne.

2° *Grands ordinaires de Bourgogne.* —Savigny, Monthélie, Auney, Santeney.

3° *Ordinaires de Bourgogne.* — Mercury, Givry.

Les deux dernières espèces citées sont des vins qui ont un certain débit et une importance assez marquée comme vins d'ordinaire. (Voir le *Conservateur*).

A la suite de ces vins célèbres, ou sur le même rang beaucoup d'autres vins excellens se partagent les prédilections des consommateurs.

Les vins de l'Ermitage, près Valence, en Dauphiné : le rouge est plein de corps, sa couleur est pourpre foncé, son bouquet est exquis et sa saveur est celle de la framboise. Le blanc n'est pas aussi estimé.

Celui de Saint-Georges d'Orques, près de Montpellier, vaut le vin de de l'Ermitage par son odeur, sa consistance et son velouté.

Ceux de Cahors et de la Côte-du-Lit sont des vins noirs, très estimés et très chauds quand ils ont vieilli.

Ceux d'Orléans, quoique bons, portent à la tête.

Les vins blancs du Poitou approchent un peu de ceux du Rhin, mais ils leur sont fort inférieurs.

L'Italie fournit aussi des vins délicieux, entre autres celui qui croît au pied du mont Vésuve, sous le nom de *lacryma Christi*.

L'Espagne produit d'excellens vins. Le rota, l'alicante, le benicarlo ou de Catalogne, le vieux vin sec de Xérès, ainsi que le malaga, sont très estimés.

On appelle vins de liqueur ceux qui, après avoir achevé leur fermentation spiritueuse, ont un goût sucré; ils se font avec du suc de raisins qui contient beaucoup de sucre, lequel n'a pu être changé en alcool. Ces raisins sont ceux de la Grèce, de l'Espagne, de l'Italie, de la Provence et du Languedoc. Les vins de Malvoisie, de Rota, de Frontignan, de Condrieux, etc., sont des vins de liqueur.

Les vins nouveaux sont très peu nourrissans, surtout ceux qui sont aqueux et point sucrés. Ces vins ne doivent point entrer dans notre régime alimentaire, non plus que les viandes des animaux trop jeunes.

Notre ami, M. Joubert, représentant à Paris de la maison Barton et Guestier, de Bordeaux, a donné dans le *Conservateur* les meilleurs conseils sur le choix des vins, sur la manière de les soigner et de les servir, nous lui emprunterons quelques passages de son travail.

Du choix des vins et de la manière de les soigner dans les caves. — « Le consommateur ne doit jamais acheter des vins nouveaux; ils sont souvent trop difficiles à soigner.

»Il faut laisser cette tâche aux propriétaires, ou mieux, aux négocians, qui ont intérêt à ne rien négliger pour arriver à de bons résultats.

»D'après cela, je conseillerai de choisir des vins faits, c'est-à-dire vieux et assez mûrs pour être mis en bouteilles peu de temps après avoir été mis en cave.

»Lorsque l'on veut faire ses approvisionnemens, l'on doit déguster avec soin.

»A la dégustation, les vins doivent être d'un clair fin et brillant, avoir un bouquet agréable, être francs de goût, c'est-à-dire dégagés de toute espèce de goût de terroir.

»Un bon vin, prêt à être mis en bouteilles, doit toujours être moelleux, avoir du corps sans être dur ou acerbe, et surtout sans avoir du piquant. Lorsque l'on en avale un peu, il doit faire éprouver à la gorge une sensation veloutée.

»En choisissant des vins vieux, l'on s'affranchit de soins quelquefois très difficiles à administrer, et l'on a l'avantage d'avoir de suite des vins agréables, qui sont en général toniques et très sains, qui conviennent aux estomacs débiles, aux vieillards, et dans tous les cas où il faut donner de la force.

»Les époques les plus favorables pour faire ces approvisionnemens de vins sont les mois de mars et de septembre. En voici la raison : ces époques sont les meilleures pour les soutirages, et l'on ne doit jamais enlever les vins d'un cellier ou d'une cave sans au préalable les soutirer, c'est-à-dire tirer le vin de dessus la lie, ce qui demande beaucoup de précautions.

»Avant de procéder au soutirage du vin, l'on doit choisir avec le plus grand soin la pièce qui doit servir à recevoir le vin, elle doit être exempte de toute mauvaise odeur, parfaitement rincée à deux ou trois eaux, bien égouttée et soufrée.

»La manière de soufrer une barrique se borne à suspendre un morceau de mèche soufrée, d'environ 27 millim. (1 pouce) de long, au bout d'un fil de fer; on l'enflamme et on la plonge dans le tonneau qu'on veut remplir ; on bouche et on laisse brûler.

»*Du choix des caves.* — 1° L'exposition d'une cave doit être au nord ; sa température est alors moins variable que lorsque les ouvertures sont tournées vers le midi.

»2° Elle doit être assez profonde pour que la température y soit constamment la même.

»3° L'humidité doit y être constante, sans y être trop forte ; l'excès détermine la moisissure des tonneaux, bouchons, etc. La sécheresse dessèche les futailles, les tourmente et fait transsuder le vin.

»4° La lumière doit y être très modérée ; une lumière vive dessèche ; une obscurité presque absolue pourrit.

»5° La cave doit être à l'abri des secousses. Les brusques agitations, ou les légers trémoussemens déterminés par le passage rapide d'une voiture sur un pavé, remuent la lie, la mêlent avec le vin, l'y retiennent en suspension et provoquent l'acétification. Le tonnerre et tous les mouvemens produits par des secousses déterminent le même effet.

»6° Il faut éloigner d'une cave les bois verts, les vinaigres, et toutes les matières qui sont susceptibles de fermentation.

»7° Il faut encore éviter la réverbération du soleil, qui, variant nécessairement la température d'une cave, doit en altérer les propriétés.

»*Du collage des vins.* — Le soutirage du vin sépare bien une partie des impuretés, et éloigne par conséquent quelques-unes des causes qui peuvent en altérer la qualité ; mais il reste encore suspendues dans ce fluide, des parties dont on ne peut s'emparer que par les opérations suivantes, qu'on appelle collage des vins ou clarification. C'est presque toujours soit avec des blancs d'œuf, soit avec de la colle de poisson que l'on procède à cette clarification.

»Les vins collés doivent rester ainsi au moins quinze jours ou trois semaines, avant d'être mis en bouteilles. Si la température de la cave est bonne, c'est-à-dire de 10 à 12 degrés centigrades, il n'y a nul inconvénient à le laisser sur colle un et deux mois. Loin de là, le vin n'en sera que plus limpide et plus brillant et déposera moins en bouteilles.

» *De la mise en bouteilles.* — La mise en bouteilles est certainement une des opérations les plus essentielles lorsqu'on tient à avoir de bons vins.

» Le premier soin est de s'assurer par une dégustation préalable que le vin est parfaitement clair et brillant ; sans cette double condition il ne faut point tirer le vin, il y aurait certitude d'avoir dans la bouteille un dépôt très considérable, et, pour certains vins, l'assurance qu'ils se gâteraient.

» L'on doit toujours autant que possible consulter le temps avant de mettre des vins en bouteilles : un temps calme, par le vent du nord, est le plus convenable pour cette opération, qui ne doit jamais être faite pendant les temps orageux et de tempêtes.

» Avant de procéder à la mise en bouteilles, l'on devra s'assurer que les bouteilles ont été bien nettoyées et rincées à plusieurs eaux ; toutes celles qui auraient quelque odeur ou qui auraient servi à contenir de l'huile devront être mises au rebut.

» Le choix des bouchons est une des parties les plus essentielles de la mise en bouteilles, rien ne peut contribuer davantage à altérer le vin que leur mauvaise qualité, et cependant il n'est pas rare de voir, surtout à Paris, des personnes pousser la parcimonie, ou pour mieux dire, l'incurie, jusqu'à faire servir des bouchons plusieurs fois et se plaindre ensuite amèrement que le marchand de vin les a trompés, ne réfléchissant pas que des bouchons, qui, après avoir servi, ont été jetés comme chose perdue dans un coin sec ou humide, ont dû prendre un goût acide ou une odeur de moisi capables d'altérer le vin d'une manière très fâcheuse. Sans compter que ces bouchons qui ont dû être percés pour être retirés des bouteilles auxquelles ils ont déjà servi, doivent nécessairement laisser transsuder, autre cause d'altération pour le vin, car il est évident que ce qui sortira par le bouchon fermentera et communiquera à l'intérieur un principe acide et vicieux.

» Pour procéder au tirage, il faut percer le fond de la pièce à 40 ou 45 millim. (18 ou 20 lignes) au-dessus du jable. Cette opération doit être faite avec précaution, afin de cesser d'enfoncer le vilbrequin aussitôt que le vin paraît. L'on doit enfoncer le robinet ou la cannelle à la main ; en frappant, l'on remuerait la lie. La pièce percée et le robinet posé, l'on nettoie bien le bas de la pièce afin qu'il n'y ait plus aucune parcelle de bois qui puisse tomber dans le vin ; l'on place sous le bord de la pièce un petit baquet assez large pour que l'on puisse mettre la bouteille sous le robinet et la retirer sans difficulté. Cela fait, on ébranle un peu la bonde de la pièce afin de lui donner un peu d'air, ou ce qui vaut mieux, l'on fait un trou à l'aide du foret, auprès de la bonde. De cette manière l'on évite les secousses qui peuvent faire remonter la lie; enfin, avant de commencer le tirage, l'on doit laisser couler un peu de vin afin de faire sortir les morceaux de bois qui auraient pu être repoussés dans le tonneau en le perçant.

»Cela fait, on place la bouteille de manière qu'elle soit inclinée et retenue par le bec du robinet qui est introduit dans le col. Cette inclinaison a pour but de faire couler le vin contre les parois de la bouteille et d'éviter la mousse qui empêcherait de la remplir d'une manière convenable, ce qui aurait lieu si elle était droite.

»Les vins mis en bouteilles, il est indispensable de les mastiquer si l'on veut les conserver long-temps. Cette précaution a pour but de préserver les bouchons d'une pourriture certaine si la cave est humide, et de les garantir des insectes. »

Du service des vins. — Le service des vins forme une des parties les plus essentielles d'un repas. De la manière dont ce service sera fait dépendra tout-à-fait le jugement qui sera porté sur les vins, quelles que soient d'ailleurs leurs bonnes qualités. Si l'on néglige les précautions nécessaires pour les porter de la cave à l'office, les soins à leur donner à l'office avant de les servir et le choix du moment le plus opportun pour les faire boire, les vins les plus exquis passeront inaperçus et souvent ne produiront même pas l'effet d'un bon ordinaire. Avant d'indiquer l'ordre du service, je ferai remarquer que les vins rouges de Bordeaux qui sont, comme je l'ai déjà dit, froids, exigent un certain degré de chaleur, sans lequel on ne peut jouir de toutes leurs perfections : cette température doit être au moins de 12° centigrades en hiver et de 14 à 15° en été. Pour obtenir cette température, il suffit en hiver de laisser tremper pendant quelques instans les carafes ou les bouteilles dans de l'eau à 15 ou 16°, et en été de les monter de la cave environ une heure avant de les servir.

Arrivant enfin à la manière de servir les vins pendant le cours des repas, j'engagerai les véritables amateurs, qui voudront jouir de toutes les perfections des vins et qui voudront ne pas être incommodés par la diversité de ceux qui seront offerts, de les boire dans l'ordre suivant ; et d'abord, je suppose qu'il y a sur la table des vins ordinaires de Bordeaux et de Bourgogne, afin que chaque convive puisse suivre ses habitudes et ne pas être incommodé par des vins trop excitans ou trop froids, et qu'en outre, à chaque service, les domestiques auront toujours deux carafes, l'une de Bourgogne et l'autre de Bordeaux, lorsqu'il s'agira d'offrir des vins d'entremets et de dessert. Cela posé :

Après le potage, l'on devra servir un verre de vin de Madère ou de

Xérès, avec d'excellent Sauterne ou Barsac. Pendant les huîtres, les vins blancs de Sauterne ou de Graves, avec les vins de Pouilly ou de Chablis. Il est bien entendu que les verres devront être changés toutes les fois que l'on changera les vins ; sans cela, il y aurait une confusion d'arômes qui empêcherait d'apprécier les vins. Ce qui facilite beaucoup le service, c'est, au lieu de changer les verres, de placer à côté de chaque convive un vase plein d'eau, dans lequel l'on renverse son verre chaque fois qu'il a été vidé. Après les huîtres, un verre de Madère ou de Sauterne ferait bien. Pendant le cours du premier service, l'on doit offrir des vins de deuxième classe o cru, c'est-à-dire, en fait de Bourgogne, des vins, second cru, de Volnay, Nuits, Beaume, Pomard, etc., et en Bordeaux, des Léoville, Mouton, Rauzan, etc. Au rôti, le vin de Champagne est parfait, et peut être bu impunément. Viennent ensuite les entremets, avec lesquels seront servis les vins de premiers crus, c'est-à-dire les Latour, Chateau-Margaux, Lafitte, etc., en Bordeaux ; et les Clos-Vougeot, Chambertin, Romanée-Conti, etc., en Bourgogne. Ces vins sont continués pendant le dessert, en y ajoutant des vins sucrés, tels que les excellens Tokai-Princesse, les Rivesaltes, Lunel, etc. ; mais ces derniers sont plus particulièrement pour les dames.

Quelques personnes conservent l'usage du coup du milieu : dans ce cas, l'on doit offrir à la fin du premier service du Madère, du vieux cognac ou du rhum.

Nous ne donnons ici que les principales indications : M. Joubert, dans son excellent travail, met le consommateur à même de monter, de surveiller et de diriger sa cave : nous renvoyons au *Conservateur.*

VINAIGRE. Il provient le plus souvent de la fermentation acide des liqueurs alcoolisées ; le meilleur et le plus usité est le vinaigre de vin. L'acide acétique en est le principe acide. Le vinaigre est un condiment d'une grande importance ; il convient à toutes les personnes dont le tempérament ou les dispositions individuelles s'accommodent des acides. (*Voy.* ACIDE). Point de vinaigre dans certaines nuances d'irritation chronique des entrailles ; point de vinaigre pour les mélancoliques, pour les personnes nerveuses et irritables ; tout le monde en doit user avec réserve.

VIOLETTE. La fleur de violette sert à faire un ratafia d'un goût agréable et des conserves sèches. (*Voy.* le *Conservateur*).

VIVE. Poisson à chair blanche et ferme, légère et de facile digestion, mais un peu fade.

FIN.

TROISIÈME PARTIE.

DICTIONNAIRE DES ALIMENS.

FIN DE LA TABLE DES MATIÈRES.